LE

CERVELET

ET SES FONCTIONS

PAR

Frédéric COURMONT

DOCTEUR EN MÉDECINE

PARIS

ANCIENNE LIBRAIRIE GERMER BAILLIÈRE ET Cⁱᵉ

FÉLIX ALCAN, ÉDITEUR

108, BOULEVARD SAINT-GERMAIN, 108

1891

À Monsieur Chevallereau
hommage respectueux

LE
CERVELET

ET SES FONCTIONS

PAR

Frédéric COURMONT

DOCTEUR EN MÉDECINE

PARIS

ANCIENNE LIBRAIRIE GERMER BAILLIÈRE ET Cie

FÉLIX ALCAN, ÉDITEUR

108, BOULEVARD SAINT-GERMAIN, 108

1891

LE

CERVELET

ET SES FONCTIONS

8355-91. — CORBEIL. Imprimerie CRÉTÉ.

LE CERVELET

ET SES FONCTIONS

INTRODUCTION

Les facultés de l'âme ont-elles un siège unique? le cerveau préside-t-il à toute la variété des phénomènes psychiques? la dualité des fonctions de la moelle a-t-elle son analogue dans les organes supérieurs? l'encéphale fait-il exception à cette loi générale de la constitution des centres nerveux, qui assigne une place à part, des organes différents et séparés, à toutes les sensibilités ? y a-t-il un organe de la sensibilité psychique, comme il y a un organe de la sensibilité visuelle, auditive, tactile? Telle est la question que soulève ce travail et qu'il se propose de résoudre.

Devons-nous demeurer encore dans le vague où sont restées jusqu'ici les connaissances cérébrologiques, ou avons-nous le droit, appuyé sur la dualité évidente de l'encéphale, de lui substituer une première et fondamentale division? le petit cerveau, comme disent les Allemands, doit-il prendre place à côté de l'autre, et cet organe mystérieux, ce grand inconnu de la physiologie nous a-t-il livré son secret?

Grosse question, on le voit, car elle intéresse à la fois

plusieurs ordres de nos connaissances : la physiologie, la psychologie, l'ethnographie et la médecine, et en somme, on peut le dire sans exagération, toutes les sciences qui ont pour base l'étude de l'homme.

La physiologie, car elle tend à débrouiller un de ses problèmes les plus obscurs : le cervelet n'a point de fonction précise, et nous voulons lui en donner une.

La psychologie, car il lui importe au plus haut degré de savoir si l'instrument de l'intelligence est réellement unique on double. Le cerveau passe aujourd'hui pour être l'organe, le substratum unique de toutes les facultés de l'âme, et nous voulons en distraire une des parties les mieux définies de l'intelligence. De cette théorie, si elle est démontrable, peut dépendre pour elle la nécessité de revoir et de modifier, la division classique de ces mêmes facultés.

L'anthropologie, dont elle enrichirait deux branches importantes : la cérébrologie et l'ethnographie d'une notion nouvelle et fondamentale.

La médecine mentale, dont elle préciserait les recherches et qu'elle empêcherait, en lui révélant le siège le plus fréquent de la folie, de se désintéresser comme par le passé des lésions qui touchent au cervelet.

— Si rien n'avait été écrit, s'il n'y avait pas à cet égard un préjugé établi dans la science, si l'on pouvait poser à un physiologiste non prévenu cette question :

Un organe dont la constitution anatomique est presque identique à celle du cerveau, un organe important qui lui est juxtaposé, et uni en même temps, par les liens les plus intimes, ne doit-il pas avoir des fonctions analogues? Il est bien clair qu'il répondrait oui.

Y a-t-il d'autre part des raisons de refuser au cervelet des fonctions psychiques? nous le disons hautement, nous défions qu'on en donne une seule.

Parce que jamais la question n'ayant été bien posée, une enquête assez suivie et assez attentive n'a été faite, on croit généralement que les faits sont défavorables à notre thèse. C'est là une erreur profonde. Nous verrons ce que donnent les observations, quand on prend soin de les interroger en nombre suffisant, et surtout de recourir aux sources, pour rechercher et mettre en lumière des passages très précieux négligés jusqu'ici comme inutiles. Ce sera le principal chapitre, la partie la plus importante de notre travail.

Nous croyons avec M. Charcot qu'il n'y a pas en ces matières de critérium plus sûr que l'observation appuyée sur l'anatomie pathologique. C'est pourquoi nous voulons faire de la bibliographie la base principale de notre thèse ; c'est pourquoi nous voulons emprunter à des observations inconscientes, et par suite doublement sincères et doublement fortes, la démonstration de la fonction psychique et de la nature de la fonction psychique du cervelet.

Deux hommes surtout marquent dans l'histoire du cervelet, ce sont Flourens et Gall. Flourens est le premier qui l'ait étudié en physiologiste, Gall le premier qui y ait porté l'attention d'un psychologue ; mais tous deux l'ont fait d'une façon étroite, incomplète, et chose importante à remarquer, la théorie du cervelet que nous venons proposer après eux, réunit dans une synthèse les résultats de leurs recherches et dépasse leurs vues sans les contredire.

Nous devons à Flourens cette notion nouvelle et indiscutable, qu'une lésion expérimentale du cervelet amène immédiatement l'incoordination des mouvements. Mais il nous a vendu chèrement cette précieuse découverte par la quantité d'erreurs qu'il a amassées autour d'elle. Non seulement il n'a pas su voir, que le caractère momentané de cette incoordination dans les lésions expérimentales, son inconstance dans les lésions pathologiques, suffisent à détruire ce qu'il y a d'absolu, dans les conclusions qu'il en avait tirées sur la fonction fondamentale de l'organe; mais encore c'est lui qui, par ses affirmations sans preuves et les déductions vicieuses tirées de ses expériences, a établi le préjugé, la tradition, du cervelet exclusivement moteur.

Nous ne cesserons de le répéter, nous demandons quelle raison on peut invoquer, pour refuser à cet organe une fonction psychique, et nous défions qu'on en donne une seule.

De ce fait que dans les lésions expérimentales du cervelet, les troubles de la locomotion s'imposent tout d'abord, de ce fait que dans l'ablation du cerveau, la stupeur et la suppression des actes spontanés, sont le résultat immédiat et évident de l'expérience, on a légèrement conclu et sans y regarder davantage, que le cervelet est affecté aux mouvements et le cerveau à l'intelligence. Flourens en le faisant, avait des raisons qui s'expliquent et l'excusent; mais de pareilles conclusions uniquement basées sur les résultats les plus apparents de l'expérience, ne sauraient être à l'heure qu'il est, présentées et défendues par personne.

On peut le dire sans exagération, elles ne méritent pas qu'on s'y arrête. L'unité de fonction est-elle un dogme de la science? le cerveau et le foie n'en ont-ils pas plusieurs? la glycogénie est-elle moins établie que la sécrétion de la bile? Les fonctions motrices du cerveau, que personne aujourd'hui ne conteste, sont-elles donc exclusives de ses fonctions supérieures? Et pour tout dire enfin, la motricité n'apparaît-elle pas dans l'état actuel de nos connaissances, comme une propriété générale d'une grande partie de la substance grise?

Nous demandons dans quel auteur, dans quel ouvrage, on peut trouver une argumentation sérieuse contre la théorie du cervelet psychique, et nous connaissons assez le sujet pour oser dire qu'il n'y en a pas. Nous ne savons à cet égard que des affirmations sans preuves, émises pas les uns, répétées par les autres. — Nous allons chercher à nous rendre compte de la façon dont s'est établi le préjugé qui règne; mais quant à instituer une réfutation des arguments mis en avant par les partisans de la thèse contraire, cela n'est pas possible, la matière manque.

Nous établirons plus loin, par l'examen de l'anatomie, que les raisons d'analogie les plus puissantes, plaident en faveur de cette idée que le cervelet doit être, comme le·cerveau, un organe de l'intelligence; mais pour en revenir à Flourens, il n'a pas voulu le voir.

Pour étudier avec fruit les fonctions de l'encéphale par l'expérience, une bonne psychologie n'était pas inutile, et nous allons voir que la sienne était vraiment insuffisante.

Ce n'est pas tout.

Les facultés intellectuelles des animaux sont par rapport à celles de l'homme plus ou moins rudimentaires; les moyens d'expression mis au service de ces facultés sont beaucoup plus limités. L'animal est d'autant moins opérable, ou favorable à l'expérience, qu'on monte davantage dans l'échelle zoologique et que le cervelet se développe. Enfin, l'ablation du cervelet pratiquée sur les animaux supérieurs, trouble tellement les fonctions du système nerveux, que les désordres produits sont très complexes, et que l'interprétation des faits devient fort difficile.

LONGET. — Suivant Flourens et Bouillaud, les facultés intellectuelles n'éprouvent chez les animaux aucune altération directe par suite des lésions du cervelet, mais comme ces animaux ne survivent qu'un laps de temps très court, et le plus souvent au milieu d'une agitation extrême, il nous a toujours paru bien difficile, d'apprécier par la voie expérimentale l'état de l'intelligence ou des instincts après de semblables lésions.

(Physiol., III, p. 553.)

C'était donc choisir une mauvaise méthode, un mauvais procédé d'observation, que de prendre, pour base d'une pareille étude, l'expérimentation physiologique. C'est l'opinion de M. Charcot, et nous pouvons ajouter de bien d'autres.

Quand Flourens eut fait ses expériences, quand il eut cru trouver dans le cervelet l'organe de la coordination des mouvements des muscles, dans l'entraînement de sa découverte il ne voulut plus voir dans le petit cerveau rien autre chose. Il affirma, sans raison ni preuves, que cet organe n'était le siège d'aucun instinct, d'aucune partie de l'intelligence; et comme personne n'avait autant d'autorité que lui dans la matière, le sujet étant d'ailleurs obscur et difficile, ses affirmations toutes gratuites, passèrent sans discussion dans la science et devinrent article de foi.

Flourens observa-t-il des phénomènes capables de modifier ses vues, cela est fort probable; mais tout absorbé qu'il était par la direction de ses recherches, il ne vit pas ce qu'un esprit plus libre aurait pu voir. Il conclut en physiologiste, en homme tout occupé des phénomènes sensoriels et moteurs.

Et d'ailleurs, était-il bien préparé à interroger le cerveau par l'expérience, celui dans la psychologie duquel la sensibilité psychique n'a pas de place ? Avait-il autorité pour conclure en ces matières, celui qui n'avait su se faire qu'une psychologie confuse, vague et insuffisante, incapable de le guider et qui ne pouvait manquer de l'égarer ?

La spécialisation est une belle chose, mais l'étendue des connaissances en est une autre. Peut-être nous objectera-t-on qu'il confondait l'imagination avec les facultés affectives. Il le dit quelque part; mais de toute façon, la faute est grossière et manifeste, qu'elle réside dans l'omission du sujet lui-même, ou dans la confusion de ce sujet avec un autre élément très important et très distinct.

Il nous semble nécessaire d'examiner de plus près la psychologie de Flourens. Ce simple élément de la question, nous paraît avoir eu une influence capitale sur le développement ultérieur, ou pour mieux dire, sur l'arrêt du développement de la cérébrologie. On va voir par quelques passages si nous avons vraiment le droit de la traiter avec rigueur, de la qualifier, comme nous venons de le faire, de confuse, vague et insuffisante.

FLOURENS. — L'intelligence, considérée dans toute l'étendue des êtres qui en sont doués, se compose de trois ordres de facultés.

L'instinct, l'inteligence des bêtes et la raison de l'homme.

Ou en d'autres termes, les facultés instinctives, les facultés intellectuelles et les facultés rationnelles.

Dans l'ordre des facultés instinctives, je distingue les instincts mécaniques d'avec les instincts moraux.

Dans l'ordre des facultés intellectuelles, je distingue l'intelligence inférieure des bêtes d'avec l'intelligence supérieure de l'homme.

Dans l'ordre des facultés rationnelles, je distingue les facultés qui constituent la conscience humaine, d'avec celles qui constituent l'entendement humain.

(Psychol. compar., p. 3 et 4.)

FLOURENS. — L'intelligence des animaux se compose de leur intelligence proprement dite et de leurs instincts.

L'intelligence de l'homme se compose de ses instincts, de son intelligence et de sa raison.

'(De la Phrénologie, p. 217.)

FLOURENS. — Le cerveau ou plus exactement l'âme, l'esprit de l'homme qui réside exclusivement dans le cerveau a trois grands pouvoirs : la raison, la volonté et l'imagination.

(Vie et intelligence, p. 255.)

FLOURENS. — La raison a deux grands pouvoirs qui lui sont deux grands périls, l'imagination et la volonté.

Je fais du mot imagination le signe collectif, le nom de toutes nos passions, je fais du mot volonté le nom collectif, le signe de tous nos désirs.

(Psychol. comp., p. 157.)

Le jugement que nous avons porté sur la psychologie de Flourens nous paraît suffisamment justifié par ces passages ; leur valeur documentaire ne gagnerait pas, croyons-nous, à être commentée.

Or, nous en sommes au point où il nous a laissés. Il est certain qu'une blessure du cervelet chez l'animal, a pour résultat immédiat et frappant l'incoordination des fonctions motrices; mais si l'on consulte la pathologie de l'homme, on trouve, à côté des faits qui semblent étayer sa théorie, d'autres faits bien plus nombreux qui ne permettent plus de la soutenir (obs. Alexandrine Labrosse; obs. Guérin vicaire; obs. Degler; obs. Gabrielle B., etc.). — Mais comme on n'a sur le cervelet aucune donnée plus satisfaisante, un certain nombre d'auteurs, les classiques surtout et les compilateurs, continuent à discuter la théorie de Flourens, les uns inclinant à l'admettre, les autres à la rejeter. Si laissant là les compilateurs, nous passons aux auteurs, qui appuyés sur de longs travaux, ont pu émettre avec autorité sur le système nerveux des opinions originales et personnelles, alors la question change. On sait bien parmi eux que les contradictions qui se dégagent des faits, dissolvent et ruinent la théorie de Flourens, — leur sentiment très général est que le cervelet est inconnu.

Nous disons inconnu.

A quoi se réduisent en effet, nos connaissances sur cet organe? S'il s'agit d'une fonction nette, précise, indiscutable, comme la pensée dans le cerveau, ou la contractilité dans le muscle, on peut hardiment dire : à rien.

Osons aller plus loin. Il est le grand inconnu de la physiologie moderne. Il n'y a pas un organe important dont les fonctions soient à ce point ignorées.

Chose étrange qu'un organe dont l'anatomie est si complète, dont l'histologie ne laisse rien à désirer, puisse n'avoir donné aucun résultat bien net aux observateurs cliniciens et aux expérimentateurs physiologistes; n'est-il pas évident que les recherches se sont égarées?

Elles se sont égarées ; et par suite, la question des fonctions psychiques du cerveau s'est trouvée mal posée et est devenue insoluble. Nothnagel est à coup sûr une des meilleures autorités que nous puissions invoquer en ces matières ; il va nous le dire et nous montrer que de cette mauvaise position d'une question capitale, est résulté pour nous une ignorance absolue en matière de localisation psychique.

NOTHNAGEL. — Les troubles psychiques indiquent bien, en thèse générale, une lésion de la surface du cerveau, mais il ne saurait actuellement être question d'une localisation exacte quelconque.

(Diagn. des mal. encéph., p. 471.)

NOTHNAGEL. — Nous aurions encore à écrire un paragraphe : il traiterait des fonctions, certes les plus importantes et les plus considérables qui se rattachent en somme à l'écorce du cerveau. Nous voulons parler des fonctions psychiques. Espérons que dans les mémoires de l'avenir ce chapitre sera un des plus étendus et des plus sérieux.

Mais quand viendra le temps de localiser exactement les troubles des fonctions intellectuelles, peut-on d'une manière générale penser à leur égard à une localisation précise? existe-t-il une certaine solidarité entre les manifestations cliniques et les altérations nécropsiques, la lésion d'une partie de l'écorce n'occasionne-t-elle aucun déficit fonctionnel digne d'être noté, ou bien se traduit-elle par la mise hors de service de tous les modes de manifestation de la vie mentale? Nous reconnaissons préférer nous taire complètement sur ces questions, ainsi que sur toutes les autres qui s'y rattachent. A notre avis, il est encore aujourd'hui impossible de produire sur ce sujet quelque élément que ce soit, qui repose même un tant soit peu, sur une base phénoménale certaine ; qui n'ait pas exclusivement pour fondement une spéculation ou une hypothèse. Pour faire dans ce domaine un pas en avant, il faudrait exiger d'autres méthodes de recherches, peut-être aussi un autre mode de poser la question que nous n'en possédons actuellement ; et comme dans ce mémoire, nous obéissons au principe de n'introduire dans le champ de la discussion que les données qui s'appuyent sur des faits, il nous faut laisser totalement de côté, les questions qui s'inquiètent d'une localisation éveutuelle des fonctions psychiques.

(Diagn. des mal. encéph., p. 471.)

Passons à l'examen de Gall, — « de Gall qu'on affecte à tort de mépriser sur tout ».

(Leuret et Gratiolet, Anat. comp., II, 562.)

Flourens, de son côté, lui rend ce témoignage :

Je distingue essentiellement dans Gall, l'auteur du système absurde de la phrénologie, de l'observateur profond qui nous a ouvert avec génie l'étude de l'anatomie et de la physiologie du cerveau.

(De la Phrénologie, p. 144.)

Ce n'est par assez dire, il faut encore admirer chez Gall l'ingéniosité, la sagacité, l'abondance de l'observation, cette espèce de divination rapide qui lui a fait entrevoir tant de choses, et qui notamment dans la question du cervelet, a failli lui faire d'un coup d'œil, toucher jusqu'au fond du problème. Mais il faut en même temps condamner chez lui, une trop grande rapidité de travail, une tendance à tout embrasser et à se porter sur les sujets les plus divers, l'impatience dans la recherche des faits, et comme conséquence, le peu de solidité dans les conclusions.

Nous vivons sur une doctrine : celle de l'unité cérébrale. Encore est-ce bien sûr une doctrine qu'il faut dire?

Ici encore sous l'influence de Flourens, qui après avoir
triomphé facilement des divisions de Gall, affirma sans
raison ni preuve l'unité absolue de l'instrument psychique, nous vivons, on peut le dire sans crainte, sur le
préjugé et l'ignorance.

Arrivés à l'étude des rapports du cerveau et des fonctions psychiques, il semble que la plupart des hommes
qui ont passé leur vie dans l'étude des centres nerveux
se soient retirés découragés. Seuls les phrénologistes ont
essayé de pousser plus loin et de soulever le voile ; mais
ils n'ont pas eu la patience nécessaire, et au lieu d'une
œuvre durable, ils ne nous ont laissé que des conclusions
hâtives et sans autorité. Il suffit de les lire pour s'en
rendre compte.

Si Gall, au lieu de s'attarder dans des recherches
brouillonnes, au lieu d'improviser dans des matières où
il faut réfléchir et creuser, dans des matières où il faut
savoir se borner et se résigner à ne pas jouir hâtivement
de son œuvre, si Gall avait su appliquer ses rares facultés
d'observation à des sujets plus simples, il n'aurait pas
usé sa vie à faire du cerveau un damier, où il a pu croire
en mourant que pas une case n'était restée vide. Pénétré
comme il l'était de cette vieille tradition qui place en
arrière les organes de sensibilité, mieux assuré par des
faits plus solides que ceux dont il s'est servi (nous en
possédons), qu'il existe une relation incontestable quoique non constante, entre les lésions du cervelet et les
troubles du sens génital, il aurait vu la relation naturelle qui unit, qui doit unir les facultés affectives et
les organes de l'amour physique ; il aurait vu la dualité de l'âme, il aurait su conclure, et il serait resté
de la phrénologie autre chose que des classifications

puériles qu'il est aujourd'hui impossible de défendre.

Et pourtant, la division naturelle, la dualité des facultés humaines, il y a longtemps que le langage le plus vulgaire l'a consacrée ; elle est partout, et si le physiologiste et le médecin sont habitués à distinguer dans les fonctions de la moelle la motricité et la sensibilité, la langue philosophique n'est pas moins familière avec la distinction des facultés rationnelles et des facultés affectives(1). Les gens du monde parlent couramment de l'opposition de la raison et du sentiment, l'homme du peuple lui-même sait très bien ce qu'il dit, quand il parle pour les opposer du cœur et de la tête.

L'homme qui aime et l'homme qui raisonne, l'homme qui est ému et l'homme, qui compare sont deux êtres absolument divers. Ces deux actes, aimer et comprendre, restent dans la complexité infinie des phénomènes intellectuels, entièrement séparés et distincts. Le plus souvent, l'acte affectif est mélangé à l'acte de raison pure, l'espérance, le désir, la défiance, ne se séparent pas de l'idée d'un objet auquel ils s'appliquent. Mais aux deux extrémités de l'échelle, nous parvenons à trouver quelques phénomènes, qui nous permettent de saisir à l'état isolé, de disséquer pour ainsi dire le jeu des deux grandes facultés de l'intelligence. L'adhésion aux vérités de l'ordre mathématique, l'amour de l'homme pour la femme, ou mieux encore les émotions de l'art,

---

(1) Qu'on se rappelle le mot de Pascal : « Le cœur a ses raisons que la raison ne connaît pas. » Il est bien évident qu'il a été écrit sous l'impression de cette vérité ; Pascal est tout rempli de cette pensée que le cœur est aussi bien que la raison un légitime instrument de connaissance.

et tout particulièrement celles de la musique, sont au point de vue qui nous occupe, des actes simples, et aussi différents l'un de l'autre qu'il est possible de concevoir l'idée de séparation et de différence.

Il n'y a pas en psychologie une autre division aussi profonde et aussi naturelle, une autre différenciation aussi fondamentale, que celle qui sépare l'intelligence de la sensibilité, la faculté de comprendre et de raisonner de celle d'aimer et de sentir.

Mais il faut le dire aussi, l'importance relative de la sensibilité psychique est très ordinairement méconnue; et l'on étonnerait bien des personnes même instruites, en leur disant qu'elle est la moitié de l'âme humaine, et en leur faisant remarquer que les sentiments, les affections, les passions, jouent dans la vie sociale et individuelle, un rôle aussi important que les intérêts.

Nous n'avons pas à faire ici un cours de psychologie, mais il nous semble en même temps impossible de nous abstenir dans un sujet qui y touche si intimement, de jeter un rapide coup d'œil sur les enseignements de cette science qui se rapportent plus spécialement à notre étude. Le premier en ordre et le plus fondamental problème de la psychologie après l'origine des idées, c'est la question de la division des facultés de l'âme. Si nous laissons de côté les traités savants qui sont ici bien inutiles, si nous nous contentons des livres classiques, c'est-à-dire faits de notions généralement admises, voici ce que nous y trouvons.

P. Janet. — Nous considérons donc l'âme, comme douée de trois pouvoirs : le pouvoir de penser, celui de vouloir et celui d'aimer ; subtiliser en argumentant pour ou contre des notions si simples, c'est perdre un temps qui pourrait être employé à

des recherches plus utiles. D'après ce qui précède, nous re-connaîtrons dans l'âme trois facultés : 1° l'entendement ou l'intelligence, 2° le sentiment ou l'amour, 3° la volonté ou liberté.
(*Traité élém. de philos.*, p. 90.)

P. Janet. — Un homme d'esprit n'est pas toujours un homme de cœur et un homme de cœur peut ne pas être un homme de caractère : la tête (l'esprit), le cœur, le caractère sont donc trois activités différentes et souvent opposées. Par la tête on connaît, par le cœur on aime, par le caractère on agit. La connaissance, les affections, les actions, sont les trois effets de ces trois puissances.
(*Ibid.*, p. 32.)

Bénard. — La division la moins systématique et aussi la plus vraie est celle qui admet trois facultés principales : sensibilité, intelligence, volonté.
(*Précis de philos.*, p. 44.)

Jacques. — Nos pensées sous leurs diverses formes constituent une classe de phénomènes humains, nos sentiments appropriés chacun à leur objet en sont une autre, une troisième comprend toutes nos résolutions volontaires. Tous les faits de conscience entrent dans cette classification. Donc il y a trois grandes fonctions de la vie psychologique, trois principales facultés de l'âme humaine et il n'y en a que trois : l'intelligence, la sensibilité et la volonté.
(*Dictionn. philos. de Franck*, p. 512.)

Jacques. — Ainsi les attributs ou les facultés de notre nature déjà constatés comme réels, sont maintenant expliqués comme nécessaires. La théorie qui les réduit à trois, se trouve avoir force démonstrative ; une faculté de plus on n'en comprend pas l'utilité, une de moins, l'homme périt.
(*Ibid.*, p. 515.)

Garnier. — Nous nous arrêtons donc à la classification qui distribue les facultés de l'âme sous les quatre titres suivants : 1° la faculté motrice, 2° les inclinations, 3° l'intelligence ou les facultés intellectuelles, 4° la volonté.
(*Traité des facultés de l'âme*, I, 72.)

MARION. — Or à ces trois groupes de faits, correspondent autant de facultés de l'âme. Aux faits sensitifs, correspond la sensibilité; aux actes, l'activité qui chez l'homme adulte et lucide prendra le nom de volonté; aux faits intellectuels, l'intelligence.

(Leçons de psych., p. 32.)

Or, nous sommes de ceux qui croient que la volonté n'est pas une faculté distincte, nous voulons dire par là puissance irréductible, et capable d'être facilement conçue comme une entité séparable des deux autres. Bien plutôt nous semble-t-elle quelque chose de surajouté, d'une part à la raison, d'autre part à la sensibilité de l'esprit, la forme la plus éminente de l'activité de l'une et de l'autre, leur forme volontaire et libre, le dernier degré de leur développement. Mais elle n'a point de matière propre, et on ne saurait la comprendre sans un objet auquel elle s'applique; qu'il soit d'amour ou de raison. On peut concevoir sans volonté, un acte pur d'intelligence, un acte pur de sensibilité ou d'amour, et l'on peut dire encore qu'on veut parce qu'on aime ou parce qu'on comprend, mais on veut toujours quelque chose et on ne saurait concevoir l'acte volontaire, en dehors d'un substratum nécessaire : les instincts de raison et les instincts de sentiment.

BOSSUET. — Quand nous avons entendu les choses, nous sommes en état de vouloir et de choisir, car on ne veut jamais qu'on ne connaisse auparavant.

(Connaissance de Dieu, chap. I, p. 17.)

MALEBRANCHE. — Comme le mouvement n'est pas de l'essence de la matière puisqu'il suppose de l'étendue, ainsi vouloir n'est pas de l'essence de l'esprit puisqu'il suppose de la perception. On peut concevoir un esprit sans volonté comme un corps sans mouvement.

(*Recherche de la vérité*, liv. III, p. 342.)

Quelle que puisse être son importance, elle n'est donc dans une étude objective, tout comme l'imagination, la conscience, la mémoire ; qu'une manière d'envisager, d'observer, l'activité, le jeu, des deux facultés primitives. Ajoutons que toutes deux y prennent part, que toutes deux interviennent dans l'acte volontaire.

P. JANET. — Pour bien comprendre la nature de la volonté, il faut l'étudier dans un acte complet. L'acte volontaire ou volition est un fait complexe dans lequel on peut démêler plusieurs éléments.

(*Philos. scientif.*, p. 157.)

Suivant la pensée de M. Janet, nous croyons à la complexité générale des actes volontaires ; nous croyons qu'une analyse suffisamment sérieuse et attentive, y découvre toujours deux principes ; que dans un acte de volonté quelconque, il peut y avoir plus ou moins de raison, plus ou moins de sentiment ; mais que ces deux éléments psychiques s'y trouvent toujours combinés à des degrés divers.

Prenons-en quelques exemples.

A. — L'homme qui, sans entraînement et par intérêt personnel, commet un vol ou une iniquité profitable à lui seul.

L'homme qui, dominant les instincts de la nature, reste froidement devant un danger et brave la mort pour obéir au devoir.

L'homme qui, pour obéir à la loi morale, refoule au fond de son cœur une affection coupable.

B. — Ou, au contraire.

L'homme qui, n'écoutant que la passion, quitte sa femme, ses enfants, et dissipe sa fortune.

L'homme qui, dans un mouvement de colère, tue son ennemi, ou fait tel acte capable de compromettre le repos de sa vie et qu'il regrettera bientôt.

La femme qui, entraînée par l'instinct maternel, se précipite dans le danger ou court au-devant d'une mort certaine pour sauver son enfant.

Tous ces êtres, disons-nous, font acte de volonté, mais dans des conditions bien différentes, car si dans les trois premiers cas, il est impossible de refuser à la raison une part prédominante dans la détermination prise, si elle est bien avant tout un acte de raison ; dans les trois autres au contraire, il est impossible de refuser cette part prédominante aux instincts de sentiment.

Ainsi donc, la volonté n'est pas simple, et non seulement on ne peut l'abstraire d'un élément qui la supporte, mais ce fondement est constamment double et emprunté dans des proportions variables, aux deux autres facultés de l'esprit. Nous allons voir, dans la suite de ce livre, tout ce que donnent à cette théorie l'anatomie, la physiologie, la médecine ; mais sur le terrain où nous sommes, au simple point de vue de l'analyse, tout nous pousse à cette conclusion qu'il n'y a que deux facultés. Nous ne sommes pas du reste le premier à le dire, à oser croire à cette simplification du problème psychologique.

MAINE DE BIRAN. — L'ame a deux manifestations essentielles : la raison et l'amour.

(*Anthrop.*, p. 141.)

P. Janet. — On ne peut guère vouloir sans aimer, ni aimer sans vouloir, réciproquement comme nous le verrons il n'y a pas d'entendement sans volonté, puisque le principe de toutes les opérations intellectuelles est l'attention, c'est-à-dire une certaine intervention de la volonté, dans l'intelligence. On n'a pas moins souvent essayé de réduire l'intelligence à la volonté, que la volonté à l'intelligence ou à l'amour.

(Traité élém. de philos., p. 90.)

Et cette doctrine nous paraît être au fond de la philosophie cartésienne. Qu'on lise Malebranche, Bossuet, Pascal, tous sans le dire expressément, montrent assez par leur persistance à opposer l'entendement et l'amour, que tels sont bien dans leur pensée les deux fondements, les deux pôles de la vie psychologique.

Nous ne voulons pas nous appesantir sur cette question, nous n'avons pas à creuser ici l'essence de la volonté. S'il y a dans l'encéphale deux grands organes psychiques, et s'il n'y en a que deux, il en résultera avec assez de clarté la dualité des facultés de l'âme. En examinant rapidement cette question, nous avons voulu seulement déblayer le terrain, et répondre d'avance à une objection, qui se serait présentée tout d'abord, à l'esprit du lecteur auquel la philosophie classique est familière.

S'il est vrai que la volonté n'est pas une faculté irréductible, au même titre que les deux autres ; si négligeant la question de son importance, nous nous bornons à constater que l'on veut toujours quelque chose et qu'elle ne peut être séparée, nous nous trouvons de l'aveu du sens commun et de la généralité des psychologistes modernes en présence des deux ordres de phénomènes :

Les phénomènes d'entendement;

Les phénomènes de sensibilité.

Le lecteur a déjà pu pénétrer notre pensée et deviner le but de ce travail. Nous croyons que le cerveau est affecté au premier, le cervelet au second : amour, amitié, tendresse, colère, crainte, tristesse et joie, tout cela est de son domaine; tandis que nous attribuons au cerveau les diverses opérations des facultés rationnelles : affirmation, négation, comparaison, jugement, raisonnement.

Notre thèse est en somme très simple; nous croyons au parallélisme de la moelle et de l'encéphale, nous croyons que la division des fonctions de la moelle a son analogue dans les centres nerveux supérieurs ; que comme la moelle a deux fonctions, l'encéphale a deux facultés; que le cerveau est l'organe de l'une, et le cervelet l'organe de l'autre.

Comment peut-il se faire qu'une question aussi fondamentale, qu'une question qui semble, quand on y réfléchit aussi simple; qu'une idée qui s'impose à l'esprit quand on est familiarisé avec elle, soit en même temps si ignorée, si nouvelle? Il y a à cela plusieurs causes.

On est profondément étonné quand on aborde l'étude des fonctions du système nerveux et particulièrement celles de l'encéphale, de voir combien nos connaissances sont récentes en ces matières, de voir qu'il y a cent ans à peine, les plus grossières erreurs étaient encore accréditées sur ce point. Parlons plus rigoureusement, et disons seulement, que les connaissances cérébrologiques, subirent au dernier siècle une étonnante éclipse. Ce que le bon sens des générations savait depuis l'antiquité, les savants de cette époque se plurent à l'oublier. On a peine à croire à l'exactitude des citations suivantes ; l'esprit se révolte à l'idée, que les hommes les plus éminents de ce temps dans les sciences biologiques, aient pu admettre ces erreurs, les propager, et écrire sans paraître hésiter des choses qui aujourd'hui nous semblent monstrueuses.

FLOURENS. — Croirait-on que Pinel et Esquirol, ces deux hommes qui ont si profondément étudié la folie, ces deux hommes qui ont fait tant de bien à tant d'autres hommes, n'ont jamais osé chercher dans le cerveau la cause immédiate de la manie, de la démence, de l'imbécillité?
(Vie et Intellig., p. 265.)

Il me semble, en général, dit PINEL, que le siège primitif de la manie est dans la région de l'estomac, et que c'est de ce centre que se propage, comme par une espèce d'irradiation, le trouble de l'entendement.
(Traité de l'alién. ment., p. 141.)

Tantôt, dit ESQUIROL, les extrémités du système nerveux et les foyers de sensibilité placés dans diverses régions, tantôt l'appareil digestif, tantôt le foie et ses dépendances sont d'abord le siège du mal.
(Diction. des sciences médic., art. FOLIE.)

BICHAT. — Tout ce qui est relatif à l'entendement appartient à la vie animale.

Tout ce qui est relatif aux passions appartient à la vie organique.
(Vie et Mort, p. 37 et 39.)

BICHAT. — Ce sont les sens qui reçoivent l'impression et le

cerveau qui les perçoit, en sorte que là où l'action de cet
organe est suspendue, toute sensation cesse ; au contraire, il
n'est jamais affecté dans les passions ; les organes de la vie
interne en sont le siège unique.

(*Vie et Mort*, p. 40.)

BICHAT. — On a toujours dit : une tête forte, une tête bien
organisée, pour énoncer la perfection de l'entendement ; un
bon cœur, un cœur sensible, pour indiquer celle du sentiment.
Ces expressions : la fureur circulant dans les veines, remuant
la bile, la joie faisant tressaillir les entrailles, la jalousie dis-
tillant ses poisons dans le cœur, etc., etc., ne sont point des
métaphores employées par les poètes, mais l'énoncé de ce
qui est réellement dans la nature.

(*Ibid.*, p. 44.)

BICHAT. — Ils connaissaient mieux que nos modernes méca-
niciens les lois de l'économie, les anciens qui croyaient que
les sombres affections s'évacuaient par les purgatifs avec les
mauvaises humeurs... Les erreurs des anciens médecins sur
l'atrabile, prouvaient la précision de leurs observations sur
les rapports qui lient ces organes à l'état de l'âme. Tout tend
donc à prouver que la vie organique est le terme où aboutissent, et le centre d'où partent les passions ; on demandera
sans doute ici comment les végétaux qui vivent organique-
ment ne nous en présentent aucun vestige...

(*Ibid.*, p. 46.)

FLOURENS. — On est étonné, que dis-je étonné, on est confondu de voir un homme d'un esprit aussi judicieux que
Bichat, placer la peur dans l'estomac, la colère dans le foie, la
bonté dans le cœur, dans le cœur qui n'est qu'un muscle ! La
joie dans les entrailles, etc.

(*Vie et Intellig.*, p. 257.)

BUFFON. — La cervelle, aussi bien que la moelle allongée
et la moelle épinière qui n'en sont que la prolongation, est une
espèce de mucilage à peine organisé ; on y distingue seulement les extrémités des petites artères qui y aboutissent en

très grand nombre, et qui n'y portent pas de sang, mais une
lymphe blanche et nourricière.

(Édition Flourens, II, p. 559.)

BUFFON. — Tous les autres solides sont par eux-mêmes
insensibles, la cervelle l'est aussi. C'est une substance molle
et sans élasticité, incapable dès lors de propager et de rendre
les mouvements des vibrations ou les ébranlements du sentiment. Si l'on veut donc que le siège des sensations soit dans
la tête, il sera dans les méninges et non dans la partie médullaire du cerveau, dont la substance est toute différente.

(Ibid., II, p. 558.)

BUFFON. — Pour peu qu'on s'examine, on s'apercevra aisément que toutes les affections intimes, les émotions vives, les
épanouissements de plaisir, le saisissement, la douleur, les
nausées, les défaillances, toutes les impressions fortes des
sensations devenues agréables ou désagréables, se font sentir
au dedans du corps, à la région même du diaphragme ; il
n'y a au contraire nul indice de sentiment dans le cerveau, et
l'on n'a dans la tête que les sensations pures, ou plutôt la représentation de ces mêmes sensations simples et dénuées des
caractères du sentiment.

(Ibid., II, p. 557.)

Rappelons encore Esquirol et son Traité des maladies
mentales, où il cherche à établir par des observations
et des autopsies, que la mélancolie a pour cause le déplacement du côlon transverse.

Mais il y a plus. — En 1866, il n'y a que vingt-cinq ans,
M. Morel, médecin de l'asile des aliénés de Rouen, ne
craint pas de soutenir cette thèse, que le délire émotif a
son siège dans le grand sympathique viscéral — le délire émotif, c'est-à-dire, si l'on prend soin d'analyser
ses observations, une simple exagération de l'activité
de la sensibilité psychique coïncidant avec l'intégrité

parfaite de l'entendement et de la raison. Et c'est dans les *Archives de médecine* que nous lisons ces conclusions étranges.

Morel. — *Conclusions.* Je me résumerai dans les conclusions qui suivent. En étudiant avec soin les symptômes morbides de l'ordre physiologique et de l'ordre moral que présentent certains névropathisés, nous sommes autorisés à regarder la maladie dont ils souffrent, comme une névrose du système nerveux ganglionnaire.

L'appareil nerveux ganglionnaire viscéral représente, en effet, d'après la juste remarque de M. le docteur Cerise, les conditions générales de l'organisme, les besoins, les penchants qui constituent l'élément affectif.

(Arch. de méd., 1866, I, 703.)

Ce sont là sans nul doute des erreurs étonnantes, et qui n'ont pu manquer d'avoir une influence déplorable sur le développement ultérieur de la science. Mais après les avoir constatées, est-on beaucoup moins surpris de voir, que tous ceux qui à l'heure qu'il est, rédigent des observations touchant à la pathologie cérébrale, emploient couramment et sans hésiter, une formule qui implique clairement au point de vue qui nous occupe, une confusion grossière.

Quelle que puisse être à cet égard la surprise du philosophe, cette fondamentale distinction des facultés rationnelles et des facultés affectives, paraît être tout à fait étrangère aux physiologistes et aux médecins. Nous vivons sur ce point dans une confusion absolue, complète, que les hommes les plus éminents en médecine ont tous contribué à perpétuer et à propager.

Toutes les observations relatives à des maladies du cervelet portent la formule consacrée : intelligence et

sensibilité intactes, en prenant intelligence dans son
sens général et légitime, et sensibilité dans son sens
tactile. Personne ne semble s'être aperçu qu'une telle
manière d'observer, mettait en parallèle une fonction
psychique et une fonction sensorielle, et qu'on a pas
plus le droit de rapprocher l'intelligence et la sensibilité, prise dans ce sens, qu'une pensée et une brûlure ;
qu'il s'agit là de deux choses essentiellement distinctes, et qu'enfin cette formule ne saurait être légitimement employée que corrigée ainsi :

La motricité et la sensibilité cutanée sont normales ;

L'intelligence et la sensibilité psychique ne présentent aucun trouble.

Cette faute grossière est constamment commise, elle
est courante, elle est classique ; il n'est pas un rédacteur d'observations qui ne l'ait faite bien des fois, et qui
ne soit prêt à la faire encore. Aucun des médecins qui
lisent ne contestera ni le fait ni le sens, que nous attribuons à la vieille formule consacrée : intelligence et
sensibilité intactes. C'est sous cette forme mal définie
que l'erreur nous est le plus souvent présentée, mais
voici des exemples où la confusion est plus clairement
affirmée et se montre mieux à découvert :

Obs. Nauche. — L'intelligence était saine, bien que la mémoire fût affaiblie. La sensibilité était un peu altérée aux
mains, car elle se plaignait de ne pas bien sentir ce qu'elle
tenait.

(PIERRET, *Arch. de physiol.*, 1871, p. 765.)

Obs. Marie Brouet. — Intelligence : perte absolue de connaissance, coma. Motilité : raideur des muscles de la partie
postérieure du cou. Sensibilité : la peau répond encore aux

stimulations extérieures : le pincement arrache quelques
plaintes à la malade.

(Gazette médic., 1835, p. 808.)

Obs. de Gueneau de Mussy. — La sensibilité générale est
partout intacte et l'intelligence a conservé son intégrité
normale.

(Clinique, I, p. 154.)

Obs. Millard. — La sensibilité est conservée ainsi que les
facultés intellectuelles.

(DUGUET, Gaz. hebdom., 1862, p. 725.)

Obs. Jacques R. — Son intelligence est restée intacte, sa
mémoire bien conservée, la sensibilité est restée normale
ainsi que la motilité. Il remue facilement ses membres tant
supérieurs qu'inférieurs.

(MARTINEAU, Bull. Soc. anat., 1859, p. 244.)

ANDRAL. — L'intelligence présente dans ses désordres, les
mêmes variétés que dans l'hémorrhagie du cerveau, de telle
sorte que le trouble de cette faculté, paraît moins dépendre
du siège même de la lésion que de son intensité. La sensibilité n'offre aucun désordre spécial, elle est tout simplement
obtuse ou détruite comme dans l'hémorrhagie cérébrale.

(Clinique, V, p. 649, 4ᵉ édit.)

Nous venons de constater la confusion et l'erreur chez
les rédacteurs d'observations, c'est-à-dire dans le détail
et la pratique ; montrons qu'elle n'existe pas moins, dans
l'esprit des théoriciens et des généralisateurs.

FLOURENS. — La sensibilité est dans les nerfs et la moelle
épinière où n'est pas l'intelligence, et l'intelligence est dans
le cerveau où n'est pas la sensibilité. La sensibilité et l'intelligence sont donc deux faits distincts, et si distincts qu'ils
ne résident pas dans le même organe, qu'ils résident dans
deux organes très distincts, très différents, très indépendants
l'un de l'autre.

L'indépendance entre les organes est telle, que l'un le cerveau, peut être enlevé sans que cela nuise à l'autre, la moelle épinière.

L'indépendance entre les fonctions est telle, que l'une l'intelligence, disparaît toute entière avec le cerveau, et qu'alors la sensibilité reste tout entière parce que la moelle épinière reste.

C'est encore ici une opposition admirable : la sensibilité est ou n'est pas l'intelligence, l'intelligence est ou n'est pas la sensibilité. L'organe qui pense n'est pas celui qui sent, l'organe qui sent n'est pas celui qui pense.

(Vie et Intellig., p. 50.)

Hardy et Béhier. — Sous ce terme de sentiment nous comprenons la sensibilité et l'intelligence. L'état de maladie peut apporter des changements dans la sensibilité générale, ou dans celle de telle partie isolée, et on peut observer l'exaltation, la perversion ou l'abolition de cette propriété.

(Pathol., I, p. 64.)

D'autres auteurs font plus qu'ignorer l'existence de la sensibilité psychique, ils refusent de l'admettre ; les philosophes la leur montrent, et ils ferment les yeux pour ne pas la voir, en s'obstinant à la confondre avec la sensibilité tactile et sensorielle.

Qu'on veuille bien lire avec attention ce passage si curieux de Longet.

Longet. — Condillac partage l'intelligence en entendement et en volonté, d'autres admettent un troisième mode : la sensibilité. Pour eux, toutes les transformations de la pensée, tous les sentiments, toutes les passions, appartiennent ou à la sensibilité ou à l'intelligence ou à la volonté. Une seule remarque sur cette classification : la sensibilité ne semble ainsi ni bien comprise ni bien définie. Elle est, dit-on, la capacité d'éprouver toutes espèces de sensations et de sentiments ; la peine et le plaisir sont avec leurs degrés variables le fond

de cette faculté, d'où dérivent l'amour, le désir, l'espérance,
le regret, l'aversion, la terreur, ainsi que les sentiments, instincts, appétits, penchants, etc. — Pour le physiologiste, la
sensibilité est la faculté de sentir; elle comprend les impressions venues par les organes des sens et par les nerfs qui leur
sont annexés. Il serait aussi peu rationnel d'attribuer les
instincts, les passions à la sensibilité, que de faire provenir
la liberté humaine de la sensation. Ces phénomènes entièrement indépendants l'un de l'autre, n'ont entre eux ni connexion, ni rapport.

(Physiol., III, p. 621.)

Ainsi c'est un des plus récents et des plus savants,
physiologistes de notre époque, qui ne veut absolument pas admettre, la sensibilité intellectuelle reconnue par toutes les psychologies. Il la nie au moment
même où il la décrit. Il en parle clairement sans la
voir, sans parvenir à la distinguer de la sensibilité sensorielle, et il n'est pas douteux à lire ce passage, que
que c'est là un sujet fort étranger à ses réflexions habituelles. — Qu'on ne s'en étonne pas, il règne dans les
laboratoires un esprit de mauvaise humeur, de défiance,
à l'égard des spéculations qui ne relèvent pas de l'expérience : la métaphysique y est suspecte, tout comme
les laboratoires eux-mêmes dans les écoles de théolo-
gie, et ce n'est pas pour triompher aisément d'un autre
physiologiste célèbre, mais pour prendre seulement cet
esprit sur le vif, que nous citons d'après Longet le passage qui va suivre.

Vulpian. — *Métaphysique.* — Qu'est-ce d'ailleurs qu'une sensation? que savons-nous de précis sur cette question? Sommes-
nous forcés de prendre comme point de départ les formules
et les définitions, tirées exclusivement des élucubrations mé-
taphysiques ?... La transformation des sensations en idées

est, comme le dit Longet, le caractère véritable de la participation du cerveau aux phénomènes de la sensibilité.

(LONGET, Physiol., III, p. 397.)

Sans parler du pur sensualisme qui a dicté ces lignes, telle est l'estime que professe un des physiologistes les plus remarquables de notre siècle, pour la plus éminente partie des connaissances humaines, pour la science d'Aristote, de Kant et d'Hegel. Et la pensée des purs cliniciens n'est pas, sur ce point, moins grossière et moins confuse que celle des physiologistes. Nous l'établirons suffisamment par le passage suivant, emprunté à deux médecins savants et à un livre vraiment classique :

HARDY et BÉHIER. — Nous avons déjà dit que le système nerveux était l'instrument des manifestations de la pensée, nous n'ajouterons rien de plus. Aller plus loin, ce serait tomber dans ces vaines discussions philosophiques dénuées de tout moyen de contrôle, puisque le contrôle est impossible dans cet ordre de faits trop élevé pour la nature humaine... Nous avons peu d'estime pour l'étude des causes finales, nous l'avons déjà dit, et ces questions y touchent de très près. Nous nous bornerons donc à l'examen des faits précis, et nous dirons que le système nerveux est l'appareil, à l'aide duquel se manifestent le sentiment et le mouvement, en comprenant par le premier de ces mots la sensibilité et l'intelligence.

(Pathol., I p. 647.)

Que dire de ces étonnantes paroles? Encore une fois la spécialisation est une belle chose, mais c'est bien à elle que nous devons d'avoir à relever chez des hommes distingués, de pareilles légèretés. Et nous n'avons pas fini d'en constater les résultats.

Plus on se familiarise par la lecture, avec les auteurs qui se sont spécialement occupés des questions de cérébrologie, et plus il devient clair, évident même, qu'il n'y a point pour eux de sensibilité psychique. Ils parlent bien d'émotivité, de phénomènes émotifs, expressions qui peignent du reste, ce qu'il y a à cet égard de vague et de flottant dans leur esprit, mais sans jamais paraître se douter que ces phénomènes ne sont et ne peuvent être, que des manifestations partielles d'une faculté fondamentale, connue et définie comme telle par toutes les philosophies. Aussi, faute de voir l'importance du sujet auquel ils touchaient, ont-ils cherché à attribuer à ce qu'ils appellent émotivité les localisations les plus bizarres ; ils sont tombés dans des fautes, que Gall et Spurzheim n'ont pas commises. Vulpian place les émotions dans la protubérance, Ferrier le suit. Nous avons vu M. Morel, à la date de 1866, oser faire du sympathique l'organe des passions et des sentiments.

CAMUSET. — Mairet discute l'hémiplégie gauche émotive décrite dernièrement par M. Luys. On sait que cet auteur a été conduit à fixer le siège de l'émotivité dans la première circonvolution temporale droite...

Mairet place les sentiments mélancoliques et dépressifs à la base du cerveau, et les sentiments expansifs à la périphérie convexe.

(Annales méd. psych., 1883, p. 9.)

Encore une fois, il n'y a pas dans la psychologie des médecins et des physiologistes de sensibilité psychique, ils la négligent, ils la suppriment.

MATHIAS DUVAL. — Les hémisphères cérébraux sont les organes, qui sous l'influence des sensations amenées par les diverses voies nerveuses centripètes, deviennent le siège de phénomènes cérébraux, dont les manifestations périphériques

sont désignées sous le nom de manifestations de l'instinct,
de l'intelligence et de la volonté.

(Diction. Jaccoud. t. XXIII, p. 596.)

Et c'est tout. Un malade qui comprend et qui rai-
sone bien a pour eux l'intelligence intacte. Cela est déjà
clair par les passages que nous avons cités, cela devient
plus clair encore, et hors de contestation, si l'on veut
bien remarquer que, dans beaucoup des observations
dont nous allons nous servir, immédiatement après l'exposé des troubles les plus évidents de la sensibilité
psychique, l'intelligence est déclarée nette et même
parfaitement nette.

Grâce à ces ignorances, grâce à ces confusions, les
faits les plus clairs ont été certainement méconnus.
On a, cela n'est pas douteux, passé devant eux sans les
voir, et il faut aujourd'hui se livrer à de longues recherches, pour arriver à trouver quelques observations où
les désordres de la sensibilité psychique soient par hasard mentionnés ; encore ne sont-ce que des troubles
très apparents, des phénomènes qui s'imposent. On peut
le dire sans crainte de se tromper, médecins et physiologistes ont sur ce point, totalement manqué de psychologie. Ils en sont coutumiers. Croirait-on qu'un homme
qui s'est acquis une légitime renommée dans l'étude
des maladies mentales, ait pu se laisser dicter par une
psychologie incohérente le passage qui va suivre ? On
reste confondu, en voyant un aliéniste distingué dans
son art, aborder en ces termes un sujet de sa compétence.

Guislain. — Il y a donc, dans les anomalies morbides de
la volonté, deux conditions à distinguer : la première hémi-

sphérique, intérieure, abstraite, psychique, morale, comme
vous voudrez l'appeler; l'autre incitante, actuelle, musculaire, apparente dans ses résultats.

(Phrénopathies, 2ᵉ édit., I, p. 500.)

Croirait-on que Flourens, qui a passé sa vie à écrire
sur le cerveau et l'intelligence, et qui fait autorité en
ces matières; examinant pour les condamner les opinions
de Bichat, puisse, lui si tranchant et si dogmatique, lui
qui confondait tout à l'heure, nous l'avons vu, l'imagination et les passions, confondre avec les passions, la jalousie, la peur, la colère, les instincts de moralité; et
prêter ainsi à Bichat des erreurs qu'il n'a pas commises?

Flourens. — Bichat avait coupé le moral de l'homme en
deux parties, comme nous venons de le voir. La partie intel_
lectuelle, qu'il place dans le cerveau, et la partie morale, le
moral proprement dit, qu'il place dans le cœur, dans l'estomac, dans le foie.

(Vie et Intelligence, p. 262.)

Ne craignons pas d'insister encore, et de revenir sur
les étonnantes localisations dont nous parlions tout à
l'heure. Croirait-on que l'auteur éminent des *Recherches*
de 1865, puisse en venir aujourd'hui à placer, localiser
l'émotivité, dans un coin obscur du cerveau.

Luys. — Il ressort donc des examens anatomo-pathologiques que nous venons de signaler, les deux particularités
suivantes, qui rentrent dans le cadre des localisations cérébrales :

1° D'une part, nous voyons que la surexcitation des facultés
émotives, se développe exclusivement lorsqu'il y a lésion
du lobe droit.

2° La lésion spéciale qui paraît coïncider tout particulièrement avec cette hyperesthésie émotive, semble être de préfé-

rence localisée, dans un département de l'écorce qui répond
à la partie supérieure de la temporale droite, située au fond
de la scissure de Sylvius.

(*L'Encéphale,* 1881, p. 384.)

Croirait-on que, dans un mémoire couronné (de 1883)
sur la Mélancolie et les Localisations psychiques,
M. Mairet ait pu tenter de dissocier une faculté fondamentale, et placer comme M. Camuset nous l'assure, la
localisation des sentiments dépressifs à la base, et celle
des sentiments expansifs à la convexité de l'écorce cérébrale? Une psychologie du même genre conduirait à
chercher dans cet organe, une localisation pour la négation et une autre pour l'affirmation. — Et nous ne
sommes pas à bout de surprises.

Le docteur Noble va plus loin, dit Guislain, il croit devoir
chercher l'aliénation émotive sans délire, dans les corps striés.
dans les couches optiques. Il place le siège de la sensibilité
émotive (*emotional sensibility*) dans ces centres ganglion-
naires de la masse cérébrale.

(*Phrénopathies,* édit. 1880, t. I, p. 501.)

Qu'on ne s'étonne donc plus qu'une question aussi
mal posée soit devenue insoluble; qu'on ne s'étonne plus
que, malgré les soupçons d'un certain nombre d'esprits
plus réfléchis, un préjugé grossier ait pu prévaloir.

A ces causes d'erreur : ignorance des anciens en matière de cérébrologie, ignorance des médecins et physiologistes modernes en matière de psychologie ; introduction et emploi habituel dans la langue scientifique,
d'une formule absolument vicieuse, il y a lieu d'en ajouter une autre : la difficulté d'interprétation des résultats de l'expérience.

Soit qu'on blesse l'organe, soit qu'on le supprime, les
expériences faites sur le cervelet des animaux, sont entachées, au point de vue qui nous occupe, d'un vice naturel et irrémédiable, venant de ce que leur premier
résultat est de troubler profondément, en même temps
que sa faculté psychique, les moyens d'expression de
cette même faculté.

Et en effet, par quoi se manifeste chez l'animal le
mouvement des passions, de la joie, de la crainte et de
la colère? par le geste, l'attitude et le cri. Nous verrons
plus loin que l'ablation du cervelet a pour résultat de
supprimer chez le rat, le cri de la colère et de la peur.
Ce n'est pas le moment d'en tirer des conséquences, mais
dès maintenant nous devons faire remarquer, que toute
lésion expérimentale du cervelet, en troublant profondément la locomotion, trouble en même temps, chez
l'animal ainsi blessé, le geste et l'attitude expressifs qui
relèvent des fonctions motrices.

On pourra inventer de nouvelles méthodes, instituer
des expériences plus ingénieuses, mais il est fort probable qu'en troublant la fonction psychique, on amènera
toujours aussi des désordres corrélatifs, des mouvements
qui lui servent de moyen d'expression. L'observation de
pareilles expériences est donc par essence difficile, et
longtemps encore, sinon toujours, il sera nécessaire
sous peine de n'y rien voir, d'apporter une analyse délicate dans l'interprétation de leurs résultats.

Notre sujet touche à bien des parties de la science, et
il nous est utile de rappeler ici, que depuis longtemps
déjà la philosophie spiritualiste, avait cru intéressant de
simplifier, de diminuer autant que possible les moyens

d'union, les liens de l'âme et du corps. Cette tendance est déjà au fond de la théorie de Descartes sur la glande pinéale. Plus tard, quand cette théorie qui brisait par trop violemment l'unité de l'être humain ne parut plus défendable, on crut encore nécessaire d'affirmer l'unité de l'organe de l'intelligence. L'instrument devait être un parce que l'âme est une.

Dans cette manière de voir, le cervelet ne pouvait que déranger. On l'élimina.

C'est la cinquième cause d'erreur, la cinquième raison pour laquelle notre sujet, se trouve entouré de tant d'obscurités. Ici encore nous retrouvons Flourens. A lui, sans aucun doute, revient la première part, la responsabilité la plus grande, dans l'établissement du préjugé que nous combattons. — Il épouse chaudement cette cause, il se fait contre Gall, le champion de l'unité cérébrale ; il se livre à des expériences fort discutables d'ailleurs, et toujours dogmatique et tranchant, il affirme que le cerveau est l'organe unique qui sert à l'intelligence. Et Flourens pût parler ainsi sans rencontrer de contradictions.

L'heure est aux expériences, et dans l'engouement que nous subissons, il semble qu'en s'appuyant sur elles, on fasse taire toutes les objections ; il semble qu'on soit en droit, d'imposer les conclusions quelles qu'elles soient qu'on en tire. Mais qu'on lise les passages qui suivent, qu'on se rappelle que ces expériences consistaient à enlever par partie le cerveau de l'animal, et à observer la diminution progressive des phénomènes apparents de spontanéité et de connaissance, et qu'on dise ensuite s'il était possible, de se montrer plus téméraire, plus aventureux dans les conclusions.

Flourens. — Le siège de l'âme ou de l'intelligence, c'est
le cerveau proprement dit, lobes ou hémisphères cérébraux.
J'ajoute que c'est le cerveau proprement dit tout entier et le
cerveau proprement dit tout seul. Ni le cervelet, ni la moelle
allongée, ni les tubercules quadrijumeaux, ni les couches
optiques, etc., ne sont le siège de l'intelligence.

(Psychol. comp., p. 255.)

Flourens. — J'ai montré par des expériences certaines, que
tout ce qui tient à l'intelligence tient au cerveau. Quand un
animal a perdu tout son cerveau (son cerveau proprement
dit), il a perdu toute son intelligence et tous ses instincts :
le cerveau proprement dit tout entier est donc le siège de
l'intelligence.

(Ibid., p. 266.)

Quelles sont donc ces expériences si certaines? Flourens encore une fois enlevait le cerveau par parties ; disons plus exactement par tranches (1). Et parce qu'il
voyait les phénomènes apparents de spontanéité et de
connaissance disparaître progressivement, il en concluait
légèrement à l'extinction parallèle de la totalité des
phénomènes psychiques. Nous verrons tout à l'heure,
par des expériences non moins certaines, — elles sont
de Vulpian et de Ferrier, — que l'animal qui a subi l'ablation du cerveau, de tout son cerveau, est encore capable
de manifestations d'ordre psychique. Plus on avance dans
ce sujet, plus on est étonné de la légèreté qui a présidé
aux travaux antérieurs.

(1) Flourens. — L'ablation graduelle des parties soumises à
l'expérience isolant seule convenablement ces parties, peut visi-
blement seule conduire à la détermination rigoureuse de leurs
fonctions.

(Recherches expériment., préface, x.)

FLOURENS. — L'unité du cerveau proprement dit, ou de l'organe siège de l'intelligence, est un des résultats les plus importants de mes expériences sur l'encéphale. L'organe siège de l'intelligence est un. En effet, non seulement toutes les perceptions, toutes les volitions, toutes les facultés intellectuelles en un mot, résident exclusivement dans cet organe, mais toutes y résident indivisément et sans qu'aucune puisse y être séparée des autres (1). Dès qu'une d'elles disparaît, toutes disparaissent, dès qu'une revient, toutes reviennent, elles ne forment donc toutes qu'une seule et grande faculté, dont toutes les facultés secondaires ne sont que des modes.

(Psych. compar., p. 252.)

FLOURENS. — Or on peut enlever sur un animal, soit par devant, soit par derrière, soit par côté, une portion assez étendue des lobes ou hémisphères cérébraux, sans qu'aucune faculté intellectuelle soit perdue. Toute l'intelligence subsiste. Mais passé une certaine limite, dès qu'une faculté disparaît toutes disparaissent, et il y a plus, on peut conduire l'expérience de manière que la lésion puisse guérir et la fonction renaître. Et bien encore, dès qu'une faculté renaît, toutes renaissent; tout se perd, tout renaît donc à la fois, tout n'est donc qu'un, l'intelligence est donc essentiellement une faculté une.

(Vie et Intell., p. 53.)

FLOURENS. — Enfin, et comme je viens de le dire, dès qu'une faculté est perdue, toutes le sont; dès qu'une faculté disparaît toutes disparaissent. Il n'y a donc point de sièges divers, ni pour les diverses facultés, ni pour les diverses perceptions. La faculté de percevoir, de juger, de vouloir une chose, réside dans le même lieu que celle d'en percevoir, d'en juger, d'en vouloir une autre; et conséquemment cette faculté essentiellement une, réside essentiellement dans un seul organe.

(Recherches expériment., p. 99.)

Quelle magnifique assurance! Il n'a pas un doute,

____

(1) Qu'en sait-il? sur quoi se base-t-il?

pas une hésitation ; il semble que dans des expériences
naturellement difficiles et même très difficiles, il n'ait
jamais rencontré de difficultés. Il sait tout, il est sûr
de tout. Sous son scalpel toutes les facultés disparaissent et, chose bien plus forte, elles reparaissent. Et
jamais, à notre connaissance, un contradicteur ne s'est
levé, pour montrer l'inanité et le creux de ces affirmations.

Qu'on ne nous reproche pas de trop insister sur Flourens. Il est sûrement le grand responsable du double
préjugé si fortement établi, qui fait du cerveau l'organe
unique de l'intelligence, et plus encore de celui, qui fait
du cervelet un pur organe de locomotion. Il est à l'origine de toutes ces questions, et si comme nous l'avons
dit, personne au moment où il publia ses travaux,
n'avait une autorité pareille à la sienne en ce qui touche
la physiologie de l'encéphale, et surtout celle du cervelet, on comprend aisément quelle dût être son influence.
Mais quels que fussent son autorité et son prestige, comment peut-il se faire qu'il ait été si, docilement, si aveuglé-
ment écouté et suivi ; comment peut-il se faire qu'aucun
des expérimentateurs, qui se sont après lui partagé le
domaine de la psychologie expérimentale, n'ait observé
quelques faits capables de mettre son attention en
éveil ?

Nous croyons le savoir.

Comme l'animal privé de cerveau paraît plongé dans
la stupeur la plus complète, comme l'animal privé de
cervelet est encore capable d'activité volontaire et ne
paraît manquer d'aucun de ses sens, comme il voit,
sent et entend encore, on en a légèrement conclu que
le cervelet n'était pour rien dans les phénomènes sen-

soriels et psychiques. Pour l'animal privé de cervelet, les désordres survenus dans les fonctions motrices, ont masqué les changements profonds survenus aussi dans son état psychique. Et on n'a pas su observer cette modalité nouvelle. On a bien vu toutes les fonctions que l'animal remplissait encore, on n'a pas vu ce qui lui manquait.

Il y a plus, et nous attirons sur ce point l'attention du lecteur : on a bien constaté, nous le verrons plus tard, que l'animal privé de cerveau est encore capable d'émotion et de crainte ; mais de ce fait on n'a pas su comprendre l'importance, parce que, cela n'est pas douteux, sur une génération de savants peu familiers avec les problèmes psychologiques, l'influence de Flourens persiste tout entière.

On s'est obstiné à suivre Flourens, et à ne voir dans le cervelet qu'un organe lié aux fonctions de motricité. On s'est tenu à cet égard à ses affirmations sans preuve, nous ne saurions trop le redire. Cette croyance aveugle est passée à l'état de dogme, et nous allons heurter plus d'un esprit sérieux et sincère, en soutenant qu'il n'en est rien.

En résumé, deux choses se dégagent de l'étude attentive des auteurs qui ont parlé du cervelet.

1° Il y a unanimité à reconnaître une relation étroite entre ses fonctions et celles de la locomotion. Au milieu de grandes diversités, les auteurs sont plus ou moins affirmatifs, plus ou moins satisfaits des résultats acquis ou qu'ils croient tels.

2° Mais en même temps, la conclusion dernière à laquelle tous aussi aboutissent, c'est que nous sommes devant l'inconnu et que nous ignorons la fonction du cervelet.

Eh bien, si nous sommes devant l'inconnu, si la direction donnée jusqu'ici aux recherches n'a abouti qu'à des contradictions et à des négations, n'est-il pas légitime de croire, nous le répétons, que l'on a cherché à côté et fait fausse route? n'avons-nous pas le droit de penser que l'on a pu être aveuglé par des préjugés, de remonter le courant et de chercher dans une voie nouvelle?

Nous venons de voir que si ancré qu'il puisse être dans l'esprit des physiologistes modernes, le préjugé qui refuse au cervelet une part de l'intelligence, repose sur un malentendu résultant d'une observation partielle et incomplète, qu'en somme il n'est fondé sur rien.

Y a-t-il au contraire quelques raisons de réformer les idées admises, de reviser cette question et d'attribuer à cet organe une fonction psychique?

Nous entrons dans notre sujet.

CHAPITRE PREMIER

LES FONCTIONS DU CERVELET SONT INCONNUES.

Formons d'abord le bilan de nos connaissances; établissons sur des citations autorisées, quelques-unes des propositions que nous venons d'émettre. Montrons que le cervelet est inconnu. Montrons ensuite que si le plus grand nombre des auteurs, suivant la tradition établie par Flourens, a refusé au cervelet toute fonction psychique, d'autres, en moins grand nombre il est vrai, ont su secouer le joug de la routine, et sans la définir, sans la déterminer, entrevoir pourtant cette fonction.

Bouillaud. — Mais quel physiologiste nous découvrira le mystérieux mécanisme du cervelet, de cet organe animateur de la machine locomotrice. Quel rapport existe-il entre sa structure et ses fonctions. Reil et M. Rolando ont assimilé le cervelet à une pile voltaïque, mais qu'il y a loin de cette ingénieuse hypothèse, à l'explication complète et satisfaisante des phénomènes dont cet organe est le siège.

(*Archives*, 1827, p. 91.)

Cruveilhier. — *Fonctions du cervelet.* — Elles sont bien loin d'être parfaitement connues. Nous ne pouvons même pas énumérer ici, les nombreuses fonctions plus ou moins hypothétiques qu'on a attribuées au cervelet.

(*Anat.*, t. III, p. 419.)

LONGET. — D'après la discussion dans laquelle nous venons d'entrer, en face de tant de faits qui semblent se contredire les uns les autres, le lecteur a pu juger de la réserve, qu'il convient d'apporter dans une conclusion, et reconnaître qu'assurément la détermination précise des usages du cervelet, est un des problèmes les plus embarrassants de la physiologie.

(*Syst. nerv.*, t. I, p. 769.)

On trouvera peut-être ces citations un peu vieilles; en voici d'autres qui échappent à ce reproche :

VULPIAN. — Nous pouvons donc conclure sans hésiter, que le problème relatif à la nature des fonctions du cervelet est loin d'être encore définitivement résolu. Toutefois, si nous n'avons encore aucune notion entièrement certaine sur le rôle physiologique de cet organe, les recherches de M. Flourens ont fourni quelques données, qui bien que négatives pour la plupart, n'en présentent pas moins le plus grand intérêt... Il a montré, ce qui était tout à fait ignoré avant lui, que les lésions expérimentales des parties profondes du cervelet déterminent un désordre, une désharmonie, une ataxie des plus remarquables des mouvements de locomotion. C'est à ces faits, découverts par M. Flourens, que se borne tout ce que nous savons de net et de certain sur la physiologie du cervelet.

(***Phys. syst. nerv.***, p. 640.)

FERRIER. — Les fonctions du cervelet sont le sujet d'une des questions les plus obscures et les plus controversées de la physiologie cérébrale. Les idées purement spéculatives étant mises de côté, nous voyons que même les faits positifs de maladie, ont été appelés à supporter des conclusions diamétralement opposées.

(*Fonctions du cerveau*, p. 138.)

LONGET. — La multiplicité des opinions sur un point quelconque de la science dénote trop souvent notre ignorance. Depuis Willis, plaçant dans le cervelet l'origine de la vie

organique et des mouvements involontaires, jusqu'à nos jours
où, à l'aide d'expériences et d'observations pathologiques,
on a cherché à déterminer plus rigoureusement ses usages,
cette portion importante de la masse encéphalique a été
investie des attributions les plus diverses. Les uns ont regardé
le cervelet comme le siège de la sensibilité, les autres ont vu
dans cet organe, tantôt la source de tous les mouvements
volontaires, tantôt le régulateur de ces mouvements ou de
ceux des membres pelviens en particulier, tantôt l'excitateur
des fonctions génératrices, tantôt le siège d'un principe moteur, qui porterait les animaux à marcher en avant, etc.

En faveur de chacune de ces manières de voir, les physiologistes ont cité des expériences faites avec plus ou moins
d'habileté sur les animaux vivants, et des observations pathologiques recueillies sur l'homme ; expériences et observations
qui à les prendre séparément, paraissent décisives pour telle
ou telle opinion ; qui comparées entre elles, sont le plus souvent contradictoires, et nous laissent dans le plus grand
embarras. Joignez à cela un cas d'absence congénitale du
cervelet observé dans l'espèce humaine (Obs. Alexandrine
Labrosse) avec intégrité de la sensibilité, persistance des
mouvements, tant volontaires qu'involontaires et de toutes les
fonctions organiques, avec habitude de la masturbation, sans
tendance au recul, etc., et l'embarras redoublera encore,
puisque ce fait ne nous fournira que des arguments subver-
sifs des différentes hypothèses proposées, et pas une seule
raison pour édifier une opinion positive et nouvelle.

(Physiol., III, p. 451.)

On verra plus loin que Longet, en disant que le fait
d'Alexandrine Labrosse ne nous fournit les éléments
d'aucune opinion nouvelle et positive, a mal lu cette
observation célèbre. Il a bien vu qu'elle ruine à peu
près complètement les théories anciennes, mais il n'a
pas vu ce qu'elle présentait de tout nouveau et de très
particulier.

Nous demandons qu'on veuille bien remarquer ce
passage. — Oui, il est exact que l'observation d'Alexandrine Labrosse est, à elle seule, capable de réfuter les
théories du cervelet coordinateur, du cervelet organe de
l'amour physique, du cervelet foyer récepteur exclusif
de toutes les sensations, mais il n'est pas vrai de dire,
que cette observation presque toujours tronquée par
les auteurs qui la rapportent, et presque inconnue dans
ses passages décisifs, ne fournit pas une seule raison
pour édifier une opinion nouvelle. Elle est au contraire
des plus importantes à ce point de vue.

BROWN-SÉQUARD. — Le cervelet n'est pas un organe exclusivement moteur pour l'appareil musculaire de la vie animale. Il est certain que le cervelet n'a pas une part essentielle à la coordination ou aux mouvements symétriques du
corps... Le cervelet ne possède aucune des fonctions qu'on
lui a attribuées.

(Edimburg Medical Journal, 1862, p. 1062.)

NOTHNAGEL. — La mise hors service (déficit) de la substance
d'un hémisphère cérébelleux, ne produit aucune espèce de
symptôme morbide, ou du moins aucun symptôme perceptible
jusqu'ici.

Nul esprit sensé n'ira en conclure que nous voulions par
là taxer les hémisphères cérébelleux, d'organes sans importance fonctionnelle. Nous disons simplement que leur lésion,
dans l'état actuel de la science, n'engendre pas de symptôme
de déficit perceptible jusqu'ici. Nul trouble de la motilité, de
la sensibilité ou des organes des sens que nous soyons en état
d'enregistrer.

(Diagn. malad. encéph., p. 34.)

OTTO. — Schiff lui-même, un des premiers expérimentateurs connus, a été obligé, après avoir travaillé ce sujet,
d'avouer que les fonctions du cervelet sont encore inconnues.

(Archiv für Psychiatrie, 1874, p. 741.)

Schiff. — Die Functionen des kleinen Gehirns sind also noch unbekannt.

(Lehrbuch der Physiologie, 1858, p. 357.)

Lussana. — Sens musculaires et peut-être sens érotique, voilà les véritables usages du cervelet. Si vous admettez donc la simplification que je vous ai énoncée des faits physiolologiques et morbides, la fonction du cervelet cessera d'être un des problèmes les plus embarrassants de notre science.

(Journal de Brown-Séquard, 1862, p. 441.)

Bourillon. — Ces recherches m'ont suggéré une opinion que j'essaye de développer dans cette thèse et dont voici la substance :

1° Aucune des théories qui ont eu cours sur les fonctions du cervelet n'est fondée, sauf peut-être celle qui en fait un organe, en rapport avec les facultés supérieures;

2° C'est dans les altérations de voisinage éprouvées par la moelle allongée et les nerfs qui en proviennent, qu'il faut chercher la cause des nombreux symptômes observés dans les affections du cervelet.   .

(Thèse, p. 8.)

Küss. — Les fonctions du cervelet constituent encore un problème entièrement à résoudre. L'expérimentation et les observations pathologiques, ne nous fournissent que des données négatives ou contradictoires.

(Physiol., p. 72.)

Mathias Duval. — D'autre part, les faits expérimentaux ne nous donnent que des renseignements négatifs, sur les fonctions des parties grises des hémisphères cérébelleux, car les troubles de la coordination locomotrice ne se manifestent, que si les parties profondes du cervelet ont été lésées. Bien plus, Vulpian et Philippeaux n'ont produit aucun trouble de locomotion sur les poissons par l'ablation du cervelet. Rappelons enfin que la physiologie de la moelle et du bulbe, nous a fourni presque tous les éléments suffisants pour nous rendre compte du mécanisme réflexe de la locomotion, et nous com-

prendrons alors combien est encore problématique la physiologie du cervelet.

(Dictionn. Jaccoud, t. XXIII, p. 591.)

Mathias Duval. — Des recherches récentes entreprises parallèlement aux essais d'excitation directe de la substance grise
des hémisphères, ont peut-être ouvert la voie qui permettra, de porter directement l'expérimentation sur les lamelles
grises des feuillets cérébelleux, mais ces expériences, notamment celles de Nothnagel, nous laissent également indécis
sur la nature précise des fonctions à attribuer au cervelet.

(Id., ibid.)

Leven. — Le cervelet est l'organe dont le rôle physiologique a donné lieu jusqu'ici au plus grand nombre d'interprétations contradictoires.

(Archives, 1862, p. 513.)

Leven. — En résumé le cervelet n'a pas de fonction spéciale; complètement étranger aux fonctions de l'intelligence,
de la sensibilité, des viscères, il a un rôle incontestable dans
l'acte de la locomotion, de l'équilibration, dont il est encore
impossible de définir la nature exacte.

(Dictionn. Dechambre, p. 517.)

Feré. — On s'accorde à dire que le cervelet ne joue aucun
rôle dans l'exercice des fonctions intellectuelles, et on ne cite
qu'au point de vue historique, l'opinion de Gall qui localisait
l'amour physique dans cet organe. La vérité, c'est qu'on sait
peu de choses sur ses fonctions.

(Anat. syst. nerv., p. 204.)

Feré. — Les expériences de Nothnagel et de Ferrier
semblent indiquer que les hémisphères cérébelleux sont exci-
tables. Le premier a vu que l'irritation mécanique d'un
hémisphère, provoque des mouvements d'abord dans le côté
correspondant du corps, puis du côté opposé, et que la même
irritation du vermis détermine des mouvements bilatéraux.
Le second croit avoir démontré que les mêmes parties, jouent

un rôle dans la coordination des mouvements des globes
oculaires ; mais d'autres expérimentateurs ont vu, que l'ablation de la plus grande partie de l'organe ne détermine rien
de particulier. Néanmoins, on est convenu de dire que le
cervelet a pour rôle de coordonner les mouvements. La méthode anatomo-clinique, ne fournit pas de documents beaucoup plus précis sur les fonctions du cervelet que la méthode expérimentale. Les lésions cérébelleuses peuvent ne
déterminer aucun symptôme, cependant elles produisent
souvent une titubation ébrieuse particulière, qui peut venir à
l'appui de la fonction coordinatrice que les physiologistes
accordent à cet organe.

(Anat. syst. nerv., p. 204.)

Poincarré. — La quantité de théories et d'expériences
dont le cervelet a été l'objet est prodigieuse et tout à fait
désespérante.

(Syst. nerv., II, p. 136.)

Raymond. — Il n'est pas d'organe qui ait exercé la sagacité
des physiologistes, à un plus haut degré que le cervelet.

(Anat. pathol. Syst. nerv., p. 247.)

Raymond. — A priori, sans entrer dans une discussion détaillée, nous pensons qu'on doit considérer comme erronée
toute localisation trop étroite des fonctions du cervelet, organe
qui peut avoir un rôle prépondérant dans tel ou tel acte,
mais qui, par le fait de ses connexions anatomiques, se trouve
placé sur le chemin de trop d'impressions diverses, de trop
d'excitations, variées pour n'avoir qu'une fonction aussi bien
fixée que celle de centre coordinateur du mouvement, de
centre de la sensibilité musculaire, de centre des actes de la
génération.

(Ibid., p. 249.)

Bernheim et Simon. — Bien que la physiologie du cervelet
soit encore entourée d'une grande obscurité, cependant la
symptomatologie des tumeurs de cet organe est assez bien
connue.

(Revue médicale de l'Est, 1887, t. XIX, p. 2.)

BLACHEZ. — Mais quelles explications peuvent tenir devant ces faits en quelque sorte écrasants, dans lesquels des fonctions, exclusivement attribuées à l'appareil cérébelleux, s'accomplissent chez des sujets à l'autopsie desquels, on trouve le cervelet profondément désorganisé ou même complètement absent ?

(Dictionn. Dechambre, p. 517.)

Si l'on peut à bon droit être surpris de pareils aveux d'ignorance l'étonnement redouble quand on voit un philosophe éminent, se livrer à ce sujet à des suppositions que le bon sens réprouve. Est-ce bien dans la tête de l'Aristote moderne qu'une pareille hypothèse a pu germer?

BEAUNIS. — Herbert Spencer a fait à priori une hypothèse ingénieuse sur les fonctions séparées du cervelet et des hémisphères. Les actions nerveuses peuvent être rattachées entre elles par des relations de coexistence ou de succession; elles peuvent être simultanées ou successives, coordonnées dans l'espace ou dans le temps. Le cervelet serait l'organe des coordinations dans l'espace ; les hémisphères cérébraux, les organes des coordinations dans le temps.

(Physiol., 1re édit., p. 1008.)

De ce chapitre, nous pouvons donc conclure, sans hésitation et avec rigueur :

Les fonctions du cervelet sont inconnues.

CHAPITRE II

OPINIONS SUR LE CERVELET.

Si le cervelet est inconnu, il semblerait vraiment que les auteurs aient dû mettre une certaine réserve dans l'affirmation qu'il ne saurait être un organe psychique. On va voir cependant à quel point ils en sont sûrs.

WILLIS. — Nonnulli hoc aliud cerebrum esse et easdem cum illo actiones perficere statuerunt... Alii in hac parte memoriam collocant, supponentes cerebellum velut arcam sive apothecam esse, in qua rerum prius cognitarum, ideae seu typi, seorsim a specierum recentium incursu asservantur. Verum longe probabilius est hanc facultatem potius in cerebri spiris corticalibus residere prout alibi ostendimus.
(*De cerebri anatome*, 1664, cap. xv, p. 186.)

FLOURENS. — Le siège de l'âme et de l'intelligence c'est le cerveau proprement dit (lobes ou hémisphères cérébraux). J'ajoute que c'est le cerveau proprement dit tout entier, et le cerveau proprement dit tout seul ; ni le cervelet, ni la moelle allongée, ni les tubercules quadrijumeaux, ni les couches optiques, etc., ne sont le siège de l'intelligence.
(*Psychol. comparée*, p. 255.)

FLOURENS. — On ne pense pas plus par le cervelet que par le diaphragme, par la moelle allongée que par l'épigastre.
(*Id.*, p. 216.)

4

FLOURENS. — Quoi ! le cervelet, si différent par sa structure du grand cerveau, le cervelet serait un organe de l'instinct comme le cerveau ! et de plus, il ne serait l'organe que d'un seul instinct tandis que le cerveau en aura vingt-six ! Le cervelet, je l'ai déjà dit, est le siège du principe qui règle les mouvements de locomotion et n'est le siège d'aucun instinct.

(Phrénol., p. 73.)

FLOURENS. — Il y a dans l'encéphale un organe qui sert à l'intelligence et qui seul y sert : c'est le cerveau proprement dit (hémisphères). Il y a un organe qui sert à la coordination des mouvements de locomotion et qui seul y sert, c'est le cervelet.

(Id., p. 133.)

FLOURENS. — Le cervelet sert à la coordination des mouvements de locomotion, et ne sert qu'à cette coordination.

(Id., p. 192.)

FERRIER. — De nombreuses expériences du même genre (ablation du cervelet), faites sur des pigeons, ont donné des résultats à tous égards identiques à ceux-ci. Les lésions du cervelet provoquent dans chaque cas, la perte de la coordination occupant tous les degrés, depuis l'oscillation et le balancement de l'ivresse légère, jusqu'au désordre absolu du mouvement, selon l'étendue de la lésion. Dans aucun cas, il ne semble qu'il y ait quelque trouble de la sensation ou de l'intelligence.

(Fonctions du cerveau, p. 141.)

FERRIER. — Les recherches expérimentales ... ne fournissent aucune preuve pour appuyer l'existence sous quelque forme que ce soit, d'activité spontanée, volontaire, caractéristique des animaux pourvus d'hémisphères cérébraux. Les animaux qui conservent leur cervelet et leurs ganglions mésencéphaliques, ne réagissent que contre les impressions sensitives immédiates.

(Id., p. 140.)

Vulpian. — En effet, comme nous l'avons vu, le cervelet ne prend aucune part aux fonctions cérébrales proprement dites ; il paraît tout à fait étranger aux manifestations de l'instinct, de l'intelligence, de la volonté.

(Physiol. syst. nerv., p. 640.)

R. Wagner. — Le cervelet n'a aucune part aux fonctions psychiques. Le cervelet est un organe exclusivement moteur pour l'appareil musculaire de la vie animale et probablement aussi de la vie organique.

(Edinburgh Medical Journal, 1862, p. 1061.)

R. Wagner. — Le cervelet paraît être complètement étranger à la transmission des impressions sensitives reçues par les terminaisons périphériques de l'organisme. Il n'a aucune part, ni directe, ni indirecte, dans la formation des idées et dans les autres phénomènes psychiques. Aucune idée, aucun sentiment, aucun acte volontaire, n'est supprimé par les maladies du cervelet. Les physiologistes et les pathologistes sont donc parfaitement d'accord sur ce premier résultat, à savoir, que les lésions cérébelleuses n'atteignent ni l'intelligence ni la sensibilité.

(Cité par Leven, in *Arch. de méd.*, 1863, I, p. 71.)

Broca. — L'encéphale, en effet, n'est pas seulement l'organe de l'intelligence ; une partie très considérable de sa masse est affectée à des fonctions d'un ordre tout différent. Le bulbe, le cervelet, la protubérance, les tubercules quadrijumeaux, les couches optiques, les corps striés, le corps calleux, la substance blanche des hémisphères, ne prennent aucune part directe à l'élaboration de la pensée, et il faudrait pouvoir faire abstraction de toutes ces parties, pour déterminer le poids et le volume de l'organe de l'intelligence.

(Bull. Soc. anthrop., 21 mars 1861, p. 144.)

Mathias Duval. — Cette expérience... nous démontre en tous cas, les deux faits en partie négatifs, qui constituent ce que nous savons de plus précis sur les fonctions du cervelet.

1° Cette masse encéphalique, relativement si considérable chez les animaux supérieurs, ne prend cependant aucune part aux fonctions intellectuelles proprement dites, aux manifestations de la sensibilité, de la mémoire, de la volonté. 2° Les fonctions du cervelet sont en rapport avec la motricité... Le cervelet ne prend aucune part aux actes de l'intelligence proprement dite.

(Dictionn. Jaccoud, t. XXIII, p. 521.)

Luys. — Nous avons vu jusqu'ici quel rôle considérable l'innervation du cervelet était appelée à jouer dans la plupart des actions motrices de l'organisme. Nous avons vu, du même coup, comment elle semblait être en dehors de toute participation aux phénomènes de l'activité psychique. A la suite des faits que nous avons précédemment passés en revue, nous sommes actuellement autorisé à nous demander, jusqu'à quel point cette indépendance est complète, et jusqu'à quel point le cervelet, appareil exclusivement moteur, reste étranger aux actes purement moraux de l'activité cérébrale.

(Arch. de méd., 1864, p. 409.)

Andral. — Maladies du cervelet. — Dans la très grande majorité des cas, l'intelligence s'est conservée intacte pendant tout le cours de la vie. Assez souvent seulement, peu de jours avant la mort, on a conservé un état comateux... Il est probable qu'il arrive un instant, où soit par son plus grand développement, soit par le seul fait de son existence prolongée, l'affection du cervelet va retentir sur le reste de l'encéphale et en trouble gravement les fonctions.

(Clinique, t. V, p. 722.)

Ce passage s'applique à tous les cas de maladie recueillis par Andral. Il est dans le résumé.

Hillairet. — Je ne vois donc pas qu'on soit forcément conduit, à rapporter ces troubles intellectuels aux lésions fonctionnelles du cervelet qui ne peut pas être, et n'est par personne, considéré comme ayant pour fonction de concourir aux phénomènes de l'entendement.

(Arch. de méd., 1858, p. 331.)

Nothnagel. — Commentaire à l'observation de Bourneville. — Comme l'ensemble des observations connues ne nous fournit pas le moindre point de repère, pour rattacher les troubles psychiques généraux signalés dans l'espèce (complication fortuite en somme), au foyer cérébelleux circonscrit, nous devons admettre que cette lésion évolue sans donner lieu à aucun symptôme.

(Diagn. mal. encéph., p. 7.)

Nous espérons montrer à Nothnagel qu'il se trompe et que l'observation de Bourneville n'est pas un fait isolé. Telle est la force du préjugé et de la routine : lui si attentif d'ordinaire, il supprime, comme tant d'autres, dans l'observation Alexandrine Labrosse, comme chose sans importance, les quelques lignes qui nous sont si précieuses ; mais peut-être aussi cette observation ne lui est-elle parvenue qu'abrégée.

Kuss. — L'ablation du cervelet a montré que cette portion considérable de l'encéphale ne prend aucune part aux fonctions intellectuelles proprement dites, aux manifestations de la sensibilité, de la mémoire, de l'instinct, de la volonté.

(Physiol., p. 72.)

Beaunis. — Le cervelet ne peut être considéré non plus comme un centre de sensibilité générale, une sorte de sensorium commune, ni comme un centre intellectuel ou instinctif.

(Physiol., 1re édit., p. 1008.)

Poincarré. — On peut déjà, sans la moindre hésitation, passer condamnation sur la première de ces idées. Le cervelet n'est pour rien dans la formation des idées ; il n'est pas non plus, quoi qu'ait pu dire Bourillon, le centre des facultés instinctives (1). Tous les expérimentateurs ont reconnu, ainsi que Flourens l'avait annoncé, que les animaux privés de leur lobes cérébraux se montraient complètement dépourvus d'intelligence malgré l'intégrité de leur cervelet ; que ceux au contraire dont on avait respecté le cerveau, après avoir détruit leur cervelet, prouvaient, par leur physionomie et leurs actes, qu'ils possédaient encore leur degré ordinaire d'intelligence. — La chose est parfaitement jugée depuis longtemps du reste ; le cervelet n'est pas un agent direct des phénomènes psychiques. La pathologie viendra encore confirmer cette donnée des plus positives de la physiologie ; les cellules de la couche corticale du cerveau sont seules affectées à ces phénomènes.

(Physiol. syst. nerv., II, p. 145).

Nous citerons plus loin un passage de M. Ball qui, sans le dire expressément, implique forcément, de la part de son auteur, une opinion semblable.

SIEFFERT. — Il résulte des expériences et des observations de MM. Leven et Ollivier, que les fonctions psychiques ne sont pas altérées dans les affections du cervelet. L'intelligence ne se trouble qu'aux dernières heures, alors qu'une gêne profonde s'est déjà emparée de la respiration et de la circulation. La sensibilité générale reste également intacte. Les deux observations inédites, que nous publions dans notre thèse, donnent confirmation à cette opinion.

(Thèse, p. 47.)

Qu'il nous soit permis de faire remarquer que c'est dans la thèse même de M. Sieffert que nous avons recueilli l'observation Pierre Masset (Tubercules du cervelet, p. 13), où il est écrit : « Le 23 février, un accès de douleur se déclare en avant et en arrière de la tête, puis aux épaules, face pâle et suante, coliques, grande soif.

____

(1) Bourillon ne dit pas cela.

Hyperesthésie générale telle qu'il ne veut à aucun prix qu'on le touche ; connaissance conservée. »

Allo. — Aujourd'hui cette opinion de M. Andral rencontre peu d'adhérents, et presque tous les pathologistes s'accordent à reconnaître que les lésions du cervelet n'amènent, par elles-mêmes, aucun trouble de l'intelligence et de la sensibilité.

(Thèse, p. 17.)

On pourrait croire, à lire ce texte, que M. Andral est un des partisans de la théorie du cervelet psychique, mais il n'en est rien. En maint endroit de ses *Cliniques* et de son *Traité de pathologie*, il se montre partisan de l'opinion contraire. (Voy. *Cliniques*, V, p. 673 et 723.)

Nous venons de voir les autorités les plus graves affirmer que le cervelet n'est pas un organe de l'intelligence. Cette opinion n'est pourtant pas unanime. Quelques auteurs, peu nombreux du reste, se fondant sur l'analogie profonde de la structure du cervelet et du cerveau, n'ont pas craint de présenter comme probable, l'opinion que cet organe, pourrait remplir une fonction psychique.

Tiedmann. — Reil a donc fait une remarque fort juste, quand il a dit que le nombre des branches du cervelet et de leurs divisions ou subdivisions, s'accroît en raison des progrès de l'organisation animale vers la perfection. On peut rapprocher de ces diverses circonstances, les observations d'après lesquelles, Malacarne s'est cru fondé à établir, qu'il y a une corrélation intime entre le nombre des feuillets du cervelet et l'énergie ou l'étendue des facultés intellectuelles de chaque individu dans l'espèce humaine. Ce médecin les a trouvés peu nombreux chez les sujets idiots ou stupides, tandis qu'il

en a compté beaucoup chez les personnes qui s'étaient dis-
tinguées par la force et le brillant de leur esprit.

(Anat. du cerveau, 1823, p. 177.)

CRUVEILHIER. — Les fonctions du cervelet sont-elles limitées
à l'équilibration, à la coordination des mouvements ? Il est plus
que probable que cet organe préside à d'autres actes très
importants de l'économie, mais ils nous sont complètement
inconnus.

(Anat., III, p. 420.)

LONGET. — Chacun admet comme une vérité incontestable
que l'encéphale préside aux phénomènes intellectuels et
moraux, mais l'encéphale étant un organe à fonctions multiples, les dissentiments commencent quand il s'agit de choisir dans l'ensemble, celles de ses parties qui coopèrent à la
manifestation des facultés intellectuelles, morales et affectives. Les uns désignent les lobes cérébraux à l'exclusion du
cervelet, les autres sont loin de croire que le cervelet soit
étranger à ces mêmes facultés.

(Physiol., III, p. 153.)

LONGET. — D'après les expériences et les faits pathologiques, le cervelet semblerait donc être étranger à l'exercice
de l'intelligence... Toutefois, considérant que dans beaucoup
de cas d'abcès et de lésions chroniques des lobes cérébraux,
l'intelligence est demeurée intacte comme cela est arrivé
pour le cervelet, j'avoue qu'il ne m'est pas positivement démontré que ce dernier organe, soit toujours et absolument
passif pendant le travail que suppose l'activité des facultés
de l'esprit.

(Syst. nerv., II, p. 756.)

WUNDT. — Lors de la suppression totale de ces parties
(les hémisphères), suppression réalisée dans les cas rares de
l'atrophie de l'organe tout entier, des troubles très graves
semblent se manifester, ils atteignent les mouvements, même

l'intelligence, et leur composition complexe en rend l'interprétation difficile.

(Physiol. psychol., I, p. 221.)*

WUNDT. — Nos connaissances actuelles sur la région fonctionnelle cérébelleuse, font assez bien comprendre que cet
organe ait un certain rapport avec les facultés intellectuelles.
En effet, c'est ce que paraissent démontrer les troubles intellectuels observés chez l'homme, quand de graves lésions ont
atteint, surtout les parties latérales du cervelet.

(Id., I, p. 228.)*

BOURILLON. — D'anciens auteurs, réfutés déjà par Willis,
(*Anatome cerebri*, cap. xv) avaient placé dans le cervelet le
siège de la mémoire. Ils sont, avec Malacarne (cité par
Tiedemann), les seuls qui en aient fait un organe en rapport
avec une des fonctions intellectuelles. Il est vrai qu'ils n'ap-
portaient aucune preuve à l'appui de leur opinion. C'est une
question très délicate que celle-ci, et il ne suffit pas de lésions
plus ou moins étendues du cervelet avec conservation de
l'intelligence, ce qui est très commun, pour la résoudre,
puisque nous savons que l'atrophie presque complète d'un
hémisphère cérébral et de l'hémisphère cérébelleux opposé,
a coïncidé plusieurs fois avec une intelligence assez étendue.
Dans un cas de ce genre, observé par M. Bell, interne à la
Salpêtrière (*Bull. Soc. anat.*, t. VI, p. 4), la malade, âgée de
soixante et un ans, est signalée comme *très intelligente*,
malgré une hémiplégie et une épilepsie datant de l'enfance.
Pour tout ce qui regarde ces hautes fonctions, il semble que
les fibres nerveuses s'anastomosent, et peuvent ainsi se suppléer l'une l'autre.

(Thèse de 1861, p. 16.)

BOURILLON. — De ce fait et de ces analogies on peut conclure, que le cervelet est probablement un organe de perfectionnement, attaché d'une façon encore mystérieuse pour
nous, au développement des facultés intellectuelles et morales.

(Id., p. 22.)*

Bourillon. — De tout ce qui précède, je crois pouvoir tirer les conclusions suivantes : le cervelet est probablement un organe de perfectionnement en rapport avec les fonctions intellectuelles.

(Thèse de 1861, p. 53.)

C'est la deuxième fois que nous rencontrons le nom de M. Bourillon, et il nous semble nécessaire de le présenter à nos lecteurs. Le travail de M. Bourillon date de 1861, et nous devons déclarer que cette simple thèse, nous paraît un des plus sérieux, un des plus étudiés, un des plus remarquables travaux qui existent sur la matière. L'analogie denosvues et des siennes, nous rendra peut-être suspect de partialité en sa faveur, mais il nous sera facile de faire taire cette objection en disant que Flourens, dont M. Bourillon combattait toutes les conclusions sur son sujet favori, demanda et obtint pour lui de l'Académie des sciences le prix de physiologie.

Nothnagel. — Plusieurs auteurs, au nombre desquels, tout récemment encore Otto, dans l'appréciation dont il fait suivre l'observation citée plus haut (obs. Degler), ont émis l'opinion que le cervelet affecte des rapports déterminés avec les fonctions psychiques... Otto arrive à cette conclusion, que le cervelet constitue un appareil d'arrêt vis-à-vis de l'appétibilité, et dans un sens plus large, un régulateur de la volonté.

(*Diagn. mal. encéph.*, p. 34.)

Nothnagel. — Entre tous les processus qui peuvent apporter leur appoint au sujet, les atrophies du cervelet seraient les plus appropriées, parce qu'elles peuvent atteindre les deux hémisphères uniformément et dans une étendue considérable, sans léser simultanément les régions encéphaliques voisine. La revue minutieuse des faits correspondants de cet ordre, nous permet de relever dans la majorité d'entre eux, à côté de l'incertitude des mouvements, à côté des trou-

bles de coordination, selon l'expression consacrée, des perturbations psychiques. On les trouve décrites en détail avec
leur physionomie toute particulière chez le malade d'Otto
(obs. Degler), qui d'ailleurs se détache également du reste
des observations au point de vue histologique. En réalité,
fort de ces observations, et soutenu par ce fait d'anatomie
comparée, que les hémisphères cérébelleux augmentent de
masse à mesure qu'on s'élève dans la série animale, nous
avons aussi de la propension à penser, que ces organes possèdent des relations quelconques avec les processus psychiques, mais en même temps l'état actuel de nos connaissances,
ne nous paraît pas même approximativement assez avancé,
pour ouvrir le champ à une conjecture touchant la genèse
et la nature de ce rapport.

(Diagn. mal. encéph., p. 34.)

KOECHLIN. — Les troubles intellectuels ne sont pas constants, et lorsqu'ils existent, c'est aussi bien avec des tubercules des hémisphères, que du cervelet ou du mésocéphale.

(Des tubercul. de l'encéph., Thèse de Paris, 1858, p. 24.)

Il est donc bien clair que notre ignorance des fonctions
du cervelet est profonde et complète, et l'on peut en
dire autant de tout ce qui touche aux localisations psychiques.

NOTHNAGEL. — Une série d'auteurs pensent devoir tirer des
observations pathologiques, la conclusion que le lobe occipital donne principalement naissance aux processus psychiques, pour d'autres, c'est le lobe frontal.

(Diagn. mal. encéph., p. 594.)

NOTHNAGEL. — Mais quand viendra le temps de localiser
exactement les troubles des facultés intellectuelles?... A notre
avis, il est encore aujourd'hui absolument impossible de
produire sur ce sujet quelque élément que ce soit, qui repose
même un tant soit peu sur une base phénoménale certaine,
qui n'ait pas exclusivement pour fondement une spéculation

ou une hypothèse. Pour faire dans ce domaine un pas en
avant, il faudrait exiger d'autres méthodes de recherches,
peut-être aussi un autre mode de poser la question que nous
n'en possédons actuellement. Et comme dans ce mémoire,
nous obéissons au principe, de n'introduire dans le champ
de la discussion que les données qui s'appuient sur des faits,
il nous faut laisser totalement de côté, les questions qui s'inquiètent d'une localisation éventuelle des fonctions psychiques.

(Diagn. mal. encéph., p. 471).

LONGET. — Jusqu'à présent, la physiologie expérimentale
est donc loin d'avoir fourni des arguments sérieux, en faveur
de la localisation des instruments de l'intelligence dans les
lobes antérieurs du cerveau. — Quant à l'anatomie comparée, souvent elle ne se montre guère favorable à une
pareille localisation, et vient infirmer les localisations plus
spéciales admises par les physiologistes.

(Physiol., t. III, p. 446.)

JACCOUD. — L'observation permet de localiser les opérations intellectuelles dans la couche corticale de l'appareil
cérébral, mais il est impossible d'aller au delà de cette proposition empirique. Le mécanisme intime de la production
de ces phénomènes est lettre close; l'analyse physiologique
est frappée d'impuissance.

(Pathol. int., I, p. 110.)

Voici donc un point bien établi, et de ces deux chapitres nous pouvons conclure avec rigueur :

On ne sait pas ce que c'est que le cervelet ; les uns
lui refusent toute fonction psychique, les autres la soupçonnent, et, sans la connaître exactement, inclinent à
l'admettre.

Notre ignorance est tout aussi complète en matière
de localisation psychique, et à ce point de vue, le champ
est libre.

CHAPITRE III

ARGUMENT ANATOMIQUE DE LA THÈSE. — LA
CONSTITUTION DU CERVELET EST PRESQUE
IDENTIQUE A CELLE DU CERVEAU.

L'anatomie, sans doute, ne peut rien nous apprendre sur la nature intime des fonctions de l'organe. Elle est fort impuissante à nous donner un argument décisif, sur le fond même de la question qui nous occupe. Mais en revanche, elle peut nous montrer facilement, quelles ont été l'imprudence et la légèreté des auteurs, qui sans raison sérieuse, ont refusé au cervelet des fonctions toutes semblables à celles du grand cerveau.

Elle peut, si nous savons nous borner à lui demander des raisons d'analogie et de probabilité (et nous ne lui demandons pas davantage), nous fournir par la simple comparaison du cervelet et du cerveau, des arguments d'une réelle puissance.

Ce chapitre n'est pas écrit pour les anatomistes. Si nous ne devions être lu que par des personnes, auxquelles l'anatomie du système nerveux est familière, nous pourrions le résumer en deux lignes. Il nous suffirait de faire appel aux notions qu'elles possèdent et nous borner, sans crainte d'être contredit, à affirmer l'exactitude de la proposition suivante :

La constitution anatomique du cervelet est presque identique à celle du cerveau.

Mais il convient de remarquer qu'un pareil sujet est de nature à intéresser aussi d'autres personnes, qui n'ont en anatomie du système nerveux que des connaissances générales et incomplètes, et avec lesquelles il ne convient pas de procéder sur ce point par voie d'affirmation sommaire.

Il est donc utile entrer dans le détail et d'exposer rapidement, comment entre le cerveau et le cervelet, les analogies sont profondes et les ressemblances frappantes.

Comme le cerveau, le cervelet se compose de deux hémisphères recouverts à leur surface de circonvolutions. Comme dans le cerveau, ces hémisphères se composent de substance blanche et de substance grise : la blanche est formée de fibres conductrices, la grise est formée de cellules.

Comme dans le cerveau, la substance blanche est centrale, la substance grise périphérique, et il n'est pas sans intérêt de remarquer que la moelle épinière présente une disposition contraire.

La composition de ces deux substances est identique pour les deux organes, et les cellules de l'écorce cérébrale ont avec celles du cervelet une singulière conformité de structure.

Elles en diffèrent par les points suivants :

1° Leur volume est un peu plus considérable ;

2° Au lieu de former deux ou trois couches superposées, elles n'en forment qu'une seule ou pour mieux dire : tandis que les cellules cérébrales forment une couche plus épaisse, où l'on a cru pouvoir établir des divisions, les cellules du cervelet forment une couche plus mince et plus exactement limitée ;

3° Leur forme est un peu différente : les cellules du cerveau ont une base carrée et anguleuse; celles du cervelet ont une base arrondie. Les premières ressemblent à un trapèze ouvert du côté de la surface, les secondes à une poire coupée près de la queue, et dont la petite extrémité serait tournée vers la périphérie.

Mais dans les deux cellules la base donne naissance à un filament nerveux unique, tandis que, par la partie périphérique ouverte, un certain nombre de filaments s'échappent, pour ramper dans la partie superficielle de l'écorce grise et s'anastomoser entre eux. Or, chose importante à remarquer, il semble que ce soit là, avec le volume, le caractère spécial de la cellule psychique.

Comme dans le cerveau, les tubes nerveux émanent des cellules et forment des faisceaux de fibres, qui constituent ce qu'on appelle les pédoncules.

Comme dans le cerveau, deux de ces pédoncules, s'entre-croisent sur la ligne médiane à leur sortie de l'organe.

Comme dans le cerveau, deux de ces pédoncules vont se mettre en rapport, se fusionner avec la moelle : les pédoncules cérébraux avec les faisceaux antérieurs, les pédoncules cérébelleux avec les faisceaux postérieurs de cet organe.

Comme dans le cerveau, les deux hémisphères sont réunis par une importante commissure. Dans le cerveau cette commissure s'appelle corps calleux, tandis que celle du cervelet a nom protubérance.

Comme dans le cerveau, une partie importante des

fibres pédonculaires traverse un centre de substance grise ; corps opto-strié pour le cerveau, corps rhomboïdal pour le cervelet.

Comme ceux du cerveau, les pédoncules du cervelet vont se mettre en rapport intime avec les noyaux gris du mésocéphale où la physiologie moderne tend à placer des centres de sensibilité spéciaux, affectés à la perception inconsciente des impressions sensorielles diverses.

Comme le cerveau, le cervelet, au moins à sa surface, est insensible aux irritants chimiques et mécaniques. Comme le cerveau, quand on le blesse, il donne lieu à des phénomènes moteurs.

Voyons maintenant les différences : le volume de l'organe est notablement inférieur.

La périphérie convexe des deux hémisphères, est séparée dans le cerveau par une scissure profonde, que ne présente pas au même degré le cervelet. Les parties analogues des hémisphères cérébelleux sont unies entre elles. Les circonvolutions, qui dans le cerveau sont longitudinales et verticales, sont transversales dans le cervelet. Elles sont ici beaucoup plus petites, mais en même temps beaucoup plus multipliées et plus profondes. Le corps rhomboïdal, première étape des fibres du cervelet, n'a pas la même apparence que le corps opto-strié. Tous deux sont bien formés de substance grise, mais tandis que dans les corps opto-striés, cette substance forme masse, dans le corps rhomboïdal au contraire, la substance grise se présente, sous la forme d'une lamelle plissée et repliée sur elle-même.

Poursuivons les différences.

Tandis que dans le cerveau la commissure principale

est entièrement composée de substance blanche, la commissure analogue du cervelet contient dans son intérieur, des noyaux de substance grise, qui paraissent présider à des actes importants de l'économie.

Ajoutons, pour épuiser le sujet, que contrairement au corps calleux, elle donne naissance à des nerfs.

Ainsi, différences légères et toutes de surface, ressemblance profonde, identité presque, voilà à quelle conclusion nous amène, l'examen rapide du cerveau et du cervelet.

A quelque point de vue que l'on se place, la comparaison anatomique des deux organes, proclame hautement pour tout esprit sans préjugé, une analogie étroite entre les fonctions de l'un et de l'autre.

Et cela est vrai surtout si l'on veut bien éliminer de la discussion les différences apparentes et de détail, qui ne sauraient avoir d'importance aux yeux d'aucun anatomiste. Prenons-en pour exemple la différence de forme et de direction des circonvolutions du cervelet.

On en peut dire autant de la soudure des hémisphères cérébelleux à leur partie convexe. Voulût-on même y attacher plus d'importance, en se basant sur l'existence du lobe médian ou vermis, il serait encore bien impossible à un adversaire de la théorie du cervelet psychique, d'en tirer un argument de quelque valeur, contre la thèse que nous soutenons.

Seule la différence de poids et de volume, semble créer une sérieuse difficulté à cette manière de voir. La masse du cervelet ne représente guère en effet que le huitième selon les uns, le neuvième selon les autres, de la masse du cerveau, et le premier coup d'œil jeté sur l'encéphale, porte pour cette raison, à n'y voir qu'un appendice, une annexe du grand cerveau. Cette différence de volume est certainement la difficulté qui se présente tout d'abord à l'esprit, quand il s'agit d'établir une analogie de fonctions sur une conformité de structure.

En d'autres termes, si nous accordons à la sensibilité psychique l'importance que nous avons dite, on ne manquera pas de nous objecter, qu'il est difficile d'attribuer à des organes si différents en volume et en poids, deux fonctions psychiques toutes deux fondamentales. Mais, quelle qu'ait été sans doute son influence, sur l'histoire des théories du cervelet, cet argument, comme nous allons le voir, repose entièrement sur des apparences.

Et en effet :

S'il est vrai, et cela n'est contesté par personne dans l'état présent de la science, que la substance grise de la surface des circonvolutions du cerveau, est seule chargée des fonctions psychiques ; si la substance blanche sous-jacente n'a pas d'activité propre ; il est remarquable que la substance grise est beaucoup plus abondante à la surface du cervelet, que ses circonvolutions sont tout autrement ondulées et profondes ; que la substance blanche est rare dans cet organe ; qu'elle paraît comme isolée et noyée, au point de constituer au milieu de la substance grise, une simple arborisation qui a été l'origine de son appellation anatomique. Tandis que dans le cerveau cette substance blanche, forme ce qu'on appelle les centres, cette même partie du cervelet s'appelle arbre de vie.

C'est en examinant attentivement cette disposition que M. Sappey a pu dire :

Sappey. — Nous avons vu que cette substance (la substance grise), ne forme qu'une petite partie de la masse totale du cerveau. Elle constitue la moitié au moins de la masse du cervelet. L'élément cellulaire ou actif du système nerveux, est donc ici beaucoup plus abondant.

(Anat., III, p. 122.)

Edinger. — Le cervelet est recouvert par une substance grise qui se plisse de toutes parts, et atteint un développement incomparablement plus considérable, que ne le laissent supposer la forme et la dimension extérieure du cervelet.

(Anat. des cent. nerv., p. 131.)

Sappey. — Substance grise du cervelet. — Dans le cervelet, cette substance se rassemble presque exclusivement à la périphérie. Elle s'y présente aussi sous l'aspect d'une lame ondulée, mais ses ondulations sont beaucoup plus prononcées et plus nombreuses. Si on pouvait la déplisser, elle formerait une sphère qui différerait peu probablement de la sphère cérébrale. On ne trouve de substance grise dans le centre du cervelet qu'au niveau des corps rhomboïdaux, où elle conserve encore sa forme lamelleuse et ondulée.

(Anat., III, p. 122.)

Il nous semble impossible d'invoquer un texte plus décisif et une autorité plus considérable. Ces quelques mots du professeur d'anatomie de la Faculté nous paraissent trancher la question. Et légitimement nous pouvons écrire :

L'examen de l'anatomie du cerveau et du cervelet ne montre entre ces deux organes aucune différence essentielle.

Dans cette comparaison anatomique des deux organes, deux points semblent vraiment dominer tous les autres :

La différence de volume ;

La ressemblance des cellules.

Si intéressant que soit le premier, il le cède de beaucoup au second. A coup sûr et il n'est pas indifférent d'avoir pu réfuter cette objection, très forte parce qu'elle est très naturelle, qui vient de la différence du volume. Mais ce qu'il est bien plus intéressant d'étudier dans cet organe, c'est la structure de son écorce, la morphologie de ses cellules. Ce qu'il est bien plus intéressant d'établir, c'est que sur ce point vraiment important, entre le cervelet et le cerveau, l'analogie est complète. S'il s'agit des cellules, toutes deux elles ont un corps, ici plus anguleux et là plus arrondi, mais dans le cerveau et le cervelet, les unes et les autres donnent naissance à un prolongement unique du côté de la profondeur de l'organe, et du côté de la périphérie à une touffe de filaments anastomosés. Toutes deux aussi elles ont frappé les histologistes par leur volume.

Nous retrouvons donc dans le cervelet la cellule cérébrale, c'est-à-dire la cellule psychique avec ses trois grands caractères : volume, prolongement basal (ou de Meynert) unique, prolongements périphériques multiples et anastomosés. Si on ne l'a pas vu, si on ne l'a pas écrit davantage, c'est que le préjugé le défendait.

SAPPEY. — *Substance grise du cervelet.* — La couche grise, formée par la superposition de deux lames opaques et d'une lame transparente intermédiaire, est remarquable surtout par la présence d'une foule de grosses cellules multipolaires découvertes par Purkinje. Le diamètre de ces cellules varie de 0,030 à 0,060. Elles sont sphériques ou ovoïdes, et présentent deux ou trois prolongements, rarement quatre. L'un de ceux-ci, extrêmement délié, se dirige en dedans; les autres, relativement énormes, se dirigent en dehors en se divisant et se subdivisant. En sorte que chacun d'eux devient le point de départ d'un faisceau de fibrilles dont les unes s'anastomosent avec les cellules voisines, tandis que les autres vont très probablement se continuer avec les tubes de la substance médullaire. Indépendamment de ces grosses cellules et des tubes, la couche grise contient aussi une certaine quantité de substance granulée.

(Anat., III, p. 125.)

WUNDT. — *Cellules de Purkinje.* — Elles ont une forme bipolaire remarquable. Leur extrémité dirigée vers la surface de l'écorce, porte un puissant prolongement rameux d'où partent de larges filets qui se divisent plusieurs fois, cheminent vers la couche grise corticale, et s'y terminent avec leurs plus fines ramifications. L'extrémité de ces cellules, tournée à l'intérieur vers le noyau médullaire du cervelet, finit soudain par un mince prolongement, qui se convertit en un filet nerveux très grêle.

(Physiol. psychol., I, p. 137.)

M. Sappey, en se basant sur la grosseur des cellules, avait fait remarquer que leur volume semble les rapprocher des grosses cellules des cornes antérieures, c'est-à-dire motrices de la moelle. On peut répondre avec M. Féré.

FÉRÉ. — *Cellules cérébrales.* — M. Betz a fait remarquer que les cellules pyramidales les plus volumineuses, se rencontrent dans la région dite psychomotrice. Les grosses cellules de la volition ou fusiformes se rencontrent surtout dans l'écorce grise de l'insula.

(Anat. syst. nerv., p. 115.

WUNDT. — Évidemment la cellule de Purkinje, du côté où elle envoie le prolongement large ramifié, est analogue à l'une des grandes cellules des cornes antérieures de la moelle, mais l'extrémité interne, délicatement amincie en pointe, ressemble davantage à une cellule de la substance grise des cornes postérieures ou des ganglions spinaux.

(Physiol. psychol., I, p. 137.)

Poursuivons l'examen de l'écorce

SAPPEY. — La substance grise périphérique du cervelet, a été considérée par les anciens comme formée de deux couches, l'une externe ou superficielle d'un gris pâle, l'autre interne ou profonde d'un jaune rougeâtre. M. Baillarger, qui en a fait une étude plus approfondie, a remarqué que lorsqu'elle est divisée en tranches minces verticales, elle présente la même stratification que la couche corticale du cerveau.

(Anat., III, p. 122.)

SAPPEY. — La couche corticale du cervelet se distingue, comme celle du cerveau, par sa grande étendue, par son épaisseur et par le caractère de stratification qu'elle présente.

(Id., III, p. 177.)

LONGET. — La matière grise périphérique du cervelet, paraît donc offrir les mêmes caractères anatomiques que la couche corticale des lobes cérébraux. Seulement, elle nous a semblé être plus riche que cette couche en vaisseaux sanguins, s'altérer et devenir diffluente plus vite qu'elle au contact de l'air.

(Syst. nerv., I, p. 721.)

M. Charcot, tout en empruntant à Meynert les éléments de son étude, met plus en lumière que tous les autres auteurs, l'analogie de l'écorce cérébrale et de l'écorce cérébelleuse. Il appelle la première type à cinq couches, et la seconde type à trois couches ; et il ajoute.

Pour établir un contraste, je crois utile de vous tracer la description d'une coupe de l'écorce grise du cervelet, em-

pruntée comme la précédente (du cerveau), à M. Meynert.
Dans l'écorce grise du cervelet vous remarquez successivement : 1° une couche épaisse pauvre en éléments cellulaires
et qui reçoit les prolongements protoplasmiques, des cellules nerveuses situées dans une couche sous-jacente.

2° Plus bas une couche où l'on découvre, suivant M. Meynert, des cellules fusiformes et des fibres médullaires parallèles à la ligne limitante.

3° Les cellules de Purkinje qui occupent la limite supérieure d'une couche granuleuse très accentuée. Plus bas
enfin la substance médullaire.

(CHARCOT, *Leçons sur les localisations*, p. 32.)

A ces données plus fondamentales, ajoutons encore
quelques détails empruntés à différents auteurs, et destinés à fortifier nos conclusions, en montrant de nouvelles et importantes analogies, dans la structure histologique des deux organes.

SAPPEY. — Les deux substances qui composent le cervelet,
sont constituées comme celles du cerveau. Si elles en diffèrent,
c'est surtout par leur proportion et leur répartition. La
substance grise présente cependant quelques caractères qui
lui sont propres.

(*Anat.*, III, p. 122.)

SAPPEY. — *Substance blanche du cervelet.* — La substance
blanche ou médullaire se compose de tubes nerveux, qui sont
rassemblés en deux gros faisceaux principaux, représentant
chacun une sorte de gerbe. Par une de leurs extrémités, ces
gerbes répondent aux corps rhomboïdaux, c'est-à-dire à l'origine des trois pédoncules cérébelleux ; par l'extrémité opposée
largement épanouie elles se dirigent vers la périphérie des
hémisphères du cervelet, et s'irradient dans tous les sens...
Les tubes nerveux qui entrent dans la composition de ces
gerbes rayonnantes ne diffèrent nullement du reste, de ceux
qui forment la couronne rayonnante de Reil. Leur extrémité

terminale pénètre dans les deux couches de la substance corticale où ils se continuent avec les prolongements des cellules multipolaires.

(Anatomie, III, p. 123.)

Ainsi, d'après cet auteur, l'assimilation avec le cerveau est complète.

Huguenin. — Si maintenant nous considérons le cervelet comme une partie détachée du cerveau, et que nous envisagions les faisceaux que nous venons de décrire comme formant un système de projection; nous trouverons aussi des fibres, qui peuvent être mises en parallèle avec les systèmes de coordination ou fibres arciformes du cerveau. Depuis longtemps on connaît un grand nombre de petits systèmes arciformes, très riches en fibres, et reliant entre elles d'une façon très régulière les circonvolutions voisines. On peut les voir facilement sur des coupes perpendiculaires à l'axe des circonvolutions. Puis viennent des faisceaux à trajet plus étendu que Stilling décrit, et qui mettent en communication des points éloignés de l'écorce... Au reste on trouve aussi sous l'écorce, des fibres arciformes qui sautent deux ou même trois circonvolutions de telle façon, qu'en principe à ce point de vue, l'analogie est complète entre le cervelet et le cerveau. Ce que nous venons de dire peut s'appliquer aussi, aux fibres commissurales qui se trouvent dans le cervelet.

(Anat. du syst. nerv., p. 273.)

Féré. — Il faut encore signaler dans la masse blanche du cervelet, des fibres d'association allant d'une lamelle à l'autre, et analogues aux fibres d'association du cerveau.

(Anat. du syst. nerv., p. 203.)

Bourillon. — Si l'on compare le cervelet et le cerveau au point de vue de leur structure, on observe également des analogies frappantes. Chez tous les deux, la substance grise abonde, et avec la substance blanche, elle est disposée en replis (lames et circonvolutions), dont le nombre croît dans l'un comme dans l'autre à mesure qu'on s'élève dans la série animale. Tous deux sont situés au-dessus des fibres longitudinales de l'axe nerveux avec lesquelles ils présentent des connexions nombreuses, ils se ressemblent à ce point qu'ils sont également insensibles à toute excitation directe. Tous deux, composés de deux parties symétriques, réunissent chacune de leurs moitiés par des fibres transversales, qui entourent les fibres longitudinales à la manière d'un demi-anneau (corps calleux, pont de Varole.)

De ces faits et de ces analogies, on peut conclure que le cervelet est probablement un organe de perfectionnement attaché d'une façon encore mystérieuse pour nous, au développement des facultés iutellectuelles et morales.

(Thèse, p. 22.)

Sans entrer dans l'examen du cervelet moteur, re-, marquons encore que les lésions, qui dans le cerveau, produisent des paralysies des membres produisent aussi dans le cervelet des paralysies semblables. Le cervelet n'est donc pas l'organe exclusif de la locomotion, il partage cette fonction avec le cerveau. Il y contribue dans des conditions fort différentes sans doute, mais somme toute, ce point de vue le ratatche bien plus au cerveau qu'il ne l'en éloigne. Tout démontre en même temps qu'il lui est intimement lié.

Bourillon. — On peut ajouter à ces deux observations les considérations tirées de l'anatomie comparée, et le rapport si curieux qui existe entre le cerveau et le cervelet, rapport tel qu'un lobe cérébelleux subit une certaine atrophie, consécutivement à celle de l'hémisphère cérébral correspondant.

(Thèse, p. 21.)

Cruveilhier. — Dans quatre cas d'hémiplégie que j'ai eu

occasion d'observer, il y avait en même temps atrophie de l'hémisphère droit du cerveau et atrophie de l'hémisphère gauche du cervelet : je suis fondé d'après cela à conclure, qu'il existe des rapports intimes entre les hémisphères opposés de ces deux portions de l'encéphale.

(Anat., III, p. 409.)

Terminons sur cette remarque. Disons avec Cruveilhier qu'entre le cerveau et le cervelet les moyens d'union sont intimes. Ajoutons qu'ils sont considérables et que cela devait être, s'il est vrai que l'entendement et la sensibilité sont à l'égard l'un de l'autre à l'état de continuelle réaction.

Sans vouloir faire de la physiologie avec des raisons de vraisemblance et d'analogie, l'esprit n'est-il pas plus satisfait par l'idée que deux organes si intimement unis, si semblables de structure, remplissent des fonctions analogues, que par la théorie qui donne à deux organes ainsi accouplés des fonctions très différentes.

Faisons-le dès maintenant remarquer, la découverte des fonctions motrices de l'écorce cérébrale, a ébranlé profondément la théorie qui faisait du cervelet un organe exclusivement moteur. L'ignorance de la physiologie moderne à l'égard du cervelet, se réfugiait volontiers dans l'affirmation de ses propriétés motrices (voy. Leven) ; mais si le cerveau auquel personne ne songe à refuser des fonctions psychiques, est en même temps, de l'aveu de tous, un centre de motricité, quelle bonne raison pourra-t-on invoquer pour refuser au cervelet, dont la structure est presque identique, d'avoir aussi des fonctions de deux ordres.

Et c'est là qu'est la vérité.

Nous ne pourrions sans confusion aborder ici l'examen de cette question. Mais nous le verrons plus tard ; l'élaboration de l'influx moteur est fonction du cerveau et de la moelle, — de tout le système antérieur ; la perception des impressions sensitives est fonction de tout le système postérieur, moelle postérieure et cervelet. Le cervelet pense comme le cerveau et nous dirions volontiers comme la moelle, car elle est d'un observateur profond cette remarque, qu'au milieu des préoccupations les plus vives, pendant que la pensée est occupée ailleurs, la moelle nous conduit encore à notre but, qu'elle nous gouverne, qu'elle nous protège.

Et enfin, si la séparation des trois grandes parties des centres nerveux n'est pas un simple jeu de la nature. Si personne ne peut nous refuser d'admettre, que la substance grise du cerveau est douée d'une activité propre, que la substance grise de la moelle est douée d'une activité propre, que la substance grise du cervelet est aussi douée d'une activité qui lui est toute particulière, cette activité quelle est-elle?

Ce n'est pas la pensée rationnelle, puisque les désordres de cette fonction sont constamment liés à des lésions de l'écorce cérébrale. Ce n'est pas la motilité, puisque le cerveau et la moelle y suffisent. Les résultats de l'expérience sont à cet égard aussi nets que constants. Encore une fois, cette activité quelle est-elle? L'étude des observations va bientôt nous le dire.

De ce chapitre nous pouvons conclure :

Il n'y a entre le cervelet et le cerveau aucune différence essentielle.

Il n'y a aucune raison tirée de l'anatomie, qui s'oppose à la théorie qui fait du cervelet un organe de l'intelligence.

Au contraire, l'examen anatomique fait ressortir des analogies évidentes entre le cerveau et le cervelet, et tend à établir une similitude de fonctions entre les deux organes.

CHAPITRE IV

LE CERVELET EST PROBABLEMENT UN ORGANE DE SENSIBILITÉ.

Nous voici donc en possession de deux éléments mi-portants de la question qui nous occupe. Nous savons : 1° comment, par quel mécanisme pour ainsi dire, s'est introduite et petit à petit installée dans la science, l'idée que le cervelet n'est pas, ne saurait être, un organe doué de fonctions psychiques. Et nous savons en même temps que cette opinion n'est qu'un préjugé basé sur une mauvaise interprétation des résultats de l'expérience, que jamais elle n'a été appuyée sur une argumentation sérieuse et solide.

2° Nous savons encore que l'examen de l'anatomie du cervelet et du cerveau, plaide énergiquement contre l'opinion reçue de la majorité des physiologistes.

Mais l'anatomie peut nous donner davantage, et sans sortir des raisons de probabilité, sans entrer encore dans la voie des affirmations positives, nous avons maintenant à exposer un argument important qu'elle nous offre, argument qui a déjà frappé bien des auteurs, et qui va nous permettre de faire un pas de plus vers les conclusions qui sont notre objectif.

Cet argument est basé sur les connexions intimes du

cervelet avec les cordons postérieurs de la moelle.

On n'ignore pas que cette particularité importante de la disposition générale des centres nerveux, qui place en avant les organes qui président à la motricité, en arrière les organes de sensibilité, est particulièrement bien établie pour les racines spinales et pour la moelle.

Le fait que les cordons postérieurs de la moelle président à des fonctions de sensibilité, est aujourd'hui une notion de la physiologie classique et qui ne saurait être contestée.

LONGET. — Nous résumerons ainsi tout ce qui précède ; les faisceaux blancs antérieurs et les faisceaux blancs postérieurs de la moelle, ont des propriétés entièrement distinctes. La motricité est l'attribut exclusif des premiers, la sensibilité est l'attribut exclusif des seconds. La motricité et la sensibilité ont donc un siège distinct, aussi bien dans la moelle épinière que dans les racines spinales.

(*Physiol.*, III, 354.)

Or, tandis que les cordons antérieurs de la moelle qui président au mouvement s'inclinent en avant et se dirigent vers le cerveau, les cordons postérieurs s'inclinent en arrière et vont se jeter dans le cervelet.

Et par suite, si les fonctions motrices des parties antérieures de la moelle, si les fonctions sensibles des parties postérieures font partie des notions les plus solidement établies de la physiologie moderne ; si de plus, dans le plan général du système nerveux, la nature nous montre une disposition constante, qui place en arrière les organes de sensibilité, on voit facilement et sans qu'il soit besoin de le mettre plus en lumière par des développements ou des syllogismes, toute la portée de ce grand fait.

Appuyé sur lui seul, et avant même de savoir s'il s'agit de fonctions sensorielles ou psychiques, il nous est permis de dire que le cervelet, doit être probablement un organe de sensibilité.

La pénétration dans le cervelet des cordons postérieurs de la moelle, est une notion anatomique acceptée de tout le monde. Nous nous croyons pourtant forcé de l'établir solidement, parce que M. Luys, dont on sait la compétence en ces matières, a cru pouvoir affirmer que les pédoncules inférieurs du cervelet, allaient plutôt se fondre après un trajet sinueux, avec les parties antérieures qu'avec les parties postérieures de la moelle.

M. Luys croit, et il nous l'a répété lui-même, que les fibres pédonculaires inférieures du cervelet se dirigent d'abord en dedans, s'entre-croisent sur la ligne médiane et vont de là se jeter dans les corps olivaires, puis enfin dans les pyramides (ou cordons antérieurs de la moelle) du côté opposé à leur origine ; qu'en somme ils sont bien plus en rapport avec la moelle antérieure qu'avec la postérieure.

LUYS. — Nous pensons que l'on peut considérer comme certain, qu'aucun des faisceaux postérieurs de la moelle ne remonte dans le cervelet.

(Recherches de 1865, p. 131.)

Nous n'avons pas qualité pour discuter utilement ce point de l'histologie de M. Luys. Disons seulement que cette opinion a contre elle l'unanimité des auteurs.

TIEDEMANN. — Les faisceaux cérébelleux, appelés aussi corps restiformes, pédoncules ou cuisses postérieures du cervelet,

sont les plus extérieurs et les plus postérieurs des trois cor-
donnets dans lesquels chaque cordon de la moelle épinière
se partage. Ils s'élèvent des parties latérales et postérieures
de cet organe, forment les bourrelets qui bordent le quatrième
ventricule, et s'enfoncent ensuite dans le cervelet.

(Anat. du cerveau, 1823, p. 150.)

Tiedemann. — D'après ce tableau, il est incontestable que
le cervelet procède des deux faisceaux restiformes émanés de
la moelle épinière, opinion qu'avait déjà soutenue Fracassati.

(Id., 1823, p. 162.)

Foville et Pinel-Grandchamps. — Pour ce qui est des parties antérieures de la moelle, il n'existe aucun doute ; chacun
sait que les pyramides antérieures et les corps olivaires,
après avoir traversé le pont de Varole, vont s'épanouir dans
les couches optiques et les corps striés, ce qui, soit dit en
passant, s'accorde fort bien avec les opinions émises au commencement de ce travail. Pour ce qui est des parties postérieures, il est facile de se convaincre, par une dissection soi-
gnée, que les éminences restiformes, après s'être écartées pour
former le calamus scriptorius vont s'épanouir dans les hémisphères du cervelet.

(Mémoire de 1823, p. 18.)

Cruveilhier. — Les corps restiformes continus en bas
avec les cordons postérieurs de la moelle, se divisent en
deux faisceaux vers la partie moyenne de leur trajet, l'un inférieur qui suit la direction primitive du corps restiforme et
s'épanouit sur le plancher du quatrième ventricule, l'autre
supérieur plus considérable, qui se dirige vers le cervelet et
forme les pédoncules cérébelleux inférieurs.

(Anat., III, p. 393

Huguenin. — Le pédoncule cérébelleux inférieur va de la
moelle épinière dans le cervelet, et se divise en deux parties
avant de pénétrer dans cet organe :

a) La partie externe ou corps restiforme ;

b) La partie interne formée par le *funiculus cuneatus* et *gracilis*.

(Anat. syst. nerv., 268.)

MATHIAS DUVAL. — En dehors et en arrière du sillon dans lequel nous venons de constater l'origine des racines des 7e, 8e, 9e, 10e et 11e paires craniennes, on trouve un gros faisceau de substance blanche nommé corps restiforme. Ce faisceau semble se continuer en bas avec les cordons postérieurs de la moelle, tandis qu'en haut il va se perdre dans le cervelet dont il constitue les pédoncules inférieurs.

(Dictionn. Jaccoud, t. XXIII, p. 434.)

RAYMOND. — Le cervelet est relié : 1° Au cerveau, *a*) par les pédoncules cérébelleux supérieurs qui vont à l'écorce cérébrale soit directement, soit indirectement en passant par les ganglions centraux ; *b*) par les pédoncules cérébelleux moyens qui le relient directement à l'écorce cérébrale ; 2° A la moelle par le pédoncule cérébelleux inférieur, corps restiforme proprement dit des Allemands.

(Anat. pathol. du syst. nerv., p. 58.)

FÉRÉ. — Le pédoncule cérébelleux inférieur se dirige vers la moelle, et nous retrouverons ses éléments, dans les corps restiformes et dans les cordons postérieurs. Les fibres destinées aux cordons postérieurs, parties internes des pédoncules cérébelleux inférieurs, aboutissent d'autre part au noyau du toit de Stilling, et Meynert prétend qu'on peut les suivre plus loin jusque dans le *vermis inferior*. La partie externe du même pédoncule, en connexion avec le corps restiforme, se rendrait directement à la substance corticale.

(Anat. syst. nerv., p. 203.)

Il est donc permis de croire que M. Luys, inspiré d'ailleurs par des idées systématiques sur la physiologie du cervelet, a pu être trompé par les difficultés de l'histologie, de cet écheveau inextricable de fibres qui constituent le bulbe.

6

Les connexions du cervelet et de la moelle postérieure, restent un fait indéniable et qui a frappé tout le monde. Les uns, plus prudemment, n'y ont vu que ce que nous y voulons voir en ce moment nous-même ; d'autres comme Foville, Pinel-Grandchamps, Dugès, Pourfour du Petit, Saucerotte, en ont hardiment conclu que le cervelet est le recepteur des impressions sensorielles, le *sensorium commune*, comme ils disent.

Nous voulons être plus rigoureux et plus logiques, ne tirer nos conclusions que de prémices bien établies. Nous nous bornerons donc à dire, qu'il n'y a là qu'une forte probabilité en faveur de toute théorie qui tend à attribuer au cervelet des fonctions de sensibilité. Nous négligerons pour le moment d'en tirer des conséquences plus précises. Voyons maintenant quelles conclusions les auteurs ont tiré de ce fait.

Longet. — Tout en confessant qu'il serait possible que le cervelet, ne fût point absolument étranger aux phénomènes sensitifs, puisqu'il communique avec une grande portion des faisceaux postérieurs de la moelle, nous sommes forcé de reconnaître, que l'on ignore entièrement le mode de sa coopération, dans l'accomplissement de ces phénomènes.

(Syst. nerv., t. Ier, p. 749.)

Foville et Pinel-Grandchamps. — C'est une raison tout à fait anatomique, qui a conduit à soupçonner la sensibilité dans les faisceaux postérieurs de la moelle, le mouvement dans les faisceaux antérieurs. Cette raison est que les racines spinales nerveuses, sont réellement des parties de ces faisceaux, qui s'en séparent respectivement en devant et en arrière, et doivent conséquemment appartenir à la même fonction. Maintenant il paraît naturel de croire, que si à l'aide du scalpel, on peut poursuivre les faisceaux antérieurs et postérieurs dans le cerveau et le cervelet, on arrivera à quelque

probabilité sur le siège du foyer central, des mouvements et
de la sensibilité.

> (*Mémoire de* 1823, p. 18.)

FOVILLE et PINEL-GRANDCHAMPS. — Il nous semble, d'après
ce que nous venons de dire, qu'on peut être autorisé à considérer le cervelet, comme le foyer central de la sensibilité.
Nous n'insisterons pas davantage sur ce point, les bornes de
ce mémoire ne nous permettant pas non plus, d'analyser les
opinions de M. Flourens. Il nous paraît que la réfutation de
ses opinions, résulte nécessairement de l'exposition des
nôtres, si on les trouve fondées.

> (*Mémoire de* 1823, p. 23.)

Foville n'a pas cessé de le penser. Il écrit plus tard :

Or nous voyons les cordons postérieurs de la moelle
affectés à la sensibilité, se prolonger dans le cervelet, les cordons antérieurs affectés au mouvement s'entre-croiser dans
les pyramides, poursuivre après cet entre-croisement leur
marche vers le cerveau, dans l'épaisseur duquel ils péné-
trent profondément, et nous trouvons ainsi une raison
anatomique de supposer, que le cervelet doit avoir à remplir
un rôle important, dans les phénomènes relatifs à la sensibilité, et que le cerveau jouirait d'une influence directe et
centrale sur la production du mouvement volontaire.

> (*Dictionn. en* 30 *vol.*, VII, p. 202.)

DUGÈS. — Cela posé, je suis d'abord les faisceaux postérieurs (de la moelle) et je les voir naître de la substance médullaire du cervelet. — Veteres, dit Ridley, jure merito puta-
verunt caudicem medullarem radices suas postremas habere
ex cerebello. » (*Anatom. cerebri.* p. 69.) — C'est ce qu'il a
nommé les corps restiformes (p. 136). Or ces faisceaux transmettent seulement les impressions sensitives, qu'ils ont reçues
des racines postérieures des nerfs vertébraux. Il s'ensuit que
le cervelet est le siège ou l'organe des sensations.

Du cervelet nous voyons partir deux autres faisceaux *processus ad testes*, qui se portent au cerveau proprement dit, et qui sans doute lui transmettent les sensations perçues par le cervelet, peut-être déjà modifiées et portant le caractère de volitions. (*Mémoire sur les fonctions du syst. nerv.*, *Éphémérides de Montpellier*, 1826, p. 45.)

Rostan. — En outre des raisons anatomiques, tirées des connexions du cervelet avec les faisceaux postérieurs de la moelle, des expériences directes faites sur le cervelet, et la comparaison des altérations pathologiques de cet organe avec les symptômes qui les accompagnent chez l'homme, leur ont paru (à MM. Delaye, Foville, Pinel-Grandchamps) démontrer que le cervelet, était le foyer central de la sensibilité.

(*Recherches sur le ramollissement*, p. 250.)

Lussana. — Que le cervelet ne puisse être autre chose qu'un organe nerveux de sensibilité, l'anatomie nous le montre d'une façon bien décisive après l'immortelle découverte de Bell, puisqu'elle n'en voit sortir que des faisceaux sensitifs. C'est pour cela que Foville, ce grand anatomiste du système nerveux, déclara que le cervelet était le foyer de la sensibilité.

(*Journal de* Brown-Séquard, 1862, p. 427.)

Raymond. — La conclusion physiologique qui semble découler des faits anatomiques, c'est que le cervelet appartient surtout au système spinal postérieur, et doit être par conséquent en rapport avec les phénomènes sensibles, bien qu'il puisse, soit directement soit indirectement, agir sur les phénomènes moteurs.

(*Anat. pathol. du syst. nerv.*, p. 249.)

Raymond. — De tout cela il nous semble qu'on peut conclure, que le cervelet est surtout un centre de coordination des impressions sensibles, impressions qu'il répartit suivant

les besoins, soit vers les ganglions centraux de l'encéphale,
soit vers des régions déterminées de l'écorce.

(*Anat. pathol. du syst. nerv.*, p. 250.)

RAYMOND. — Même obscurité quant à la connaissance intime des phénomènes physiologiques, même absence de
réaction à la suite d'une destruction même étendue, même
mode de réponse aux excitations; et il nous semble en outre
que le fait seul de répondre par des phénomènes si variés,
aux excitations qu'on porte sur eux, est caractéristique des
centres sensibles intermédiaires, couches optiques, cervelet
et noyau lenticulaire, voire même l'écorce occipitale du
cerveau.

(*Anat. pathol. du syst nerv.*, p. 251.)

SACCOZZI. — Les noyaux dentelés du cervelet possèdent
des cellules des deux types, telles que Golgi les a décrites.
Les unes ont de longs prolongements nerveux, qui donnent
naissance à de nombreux filets latéraux d'une individualité
bien nette, et qui vont directement constituer le cylindre-axe
d'une fibre nerveuse médullaire ; les autres possèdent un
prolongement nerveux unique, qui en se divisant en une foule
de ramuscules perdent leur caractère propre, et vont en
totalité prendre part à la formation du réticulum nerveux
diffus. La direction que prennent les fibres nerveuses éma-
nées des noyaux dentelés est difficile à fixer. L'auteur a
cependant pu en suivre jusque dans les pédoncules cérébelleux moyens. Or Golgi a trouvé des cellules du premier type,
en prédominance dans les cornes antérieures de la moelle, et
celles du second type, surtout dans les cornes postérieures.
L'auteur en conclut que le noyau dentelé est un organe de
mouvement, mais plus encore de sensibilité. (DESCOURTIS,
Revue de Hayem, 15 avril 1888, d'après SACCOZZI, *Rivista
sperimental di freniatria*, XIII, fasc. 1.)

KOLLIKER. — Les dispositions anatomiques du cervelet ne
s'accordent pas avec les expériences et les théories de la

physiologie moderne, relativement aux fonctions motrices du cervelet.

(Cité par LUSSANA, in *Journal de Brown-Séquard*, 1862, p. 428.)

Tel est notre argument. — Tant au point de vue de sa valeur propre, qu'au point de vue des conclusions qu'il a provoquées, il donne évidemment bien plus à la démonstration du cervelet sensitif, qu'à celle du cervelet psychique; mais même à cet égard, il est encore utile. Si la cellule du cervelet a vraiment tous les caractères de la cellule psychique, la localisation dans le cervelet de la sensibilité de l'esprit en découle. Et n'est-il pas bien remarquable qu'une particularité anatomique importante, vienne apporter un argument à la thèse que nous défendons. — Disons seulement qu'elle constitue une probabilité sérieuse, et nous serons assuré de l'adhésion de tous les esprits que le préjugé n'égare pas.

Au reste, pour en bien voir toute la valeur, il est essentiel de ne pas isoler cet argument de deux considérations, qui empruntées à des points de vue très différents, nous paraissent cependant, toutes deux, mériter l'attention du lecteur.

La première est basée sur l'ordonnance générale du système nerveux, et la seconde repose sur une vieille tradition scientifique.

En ce qui concerne la première, nous avons déjà fait remarquer plusieurs fois, et nous le disons encore pour n'y plus revenir : La sensibilité des cordons postérieurs de la moelle n'est pas un fait isolé et par suite sans portée. Elle fait partie du plan d'ensemble du système nerveux, qui nous montre placés en arrière tous les organes connus de sensibilité. Cela est vrai pour les racines spinales des nerfs rachidiens, cela est vrai pour la moelle, cela est vrai pour les nerfs bulbaires, cela est vrai encore pour les ganglions du mésocéphale, cela est vrai en un mot pour tout ce qui concerne les phénomènes sensoriels ; et nous espérons prouver, que cela est vrai aussi pour les phénomènes de l'animalité supérieure.

Passons à l'examen de la seconde.

La tradition n'a toute sa valeur que dans les sciences morales, que dans les sciences où l'esprit de l'homme est condamné sous peine de ne rien voir, à dégager des résultantes de l'infinie complexité des faits ; que là où une série d'observations confuses et lentement accumulées, n'ont point d'équivalent dans la rigueur d'une expérience bien faite, ou l'exactitude d'une observation vraiment scientifique.

Faut-il pourtant la rejeter des sciences qui ne semblent pas relever directement de son domaine, et en particulier des sciences biologiques ? nous ne le croyons pas. Elle ne leur fournit que des données un peu vagues sans doute, mais souvent encore précieuses à recueillir. — Qui voudrait contester que la médecine lui doit beaucoup ? Et pour ne parler que de la thérapeutique, ce n'est pas aux expériences de laboratoire que nous devons le quinquina et la digitale ; — Et la médecine thermale enfin n'a pas d'autre origine. Or, si elle n'est pas négligeable, il est frappant de voir combien aujourd'hui encore, la physiologie s'obstine à chercher dans les parties postérieures des centres nerveux, le siège de la sensibilité aussi bien sensorielle que psychique. Il y a là une véritable tradition dont il est difficile de pénétrer l'origine. Assurément l'école de la Salpêtrière n'est pas habituée à aller chercher ses inspirations dans les livres de Gall ; et pourtant n'est-ce pas le plus pur esprit de Gall, qui a dicté à M. Levillain le passage qui va suivre? Il complète et confirme les textes que nous empruntions tout à l'heure à M. Raymond.

LEVILLAIN. — En avant, les lobes antérieurs paraissent destinés aux phénomènes intellectuels proprement dits; au milieu les lobes pariétaux, constituent la région exclusivement réservée à la motricité volontaire. Ce n'est pas la région de l'excitation ou de la coordination, c'est la région de la volition, du mouvement, c'est donc la région de la volonté. En arrière enfin, on est en voie de distinguer et de reconnaître la région des centres de toutes nos sensations. Déjà les centres visuels et auditifs sont à peu près déterminés par les expériences de Ferrier et de Munck ; ce sera donc un jour la zone sensitive, la région de la sensibilité.

(*Fonctions du cerveau*, Thèse de 1884, p. 297.)

Nous ne nous arrêterons pas sur la psychologie qui a dicté ces lignes, et qui ne semble pas de nature à satisfaire un esprit vraiment philosophique ; nous n'en voulons retenir qu'une chose, c'est l'instinct persistant de la physiologie à poursuivre en arrière tout ce qui est sensibilité. Nous en avons d'autres témoignages.

FLOURENS. — Gall place, par exemple, ce qu'il appelle l'instinct de la propagation dans le cervelet ; ce qu'il appelle l'instinct de l'amour de la progéniture dans les lobes postérieurs du cerveau, et il regarde ces deux localisations comme les plus sûres de son livre.

(*De la phrénologie*, p. 72.)

MARION. — On prétend d'abord, non sans vraisemblance, que la forme du cerveau importe ; que si la partie antérieure est très développée, les facultés nobles prédominent ; que si la partie postérieure l'emporte, l'être a plutôt des passions fortes et une grande sensibilité.

(Leçons de psychol., p. 27.)

De Varigny. — M. Ferrier s'emparant de ces conclusions, étudia alors la question, en agrandit considérablement le domaine, et aujourd'hui il semble résulter de ses recherches, que les circonvolutions peuvent, chez l'homme aussi bien que chez les animaux, se décomposer en trois régions : l'une, antérieure, préposée au fonctionnement intellectuel ; l'autre, moyenne, chargée de l'innervation motrice du corps ; une troisième région, postérieure, serait le point d'arrivée des impressions formées sur nos organes sensitifs par les choses du dehors, et représenterait la région sensitive du cerveau.

(Revue des Deux Mondes, 15 oct. 1880, p. 900.)

De Varigny. — De ces expériences avons-nous dit, il résulte que la surface du cerveau contiguë à la voûte et aux parois du crâne, peut se décomposer en trois régions distinctes au point de vue fonctionnel. La région antérieure, en arrière du front, paraît affectée à la fonction intellectuelle ; la région moyenne semble enfermer les centres qui président à la mise en action des muscles volontaires ; la région postérieure enfin, renfermerait les centres où aboutiraient les impressions faites sur les nerfs sensitifs par les objets du dehors. Ceci revient à affirmer l'existence de trois zones, intellectuelle, motrice et sensitive.

(Id., 15 oct. 1880, p. 906.)

De Varigny. — Toute question d'interprétation mise de côté, il reste indéniable qu'il y a dans le cerveau une région dont l'excitation provoque des mouvements, lesquels varient selon la zone que l'on y excite. En arrière de cette région se trouvent des centres sensitifs, où viendraient aboutir les impressions produites sur les nerfs sensitifs par les choses du dehors, et où se formerait la perception de ces mêmes impressions.

(Id., 15 oct. 1880, p. 909.)

De Varigny. — Nous en dirons autant des faits relatifs à la localisation de l'intelligence, qu'il nous reste à étudier pour clore la série d'épreuves relatives à notre théorie. Bien avant qu'elle vît le jour, on admettait que la région frontale du cerveau est plus spécialement en relations avec le fonctionnement intellectuel. Gratiolet avait même créé l'expression peu scientifique de races frontales, pour désigner dans la nomenclature anthropologique, les races à intelligence et à front développé. On a de même désigné par races occipitales, celles où l'intelligence est moindre, mais où les sens sont plus perfectionnés. Ajoutons que la région frontale est celle qui acquiert chez l'homme le plus grand développement, ce qui concorde avec la prédominance de la raison et de la logique chez lui, tandis que chez la femme, où la sensibilité domine et dirige, la région occipitale l'emporte sur les autres. Dans le même ordre d'idées, mais à un point de vue plus général, nous pouvons encore citer les études de Bordier sur les crânes d'assassins; de Luys sur les cerveaux de fous et d'idiots; de Benedikt sur les cerveaux de criminels ; de Lombroso, sur les caractères des criminels habituels. Les conclusions sont analogues et confirment plus qu'elles ne combattent l'idée populaire.

(*Revue des Deux Mondes*, 15 oct. 1880, p. 915.)

L'idée populaire, dit M. de Varigny et le mot est caractéristique. Est-il possible d'affirmer plus clairement, malgré la différence des termes employés, qu'il y a bien une tradition qui place en arrière les organes de la sensibilité psychique ?

S'il est vrai qu'il y a dans l'âme humaine deux ordres principaux de phénomènes, y a-t-il d'autre part une raison quelconque, basée sur les faits, de croire que ces deux ordres de phénomènes ne sont pas localisés dans deux organes distincts? Répugne-t-il de croire qu'il y a une analogie entre l'encéphale et la moelle, et que la nature a pu séparer dans l'encéphale le siège des deux grandes facultés primitives, comme elle a, nous le savons, séparé dans la moelle les deux fonctions auxquelles elle préside ?

N'est-il pas frappant de voir l'obstination invincible, avec laquelle les auteurs tendent à placer dans les parties antérieures de l'encéphale, le siège des facultés rationnelles ? Nous attirons sur ce point l'attention du lecteur : est-il un seul auteur qui ait placé en avant le siège d'une sensibilité ?

D'où vient cette tradition ? On ne saurait le dire, mais la phrénologie en est toute pénétrée ; la phrénologie, c'est-à-dire un ensemble d'études superficielles et mal comprises, mais malgré tout un ensemble considérable, par l'étendue des travaux et le nombre des travailleurs. Au milieu des obscurités qui planent encore aujourd'hui sur le cerveau psychique, c'est avec la localisation antérieure des instincts de raison, le seul point bien acquis et généralement accepté. Encore une fois ce ne sont pas là des preuves, mais seulement des points d'appui et des soutiens, des contreforts pour ainsi dire, destinés à consolider la thèse que nous cherchons à bâtir.

De ce chapitre nous pouvons conclure :

Appuyé sur une raison anatomique et accessoirement sur la tradition, nous avons le droit de croire que le cervelet est plus probablement un organe de sensibilité. Mais les arguments mis en avant, ne nous permettent pas encore d'en définir exactement la nature.

CHAPITRE V

CHAPITRE PRÉALABLE A LA THÈSE

Ouvrons maintenant une parenthèse, et avant d'entrer dans le cœur du sujet, rassemblons ici quelques faits rencontrés de divers côtés au cours de notre étude, faits dont il ne serait pas possible de tirer parti pour établir la nature même de la fonction de notre organe, mais qui suffisent à bien montrer, qu'il n'est pas possible non plus de lui refuser des fonctions psychiques.

On va voir sans plus tarder avec quelle absence d'attention et de réflexion, avec quelle légèreté en un mot, il a été décidé par les auteurs que nous avons cités, que le cervelet n'était pas, ne pouvait pas être un organe de l'intelligence.

Y avait-il donc, en dépit de leur opinion, des raisons de lui soupçonner autre chose que des fonctions motrices? Il y en avait et des plus fortes ; et tout d'abord le développement relatif et absolu du cervelet de l'homme. Et en effet, soit qu'on se place au point de vue de la multiplication des lobes, au point de vue de la multiplication des feuillets ou circonvolutions, au point de vue du développement en volume de la masse des hémisphères ; il est certain que le cervelet se développe et se perfectionne à mesure que l'on monte dans l'échelle zoologique, et qu'il atteint enfin son maximum d'importance et de perfectionnement chez l'homme.

FOVILLE. — Il résulte donc de ces remarques, que le plus grand excès des masses latérales du cervelet sur l'éminence vermiforme, la disposition la plus complètement circulaire des fragmentations de ces masses sur leur pédoncule commun, forme avec la plus grande infériorité relative de ce pédoncule le caractère du cervelet humain.

Or, comme toutes ces différences se réduisent à signifier, un plus grand degré de division des extrémités périphériques de ces extrémités (*sic*), on voit qu'elles sont très favorables à la théorie, qui place dans les couches corticales les fontions les plus élevées du système nerveux, puisque ce sont les seules qui prédominent chez l'homme.

(*Anat. syst. nerv.*, p. 164.)

TIEDEMANN. — Nul autre mammifère ne peut être comparé à l'homme sous le rapport du développement des corps rhomboïdaux, des hémisphères et du pont de Varole ainsi que Willis en a déjà fait la remarque.

(*Anat. du cerveau*, 1823, p. 178.)

SERRES. — *Masse des hémisphères.* — Considérée en général, cette masse va en augmentant des didelphes, des insectivores, aux rongeurs, aux pachydermes, aux ruminants, aux carnassiers, aux quadrumanes, aux phoques, aux cétacés, à l'homme.

(*Anatomie comparée du cerveau*, II, 399.)

SERRES. — Ainsi plus on s'élève des mammifères inférieurs aux supérieurs, plus le lobe médian s'atrophie, plus les hémisphères du cervelet se développent et se compliquent.

(*Id.*, II, 394.)

BOURILLON. — En résumé, dans la série animale, le volume du cervelet croît et décroît d'une façon générale, comme

celui du cerveau, comme l'intelligence. Son volume n'a
point le moindre rapport, avec celui des fibres longitudinales
de l'axe nerveux, c'est-à-dire avec le plus ou moins de développement des appareils musculaires et sensitifs.

(Thèse, p. 11.)

CRUVEILHIER. — Le cervelet offre un volume plus considérable chez l'homme, que dans toutes les espèces animales.
Ce volume n'est pas dans un rapport constant avec celui du
cerveau, et on ne peut dire avec Cuvier que ce rapport est
d'autant plus petit que l'animal est plus intelligent, car les
faits sont en opposition manifeste avec cette proposition.

(*Anat.*, III. 407.)

Voici donc une vérité incontestable. Il existe une
relation naturelle entre le développement de l'organe,
et la hiérarchie des espèces animales, considérées au
point de vue des fonctions les plus élevées du système
nerveux. Étudions maintenant la valeur de ce rapport.

CLAUDE BERNARD. — Dans son développement anatomique,
le cerveau suit la loi commune, c'est-à-dire qu'il devient
plus volumineux, quand les fonctions auxquelles il préside
augmentent de puissance. A mesure que l'intelligence se
manifeste davantage, nous voyons dans la série des animaux
le cerveau acquérir un plus grand développement ; et c'est
chez l'homme, où les phénomènes intellectuels sont arrivés
à leur expression la plus élevée, que l'organe cérébral présente le volume le plus considérable. D'après la forme du
cerveau, d'après le nombre des plis ou circonvolutions qui
en étendent la surface, on peut déjà préjuger l'intelligence
des divers animaux.

(*Revue des Deux Mondes*, 15 avril 1872, p. 375).

Recueillons précieusement ces paroles ; elles nous
montrent que, dans l'esprit du plus grand des physiolo-

gistes modernes, la corrélation du développement de l'organe et de la fonction ne peut faire aucun doute. Et que s'ensuit-il? Cette conséquence très évidente que si l'homme a le cervelet le plus développé, et s'il est possible de dire facilement et avec certitude, quelles sont de toutes les fonctions des centres nerveux, celles qui par leur développement, lui font une place à part et prééminente dans toute la création, nous en pouvons sans crainte, tirer une présomption sur la nature des fonctions de l'organe. Or, en quoi surpasse-t-il les autres animaux? Ce n'est pas assurément par la puissance de ses muscles ou la faculté d'en prolonger l'effort; ce n'est pas davantage par la souplesse et l'habileté de ses mouvements, c'est par le développement de ses facultés intellectuelles et affectives, de toutes les parties de son intelligence.

On ne manquera pas de s'étonner, de nous voir prendre tant de soin pour établir une vérité banale; mais si ce soin est inutile, comment se fait-il que cette vérité ait été si constamment méconnue en ce qui concerne le cervelet?

On nous dit que le cervelet n'est qu'un organe moteur ; il devra donc être plus particulièrement développé, chez les animaux qui se distinguent par leurs fonctions motrices, par leur capacité à produire un effort musculaire plus puissant et plus prolongé. Le cerf, le cheval, le lièvre, et surtout l'oiseau qui émigre et traverse les mers, devront alors surpasser les autres animaux par le volume de l'organe, le nombre et la profondeur de ses lamelles ou circonvolutions.

Si cette théorie était vraie, on pourrait sans difficulté, établir une table de proportion, entre le développement des facultés motrices, élément facilement connaissable, et le développement du cervelet; et nous n'en serions plus, en dépit du dogmatisme de Flourens, dans la période de l'incertitude et de l'ignorance. Or, cette corrélation n'a pas été établie et ne peut l'être, parce que, dans le cervelet, la fonction motrice n'est qu'apparente, indirecte, accessoire.

On nous dit que le cervelet n'est qu'un organe coordinateur, il devra donc être particulièrement développé chez les animaux très souples, très adroits, comme l'écureuil, le singe, le castor. Or il n'en est rien. Ce n'est ni chez le cerf ni chez l'écureuil que cet organe atteint son maximum de perfectionnement et de volume, mais chez le dauphin, chez le phoque et chez l'homme, c'est-à-dire chez des animaux qui se distinguent, par des facultés d'un tout autre ordre.

Bourillon. — Le cervelet est à la vérité plus compliqué chez l'oiseau, mais chose singulière, l'écureuil, le plus vif peut-être et le plus alerte des mammifères, est aussi celui qui a le cervelet le moins développé.

(Thèse, p. 11.)

Ainsi, presque immédiatement après l'homme, viennent le dauphin et le phoque. Nous verrons plus loin quel fort et solide argument nous avons à tirer de l'anatomie comparée, mais il n'est pas dans notre plan d'en faire ici l'examen. Nous n'y voulons relever que les considérations qui ressortent de l'étude du cervelet de l'homme, et remarquer accessoirement que cet organe, si semblable au cerveau par sa structure, croît et se perfectionne, à mesure que l'on monte dans la série animale, en proportion de la hiérarchie des êtres, en

proportion du développement du cerveau et par suite
du développement de l'intelligence, et non en proportion du développement des facultés motrices.

WUNDT. — Les plis transversaux de la surface grise, augmentent considérablement en nombre avec la hiérarchie de
l'espèce, et leur structure offre de plus en plus l'image
d'une arborisation délicate.

(Phys. psychol., I, 65.)

LONGET. — Comme la complication croissante du cervelet
suit graduellement celle des lobes cérébraux, on comprend
comment Malacarne, a pu trouver chez les idiots un nombre
de lamelles cérébelleuses, inférieur à celui qu'on rencontre
à l'état normal.

(Syst. nerv., I, 731.)

LONGET. — Chez les idiots, à part les hémisphères cérébraux qui se font remarquer par leur atrophie ou l'absence
partielle des circonvolutions, les autres parties de l'encéphale sont ordinairement bien conformées. Autre preuve
que c'est en effet dans ces hémisphères, qu'il faut chercher
le siège des facultés intellectuelles : Si Malacarne a rencontré chez des idiots un nombre de lames du cervelet inférieur à celui qui existe à l'état normal, il faut noter que cette
espèce d'arrêt de développement, coïncide d'ailleurs avec
celui des lobes cérébraux et de leurs circonvolutions.

(Physiol., III, 153.)

LEURET et GRATIOLET. — Il y a un rapport direct entre le
développement de ces deux plans de la protubérance, du
plan superficiel surtout, et par conséquent aussi des masses
latérales du cervelet, et celui des hémisphères cérébraux.
Ces parties latérales du cervelet, constituent en conséquence
le cervelet du cerveau.

(Anat. comp., I, p. 159.)

Leuret oppose ici les hémisphères, qui sont plus en

7

rapport avec le cerveau, au lobe médian ou vermis, qui est pour lui le cervelet de la moelle.

BOURILLON. — Il est à remarquer que les différences que présente le cervelet, examiné dans les diverses classes des vertébrés, sont en relation manifeste avec les différences analogues des hémisphères cérébraux et de l'intelligence. Ce rapport est également remarquable dans la classe des mammifères, où le plus petit cervelet se rencontre chez les rongeurs, qui possèdent aussi le plus petit cerveau ; mais l'hypothèse d'une relation entre ces deux organes, est singulièrement corroborée par les faits d'agénésie, ou d'atrophie simultanée d'un hémisphère cérébral et de l'hémisphère cérébelleux opposé, observés par MM. Cruveilhier, Andral, Casauviehl, etc...

Cette considération, si on la tenait seule en compte, tendrait à faire supposer que le cervelet, a des fonctions en rapport avec l'intelligence.

(Thèse de 1861, p. 10.)

Nous rappellerons ici le passage déjà cité de Cruveilher et la thèse bien connue de Türner (*De l'atrophie partielle et unilatérale du cerveau et du cervelet*, **Paris, 1856**) toute remplie de faits semblables.

CRUVEILHIER. — Dans quatre cas d'hémiplégie, que j'ai eu occasion d'observer, il y avait en même temps atrophie de l'hémisphère droit du cerveau, et atrophie de l'hémisphère gauche du cervelet. Je suis fondé à conclure, d'après cela, qu'il existe des rapports intimes entre les hémisphères opposées de ces deux portions de l'encéphale.

(*Anat.*, III, 409.)

Il y avait donc lieu de présumer que le cervelet pouvait être un organe de l'intelligence, d'ouvrir une large enquête et de rassembler sur ce point des observations et des faits.

Or, qui s'en est sérieusement occupé ? Nous répondrons hardiment : personne.

Loin de là, le cervelet, n'étant et ne pouvant être en vertu du préjugé qu'un organe moteur, on a pris l'habitude d'abréger les observations, et de supprimer comme détails inutiles et oiseux les trop rares passages où l'évidence des phénomènes, avait imposé au rédacteur quelques mots, sur les particularités de l'état psychique du malade. Leven et Olivier, Nothnagel lui-même si soigneux, rencontrant sur leur chemin des observations de première importance, en éliminent sans hésiter les parties psychiques. On entend bien vaguement parler des terreurs de Gabrielle B*** ou de Jean Robert, mais parmi ceux-là même qui se sont occupés du cervelet, qui sait qu'Alexandrine Labrosse était indifférente ? Nous ne pouvons, à notre vif regret, nous rappeler avec exactitude des remarques que nous avons faites à ce sujet, cent fois dans nos lectures. Voici pourtant quelques faits positifs :

Nothnagel, en donnant l'observation Alexandrine Labrosse, supprime absolument, tout ce qui se rapporte à son état mental ; Abercrombie reproduisant l'observation de Latham, néglige de parler de l'état d'esprit du sujet. Jamais du reste, si nos souvenirs sont exacts, il n'est question dans cet auteur de troubles définis intellectuels à propos du cervelet. Le livre important d'Abercrombie est tout entier perdu pour nous. Leven et Ollivier reproduisant en abrégé dans leur mémoire de 1862, un grand nombre d'observations plus ou moins connues, en retranchent, toutes les fois qu'ils les rencontrent, les phénomènes qui nous intéressent. Nous en pouvons citer plusieurs exemples :

Observation Jean Robert;
    —   Alexandrine Labrosse;
    —   d'Eliottson (*Gazette méd.*, 1837);
    —   de Gros (*Soc. anat.*, 1859);
    —   de Bouchut (*Gaz. des hôp.*, 1854);
    —   de Bianchi (*Gaz. hebd.*, 1855);
    —   Montagnon blanchisseur.

On verra bientôt quelle est l'importance de ces suppressions. Elles sont particulièrement graves pour les trois premières, mais ne sont négligeables pour aucune. Et ces mêmes auteurs, dans ce même mémoire écrivent :

Les fonctions psychiques ne sont pas altérées par les affections du cervelet.
(*Arch. de* 1862, II, 522.)

Et plus loin, chapitre x, description raisonnée des divers symptômes :

L'intelligence et la sensibilité n'ont jamais été altérées.
(*Id.*, 1863, XXI, p. 71.)

M. Sieffert prend leurs mémoires pour base de son travail et il dit :

Sur soixante-seize observations recueillies par ces auteurs, les résultats ont été les suivants... Nulle part il n'est question, d'altération de l'intelligence ni de la sensibilité.
(Thèse, p. 49.)

On peut prendre ici sur le fait, la façon dont les préjugés scientifiques se forment et s'établissent. Nous croyons avoir pu suppléer à la pauvreté des documents, par la persévérance des recherches, mais tout différents seraient les résultats, si au lieu d'avoir à dépouiller des auteurs prévenus et égarés, nous avions pu interroger, devant une question bien posée, des observateurs avertis et attentifs.

Appuyés, nous l'avons vu, sur les autorités les plus considérables, les rédacteurs d'observations ont constamment négligé, d'observer dans les maladies du cervelet les phénomènes psychiques, les troubles de l'intelligence. Quand ils l'ont fait, ç'a été pour ainsi dire malgré eux et forcés pas l'évidence. Il s'ensuit naturellement que les documents sont rares, mais aussi que les faits que nous possédons ont acquis par là même une valeur toute particulière. Tel détail insignifiant, telle phrase de trois mots, qui dans une autre position de question, serait un élément négligeable, est devenu pour nous et très légitimement précieux à recueillir.

Mais le moment n'est pas venu d'entrer dans le fond du problème; nous ne voulons présenter et utiliser ici, que des documents insuffisants pour établir la nature même des fonctions de notre organe, et nous ne demandons à ce chapitre que le droit de formuler la conclusion suivante :

Il y avait de sérieuses raisons, de soupçonner au cervelet des fonctions psychiques.

La question étant ainsi posée, voici un second et solide argument de ce chapitre : Il y a des lésions du cervelet dans la folie. Nous examinerons plus loin la question de la folie et particulièrement le livre de Calmeil, mais pour ce qui concerne la question présente, nous croyons pouvoir tirer des conclusions suffisantes du document qui va suivre.

Parchappe. — M. Bertolini, médecin de l'hôpital des aliénés

de Turin, a publié en 1832, une revue statistique des faits observés par lui dans son service pendant le cours d'une année, 1830 à 1831. Sur quatre-vingt-un décès, M. Bertolini a fait soixante-dix ouvertures cadavériques, et il a consigné dans des tableaux fort détaillés, les altérations offertes par les organes des trois cavités splanchniques. De ce travail peu connu et le plus complet qui existe, j'ai extrait tout ce qui est relatif à l'état de l'encéphale et de ses annexes. Voici ce qui concerne le cervelet :

Épaississement de la tente du cervelet : 9 ;

Injection de la pie-mère et de l'arachnoïde du cervelet : 65 ;

Adhérence de la pie-mère au cervelet : 39 ;

Ramollissement de la substance corticale du cervelet : 44 ;

Induration de la substance corticale du cervelet : 3 ;

Induration de la substance médullaire du cervelet : 16 ;

Ramollissement de la substance médullaire du cervelet : 7 ;

Injection de la substance médullaire du cervelet : 17 ;

Épanchement de sang entre la tente et le cervelet : 30.

Il est à regretter que dans cette exposition des altérations encéphaliques chez les aliénés, M. Bertolini n'ait pas tenu compte des espèces de l'aliénation mentale.

(*Deuxième mémoire sur l'encéphale*, p. 48.)

Et c'est ce même Parchappe qui, deux ans auparavant, en 1836, écrivait dans son premier mémoire, page 80 :

On sait qu'il est bien rare de rencontrer chez les aliénés une lésion quelconque du cervelet.

Nous verrons plus tard par l'examen du livre de Calmeil, que cette opinion n'est pas soutenable.

Griesinger. — *Lésions du cervelet dans la folie en général.* — Le cervelet a été jusqu'ici relativement peu étudié. Cependant les observations de Bergmann sur les altérations de la surface ventriculaire ont trait au cervelet. M. Foville, de son côté, dit avoir souvent trouvé des adhérences de la pie-mère avec le cervelet, dans les cas où les symptômes ont présenté pendant la vie une certaine consistance. Arnold, Stoltz et M. Lélut, ont également signalé diverses lésions du cervelet.

(Traité des mal. ment., 497.)

GUISLAIN. — On rencontre parfois chez les aliénés le ramollissement des couches optiques, des corps striés, du cervelet.
(Phrénopathies, 2ᵉ édit., I, 324.)

Calmeil lui-même allait plus loin, et à propos de l'examen de la paralysie générale, lui qui avait tant étudié cette maladie, tant observé de malades affectés par elle, il entrevoyait un rapport entre sa forme lypémaniaque et les lésions du cervelet.

CALMEIL. — Nous avons consigné, dans le travail que nous citions à l'instant, des résultats nécroscopiques qui prouvent, que le cerveau et le cervelet des lypémaniaques, sont susceptibles d'être affectés dans un certain nombre de cas, de lésions intercurrentes de la dernière gravité.
(Dictionn. Dechambre, 2ᵉ série, III, 567.)

Et encore ailleurs :

CALMEIL. — Sur six cas de lypémanie avec complication de paralysie générale que nous avons publiés en 1859, la pie-mère cérébelleuse adhère à la périphérie du cervelet dans quatre cas; elle est hyperémiée ainsi que la substance nerveuse quatre fois.
(Id., 2ᵉ série, III, 566.)

Un troisième argument de ce chapitre, peut être tiré des commentaires inspirés à divers auteurs, par les faits cliniques qui se sont présentés à leur observation.

LELUT. — Il est possible, utile peut-être, de faire sur cette observation deux remarques ayant trait à la physiologie de l'encéphale. La première c'est qu'à une altération dans le cervelet correspondait une altération dans le mouvement, mais aussi une altération dans l'intelligence.

(*Annales médico-psychol.*, 1844, p. 462.)

On sait que M. Lélut fut un des grands adversaires de la phrénologie, un des champions de l'unité, de l'indivisibilité de l'instrument cérébral. Ces quelques mots acquièrent donc, en venant de lui, une valeur toute particulière.

CRUVEILHIER. — Ainsi morosité, irritabilité, diminution des facultés intellectuelles, tels sont les seuls symptômes qu'ait éprouvé ce malade.

(Obs. Pasquier, *Atlas d'anat. pathol.*, 19ᵉ liv.)

CRUVEILHIER. — Il semble résulter du fait qui précède que... l'apoplexie de la protubérance n'exerce aucune influence sur l'intelligence; qu'elle semble exalter la sensibilité morale..•

(Obs. Duffet, *Ibid.*, 21ᵉ livraison.)

BOURILLON. — *Commentaire à l'obs. Gabrielle B.* — Dans cette remarquable observation, il est impossible de ne pas être frappé, de l'état si singulier de l'intelligence et du caractère de la malade, et on ne peut s'empêcher de l'attribuer à l'altération du cervelet.

(Thèse, p. 21.)

ANDRAL. — *Commentaire à Gabrielle B.* — Dans ce cas, du reste, on ne constata aucun des graves désordres fonctionnels, que dans leurs expériences diverses, les physiologistes ont attribué aux lésions qu'ils déterminent dans le cervelet. La seule modification notable qui ait pu être remarquée porta sur l'intelligence, de telle sorte que, pendant la vie, c'est dans les hémisphères cérébraux, qu'on eût été tout naturellement porté à placer le siège de la maladie.

(*Clinique*, V, 4ᵉ édit., p. 723.)

Le Prestre. — Ce qui nous paraît au moins démontré par ce dernier fait, c'est que le mésocéphale n'est pas seulement affecté, comme on l'a dit, aux seules fonctions des sens, mais que la production des phénomènes de l'intelligence et des mouvements volontaires, est immédiatement soumise à son influence; ou bien que, secondairement, par ses connexions avec toutes les autres parties de l'encéphale, il neutralise leur action quand il est profondément altéré.

(Arch. de méd., 1828, XVIII, p. 23.)

Luys. — Nous avons vu du reste déjà, que les individus dont le cervelet est atrophié en partie congénitalement, et dont les fonctions de l'innervation cérébelleuse, sont accidentellement plus ou moins intéressées, présentent des perturbations mentales équivalentes qui se résument, soit en une timidité et une pusillanimité extrêmes, soit en des accès de colère ou d'irrascibilité insolite.

(Rech. syst. nerv., 617.)

Otto. — Dans tout l'encéphale il n'y a d'anormal que le cervelet... On doit donc croire que toute la maladie est uniquement produite par le cervelet, mais en pensant ainsi nous nous mettons en contradiction, avec toutes les théories qui jusqu'ici ont été faites sur les fonctions du cervelet.

(Archiv für Psychiatrie, 1876.)

Blachez. — Effets psychiques dans les maladies du cervelet. — Andral avait noté chez quelques sujets une pusillanimité particulière, une sorte d'imbécillité toute spéciale.

Chez une femme de quarante-cinq ans, qui présenta une atrophie unilatérale du cervelet, on remarquait une disposition à la frayeur, qui la faisait trembler pour peu qu'on se fâchât contre elle, une méfiance d'elle-même qui l'empêchait d'entreprendre aucun travail un peu délicat... Un autre malade observé par Colin, et chez lequel la céphalalgie était violente et procédait par paroxysme, était en proie à des terreurs indéfinissables. Il se levait, courait dans les salles en poussant des cris lamentables, les ténèbres lui inspiraient un effroi extrême.

On trouva à l'autopsie des tumeurs intéressant en même
temps l'hémisphère droit du cervelet et la partie postérieure
du cerveau.

(Dictionn. Dechambre, XIV, p. 524.)

TOULMOUCHE. — Néanmoins les symptômes qui nous ont
paru exister le plus souvent sont : une céphalalgie ayant son
siège à la partie postérieure de la tête... l'intégrité des facultés intellectuelles, à moins qu'il ne soit survenu des complications du côté du cerveau ; un affaiblissement de la vue augmentant dans quelques cas jusqu'à la cécité ; une tristesse
prononcée. Enfin, dans la dernière période, les symptômes
qui accompagnent la terminaison de toutes les maladies de
l'encéphale.

(Gaz. méd., 1845, p. 456.)

TOULMOUCHE. — Les symptômes suivants, qui sont le plus
généralement observés, sont encore bien vagues et bien insuffisants ; ce sont : une céphalalgie à la partie postérieure de la
tête... l'intégrité des facultés intellectuelles quand il n'y a pas
de maladie coexistante du cerveau, de la tristesse et des
pressentiments sinistres.

(Id., ibid.)

Et, sans attendre davantage, croit-on maintenant que
M. Leven puisse écrire :

Le cervelet est complètement étranger aux actes de l'intelligence.

(Dictionn. Dechambre, art. CERVELET, p. 517.)

Et en commençant le mémoire de 1864 :

Le cervelet est un organe exclusivement moteur.

(Mémoires de la Société de biologie, 1864, p. 95.)

Que M. Ball puisse dire en parlant de l'anatomie pathologique des maladies mentales :

Je passe sur les altérations des ventricules, du cervelet, et de quelques autres parties accessoires de l'encéphale, pour arriver à la pie-mère dont les connexions avec la substance corticale sont tellement intimes, qu'en réalité il s'agit d'un seul et même organe.

(*Leçons sur les mal. ment.*, p. 209.)

Un quatrième argument de ce chapitre peut et doit être tiré des observations elles-mêmes. Laissant de côté toutes celles, qui peuvent nous éclairer sur la nature même des fonctions de l'organe, nous en donnerons ici quelques-unes, où les troubles de l'intelligence ont été observés mais sans être suffisamment définis.

Obs. de Charcot. — Femme de quarante-huit ans. Malade depuis trois mois ; embarras très remarquable de la parole. État actuel : ce qui frappe tout d'abord c'est l'air hébété de cette femme. Après avoir nettement répondu aux questions qui lui sont adressées, elle ne tarde pas à montrer d'elle-même, que ses facultés intellectuelles sont profondément affaiblies et perverties. Pas de paralysie du facial.

Autopsie. — Tumeur fibro-plastique de la grosseur d'un œuf de pigeon, dans l'épaisseur du lobe droit du cervelet.

(*Soc. de biol.*, 1851, III, 19.)

Obs. Lombard. — Quarante-cinq ans. Délire calme ; perte de mémoire et de notion de la forme des objets. Le malade ne parle que quand on l'interroge ; état de démence.

Autopsie. — Deux tumeurs tuberculeuses à la face supérieure du cervelet ; une troisième dans l'épaisseur de l'organe ; adhérence de ces tumeurs avec la substance grise.

(Cazin, *Bull. Soc. anat.*, 1862, p. 127.)

Mary Anne. — Trente-six ans. Son esprit était si troublé, qu'elle était incapable de répondre et de rendre un compte satisfaisant d'elle-même.

Autopsie. — Cerveau sain. Tubercule de la grosseur d'une

bille de billard (un peu plus d'un pouce de diamètre), dans le lobe droit du cervelet.

(*Medical Times*, 1862, II, p. 407.)

Obs. de Vaslin. — Femme, cinquante-huit ans, malade depuis quinze ans. État actuel : lenteur dans l'intelligence et dans les réponses, quelques aberrations dans les idées.

Autopsie. — Tubercule ramolli occupant la partie inférieure du lobe cérébelleux droit, grosseur d'une châtaigne.

(*Sociét. anat.*, 1868, p. 525.)

Obs. de Petiet (de Gray). — Homme, trente ans. Coup a l'occiput. Son état avait fait craindre d'abord quelque inflammation, quelque extravasation au cerveau. Les saignées répétées et les sages moyens employés par M. Tardieu, avaient calmé les accidents inflammatoires, mais il persévérait toujours un état particulier dans le regard, des idées incohérentes parfois, la raison étant d'ailleurs dans son état d'intégrité.

Autopsie. — Cerveau sain. La substance du cervelet n'existait plus, c'est-à-dire était dans un. état de décomposition complète ; elle était réduite à une espèce de bouillie blanchâtre, dans laquelle, avec beaucoup d'attention, on voyait nager quelques filaments.

(*Journal de Magendie*, 1826, p. 162.)

Ainsi voilà un malade, qui à en croire l'auteur, avait parfois des idées incohérentes, mais en même temps une raison parfaite. On peut déjà voir par ces quelques exemples, quelle psychologie confuse ou pour mieux dire quelle absence de psychologie, a présidé le plus souvent à l'observation des troubles psychiques. On peut dès maintenant entrevoir, à quelles difficultés nous nous sommes heurté dans la pratique, quand il a fallu trouver dans les observations, des éléments assez solides pour édifier notre démonstration.

Obs. George S. — Quand il fut à l'hôpital, il devint bizarre dans ses manières comme s'il était insensé. Sa manière d'être était incohérente et contradictoire.

Autopsie. — Kyste du cervelet.

(*Lancet*, 2 novembre 1861, p. 422.)

Obs. Pierre Paris. — Trente-six ans, malade de nouveau depuis les premiers jours de janvier, cet homme était resté chez lui, mais depuis huit jours il avait de la fièvre et de la faiblesse. Il perdait la tête et ses membres devenaient lourds.

L'intelligence est altérée ; lorsqu'on lui pose plusieurs questions pour éclaircir un fait, il s'embrouille. Le 11 février les yeux sont hagards.

Autopsie.— Cerveau piqueté mais sain. Sur le prolongement postérieur du pont de Varole, on trouve une tumeur adhérente à la substance grise du lobe du cervelet. Son volume est d'une petite noix. Cette tumeur, formée par des paillettes nacrées, est tout à fait semblable à celles décrites par Cruveilhier ; tumeur formée de stéarine et de cholestérine.

(PEYROT, *Arch. de méd. de* 1834, p. 620.)

Obs. IIe de Bennett. — Dame de soixante-dix-huit ans. Apoplexie. Elle recouvra peu à peu l'usage de son bras et même une partie de son intelligence, mais elle parlait d'une manière incohérente, paraissait affectée de nombreuses hallucinations ; elle était tombée en quelque sorte en enfance. Six mois avant sa mort, elle commença à perdre peu à peu connaissance.

Autopsie. — A la surface inférieure de la tente du cervelet, du côté droit, il existait une tumeur de la grosseur d'une petite noix, entourée d'un véritable kyste. Tumeur d'une consistance granuleuse et légèrement fibreuse. Tumeur fibroplastique.

(*Ibid.*, 1848, XVIII, p. 348.)

Obs. d'Abercrombie. — Demoiselle de quarante-cinq ans, écoulement par l'oreille. État comateux. Le soir on pouvait la faire sortir de l'état comateux avec plus de facilité. Elle disait qu'elle se trouvait mieux... Elle passa la nuit dans l'insomnie en tenant des discours incohérents et périt de bonne heure le lendemain matin.

Autopsie. — Cerveau parfaitement sain; une matière puriforme épaisse était épanchée à l'extérieur du cervelet. Ce dépôt était plus abondant du côté gauche, la pie-mère cérébelleuse était fort injectée.

(*Malad. de l'encéphale*, p. 80.)

Obs. II⁰ d'Abercrombie. — Femme, cinquante ans, malade depuis plus d'un an. Céphalalgie survenant par accès nocturnes et durant deux ou trois heures. D'autres accès moins longs, mais marqués par une douleur plus intense, étaient quelquefois accompagnés d'accès de délire et d'autres fois d'accès de coma de courte durée. On observa aussi plusieurs fois du strabisme. Mort presque subite.

Autopsie. — Cerveau sain. Hydropisie ventriculaire. Dans le cervelet kyste blanc contenant plus d'une once de matière albumineuse, transparente et de consistance assez grande.

(*Ibid.*, p. 254.)

Obs. Hendrix. — A cette époque, il présentait comme principaux symptômes, l'intelligence obtuse, de la céphalalgie, etc...

Autopsie. — Ramollissement du lobe latéral gauche du cervelet.

(BINARD, *Annales de la Soc. de méd. de Gand*, 1840, p. 62.)

Obs. Joseph Prévost. — Quarante ans. Coup violent. Guérison apparente. Neuf mois après, il ressentit sans cause connue, une vive céphalalgie frontale suivie de délire. Délire violent, loquacité incohérente, voix éclatante, agitation extrême, efforts considérables pour rompre les entraves qui l'assujettissaient; réponses quelquefois justes et raisonnables. Dix-huitième jour de la maladie, augmentation du délire. Le dix-neuvième jour, sommeil profond, amélioration générale, réponses assez justes; le soir, amélioration des facultés intellectuelles mais parole plus embarrassée. Le vingtième jour, face amaigrie, air étonné, stupide, indifférent.

Autopsie. — Adhérence couenneuse, comme gélatineuse, entre l'arachnoïde qui tapisse la dure-mère et celle qui recouvre le cerveau. Elle se détache à mesure qu'on soulève la dure-mère. Arachnoïde du cervelet couverte de granulations. Tissu du cerveau sain. A la partie postérieure et inférieure du lobe gauche du cervelet, tumeur kystique du volume d'un petit œuf, aplatie transversalement, logée dans un espace situé entre la protubérance et le prolongement postérieur du cervelet. Au-dessous du kyste, carie de la face postérieure du rocher.

(LALLEMAND, *Lettres sur l'encéphale*, II, 164.)

Nous venons de rencontrer pour la première fois, un élément intéressant et très particulier des maladies du cervelet, et qui a frappé bien des observateurs. En même temps que les auteurs nous font remarquer la netteté, l'intégrité de l'intelligence, c'est-à-dire pour eux de la raison, ils nous montrent chez leurs malades, une expression de physionomie singulière. Est-elle duc à la paralysie du facial?

M. Charcot, en attirant tout à l'heure l'attention sur l'air hébété de sa malade, prenait soin de constater que cette paralysie n'existait pas chez elle. M. Hillairet, qui a constaté plusieurs fois cette expression particulière du visage, va nous dire aussi que la paralysie des muscles de la face, n'est pas un élément ordinaire des maladies du cervelet, et qu'il faut chercher ailleurs l'explication de ce phémonène.

HILLAIRET. — Dans quelques cas, le visage est rouge, vultueux; il présente presque toujours un aspect hébété, stupide, mais la paralysie faciale est rare à moins de complications.

(Arch. de 1858, p. 412.)

HILLAIRET. — La paralysie faciale croisée, habituelle dans l'hémorrhagie cérébrale, ne se rencontre qu'exceptionnellement dans l'hémorrhagie cérébelleuse. Cependant le facies a une expression toute particulière d'hébétude et d'étonnement, accompagnée de fixité des yeux, qui mérite quelque attention.

(Ibid., 1858, p. 567.)

HILLAIRET. — Malgré le petit nombre de faits qu'il nous a été donné d'observer et d'analyser, il nous paraît évident que la paralysie faciale, ne doit être qu'exceptionnellement rencontrée dans l'hémorrhagie du cervelet, ce qui constitue un bon signe pour le diagnostic de cette affection... Cependant les muscles du visage ont été, dans presque tous les cas, dans une sorte de relâchement, d'atonie, et comme frappés de stupeur. On pourrait dire avec plus de justesse, qu'ils participaient à l'état comateux sous l'influence duquel se trouvaient les sujets. Je trouve en effet que dans la moitié des observations, l'expression du visage a été indiquée par les mots : stupeur cinq fois, hébétude six fois, stupeur et hébétude deux fois. Chez sept autres sujets, on n'a rien noté, et trois fois seulement on a dit, que l'expression du visage ne présentait rien de particulier.

(Ibid., 1858, p. 523.)

Si la paralysie faciale n'est pas en jeu, il est à peine nécessaire de faire remarquer, qu'une expression particulière du visage, a dès lors pour explication naturelle, un état particulier des facultés de l'esprit, et qu'elle crée une présomption nouvelle en faveur de nos conclusions. Mais ce n'est pas tout; cette altération de la physionomie a deux formes : le plus souvent le visage est hébété, étonné, stupide; mais il est aussi profondément triste.

Il n'est pas difficile de voir, que ces deux modalités de la physionomie, s'adaptent fort bien à notre théorie des fonctions de l'organe, à l'exaltation ou à la diminution de l'activité du cervelet.

Obs. Maupas Ernest. — Onze ans, la physionomie exprime une tristesse, une mélancolie profondes.

Autopsie. — Cinq tumeurs tuberculeuses de la forme et de la grosseur d'une grosse aveline, dont quatre dans les hémisphères du cervelet et une dans la protubérance.

(LABORDE, *Bull. de la Soc. anat.*, 1862, p. 176.)

Obs. Lambin Alfred. — Quatorze ans, les yeux sont largement ouverts, fixes. Le regard est étrange, et la physionomie nous offre une expression d'étonnement et d'hébétude.

Autopsie. — Tubercule du volume d'une noix dans le lobe droit du cervelet. Second tubercule moins volumineux dans la protubérance.

(Thèse d'ALLO, p. 3. Obs. comm. à l'auteur par LABORDE.)

Obs. Dewinter. — Facies stupide, intelligence très affaiblie.

Autopsie. — Tubercule dans le lobe gauche.

(BINARD, *Ann. de la Soc. de méd. de Gand*, 1840, p. 67.)

Obs. P. de Laborde. — Obs. sans autopsie. — Bouvier, Roger et Hillairet ont diagnostiqué une affection du cervelet. — Onze ans, l'expression de la physionomie est des plus étranges, elle reflète l'état de stupéfaction la plus complète, d'hébétude la plus profonde. Les yeux grandement ouverts sont fixes; le malade répond à toutes les questions; les réponses sont lentes, difficiles, monosyllabiques. Lorsqu'on parle au malade de le faire descendre de son lit pour le faire marcher, il est pris d'une extrême appréhension et se met à pleurer. Quelques jours après, même état, mais l'expression de stupeur de la face est augmentée. Amélioration inattendue, le malade sort. Leven ajoute : le mouvement de recul, la tendance à être entraîné d'un côté, le tremblement des membres, l'existence d'une lésion organique au sommet du poumon, firent admettre dans ce cas particulier, un tubercule dans un des lobes cérébelleux.

(Archives de 1863, p. 84.)

Obs. de Raymond. — Jeune femme. Le visage est empreint d'une sorte d'hébétude profonde ; elle paraît apathique, indifférente à ce qui se passe autour d'elle, et pourtant l'intelligence est intacte. Réponses lentes, hésitantes, vue normale, démarche tibutante. Elle tombe en arrière. Céphalalgie violente, vomissements fréquents, abondants, légère raideur de la nuque, dilatation de la pupille droite. La malade vit.

(Progrès médical, 1881, p. 751.)

On ne manquera pas de nous objecter, que ces deux dernières observations sont sans autopsie; mais nous répondrons que, pour le point que nous cherchons à établir, à savoir qu'il y avait des raisons de ne pas se désintéresser, des troubles intellectuels dans les maladies du cervelet, un diagnostic attentif et autorisé suffit. Or, dans le premier de ces deux cas, il a été formulé par trois cliniciens habiles; dans le second, sans parler de l'autorité de M. Raymond, les symptômes signalés nous semblent l'établir d'une façon très solide.

Ainsi, quoi qu'en puissent penser et dire Flourens, Vulpian, Ferrier, Broca, Wagner, Mathias Duval, Leven et Ollivier, Ball, Küss, Shearer, il y a des cas où des observateurs sans parti pris, ont été frappés de la coïncidence des lésions du cervelet, et des désordres non définis pour eux de l'intelligence. La gravité et la portée de ce fait ne sauraient échapper à personne.

Nous voici donc en possession d'une première donnée

positive. Un premier pas sérieux vient d'être fait, dans la voie qui doit nous conduire aux conclusions finales. Nous ne savons rien encore, ou pour mieux dire, nous ne savons qu'une chose, c'est qu'il n'est plus permis de considérer comme autorisé sur ce point, un système de négations formelles et sommaires. Pour les quatre raisons que nous venons d'exposer, il y avait les plus sérieux motifs d'établir une enquête, sur l'existence et la nature des fonctions psychiques du cervelet. Pourquoi cette enquête n'a-t-elle jamais été faite? A cette question il n'y a qu'une réponse : parti pris, préjugé, routine.

De ce chapitre nous pouvons conclure :

Il y a des présomptions tirées des faits, en faveur de la théorie qui attribue au cervelet des fonctions psychiques.

CHAPITRE VI

LE SIÈGE DES ÉMOTIONS EST DANS
LE MÉSOCÉPHALE, OU DANS LE CERVELET.

Serrons maintenant la question un peu plus étroitement encore ; abandonnons ici, pour n'y plus revenir, les arguments de probabilité et de vraisemblance. Entrons enfin dans la voie des affirmations positives, en ajoutant aux notions acquises, cette notion nouvelle fournie par l'expérience :

Il y a quelque part dans la région du mésocéphale ; dans la protubérance, dans le bulbe, ou dans le cervelet, un organe qui préside aux phénomènes de la sensibilité psychique.

Notre besogne est ici bien facile : deux physiologistes éminents l'ont faite, et nous n'avons qu'à puiser dans leurs principaux écrits, pour mettre en lumière et hors de contestation ce fait capital :

L'émotion peut être encore provoquée chez l'animal, après l'ablation des hémisphères cérébraux.

Il y a donc dans le mésocéphale ou le cervelet, un organe qui préside aux phénomènes de la sensibilité psychique.

Ferrier. — La troisième classe de fonctions qu'accomplissent encore, les animaux privés de leurs hémisphères cé-

rébraux, est celle de certaines formes de manifestations émotionnelles, que l'on appelle en général instinctives ou réflexes...
Le centre de ces formes de l'expression des émotions, est
évidemment au-dessous de la région d'activité consciente et
d'idéation ; il doit communiquer directement avec les nerfs
afférents, qui transmettent les impressions de formes diverses
et d'intensité variable. Il doit aussi avoir des rapports avec
les régions des sensations conscientes.

Les formes de l'expression des émotions avec lesquelles
nous sommes familiarisés, en tant que résultant de stimulations périphériques sensitives, chez les animaux soumis à
l'expérimentation physiologique, sont principalement les
cris de genres différents, qui d'après notre propre expérience
et par analogie, nous semblent caractéristiques des sensations
de plaisir ou de douleur ; de plus, quelques mouvements corporels, analogues à ceux qui se manifestent sous l'influence
de l'inquiétude ou de la peur. *Ceux-ci peuvent être provoqués
chez des animaux privés de leurs hémisphères cérébraux.*

J'ai déjà fait allusion à ce fait remarquable, prouvé par
Goltz, que l'on peut faire coasser les grenouilles d'une
manière prompte et uniforme, en leur caressant doucement
le dos. Les grenouilles expriment leur plaisir et leur satisfaction en coassant. Voit a rapporté que les pigeons privés
de leurs hémisphères, peuvent encore exprimer des sentiments sexuels en roucoulant. Mais il y a des raisons pour croire
que Voit n'avait pas en réalité enlevé tout ce qui est au-dessus
du mésocéphale. Les conditions de l'expérimentation physiologique sont plus susceptibles de provoquer, l'expression
extérieure d'états de conscience pénibles.

(Fonctions du cerveau, p. 108-110.)

FERRIER. — *Siège des émotions.* — Nous avons dit que les
animaux privés de tous les centres encéphaliques situés au-
dessus des lobes optiques (tubercules quadrijumeaux), étaient
encore capables d'exprimer les émotions, surtout en ce qui
concerne l'articulation de cris ou de sons, indiquant à l'état
normal des états de plaisir ou de douleur.

(Ibid., p. 123.)

FERRIER. — Ayant jusqu'ici considéré le caractère général des fonctions *du mésencéphale et du cervelet, séparés des hémisphères cérébraux...* nous pouvons classer les manifestations fonctionnelles décrites jusqu'ici sous trois chefs :

1° Fonction d'équilibre ou maintien de l'équilibre physique ;

2° Coordination de la locomotion ;

3° *Expression des émotions.*

(Fonctions du cerveau, p. 73.)

VULPIAN. — Je ne saurais trop appeler votre attention, sur les faits dont je vous ai rendus témoins dans notre dernière réunion. Vous avez vu que chez un animal privé de ses lobes cérébraux, de ses corps striés et de ses couches optiques, il y a non seulement des actions réflexes plus ou moins étendues, plus ou moins adaptées à la défense de l'animal, mais encore de véritables manifesfations de douleur. Le lapin que vous aviez sous les yeux et qui était privé des parties de l'encéphale que je viens d'indiquer, poussait des cris plaintifs répétés. Le rat opéré de la même façon, tressaillait encore lorsqu'on faisait avec la bouche certains bruits, qui dans l'état normal produisent facilement cet effet. *Les réactions de la douleur et de l'émotion persistent donc dans ces conditions.* Il ne manque que l'élaboration intellectuelle des sensations.

(Physiol. du syst. nerv., p. 560.)

VULPIAN. — Ce jeune lapin que je vous ai déjà montré, n'a plus ni cerveau proprement dit, ni corps strié, ni couches optiques ; il ne reste plus dans son crâne que *la protubérance, le bulbe, le cervelet* et les tubercules quadrijumeaux. Je pince fortement sa queue, vous le voyez immédiatement s'agiter violemment, il fait même plusieurs pas comme pour s'échapper et vous l'entendez crier. Je pince une oreille ou une lèvre, même agitation, mêmes cris. Ces cris peuvent-ils être considérés comme des phénomènes réflexes ? J'ai insisté sur le caractère plaintif, que M. Longet assigne aux cris poussés par les animaux qu'il avait opérés. On ne peut pas en effet ne pas être frappé par un caractère aussi marqué. Lorsque nous avons parlé de la physiologie du bulbe, nous avons vu des animaux, chez lesquels tout *l'encéphale avait été enlevé à l'exception du bulbe*. Ces animaux criaient encore quand on les pinçait ; mais quelle différence entre les cris qu'ils jetaient, et ceux qu'ils poussaient lorsque l'expérience avait laissé la protubérance annulaire en place. Dans le premier cas, chaque excitation d'une partie restée sensible, provoquait un cri bref, unique pour une seule excitation, toujours le même, comparable à ces sons qu'émettent les jouets d'enfants lorsqu'on les presse en un certain point, dépourvus en un mot d'aucune espèce de signification. *C'était bien là le cri réflexe. Mais ici, chez ce lapin, quelle différence !* Lorsque j'excite un point sensible, ce n'est plus ce cri bref, c'est un cri prolongé, indubitablement plaintif ; et pour une seule excitation l'animal pousse plusieurs cris successifs, exactement semblables aux cris de douleur, que jette le lapin encore intact lorsqu'il est soumis à une vive irritation. Je dirai même plus : il me semble que ce lapin opéré est devenu plus sensible, que ne sont les animaux de cette espèce dans l'état normal.

Concluons donc, à l'exemple de M. Longet, que la protubérance annulaire est le véritable centre perceptif des impressions sensitives.

(Physiol. du système nerveux, p. 542.)

Nous prions le lecteur de vouloir bien remarquer :

1° Que **M. Vulpian** nous dit expressément que le cervelet est en place ;

2° Et que, de son aveu, le caractère de ces cris éloigne absolument l'idée de phénomènes purement réflexes.

Vulpian. — La protubérance annulaire doit encore être considérée, comme le centre d'association des mouvements émotionnels plus ou moins généralisés, que la cause excitante émane du cerveau proprement dit, ou qu'elle vienne de l'extérieur. Il nous sera facile de démontrer expérimentalement l'exactitude de cette proposition, surtout si nous choisissons des animaux qui aient une vive excitabilité émotionnelle. Le rat est un animal qui se prête très bien à ce genre d'expérience ; il est très craintif, très impressionnable, il bondit pour peu qu'on le touche, le moindre bruit le fait tressaillir. Un certain bruit d'appel fait avec les lèvres ou un souffle brusque, imitant celui qu'émettent les chats en colère excite surtout chez le rat une vive émotion. *Voici donc un rat sur lequel j'ai enlevé le cerveau proprement dit, les corps striés et les couches optiques;* vous le voyez, il est très tranquille : je fais avec les lèvres le bruit d'appel que j'ai indiqué, et aussitôt l'animal a fait un brusque soubresaut. Chaque fois que je fais le même bruit vous voyez un nouveau soubresaut. *Tous ceux d'entre vous qui ont pu examiner les effets de l'émotion chez le rat, doivent reconnaître qu'ils offrent ici complètement leurs caractères ordinaires.* Cette expérience aura eu le double avantage, de vous faire voir en même temps que la protubérance est le foyer excitateur des mouvements émotionnels, et de plus qu'elle est bien le centre de la sensibilité auditive.

Dans les grandes expressions émotionnelles de l'homme, dans le rire et les pleurs, la protubérance joue le rôle le plus important. Sous l'influence de la joie et de la gaieté, ou au contraire de la tristesse, du chagrin, du désespoir, un certain nombre, où même la plupart des éléments actifs de la protubérance s'affectent à l'unisson, et par une excitation connexe de fibres motrices plus ou moins nombreuses, une harmonie de mouvement éclate, qui varie suivant les éléments affectés, ou suivant la nature ou l'intensité de leur affection.

(Physiol. du syst. nerv., p. 548.)

Ainsi voilà un animal sans cerveau qui, de l'aveu de M. Vulpian, donne des signes manifestes d'émotion.

« Tous ceux, d'entre vous, nous dit-il, qui ont pu examiner les effets de l'émotion chez le rat, doivent reconnaître qu'ils offrent ici complètement leurs caractères ordinaires. »

Eh bien, cet animal n'est pas ému; le préjugé ne le permet pas.

Le cervelet est en place, nous l'avons vu, et il pourrait tout expliquer, tout éclaircir; mais le cervelet, de par ce préjugé, ne saurait être qu'un organe exclusivement moteur, et dès lors, M. Vulpian se trouve placé entre la nécessité de mettre le siège des émotions elles-mêmes dans la protubérance, ou d'invoquer des phénomènes réflexes. Mais comme, d'une part, il sent très bien qu'il est impossible de faire de la protubérance un centre psychique important, et comme d'autre part, il est très frappé du caractère de ces manifestations, qui pour lui physiologiste expérimenté, sont bien clairement d'une autre nature que les phénomènes réflexes, il en arrive, pour tout concilier, à invoquer cette explication étonnante :

Tout cela est automatique. Il n'y a pas d'émotion réelle, mais une simple excitation ou mise en jeu à distance, procédant selon les cas ou du cerveau ou de la périphérie, de centres qui président à l'association des mouvements d'ensemble, qui eux-mêmes expriment à l'état normal, c'est-à-dire dans le cas d'une émotion réelle, l'existence de cette émotion.

Cette interprétation n'est pas soutenable et ne mérite pas qu'on s'y arrête. Ou cette excitation, cette mise en jeu à distance vient du cerveau et il manque, ou elle vient des impressions périphériques et elle est alors, si ce mot a un sens, au plus haut degré, une action réflexe.

Il n'y a qu'un moyen d'éviter ce dilemme, c'est d'avouer franchement que ces manifestations, ces phénomènes, sont bien l'expression d'une émotion réelle, qui ne peut provenir que du mésocéphale ou du cervelet. Sachons le dire avec toute la déférence qu'inspirent le nom et les longs travaux de M. Vulpian, mais avec la fermeté qui procède d'une conviction profonde et du respect de la vérité ; il n'est pas permis de prendre au sérieux de pareilles subtilités.

Le siège des émotions, ou pour parler une langue plus philosophique, l'organe matériel de la sensibilité psychique, est là quelque part dans les organes qui restent. Cela n'est pas douteux. Tous ces phénomènes parlent assez haut d'eux-mêmes, et il faut avoir devant les yeux le bandeau du préjugé, pour se refuser à le voir.

Il insiste pourtant sur l'affirmation de son erreur.

VULPIAN. — Quant aux phénomènes affectifs, je crois devoir insister sur leur localisation dans les hémisphères cérébraux : c'est là que naissent et se développent les penchants, les sentiments, les passions : c'est là que se produisent les émotions morales, la joie, la tristesse par exemple ; c'est de là que ces émotions vont mettre en jeu, par l'intermédiaire d'autres centres, ces réactions que nous avons nommées émotionnelles.
(*Physiol. du syst. nerv.*, p. 701.)

Encore une fois, cette mise en jeu n'est pas possible dans les expériences précédentes puisque le cerveau manque, et si elle vient de la périphérie, son résultat ne peut être qu'une action réflexe. Et toutes ces affirmations sont si bien le résultat, d'études insuffisantes en matière psychologique que, par une contradiction manifeste, le même savant auteur écrivait plus tard :

VULPIAN. — C'est donc bien le cerveau proprement dit et

uniquement ce centre nerveux, qui est le siège des perceptions vraies, des instincts de l'idéation, de la mémoire, de
de l'imagination, de la volonté, de l'attention, etc.., en un mot
toutes les facultés instinctives, intellectuelles. Et il en est de
même des facultés affectives, c'est par le cerveau proprement
dit, par le cerveau seul que nous pensons, que nous jugeons,
que nous délibérons, que nous nous décidons en tel ou tel
sens ; c'est dans le cerveau que naissent tous nos sentiments,
toutes nos passions, c'est lui qui provoque toutes leurs manifestations.

(*Éloge de Flourens*, Acad. des sciences, 27 déc. 1886.)

Comment expliquer une contradiction aussi formelle ?
L'influence de Flourens n'y suffit pas, ni celle du lieu
commun de l'unité cérébrale. Encore une fois, il faut y
joindre le manque de psychologie, un certain dédain
de la philosophie métaphysique, et par suite, d'insuffisantes réflexions, sur les problèmes qui relèvent de
cette science. Les physiologistes du reste, sont coutumiers de cette faute. Nous l'avons déjà dit et montré
dans la préface, et Ferrier lui-même n'échappe pas à ce
reproche. Il écrit, nous l'avons vu au commencement
de ce chapitre :

FERRIER. — La troisième classe des fonctions qu'accomplissent encore les animaux privés de leurs hémisphères cérébraux, est celle de certaines formes de manifestations émotionnelles, que l'on appelle en général instinctives ou réflexes.
(*Fonctions du cerveau*, p. 108.)

Or, les émotions sont-elles jamais autre chose que
des manifestations instinctives ? L'amour sous toutes
ses formes, la joie, la tristesse, la frayeur, sont-ils autre
chose que des instincts ? L'instinct n'est-il pas au plus
haut degré un phénomène psychique ? et d'autre part

l'action réflexe, qui n'est qu'un mouvement un phénomène mécanique provoqué par une sensation, n'est-il pas l'antipode de tout ce qui relève des fonctions de l'esprit? Déjà nous pouvons entrevoir, par la théorie du cervelet psychique, le jour où l'on parlera couramment des réflexes intellectuels ; où l'encéphale, devenu en physiologie et en psychologie l'analogue de la moelle, nous permettra de parler scientifiquement de phénomènes, qui dans l'observation empirique de tous les jours, frappent les esprits les moins attentifs. Nous voulons parler des réactions de la sensibilité psychique sur l'intelligence. Mais, dans l'état présent de la science, l'expression d'action réflexe n'a pas deux sens; c'est pour tout le monde un phénomène sensitivo-moteur, un phénomène de sensibilité sensorielle provoquant des phénomènes mécaniques, mettant en jeu sans intervention des fonctions psychiques, une partie plus ou moins restreinte selon les cas de l'appareil musculaire. Les paroles de Ferrier ne sauraient être autrement comprises, et il nous semble impossible de donner en les écrivant une meilleure preuve, qu'on est plus préoccupé d'expérimenter les centres nerveux, et d'observer dans ces expériences les résultats qui parlent aux yeux et aux oreilles, que de chercher à en interpréter la valeur vraie à la lumière d'une psychologie exacte.

Continuons l'examen de nos deux auteurs.

Vulpian. — J'admets, sans y mettre la moindre réserve, que les sensations ont encore lieu chez les animaux auxquels on a enlevé les hémisphères cérébraux, et en réalité je ne vois réellement pas comment on n'en serait pas convaincu, lorsque l'on peut observer des animaux comme ceux que vous avez

sous les yeux, animaux qui ont subi une ablation complète
des hémisphères cérébraux, et même des corps striés et de la
plus grande partie des couches optiques.

Voici un rat opéré de cette façon. Vous voyez qu'il est
dans l'immobilité la plus complète. Je vais répéter l'expérience
que j'ai déjà faite devant vous. Je fais un bruit d'appel avec
les lèvres ; vous avez vu le rat tressaillir et sursauter brusquement. Les sensations auditives se produisent donc bien
encore chez cet animal. Je pince l'extrémité d'une de ses
pattes : il crie aussitôt. Ces cris paraissent bien être des indices de douleur ; mais si je fais subir la même épreuve à ce
lapin également privé des hémisphères cérébraux et des corps
striés, le résultat est encore plus significatif ; vous entendez
en effet ces cris plaintifs répétés, que vous avez déjà entendus
dans une autre de nos réunions, et qui indiquent bien que
l'animal, a ressenti une vive douleur.

(Physiol. du syst. nerv., p. 667.)

Toujours la même confusion, la même absence de
distinction, entre la sensibilité sensorielle et psychique.

VULPIAN. — Ces expériences sont très intéressantes. Je ne
les répéterai pas toutes devant vous, mais je vous rappelle
que nous venons de voir, que les sensations auditives ont encore lieu chez un rat dont les hémisphères cérébraux sont
enlevés, et je vais vous montrer que l'ablation du cerveau
proprement dit n'abolit pas complètement la vision chez les
animaux. Voici un pigeon qui n'a plus de cerveau proprement
dit, vous voyez qu'il est assoupi et que ses paupières sont
fermées, je l'éveille en lui pinçant les doigts, il a maintenant
les paupières ouvertes. J'approche brusquement le poing d'un
de ses yeux, et vous voyez qu'aussitôt il se produit un clignement, et même parfois l'animal recule sa tête comme s'il
fuyait la menace. Rien de plus net et de plus constant que
ces résultats, lorsqu'on soumet à cette épreuve un animal que
l'opération n'a pas trop affaibli.

(Ibid., p. 669.)

Toutes les expériences qui suivent, et relatées comme tirées des pages 51 à 61 du livre de Ferrier, sont faites sur des animaux qui ont subi l'ablation des hémisphères, mais qui ont conservé le cervelet. Sur le premier point les textes sont formels, et sur le second il ne peut y avoir aucun doute, car le titre de ce chapitre est celui-ci : *Fonctions du mésencéphale et du cervelet.*

FERRIER. — Le lapin donc continue sa fuite une fois commencée d'une manière impétueuse et aveugle. Les pupilles toutefois se contractent encore quand une forte lumière est dirigée vers ses yeux, et les paupières se ferment si la conjonctive est directement menacée. Un son élevé lui fera agiter l'oreille et le fera tressaillir... Non seulement l'animal répond par certains mouvements quand on lui pince ou pique les orteils ou la queue, mais si on le pince un peu fortement, il fera entendre les cris prolongés ou répétés d'un caractère plaintif, que tout chasseur de lièvres ou de lapins connaît bien. Vulpian attire particulièrement l'attention sur le caractère plaintif de ces cris, en tant que se distinguant du cri bref que l'on peut provoquer, lorsque toutes les parties au-dessus de la moelle ont été détruites. Mes propres expériences confirment entièrement, la description que Vulpian en a donnée.

(Fonctions du cerveau, p. 60.)

FERRIER. — Les phénomènes manifestés par les rongeurs privés de leurs hémisphères, diffèrent peu de ceux que nous avons décrits chez les poissons, oiseaux et grenouilles. La faculté de conserver l'équilibre est maintenue, les actes loco-moteurs coordonnés et *les manifestations émotionnelles, sont susceptibles d'être provoquées, par les impressions faites sur les nerfs sensitifs.* Le fait est positif bien que le degré puisse ne pas être le même dans tous les cas.

(Ibid., p. 61.)

FERRIER. — Les conséquences de l'ablation des hémi-

phères cérébraux chez les pigeons ont été rapportées avec
un grand détail par Flourens, Longet, Vulpian, etc. Un
pigeon ainsi mutilé, est encore capable de garder son
équilibre et de le reprendre quand il est dérangé. Si on le
place sur le dos il se remet sur ses pattes... Si on approche
vivement le doigt de ses yeux il clignera des paupières et
reculera. Une lumière que l'on fera briller devant ses yeux
fera contracter sa pupille, et si l'on décrit un cercle avec la
lumière, l'animal tournera même sa tête et ses yeux pour la
suivre. Il tressaillera vivement et ouvrira des yeux tout grands
si l'on fait partir un pistolet auprès de sa tête... Tels sont
les phénomènes principaux que l'on observe dans le cas de
ces animaux, d'après les recherches faites par Flourens,
Louget, Vulpian, Goltz, Rosenthal et moi-même. Mais il est
à remarquer que Voit, en se fondant sur certaines expériences
qui lui sont propres, faites sur les pigeons, a combattu l'opinion généralement acceptée, que ces animaux privés de leurs
hémisphères cérébraux cessent de manifester toute action
spontanée ou volontaire. Il dit les avoir vus voler et se promener de leur propre gré, et pense qu'ils ne diffèrent des autres
pigeons, qu'en ce qu'ils sont incapables de se nourrir eux-
mêmes. Il y a de bonnes raisons, d'après les rapports de Voit
sur la régénération des hémisphères sur l'un de ces pigeons,
pour attribuer les phénomènes d'action spontanée qu'il décrit
à l'ablation incomplète des hémisphères. De cette manière
seulement nous pouvons nous expliquer, des récits si directement combattus par des observations de tant d'autres qui
ont fait des expériences analogues.

(*Fonctions du cerveau*, p. 55-57.)

FERRIER. — Chez les chats, les chiens et les animaux supérieurs l'abattement est si considérable, et il y a de tels troubles dans les facultés motrices, que l'activité indépendante
des centres inférieurs, du moins en ce qui concerne le maintien de l'équilibre et de la marche coordonnée cesse d'exister
pratiquement; *pourtant le fait de la réponse émotionnelle aux
impressions sensitives*, nous fait arriver à cette conclusion
que nous avons affaire, non à l'absence complète mais seule-

ment à la suspension des autres formes de l'activité fonctionnelle. Cette conclusion peut être appuyée sur d'autres faits que nous rapporterons, quand nous en serons à la considération plus détaillée des fonctions des hémisphères.

(Fonctions du cerveau, p. 61.)

Ferrier. — Pourtant on peut remarquer une différence très sensible : la grenouille privée de cerveau, à moins d'être dérangée par une forme quelconque de stimulus périphérique, restera toujours tranquille dans le même endroit et sera convertie en momie. Toute action spontanée a disparu, son expérience passée est effacée et elle ne manifeste aucune crainte, au milieu de circonstances qui autrement l'auraient poussée à se retirer ou à fuir devant le danger. Elle demeurera impassible si l'on étend doucement la main pour la saisir, mais reculera si l'on fait un mouvement brusque auprès de ses yeux.

(Ibid., p. 53.)

L'importance de tous ces faits ressort suffisamment de leur simple exposé. Nous croyons inutile de les commenter, mais en même temps, il y a un si grand intérêt à en bien établir la portée et le sens exact, que nous n'avons pas craint de citer longuement des passages relatifs à des expériences qui se répètent, soit pour les mieux affirmer, soit pour en déterminer plus exactement les modalités et les nuances. Mais ce n'est pas tout; d'autres expériences de Ferrier sur les tubercules quadrijumeaux viennent singulièrement confirmer notre thèse. Moins importantes que les précédentes, nous n'hésitons pas cependant à les citer, car en pareil sujet, aucun élément de démonstration ne nous semble négligeable.

Rappelons que les tubercules quadrijumeaux sont immédiatement situés au-dessus des pédoncules cérébelleux supérieurs et que toute excitation portée sur eux, doit immédiatement, pour peu qu'elle s'irradie, se transmettre au cervelet par l'intermédiaire de ces pédoncules.

Rappelons encore que les irradiations des excitations électriques, ont servi d'explication à bien des difficultés survenues dans les expériences, et que les connexions qui unissent les tubercules aux pédoncules cérébelleux sont très intimes.

Je n'essaye pas, dit Ferrier, de différencier les ganglions optiques des tractus sous-jacents.

(*Fonctions du cerveau*, p. 130.)

Rappelons enfin que la valvule de Vieussens, constitue un lien immédiat entre les tubercules et le cervelet et lisons maintenant les passages suivants, sans perdre de vue qu'il s'agit toujours d'animaux, qui ont subi l'ablation du cerveau. « Dans les précédents chapitres dit notre auteur, à la page 139, nous avons considéré la nature et le caractère des fonctions, accomplies par les animaux entièrement privés de leurs hémisphères cérébraux ».

FERRIER. — Le cervelet est directement relié aux tubercules quadrijumeaux, par une mince lamelle qui s'étend entre les pédoncules supérieurs, de l'extrémité antérieure du lobe médian du cervelet, aux tubercules postérieurs des tubercules quadrijumeaux. Ce faisceau se nomme valvule de Vieussens en anatomie humaine, mais chez les vertébrés inférieurs tels que les poissons, cet organe est beaucoup plus développé, et constitue le lien direct entre le cervelet et les lobes optiques.

(*Ibid.*, p. 19.)

FERRIER. — Les lobes optiques ou tubercules quadrijumeaux, différents en ceci des hémisphères cérébraux, sont suscepti-

bles d'irritation sous l'influence de divers stimulants mécaniques, chimiques ou électriques... Mes propres expériences
sur le lapin montrent toutefois, que lorsque ces centres ne
sont pas épuisés par l'hémorrhagie ou par la commotion, ni
paralysés par les narcotiques, l'irritation mécanique des tubercules antérieurs par ponction faite avec une aiguille, donne
naissance à des signes manifestes d'irritation. Une légère
piqûre superficielle pousse l'animal à bondir et à se sauver,
secouant la tête comme s'il était dans un état d'agitation subite
et d'inquiétude. Ces phénomènes disparaissent rapidement, et
l'animal ne présente pas de symptômes ultérieurs ; la lésion
faite aux tubercules ne saurait être nettement reconnue, tant
est légère celle qui suffit à provoquer ces manifestations.

(Fonctions du cerveau, p. 125.)

FERRIER. — Outre ces faits, Valentin et Budge ont rapporté
que l'irritation des tubercules quadrijumeaux, exerce une
influence directe sur les viscères, en provoquant des contractions de l'estomac, de l'intestin, de la vessie. Ces effets, s'ils
étaient bien prouvés, seraient une autre preuve de la relation
entre les tubercules quadrijumeaux et la manifestation réflexe des émotions, car on sait bien, que dans certaines formes
d'émotions, la contraction des intestins et de la vessie peut se
produire, ainsi que le prouve l'expulsion soudaine de leur
contenu. Les singes, en particulier, expriment leur terreur de
cette manière.

(Ibid., p. 137.)

FERRIER. — Les tubercules quadrijumeaux sont très sensibles à l'excitation électrique. Les phénomènes varient selon
que les électrodes aboutissent aux nates ou aux testes... Chez
les singes l'irritation des testes ou tubercules postérieurs produit les mêmes effets ; mais en outre il se produit des cris
de caractère variable, ressemblant à un court aboiement
quand le moindre contact des électrodes a lieu, et parcourant
toutes les variétés de la vocalisation si l'irritation continue...
Chez les chats et les chiens les résultats de l'irritation étaient
semblables à tous égards... L'irritation des testes provoque

en outre les cris de l'animal. J'ai observé les mêmes effets en ce qui concerne les nates et les testes, sur un chacal sauvage soumis à l'expérimentation.

L'émission de cris de toutes sortes est si promptement provoquée par l'irritation des testes, que lorsque j'expérimentais dans ce voisinage, un aboiement soudain ou un cri de l'animal, étaient pour moi l'indication que les électrodes étaient en contact avec les testes, et que le courant y passait.

(Fonctions du cerveau, p. 126.)

FERRIER. — Un autre effet caractéristique de l'irritation des tubercules quadrijumeaux postérieurs, est la production de cris dont le caractère est variable. Tantôt c'est un cri bref et aigu que détermine l'application passagère des électrodes. D'autres fois ce sont des cris élevés et prolongés, accompagnés de mouvements corporels déjà signalés, quand l'irritation dure plus longtemps. *On a montré toutefois que les cris peuvent encore être provoqués, même lorsque les tubercules quadrijumeaux sont entièrement enlevés.* Ces cris peuvent être expliqués par la constitution de la moelle allongée et par ses relations avec le mécanisme respiratoire. Ils diffèrent beaucoup par leur caractère, des cris émotionnels qui sont émis par l'intermédiaire des tubercules quadrijumeaux (1).

Les précédentes considérations sur la relation qui existe, entre les phénomènes d'irritation et la destruction des tubercules quadrijumeaux, bien que n'étant soi-disant qu'hypothétiques, tendent à appuyer cette opinion que ces ganglions, sont les centres particulièrement intéressés *dans l'expression réflexe des sentiments ou émotions.* Cette hypothèse est rendue encore plus probable, par l'influence récemment démontrée

(1) On va voir que ce sur point particulier, sur le caractère des cris poussés par les animaux qui ont subi ou non l'ablation des tubercules quadrijumeaux, nous avons de Ferrier deux passages qui se contredisent, mais c'est là une question de détail, et il ne nous a pas semblé qu'il y eût beaucoup à insister sur cette contradiction.

que les tubercules quadrijumeaux, ou plutôt les couches profondes de ces tubercules, exercent sur les fonctions de circulation et de respiration, dont les modifications entrent pour une grande part dans la manifestation des sentiments ou émotions.
(*Fonctions du cerveau*, p. 134.)

Voici encore un fait considérable. — L'irritation des tubercules quadrijumeaux antérieurs provoque des cris émotifs, mais les cris peuvent encore se produire, lorsque les tubercules quadrijumeaux sont entièrement enlevés. Sur quelle partie portent alors les irritations? Évidemment sur les pédoncules cérébelleux supérieurs; et la protubérance n'est qu'accessoirement en cause, puisque les fibres de ces pédoncules ne font que la traverser pour se rendre au cervelet lui-même.

Ainsi, après l'ablation des hémisphères cérébraux, l'animal donne des signes d'émotion et le cervelet n'est pas en cause; après l'ablation des hémisphères cérébraux, l'excitation des tubercules quadrijumeaux provoque des signes d'émotion et le cervelet n'est toujours pas en cause ; après l'ablation des hémisphères et des tubercules, l'excitation des parties profondes, c'est-à-dire des fibres des pédoncules cérébelleux supérieurs, provoque encore des signes d'émotion, et le cervelet reste toujours étranger à ces phénomènes.

On ne peut s'empêcher de s'étonner qu'un pur préjugé, ait pu obscurcir devant l'esprit de savants éminents, et habitués à l'observation, des faits d'une interprétation aussi simple.

Ferrier. — Il n'est pas facile d'expliquer la signification exacte de ces résultats des expériences faites sur les tubercules quadrijumeaux, ni de montrer le rapport des méthodes complémentaires, consistant à exciter ou à détruire ces ganglions. Toutefois il est assez évident qu'ils ont d'autres fonctions plus étendues, que la simple coordination des imppressions rétiniennes et des actes irido-moteurs.

(*Fonctions du cerveau*, p. 129.)

FERRIER. — Nous avons dit que les animaux privés de tous les centres encéphaliques situés au-dessus des lobes optiques, sont encore capables d'exprimer les émotions, surtout en ce qui concerne l'articulation de cris ou de sons, indiquant à l'état normal des états de plaisir ou de douleur... Toutefois, des cris peuvent encore être provoqués chez des lapins, dont les tubercules quadrijumeaux ont été détruits. Vulpian établit une distinction entre le cri qui est provoqué par l'excitation réflexe du centre respiratoire et qui n'est qu'une expiration modifiée, et le cri particulier qui est poussé lorsque les tubercules quadrijumeaux et le pont de Varole sont encore conservés. J'ai fait plusieurs expériences dans le but de déterminer, si les tubercules quadrijumeaux séparés du pont étaient particulièrement en jeu dans ce résultat. Après la destruction des tubercules quadrijumeaux, surtout des tubercules antérieurs, j'ai vu l'excitation cutanée provoquer les mêmes cris qu'auparavant (1). Après l'ablation complète des tubercules quadrijumeaux, au moyen d'une section passant transversalement au travers du bord postérieur des testes, bien que pendant deux ou trois heures après l'opération, aucun cri ne pût être provoqué par une excitation cutanée capable d'exciter des mouvements réflexes des membres, des cris purent plus tard être provoqués sous l'influence d'une irritation plus intense. Il me fut impossible de distinguer avec clarté les cris émis dans ce cas, de ceux que fit entendre un lapin dont les tubercules quadrijumeaux étaient intacts, mais il me semble qu'ils n'étaient pas répétés de la même manière particulière qu'auparavant.

(*Ibid.*, p. 123.)

(1) L'auteur disait tout à l'heure que ces cris avaient un caractère différent.

Plus clairement encore que toutes les autres, cette dernière expérience montre que dans les précédentes, les faits observés étaient le résultat d'excitation portant sur les pédoncules, ou pour mieux dire sur le cervelet lui-même.

De cette longue suite de citations, de toutes ces expériences faites avec habileté, et observées avec conscience, un grand fait se dégage. L'animal qui n'a plus de cerveau et qui a conservé le cervelet donne encore des signes d'émotion; disons mieux, est encore capable d'émotion; il s'agite, il s'inquiète, il a peur.

Négligeons la théorie qui met les émotions dans la protubérance; elle tombera d'elle-même avec la suite de ce travail.

Négligeons aussi ces conceptions bizares; ces manifestations émotives réflexes, — ces centres d'association de mouvements émotionnels plus ou moins généralisés, — ces harmonies de mouvements qui éclatent par une excitation connexe et des fibres motrices et des éléments actifs de la protubérance. Laissons ces expédients malheureux d'observateurs acculés aux conséquences logiques d'une théorie fausse.

Si les animaux privés des hémisphères cérébraux donnent encore des signes d'émotion, nous demandons qu'on nous montre, que ce sont là des émotions apparentes et non des émotions réelles. Et si cela n'est pas possible, nous avons le droit de réclamer que l'on donne de ces faits, l'interprétation la plus simple et la plus naturelle.

De leur propre aveu, Vulpian et Ferrier se trouvaient en présence de phénomènes bien clairs.

Tous ceux d'entre vous, dit Vulpian, qui ont pu examiner les effets de l'émotion chez le rat, doivent reconnaître qu'ils offrent ici complètement leurs caractères ordinaires.

Et ces phénomènes n'étaient pas réflexes.

Dans le premier cas, dit le même auteur, chaque excitation provoquait un cri bref, unique· pour une seule excitation, toujours le même... dépourvu en un mot de toute espèce de signification, c'était bien là le cri réflexe. Mais ici, chez ce lapin, quelle différence !

Et Ferrier l'appuie :

Mes propres expériences, dit-il, confirment entièrement la description que Vulpian a donné de ces cris.

N'est-il pas assez clair, puisque le cervelet était en place, que nos auteurs se sont laissé égarer par le désir de n'y pas mettre le siège des phénomènes observés? Et quand nous voyons qu'ils n'ont pas su conclure, n'avons-nous pas le droit de répéter ce que nous avons dit dans la préface, à savoir que jamais physiologistes ou médecins, n'ont paru se souvenir dans leurs recherches, de la distinction fondamentale qui domine toute la psychologie ; que surtout ils ont constamment méconnu l'importance de la sensibilité psychique? Cela est bien visible quand on les voit tentés de placer dans la protubérance, cette partie si considérable de nos facultés.

Le sens commun, qui ne fait pas abstraction des préjugés établis, ne saurait être en matière de science un bon guide ; et pourtant nous osons dire : Il y a une relation entre le volume proportionnel des organes semblables, et l'importance relative des facultés ou fonctions auxquelles ils président. Ou nous sommes dupes d'une illusion et le cerveau n'est pas l'organe de l'intelligence, ou les facultés affectives et les phénomènes psychiques d'émotion qui en dépendent, ont un siège plus important que les noyaux gris de la protubérance. Encore une fois, ce n'est que pour avoir méconnu l'importance de la sensibilité psychique, pour n'avoir pas vu qu'elle est la moitié de l'âme humaine, que les hommes qui ont le mieux étudié le cerveau, comme Vulpian et Ferrier, ont pu sérieusement proposer d'en mettre le siège, dans des organes qui, de toute évidence, remplissent des fonctions subalternes dans la masse encéphalique. Et si dès maintenant on peut voir, que cette explication n'est invoquée par eux que pour sauver la théorie traditionnelle et contraire aux faits, nous allons le voir, qui refuse au cervelet des fonctions psychiques, n'est-il pas vrai de dire, que nous voilà bien près, de la démonstration que nous poursuivons?

Nous n'avons pas épuisé la question des résultats fournis par l'expérience. Instruits par des physiologistes d'une autorité considérable, des effets de l'abblation du cerveau avec conservation du cervelet, il restait à savoir ce que pouvait donner l'abblation du cervelet avec conservation des hémisphères cérébraux. Nous nous sommes chargé de cette besogne, et l'on verra plus loin que nous avons obtenu en sens inverse, des résultats concordants avec notre théorie.

De ce chapitre nous pouvons conclure :

Les émotions, c'est-à-dire les phénomènes de sensibilité psychique, persistent chez les animaux qui ont subi l'ablation des hémisphères cérébraux, en conservant la protubérance, le bulbe et le cervelet.

CHAPITRE VII

EXAMEN DES OBSERVATIONS

Nous voici arrivé au point important de notre travail, au chapitre fondamental qui doit décider si nous sommes dans l'hypothèse, ou si la thèse que nous soutenons est susceptible de démonstration. L'anatomie humaine et comparée, la physiologie, l'expérience même, peuvent bien lui servir de point d'appui et pour ainsi dire de contrefort; mais le point essentiel et, pour continuer la comparaison, la base de l'édifice sont tout entiers dans cette question : L'observation clinique nous montre-t-elle des troubles de la sensibilité psychique liés à des lésions du cervelet? L'expérience, on l'a vu, nous a donné beaucoup, et nous ne craignons pas de dire qu'elle nous donnera encore; mais qu'on veuille bien le remarquer, nous ne lui posions qu'une question très simple et pour ainsi dire grossière. Qu'on vienne à lui demander sur ce terrain des réponses plus délicates et l'expérience se dérobera.

Nous sommes heureux de pouvoir mettre cette opinion à l'abri de l'autorité d'un maître. Voici en effet ce que dit M. Charcot.

Le principe des localisations, disais-je alors, est fondé sur la proposition suivante : l'encéphale ne représente pas un organe homogène mais bien une association, ou si vous l'aimez mieux, une confédération constituée par un certain nombre d'organes divers. A chacun de ces organes se rattachent physiologiquement des propriétés, des fonctions, des facultés distinctes. Dans le domaine pathologique, la lésion de chacun d'eux s'accuse par des symptômes particuliers résultant de troubles survenus dans l'exercice de ses propriétés, de ses fonctions spéciales. C'est là, en somme, ce qui rend possible le diagnostic régional des affections encéphaliques, cet idéal vers lequel tendent tous les efforts des cliniciens.

La méthode qui doit nous conduire à établir, sur des bases solides, la proposition que je viens d'émettre, consiste à faire appel tour à tour aux données fournies par l'anatomie normale, humaine ou comparée, par l'expérimentation physiologique, enfin par l'observation clinique, appuyée sur l'examen méthodique et minutieux des lésions organiques. Mais je ne saurais dissimuler qu'à mon sens, dans cette sorte de trinité scientifique, les documents du dernier groupe, ceux que fournit la confrontation incessante de l'anatomie pathologique et de la clinique, doivent figurer toujours parmi les plus importants et les plus décisifs, car, si les premiers peuvent mettre souvent sur la voie des localisations, les derniers seuls permettront, pour ce qui touche à l'homme, de juger en dernier ressort et de fournir la preuve. C'est qu'en effet, il ne faut pas l'oublier, c'est l'homme qu'il s'agit de considérer, l'homme qui, relativement aux fonctions des centres nerveux supérieurs, s'éloigne si profondément sur bien des points des animaux même les plus élevés dans l'échelle. Pour ce qui le concerne à cet égard, les résultats de l'expérimentation la plus ingénieuse, la mieux conduite, ne peuvent fournir, remarquez-le bien, que des présomptions plus ou moins fondées, non pas une démontration absolue. C'est donc chez l'homme lui-même, je le répète, que la preuve doit être cherchée.

(*Revue scientif.*, 11 novembre 1876.)

Charles Richet. — Mais il faut être très prudent dans nos inductions sur les idées des animaux et sur leurs états de

conscience, car les connaissances que nous avons de leur état
intellectuel sont singulièrement problématiques.

(Essai de psych. génér., p. 161.)

Nous ne sommes donc pas seul à le penser; ce n'est
pas avec le scalpel et le laboratoire qu'on fera la cérébrologie; ce n'est pas en mutilant le cerveau des animaux qu'on arrivera à mettre en lumière des fonctions
qui du reste ne leur appartiennent pas, au moins en ce
qu'elles ont de supérieur et d'humain. Les réactions
réciproques des différentes parties des centres nerveux
sont trop complexes; on ne refera jamais en physiologie
cérébrale l'expérience si simple, si belle de simplicité
et si considérable dans ses résultats, qui a servi de base
à la découverte de l'oxygène. En d'autres termes, on ne
saurait isoler ici un élément bien défini, et l'influencer
dans un milieu facilement observable. Les méthodes et
les procédés des sciences physico-chimiques ne sauraient
suffire; il faut se résigner à dégager des résultantes ou
renoncer à cette étude.

Et s'il est vrai que c'est surtout l'observation clinique
comparée aux résultats d'autopsie, qui doit nous donner
nos preuves les plus fortes, quelle valeur ne doivent pas
avoir celles que nous allons lui emprunter. Nous attirons
sur ce point l'attention du lecteur. Nous n'allons point
demander à l'anatomie pathologique, des preuves à
l'appui d'une théorie formulée, connue et depuis longtemps établie dans la science; des témoignages influencés
peut-être par des idées préconçues ou des partis pris.
Nous n'aurons ici ni l'avantage ni les inconvénients de
la situation qui suivit de près la publication de la théorie
de Gall. Nous allons fouiller les recueils, pour demander

à l'observation inconsciente, inattentive, des témoignages arrachés par l'évidence.

Nous sommes parti de ce point de vue que si notre thèse était fondée et vraie, il était impossible qu'il ne se fût pas produit un jour ou l'autre, des phénomènes capables de forcer l'attention ; qu'ils devaient avoir laissé des traces dans les livres, et qu'il devait y avoir dans tels recueils obscurs et vieillis des témoignages précieux à recueillir. Nous avons cru en un mot qu'il devait exister dans les observations, des troubles évidents de la sensibilité psychique, liés à des lésions matérielles du cervelet.

N'est-il pas légitime d'affirmer que toute observation recueillie dans ces conditions, toute observation dont les auteurs, se sont faits les témoins inconscients et involontaires d'une vérité qu'ils ignoraient, possède naturellement une valeur bien plus grande, qu'une autre observation conçue et rédigée dans un esprit de contrôle?

C'est une chose difficile dans les sciences, de demander à des textes anciens la démonstration de vérités nouvelles ; en d'autres termes, de demander à des esprits non prévenus des observations bien faites. On verra cependant si l'événement a répondu à notre attente.

Vers 1880, nous fûmes appelé à donner des soins à une femme Ducoudray, fille Lemaître, atteinte de folie puerpérale. Nous fûmes frappé en l'interrogeant d'une particularité singulière. Nous remarquâmes que cette femme, qui répondait sensément à toutes les questions portant sur la réalité des faits extérieurs, recommençait à délirer dès qu'on fixait son attention et qu'on prononçait un mot, capable de mettre en jeu ses facultés affectives.

C'étaient alors des pleurs, des chants, en un mot une véritable exaltation de la sensibilité psychique; et l'on pouvait recommencer l'expérience. Persuadé à cette époque (comme tout le monde), que toute l'intelligence a son siège dans le cerveau, nous pensions en même temps, qu'aux deux facultés fondamentales devait correspondre, dans l'écorce cérébrale, l'existence de deux ordres différents de cellule. Il devenait difficile de concilier avec une pareille théorie le fait que nous venons d'observer, car s'il est vraisemblable, d'attribuer la folie puerpérale à des troubles simplement vasculaires, et si en même temps les cellules qui président aux instincts de raison et aux instincts de sensibilité, sont ainsi unies et confondues dans l'écorce grise, il est bien difficile aussi de supposer, que des troubles circulatoires puissent affecter les unes en respectant les autres.

Il y avait donc deux organes séparés, et si l'on peut estimer prouvé que le cerveau préside aux actes de la raison, l'organe que nous cherchions, quel pouvait-il être? La pensée que le cervelet pouvait être l'organe de la sensibilité psychique se présenta à notre esprit. Nous fûmes frappé par les analogies que nous avons indiquées plus haut, par d'autres encore que nous verrons ailleurs. Cette hypothèse en somme nous sembla probable, et nous prîmes la résolution de l'éclaicir. Telle fut l'origine de ce travail.

Nous commençâmes par l'examen des livres classiques et naturellement nous n'y trouvâmes rien. La physiologie courante et classique, est à l'égard des fonctions du cervelet tout occupée de deux idées : ou elle en fait un organe du mouvement, ou elle avoue franchement son ignorance; hors de là il est impossible d'en tirer quelque chose. Le cervelet est un organe de mouvement, parce que les troubles du mouvement sont tout d'abord apparents quand on le blesse ; il est un organe de mouvement, parce que en même temps que la relation des lésions du cervelet et des désordres des fonctions motrices est évidente, il serait bien difficile, hors de là, de désigner une fonction qui lui soit attribuable.

BOUILLAUD. — Les seuls phénomènes constants et en quelque sorte pathognomoniques qui nous frappent dans ces expériences, sont les lésions, les désordres des fonctions locomotrices et de l'équilibration. Ces phénomènes sont d'autant plus remarquables, qu'ils ne sont accompagnés ni de paralysie ni de convulsions proprement dites.

(*Arch. de méd.*, 1827, p. 84.)

Et pourtant, nous l'avons vu, il y a sur ce point **une** sorte d'inquiétude ; les meilleurs auteurs ne se trouvent pas satisfaits, et ils n'hésitent pas à croire que la fonction du cervelet est inconnue.

Des recherches basées sur la folie puerpérale n'eurent aussi qu'un résultat négatif. La folie puerpérale guérit généralement ; ses désordres purement vasculaires sont fugitifs, la mort en efface les traces ; et dans les cas très rares où l'on peut soumettre à l'autopsie, les malades ayant succombé à des maladies intercurrentes, on ne trouve rien ou presque rien.

Nous ne commençâmes à trouver quelque chose que lorsque nous abordâmes directement l'étude des observations. Parlons plus exactement encore ; nous ne trouvâmes la voie vraiment ouverte, que lorsqu'après avoir dépouillé un nombre déjà très grand d'observations, nous remarquâmes que la vraie solution du problème, était dans l'étude des tumeurs et particulièrement des tumeurs tuberculeuses du cervelet. Si l'événement ne trompe pas notre attente, un résultat important de ce travail, sera de montrer que l'avenir des localisations psychiques, est réservé à l'étude des tubercules des centres nerveux; — que si toute tumeur touchant à la substance grise, est capable d'exalter ses fonctions, et par cela même de les mettre en lumière, cela est très particulièrement vrai de la matière tuberculeuse, qui déposée lentement et nettement isolée au milieu des organes, possède plus que tout autre produit pathologique, la propriété d'irriter les cellules nerveuses avec lesquelles elle se trouve en contact. Cruveilhier n'était pas loin de le penser.

CRUVEILHIER. — On ne saurait trop le redire; sous le point de vue de la physiologie du cerveau, l'étude des tubercules de la masse encéphalique est digne du plus grand intérêt, car les tubercules pouvant se produire dans toutes les parties des centres nerveux céphalo-rhachidiens, il arrive quelquefois que la lésion est tellement bien délimitée, qu'il serait possible de déterminer les fonctions des diverses parties du cerveau, en rapprochant les lésions de fonctions des lésions matérielles. Cette étude devra être au moins aussi profitable pour la physiologie du cerveau, que les expériences sur les animaux vivants, qui nécessitent toujours des mutilations multiples.

(*Anat. path.*, IV, p. 787.)

De son côté Guislain avait entrevu leur action psychique.

GUISLAIN. — Vous le savez déjà, les tubercules scrofuleux du cerveau peuvent provoquer le délire.

(*Phrénop.*, I, p. 468.)

Nous ajoutons donc à ce que disent Cruveilhier et Guislain cette notion nouvelle que les tubercules, plus que les épanchements et les kystes, plus aussi peut être que la sclérose, irritent la substance nerveuse et exal ent ses fonctions psychiques. Or, il se trouve que le cervelet, est précisément le lieu d'élection des tubercules des centres nerveux. On est donc en droit pour cette raison, d'attendre des résultats plus immédiats, des observations relatives aux tubercules de cet organe. Mais si cette propriété révélatrice est vraie pour le cervelet, elle l'est aussi pour le cerveau, et les observations de tubercules du cerveau, pour être plus rares, n'en sont pas moins précieuses. Citons encore une fois Cruveilhier.

CRUVEILHIER. — Le cervelet est plus fréquemment affecté de tuberculisation que le cerveau, et ce dernier beaucoup plus que la moelle épinière.

(Anat. path., IV, p. 779.)

CRUVEILHIER. — La sécrétion de la matière tuberculeuse peut avoir lieu dans l'encéphale, comme d'ailleurs dans tous les autres organes. Les tubercules peuvent occuper le cerveau, le cervelet, la protubérance et la moelle. Il n'est aucun point de l'étendue de chacun de ces organes où il n'aient été observés... C'est dans les premiers âges de la vie, depuis la naissance jusqu'à la puberté, qu'on rencontre le plus habituellement des tubercules dans l'encéphale. Il résulterait des faits que j'ai eu occasion d'observer, que le cervelet est plus fréquemment que le cerveau le siège de la maladie tuberculeuse.

(Atlas d'anat. path., 18e livraison.)

BECQUEREL. — On peut donc conclure de ces tableaux, que souvent il existe ensemble plusieurs tubercules dans la substance cérébrale; que le siège le plus fréquent est dans le cervelet, surtout dans ses lobes latéraux.

(Thèse de 1840, p. 20.)

La suite de ce travail montrera bien quelle est, sur tous ces points, l'exactitude des assertions de ces différents auteurs. On verra aussi quelle part considérable de la démonstration revient aux tubercules. Nous osons dire qu'ils nous donnent, avec les cas de sclérose atrophique, notre plus fort, notre meilleur argument. Et telle est, après un long travail, notre confiance dans les résultats de leur étude, que nous croyons pouvoir, sans témérité, formuler la proposition suivante : Quiconque voudra prendre la peine, de réunir au hasard cinq ou six observations de tubercules du cervelet, en rencontrera sûrement une, où se trouveront signalés plus ou moins clairement des troubles de la sensibilité psychique (1).

Nous pouvons dès maintenant établir solidement ce que nous avançons, car un auteur allemand, Cubasch, dans une thèse soutenue à Zurich en 1875, et établie sur l'examen de 82 observations, a étudié particulièrement cette question de la tuberculose du cervelet. Il n'a point de théorie psychique, et il est bien resté dans les données de la science courante, car il dit dans le chapitre où il examine les troubles de l'intelligence :

Cubasch. — *Psychische Störungen.* — Tous les physiologistes écrivent que le cervelet n'a aucune influence sur l'ac-

---

(1) Qu'il nous soit permis de rappeler un fait personnel. A une période déjà avancée de notre travail, ayant déjà l'expérience du sujet, nous prîmes la résolution d'abandonner momentanément toute autre recherche, et de concentrer nos efforts sur les tubercules du cervelet. En quelques jours de recherche nous trouvâmes plusieurs observations, où des troubles de la sensibilité psychique étaient fort nettement signalés. C'était là sans doute une coïncidence heureuse et comme on dit vulgairement une série. Il faut pourtant en reconnaître la valeur; ces hasards heureux ne se produisent que lorsqu'on est sur le bon chemin.

tivité psychique ; aussi les phénomènes que nous décrivons ne découlent pas d'une maladie de cet organe, mais proviennent tous de complications.

(*Tuberculose du cervelet*, p. 106.)

Il en est même fort convaincu, car il dit encore :

CUBASCH. — Dans les cas de tuberculose du cervelet déterminant des troubles psychiques, alors même qu'on ne parvient pas à découvrir une complication, qui puisse être invoquée pour expliquer ces troubles, il faut s'abstenir pourtant de conclure à l'absence de cette complication. Il en est dans ce cas de même que dans les autres maladies psychiques, où il est impossible de trouver à l'autopsie, l'explication des symptômes observés.

(*Ibid.*, p. 106.)

Et d'autre part, vaincu par l'évidence des résultats d'une étude sérieuse et attentive, il écrit à la page 53 de cette thèse, au chapitre *Symptômes* :

CUBASCH. — Les premiers changements que l'on peut constater chez les malades sont : la mélancolie, la tristesse, en un mot, le changement de caractère, une irritabilité, une susceptibilité extrême.

Et il le répète, page 104 :

CUBASCH. — Nous avons dit, au commencement de ce chapitre, que les premiers symptômes de la maladie se montrent par le changement du caractère ; les malades deviennent soupçonneux, tristes, susceptibles.

L'intérêt de ce document est encore augmenté par une particularité singulière que l'auteur signale, d'après beaucoup d'autres, dit-il, et qui est tout à fait dans l'esprit de la théorie. Cependant, pas plus que lui, nous n'en n'avons trouvé trace dans les observations. Il s'agit là sans doute d'une remarque bien faite par un obser-vateur attentif, et qui ensuite aura passé sans contrôle dans les travaux allemands de compilation.

Cubasch. — En plus de ce que nous venons de dire, beau-coup d'auteurs prétendent que chez les enfants ordinaire-ment tranquilles, les premiers symptômes se montrent par un état d'esprit vif, gai et plein d'abandon. Mais je doute quant à moi de l'exactitude de ce fait, et dans les observations que j'ai rassemblées, jamais je n'ai rencontré quelque chose du caractère gai.

(Tuberculose du cervelet, p. 105.)

Nous aborderons donc et tout naturellement l'examen des observations par les tubercules. Il nous aurait plu de former de tous les faits qui s'y rattachent, un groupe isolé, destiné à bien montrer toute la quantité de dé-monstration qui peut en ressortir; mais la réflexion nous a fait voir, que la clarté de cette démonstration avait bien plus à attendre, d'un groupement basé sur la nature des troubles psychiques, que d'un ordre établi sur la nature des lésions anatomiques.

Au reste, diverses nécessités nous commandent, et il nous semble nécessaire de mettre tout d'abord en lumière, trois observations bien connues de tous ceux qui se sont occupés du cervelet. Nous les donnerons presque en-tières à cause de leur importance. Elles nous sont très précieuses, car toutes trois renferment des passages relatifs à la psychologie des sujets, et chose remarquable, ces passages, si on les rapproche des lésions anatomiques constatées, sont absolument concordants aux données de notre thèse. Chose non moins remarquable, faute d'une bonne position de la question, on n'a jamais pu en

tirer parti. On rencontre bien quelques auteurs, qui
signalent curieusement les terreurs de Jean Robert, ou
ce qu'il plaît à Andral et à M. Blachez, d'appeler
« l'imbécillité toute particulière » de Gabrielle B.;
mais ce fait capital, l'indifférence d'Alexandrine Labrosse, n'a jamais été compris et apprécié, et le plus
souvent souvent les nombreux auteurs qui se sont servis
de cette observation célèbre, n'y voyant qu'une particularité bizarre, ont jugé bon de n'en pas parler (1).

1. Obs. Jean Robert. — *Tubercules du cervelet. Mort. Autopsie. — Observation suivie de réflexions par M. Colin.* —
Robert, Jean, âgé de vingt-trois ans, fusilier au 33ᵉ de ligne,
entre le 15 mars 1861 dans notre service du Val-de-Grâce,
salle 26, n° 24. Soldat depuis deux ans, ce jeune homme a
toujours, soit dans la vie civile, soit au régiment, joui d'une
excellente santé. Les bonnes apparences de sa constitution
confirment les renseignements qu'il nous donne à cet égard.
Au mois d'octobre dernier, sans cause appréciable, il a commencé à ressentir de l'oppression, de la toux, des douleurs
vagues dans les parois thoraciques ; il n'y a pas eu d'hémo-
ptisie. L'examen physique de la poitrine, fait reconnaître
de la submatité avec râles sous-crépitants au sommet gauche ;
mais de tous les symptômes, le plus pénible est une céphalalgie presque continue datant des premiers jours de décembre seulement, céphalalgie variable dans son siège, qui
affecte tantôt le sinciput, tantôt les bosses frontales, plus rarement l'occiput, variable aussi dans son intensité qui s'exaspère au point d'arracher des larmes au malade.

(1) Au procédé habituel qui consiste à désigner les observations par des chiffres, lesquels varient naturellement avec
chaque auteur, nous avons préféré la désignation et pour ainsi
dire l'étiquetage par des noms propres. Cette manière de faire
nous a paru beaucoup plus favorable à une discussion sérieuse, et
nous souhaiterions qu'elle fût universellement adoptée.

*Dans ces paroxysmes de douleur son agitation est souvent
extrême, il se lève, proférant des cris lamentables, court dans
la salle, puis s'arrête soudain en proie à une terreur indéfinissable. C'est la nuit surtout que se manifeste cette dernière sensation, et à chaque visite le malade nous avoue combien il a
peur des ténèbres. L'intelligence est nette.*

La sensibilité est normale. Les divers mouvements que nous
faisons exécuter, n'indiquent d'autre trouble de la motilité
qu'une extrême lassitude sans la moindre ataxie dans la
progression. Apyrexie complète; pouls à 70 ; température à 38°, ni diarhée ni constipation, un peu d'anorexie ;
jamais il n'y a eu de vomissements. Nous avions promis au
malade un congé de convalescence, promesse qui semblait
l'avoir un peu relevé de son abattement, lorsqu'à la visite du
du 24 mars, nous fûmes frappé d'un changement complet
dans son état. Il y avait eu un violent délire nocturne rem-
placé le matin par un peu de somnolence, très facile à dis-
siper du reste. Le pouls était à 90, la température à 39°,5,
l'anorexie complète, la céphalalgie plus intense que jamais au
niveau des bosses frontales. Pas de vomissements, constipation.

25 *mars.* — Troubles de la vision plus marqués du côté
gauche, où apparaissent au malade des cercles colorés,
d'abord nets, puis confondus en brouillard, dilatation marquée des deux pupilles. Un peu d'hyperesthésie à la partie
antérieure du thorax.

Le 26, mêmes symptômes, mais en outre hémiplégie faciale droite peu prononcée du mouvement et du sentiment,
hyperesthésie dans tous les autres points du corps ; pouls
à 100, température à 40°, tache méningitique, plaques viola-
cées aux pommettes, somnolence toujours légère, réponses
assez nettes, délire nocturne violent.

Le 28 l'amaurose est complète, un peu de strabisme gauche interne ; toujours absence de vomissements.

Le 30, aggravation de tous ces symptômes. L'hémiplégie
devenue complète à la face s'étend aux membres droits;
pouls moins fréquent ; gêne de la déglutition, de la miction.

Le 31, coma ; mort le 1ᵉʳ avril, à midi.

Autopsie. — Injection assez vive des veines sous-arachnoï-
diennes : quelques granulations grises disséminées, à l'origine de la scissure de Sylvius du côté droit. Dans cette
même scissure, plus en dehors, granulations analogues confluentes, en trois petits groupes qui sont eux-mêmes entourés
d'une couche d'exsudation homogène jaunâtre, épaisse de
0,001 et large de 0,015. Ces divers produits s'enlèvent facilement, avec le réseau veineux de la pie-mère qui n'offre
aucune adhérence à la pulpe cérébrale. Nous constatons avec
soin l'absence de toute granulation, de tout exsudat dans la
surface hexagonale limitée à la base par les nerfs optiques et
leur chiasma, la protubérance et les pédoncules cérébraux.
Distension des ventricules latéraux par une grande quantité
de sérosité limpide, où semble s'être gonflé par imbibition
le tissu cellulaire des plexus choroïdes. Ceux-ci en effet présentent un grand nombre de vésicules transparentes, grosses
comme des têtes d'épingle, d'où la pression fait jaillir un
liquide identique avec celui qui les baigne au dehors. Ramollissement assez marqué de la voûte.

La base de la tente du cervelet ayant été, selon l'habitude, incisée le long des sinus latéraux, la main introduite
pour enlever le cervelet, est arrêtée à droite par une adhérence intime du lobe correspondant à la dure-mère. Cette
membrane est donc détachée de l'occcipital afin de ménager
l'adhérence en question, et le tout enlevé, nous constatons
les désordres suivants. Dans l'angle inférieur droit du pressoir d'Hérophile, angle limité par les sinus, latéral et occipital droits, la dure-mère présente à sa face interne six plaques rougeâtres fibro-vasculaires, arrondies, ayant en moyenne
deux centimètres de diamètre, quatre millimètres d'épaisseur,
et dans lesquelles viennent se fondre intimement les trois
tuniques cérébrales. Tels sont les éléments de l'adhérence
qui nous arrêtait.

Chacune de ces plaques sert de substratum à un tubercule
arrondi, qui plonge d'autre part dans la pulpe cérébelleuse.
Ces six tubercules sont jaunes, consistants, entourés d'une

membrane assez épaisse et tenace, autour de leur base d'inser-
tion aux méninges, membrane qui de là va s'amincissant en
un réseau celluleux extrêmement ténu, à mesure qu'elle se
rapproche du point diamétralement opposé. Ces tumeurs
sont parfaitement isolées l'une de l'autre; une seule présente
un double étranglement, comme si elle résultait de la fusion
de trois tubercules primitivement séparés. Une autre présente un point d'adhérence à la surface inférieure de la
tente du cervelet, en sorte qu'elle paraît avoir traversé de
part en part la substance cérébelleuse. Leur volume varie de
un à trois centimètres de diamètre, leur incision, suivant leur
grand diamètre, nous fait constater, outre leur parfaite homo-
généité de couleur et de consistance, une disposition remarquable pour d'eux d'entre elles. Du point central de leur
adhérence aux membranes émerge, dans chacune de ces
deux tumeurs, un pédicule fibro-vasculaire de cinq à six millimètres de diamètre, qui parvenu à leur centre s'y développe en tête de champignon. Ce pédicule, vu son identité de
structure et sa continuité avec elle, procède évidemment des
plaques d'adhérence aux méninges. Il semble qu'il y ait eu
emprisonnement par ces deux masses tuberculeuses, des
faisceaux vasculaires qui pénétraient dans un sillon, dont
elles ont envahi les faces opposées.

Enfin, à côté de ces six tubercules, tous adhérents à la dure-
mère, nous en rencontrons un septième libre dans la pulpe,
dont au reste il effleure presque la surface.

Le volume total de ces sept tumeurs représente à peu près
le tiers de celui d'un lobe cérébelleux. Rien de particulier
dans le reste du cervelet, la protubérance et la moelle allongée.
(COLIN, *Bull. de la Soc. anat.*, 1861, p. 249.)

A cette remarquable observation, nous devons un
commentaire. Jean Robert a le cerveau sain et il a
l'intelligence saine; il a le cervelet farci de tubercules,
et il est en proie à des terreurs inexplicables et qui
l'étonnent lui-même. Telle est en résumé cette obser-

vation bien connue; et de ce fait si simple, si éloquent dans sa simplicité, on n'a jamais su tirer parti. *Non numerandæ sunt observationes*, dit le vieux proverbe. Le jour, où partant d'une idée préconçue et cherchant à interroger les faits, nous trouvâmes une réponse aussi claire, nous fûmes convaincu qu'il y en avait d'autres et que la démonstration serait faite. On va voir si nous étions dans la vérité.

Tubercules multiples du cervelet et terreurs, tout le reste est accessoire. Nous ne croyons pas qu'on puisse nous faire une difficulté des granulations de la scissure de Sylvius, car d'une part, on n'a pas signalé que nous sachions, de terreurs coïncidant à une semblable lésion, et d'autre part nous sommes assez riches d'observations de cette sorte, cette localisation des granulations est assez fréquente pour avoir provoqué des remarques. Il n'y a donc aucun doute possible sur l'origine des troubles psychiques.

Ces tubercules affectent bien la substance grise de l'organe, puisqu'ils la traversent pour contracter des adhérences avec la dure-mère, et ces frayeurs ne sont pas un phénomène fugitif, une chose observée distraitement et comme par hasard, puisque leur souvenir poursuit le malade. Chaque matin, dit M. Colin, il nous avoue combien il redoute les ténèbres qui doivent ramener ses crises.

On remarquera ces mots : l'intelligence est nette, et on y verra la preuve de ce que nous avons déjà dit, sur le sens attribué à cette expression par toute la littérature médicale. M. Colin nous montre un esprit profondément troublé, et immédiatement après et sans aucune transition il ajoute : l'intelligence est nette.

Faut-il nous attarder à discuter ce texte? Il est bien clair qu'il veut parler des instincts de raison.

Il est encore digne de remarque que ces crises de frayeur reviennent la nuit. C'est la nuit surtout, dit l'auteur, que se manifeste cette sensation (*sic*); et qu'elles coïncident avec un redoublement de la céphalalgie. Cette coïncidence tend encore à éloigner toute espèce de doute sur l'origine des frayeurs de Jean Robert, car la céphalalgie atroce est bien un symptôme des tumeurs du cervelet. Quant au redoublement nocturne de la céphalalgie et des symptômes psychiques, c'est un fait que nous avons bien des fois constaté, sans parvenir à en obtenir une explication tout à fait satisfaisante. Nous sommes porté à l'attribuer à la position horizontale du malade, et à une pression du cerveau qui semble pouvoir en résulter.

Ainsi des accès de terreur répétés et que rien ne justifie, peuvent être liés avec l'intégrité de la raison à des tumeurs tuberculeuses du cervelet. Il y a là de toute façon un fait considérable. Cette observation résume la question, et l'on peut dire sans exagération qu'elle démontre notre thèse, dans toute la mesure, où un fait isolé peut approcher d'un pareil résultat.

2. Obs. Gabrielle Buscadehing. — Gabrielle Buscadehing, âgée de quarante-cinq ans, journalière, est née à Paris en 1792. Sa mère avait eu en tout cinq enfants, dont le dernier est la malade qui nous occupe. Les quatre autres n'avaient jamais rien présenté d'extraordinaire. Quant à notre malade voici quel avait été et quel était habituellement son état physique et moral.

Toute sa vie, mais dans son jeune âge surtout, elle avait été remarquable par une sorte d'imbécillité, mais d'imbécillité toute particulière, dont les caractères étaient les suivants : une extrême timidité, une disposition continuelle à la frayeur, une extrême faiblesse d'esprit et de caractère. Dès que quelque sujet de crainte se présentait à son esprit, elle poussait des cris, des hurlements, tombait dans un état convulsif et allait se jeter dans les bras de sa mère.

A quatorze ans ses règles s'établirent et elle cessa presque complètement de pousser les cris, les hurlements dont je viens de parler. Cependant elle les éprouvait encore lorsqu'on la contrariait trop fort.

A dix-huit ans, ses hurlements disparurent, mais la disposition à la frayeur, qui la faisait tomber dans un état de tremblement général et d'une sorte d'idiotisme passager, continua jusqu'à la mort. Pour peu qu'on se fâchât contre elle, qu'on excitât dans son esprit le moindre sentiment de crainte, elle se mettait à trembler et ne savait plus du tout ce qu'elle faisait, puis elle revenait à son état primitif et se plaignait, mais avec bonté d'âme, de ce qu'on la tourmentait de la sorte.

Hors ces moments de crainte, que jamais elle n'avait pu maîtriser, elle avait le faciès de l'imbécillité. Cela n'allait pas jusqu'à l'expression de l'idiotisme, toutefois le fond ne répondait pas à la forme.

Elle comprenait parfaitement bien tout ce qu'on lui disait, sa conversation était parfaitement suivie, bien liée, surtout quand elle était avec des personnes qui lui inspiraient confiance. Elle raisonnait bien et avait sur toute chose un jugement droit.

Sa parole était libre, facile ; jamais elle n'avait éprouvé aucune difficulté ni dans les opérations intellectuelles de la parole, ni dans l'expression vocale.

Ses actes pourtant étaient différents de sa pensée, quant à la justesse et à la facilité; elle faisait bien les gros ouvrages de la maison, mais elle sentait elle-même une complète incapacité, à faire la moindre des choses, qui exigeât un peu d'application et d'adresse. Ainsi elle passait toute sa vie auprès des repasseuses, qui chaque fois faisaient de nouveaux efforts pour lui apprendre quelque chose de cet état. Et jamais on n'avait pu parvenir à lui apprendre les choses les plus simples, pour peu qu'elles fussent un peu délicates, comme par exemple l'action de plisser. Elle n'avait jamais pu aller plus loin que promener un fer sur une surface quelconque. Elle disait bien avoir bonne volonté, mais n'avoir pas le pouvoir, la volonté de le faire. *Sa timidité et sa défiance d'elle-même étaient continuelles, et si grandes qu'elle n'osait et ne savait pas entreprendre, de mettre un pot sur le feu pour faire bouillir de l'eau. Si par hasard, encouragée par ses parents, elle entreprenait quelque chose d'un peu délicat, elle était prise aussitôt d'un tremblement convulsif des mains, dû à la crainte subite qui s'emparait de son esprit.*

Elle avait d'ailleurs une manie particulière, c'était de croire que tel ou tel objet qu'elle n'avait point mis en place elle-même était mal placé. On la voyait toujours le prendre pour le placer ailleurs. Si quelqu'un le remettait dans sa place naturelle, elle le reprenait encore pour le mettre dans le lieu que lui indiquait son imagination. Elle était poussée à cette manie du déplacement par une force intérieure, à laquelle elle obéissait comme par un instinct irrésistible, avec une opiniâtreté extrême, à laquelle on était toujours forcé de céder. Lui commandait-on une commission, il lui arrivait quelquefois de grogner pendant tout le temps qu'elle y consacrait, et cela à voix haute et sans y mettre les formes de la raison, qu'expriment les autres personnes dans leur répugnance à faire une chose. Toutefois elle faisait la commission et la faisait bien.

Avec cela son caractère était doux, un peu expansif, même généreux, ne témoignant jamais la moindre méchanceté, ni de mauvaises passions quelconque; n'ayant d'ailleurs ni défauts de gourmandise, ni d'ivrognerie. Elle avait toujours été remarquable par son excellente mémoire qui jamais ne s'était démentie; cette faculté, nous a-t-on dit, faisait contraste avec le reste de son intelligence. Son type général était une grande lenteur et d'imagination, et de pensée, et de mouvement. Le strabisme qu'elle offrait datait de sa naissance; il était double. Il y avait aussi affaiblissement considérable de la vue qui datait de sa naissance, et était tel qu'elle ne pouvait enfiler une aiguille. Du reste, il n'y avait aucune trace de perversion de ce sens.

Tous les autres sens étaient et avaient toujours été intacts. La sensibilité générale s'était aussi toujours conservée intacte, et elle offrait partout son caractère naturel. A l'exception du tremblement qu'elle éprouvait dans les membres supérieurs et inférieurs, et qui semblait le résultat de ses craintes continuelles, elle n'offrait aucune lésion de mouvement. Elle craignait toujours de tomber quand elle marchait; son pas n'était jamais bien sûr, mais cette circonstance paraissait tenir seulement de l'extrême défiance où elle était d'elle-même. Jamais d'attaque sous aucune forme dans laquelle le mouvement fût compromis, jamais d'accès spontané ni provoqué, de perte de connaissance ni rien autre chose de semblable dans son état ordinaire. Du reste elle était forte, robuste, capable de soutenir et de supporter de lourds fardeaux.

Elle avait commencé à être réglée à quatorze ans ; l'établissement des règles avait eu une heureuse influence sur l'état de son système nerveux, quant à ses hurlements et à son état d'imbécillité ; *mais le fond de son être moral et intellectuel était toujours resté le même. Ses règles coulaient ordinairement pendant quatre jours, et chaque fois, sans exception, elle tombait dans un état particulier de morosité, de mélancolie, pleurant presque continuellement et sans aucune raison, voyant tout en noir ; puis elle rentrait dans son état habituel.*

Cette malade avait toujours étonné les personnes qui l'entouraient, par son extrême indifférence au rapprochement sexuel ; jamais sa pensée ne s'y arrêtait sous aucun point de vue ; jamais elle ne témoignait la moindre velléité d'un entrainement vers un autre sexe. On m'a dit qu'elle ignorait à quoi tendait la différence des sexes ; cependant elle ne l'ignorait pas tout à fait. Elle avait même plusieurs fois, dans les derniers temps de sa vie, permis à un homme quelques licences, mais elle n'avait jamais voulu consentir à laisser porter ces licences au delà de certaines limites. On n'a jamais pu lui faire avouer si elle avait éprouvé ou non quelque plaisir dans ces attouchements. Elle était d'une tolérance parfaite sur ce chapitre, recevant très bien les plaisanteries qu'on lui faisait à ce sujet. Sa seule réponse était qu'elle n'avait aucune propension à voir des hommes. Cependant elle témoigna beaucoup de regret à la mort de l'homme, qui seul avait pu la faire sortir de son indifférence habituelle...

Puis une douleur vive lui était survenue dans la fosse iliaque gauche; la claudication d'abord, puis l'impossibilité de marcher en avaient été le résultat. Ensuite elle avait maigri de plus en plus, était tombée dans le marasme et était entrée successivement dans plusieurs hôpitaux et en dernier lieu à la Charité, service de M. Andral. Là, on fut frappé surtout du caractère plaintif de cette malade qui, à la visite tous les matins, se livrait à des lamentations continuelles et rentrait après dans son état naturel. Elle s'affaiblit insensiblement, et elle mourut le 19 mai 1837.

Autopsie. — Cancer encéphaloïde de l'estomac, de l'intestin, du foie, des reins, du médiastin. Les membranes du cerveau et le cerveau lui même, n'offrent absolument rien d'anormal ni dans leur disposition, ni dans leur volume, ni enfin sous aucun rapport. Seulement les ventricules latéraux du cerveau, renfermaient une quantité considérable de sérosité (trois à quatre cuillerées environ). Aucune infiltration de la pie-mère.

Cervelet. — L'hémisphère droit du cervelet, offre son volume et sa forme naturelle. Quant à l'hémisphère gauche il manque tout à fait. A sa place on trouve seulement une sorte de moignon ou tubercule, dans lequel viennent se terminer et se réunir trois faisceaux, qui forment ce que les anatomistes ont nommé les cuisses ou prolongements du cervelet. Ces trois faisceaux convergent l'un vers l'autre, pour se réunir dans le moignon ou tubercule précédent. Ce tubercule était de forme un peu olivaire et avait le volume d'une amande; sa surface était cannelée de manière à représenter en miniature la surface de l'autre hémisphère. La pie-mère entourant ce tubercule était plus épaisse que d'ordinaire, et l'arachnoïde détachée de la pie-mère, représentait une sorte de poche dans laquelle une assez grande quantité de sérosité était épanchée. La fosse cérébelleuse correspondante était beaucoup aplatie, diminuée de plus de moitié, tandis que celle du côté opposé offrait tout son développement normal. Cette différence était sensible à l'extérieur et dans la région occipitale, mais on n'avait point songé à la rechercher du vivant de la malade. Tout le reste du système nerveux encéphalique, et la moelle et le bulbe et le mésocéphale et le cerveau lui-même, étaient dans leur état tout à fait naturel.

Commentaire d'Andral. — Il paraît bien évident que l'altération remarquable dont le cervelet était le siège, était une altération congénitale. Très vraisemblablement le lobe gauche du cervelet était toujours demeuré dans un état rudimentaire. Dans ce cas du reste, on ne constata aucun des **graves désordres** fonctionnels, que dans leurs expériences diverses les physiologistes ont attribué aux lésions qu'ils déterminaient dans lé cervelet. *La seule modification notable qui ait pu être remarquée porta sur l'intelligence, de telle sorte que pendant la vie, c'est dans les hémisphères cérébraux, qu'on eût été tout naturellement porté à placer le siège de la maladie.*

(ANDRAL, Clinique, V, 4e édit., p. 713.)

Cette seconde observation n'est pas moins remarquable que la première. Le cerveau est sain et la raison est intacte ; le cervelet est atteint d'une lésion grave et la malade est en proie à des frayeurs continuelles. N'avions-nous pas raison de dire tout à l'heure, que si notre thèse était vraie, les observateurs cliniciens avaient dû quelquefois signaler des particularités propres à l'étayer. Timidité extrême, tremblements, frayeurs continuelles poussées jusqu'aux cris et aux hurlements, et se produisant sous l'influence des causes les plus futiles ; en somme, état d'émotion perpétuel, plus tard caractère plaintif, lamentations continuelles ; tout cela est bien de la sensibilité psychique exaltée d'une façon maladive. Et c'est bien le cervelet qui est en cause. Nous avons vu le commentaire d'Andral, et son étonnement de ne rien trouver dans le cerveau. Voici ce qu'après lui dit M. Bourillon.   .

> Dans cette remarquable observation, il est impossible de n'être pas frappé de l'état si singulier de l'intelligence et du caractère, et de ne pas l'attribuer à l'altération du cervelet.
>
> (Thèse, p. 21.)

Et d'autre part, en même temps que le cerveau est sain l'intégrité de la raison est complète. Il faut ici répéter les paroles d'Andral : « Elle comprenait parfaitement bien tout ce qu'on lui disait; sa conversation était parfaitement suivie, bien liée, surtout quand elle était avec des personnes qui lui inspiraient confiance. Elle raisonnait bien et avait sur toute chose un jugement droit. »

Est-ce là vraiment cette imbécillité dont Andral nous parlait tout à l'heure? On est confondu en rapprochant ces textes. N'est-il pas clair que nous sommes en présence, d'une intelligence très normale, influencée seulement par un état de crainte et d'émotion perpétuel? N'est-il pas évident que ce mot d'imbécillité n'est que la traduction de l'embarras d'un auteur, plus familiarisé avec les problèmes de la clinique qu'avec ceux de la psychologie?

Ajoutons qu'il y a une harmonie parfaite, entre les phénomènes psychiques observés et la marche de la sclérose. Au début l'irritation de l'organe est plus vive, et les frayeurs sont aussi plus fortes. Plus tard, quand les cellules sont mortes ou mourantes, quand peut-être elles n'agissent plus que par des actions sympathiques, sur les parties restées saines de l'organe, les frayeurs disparaissent et l'état d'émotion diminue. —

Deux passages de Vulpian et de Ball nous autorisent à envisager ainsi l'évolution de la maladie.

Vulpian. — Comme le fait judicieusement remarquer R. Wagner, il se pourrait que l'affection du cervelet eût présenté deux périodes. L'une, accompagnée de phénomènes subinflammatoires, soit dans les parties lésées elles-mêmes, soit dans les parties voisines, et l'autre, caractérisée par la destruction du tissu, et dans laquelle les phénomènes inflammatoires susdits auraient cessé complètement... Et dans le cas que j'ai observé moi-même, le travail d'atrophie de la substance grise corticale du cervelet, a bien pu produire aussi pendant un temps plus ou moins long une irritation de l'organe.

(*Physiolog. du syst. nerv.*, p. 622.)

Ball. — L'un des principes les mieux établis en pathologie nerveuse, et dont nous devons surtout la connaissance à M. Brown-Séquard, c'est que l'irritation d'un nerf ou d'un centre nerveux, produit des accidents bien plus graves que la paralysie ou la suppression de l'organe. Nous en trouvons un exemple singulier, dans l'action dite sympathique exercée par la lésion d'un œil sur son congénère. Les oculistes se voient souvent obligés d'énucléer un œil malade pour sauver l'œil sain. En pareil cas la suppression totale de l'organe fait disparaître le danger. Ne peut-on pas admettre que, dans l'ordre des faits cérébraux, un groupe de cellules mortes restera sans influence sur les autres parties de l'encéphale, tandis qu'une cellule mourante ou simplement malade jettera le désordre autour d'elle?

(*Leçons sur les mal. ment.*, p. 215.)

Nous demandons qu'on veuille bien remarquer, l'état d'esprit constamment, régulièrement provoqué par les règles. « Elle tombait, dit Andral, dans un état particulier de morosité, de mélancolie, pleurant presque continuellement et sans aucune raison, voyant tout en noir. » A un certain degré tout cela est d'observation courante, mais le phénomène est ici plus marqué.

MARCÉ. — La menstruation est une époque dangereuse, qui rend la femme plus nerveuse et plus accessible à toutes les les émotions. On a cité des faits, où des femmes d'ailleurs bien portantes, étaient prises au moment des règles, non seulement d'une impressionnabilité excessive, mais encore d'un trouble momentané des facultés intellectuelles disparaissant avec l'écoulement périodique.

(Traité des mal. ment., p. 142.)

Si l'on veut bien considérer que dans le cas que nous étudions, la sclérose du cervelet a produit une exaltation notable de la sensibilité psychique; que la période cataméniale produit régulièrement chez beaucoup de femmes des accès de mélancolie, de tristesse, c'est-à-dire des phénomènes du même ordre; que, dans le cas présent et dans les mêmes circonstances, on remarque une exagération manifeste de ces derniers phénomènes; on arrivera tout naturellement à conclure, qu'une même lésion, celle du cervelet, est à l'origine de ces deux modifications parallèles de l'état de l'intelligence;

Que la tristesse qui signale si souvent la période des règles, a sa cause dans le cervelet ;

Qu'il y a une relation entre l'état de fluxion des organes génitaux, et l'état de la circulation cérébelleuse;

Qu'il résulte enfin de tout cela, un argument fort intéressant en faveur de la théorie que nous soutenons.

Nous voici arrivé à cette observation fameuse qui a tant exercé les commentateurs. Il s'agit du seul cas connu dans la science, où l'on ait pu constater l'absence du cervelet. On pourra voir dans l'*Atlas* de Cruveilhier,

11

à quel point cette expression est exacte. Dans une figure
exécutée de grandeur naturelle, les vestiges des hémisphères ont la forme et le volume d'un haricot.

3. Obs. Alexandrine Labrosse. — *Absence complète du cervelet, des pédoncules postérieurs et de la protubérance cérébrale, chez une jeune fille morte dans sa onzième année. Observation communiquée par M. Combettes, interne à l'hôpital
Saint-Antoine, service de M. Kapeler.*

Alexandrine Labrosse est née à Versailles en mai 1820,
d'un père fort et robuste. La mère était faible et d'une mauvaise santé, usée par des excès de tous genres. Cette enfant
vint au monde grèle, mais bien conformée ; elle était extrêmement chétive et délicate et prenait très peu d'accroissement. A deux ans elle n'avait pas encore ses premières dents,
et ce n'est qu'à trois ans qu'elle commença à bégayer quelques mots.

M. Miquel, à qui je dois ces renseignements, la vit en
1827 pour la première fois. Il apprit du père que, depuis
l'àge de cinq ans seulement elle pouvait se soutenir sur ses
jambes ; il fut frappé de son peu de développement et remarqua surtout une grande faiblesse dans les extrémités.
Ce symptôme joint au manque d'intelligence de l'enfant, et à
l'impossibilité d'articuler nettement la parole, avait fait soupçonner à M. Miquel quelque lésion vers le cerveau. Il fut appelé différentes fois à lui donner des soins, pour des irritations gastro-intestinales qui n'ont présenté aucune particularité remarquable. La dernière fois qu'il la vit, elle avait
alors neuf ans, il la trouva les pupilles extrêmement dilatées,
ce qui le fit penser à la présence de vers dans le canal intes-
tinal. Il aurait conseillé des anthelminthiques si la nourrice ne
l'eût averti, que la petite Labrosse portait sans cesse ses
mains aux parties génitales.

Elle fut admise à l'hôpital des Orphelins le 12 janvier 1830,
comme enfant abandonnée. Son bulletin de réception porte
en note qu'elle est paralysée des extrémités abdominales,
qu'elle parle difficilement et que ce mal lui vient d'une

frayeur que la nourrice a éprouvée. M. Miquel, dans la lettre qu'il adresse à M. l'administrateur pour lui demander son admission, dit que : « Cette petite fille, âgée de neuf ans et demi, est à peine développée comme un enfant de six ans, à cause de la mauvaise nourriture et du peu de soins qui l'entoure, ce qui a arrêté le développement de ses facultés physiques et morales. » Le bulletin de visite de M. Kapeler ne fait mention d'aucune remarque particulière.

Lors de son entrée aux Orphelins ; elle était faible, cachectique ; elle avait extrêmement peu d'intelligence, paraissait indifférente à tout ce qui l'environnait. Elle témoignait cependant de l'amitié et de la reconnaissance aux personnes qui lui donnaient des soins. Quand on lui parlait, elle répondait difficilement et avec hésitation. Ses jambes quoique très faibles, lui permettaient encore de marcher ; mais elle se laissait tomber souvent. Elle jouissait de la faculté de tous ses sens. Elle mangeait modérément et toutes les fonctions de nutrition se faisaient bien.

Je l'observai seulement au mois de janvier 1831 et dans l'état suivant : elle gardait le lit depuis deux ou trois mois ; ses traits annonçaient une constitution détériorée et offraient un air de stupeur ; elle était constamment couchée sur le dos, tenant toujours sa tête inclinée à gauche. Elle pouvait à peine remuer les jambes, mais la sensibilité n'y était pas diminuée. Elle se servait facilement de ses mains.

On la voyait toujours dans un état d'abattement morne, ne parlant jamais, n'accusant ni plaisir ni douleur ; et quand on lui adressait une question, elle répondait seulemeut oui ou non, mais toujours juste. »

Depuis longtemps elle avait des engorgements glanduleux au cou, surtout vers les parotides ; et depuis une quinzaine de jours elle portait, à la fesse du côté droit, un anthrax bénin peu volumineux. Aux trois derniers orteils du même côté, il existait une ulcération accompagnée d'une rougeur livide, et qui fournissait un pus très fétide et très abondant. Alors, n'ayant pas les renseignements commémoratifs que j'ai re-

cueillis depuis, je pensai avec M. Kapeler, que l'état de pro-
tration dans lequel était cette malade, tenait à sa mauvaise
constitution ; et en conséquence on lui faisait administrer des
toniques et des antiscorbutiques.

Vers le milieu de février nous eûmes beaucoup d'enfants qui
furent affectés de stomatite ; Alexandrine Labrosse, avec ses
autres infirmités eut encore celle-ci compliquée par des symptômes d'entérite. Depuis, elle s'affaiblit chaque jour davantage, épuisée par un dévoiement continuel. Elle succomba
le 25 mars 1831. Depuis sa mort, j'ai appris d'une façon positive qu'elle avait l'habitude de la masturbation. Les sœurs
m'ont aussi affirmé qu'elle était sujette à des convulsions
épileptiformes, et que peu d'instants avant sa mort elle avait
été prise d'une convulsion générale violente.

Autopsie. — Habitude extérieure : corps grêle, amaigri, dé-
coloration de la peau, large eschare au sacrum. Petite plaie
livide à la fesse droite par suite d'incisions que j'avais faites.
Les trois orteils malades étaient noirâtres et comme gan-
grenés, engorgements scrofuleux au cou.

Tête. — Sous les téguments craniens, vers la bosse occipitale
droite, on remarque une ecchymose de la largeur d'une pièce
de cinq francs ; le crâne avait un peu moins d'épaisseur qu'à
l'ordinaire ; les méninges n'offraient rien de particulier. *Le
cerveau paraissait dans l'état normal, seulement il m'a paru
comparativement très volumineux.* Disséqué plus tard par
M. Magendie, on trouva dans le lobe postérieur gauche un
petit épanchement sanguin qui ne paraissait pas très ancien,
et qui pouvait avoir deux à trois lignes de diamètre. La
tente du cervelet étant incisée, la moelle coupée vers le trou
occipital et la masse encéphalique enlevée et renversée, on
remarqua les choses suivantes :

Une grande quantité de sérosité s'est écoulée et remplissait les fosses occipitales. Je trouvai à la place du cervelet
une membrane gélatiniforme de forme demi-circulaire, tenant à la moelle allongée par deux pédoncules membraneux
et gélatineux. L'un d'eux, celui du côté droit avait été dé-
chiré. Vers ces pédoncules je trouvai deux petites masses

de substance blanche, isolées et comme détachées, ayant le volume d'un pois. Sur l'une d'elles se trouvait un des nerfs de la quatrième paire. Les tubercules quadrijumeaux étaient intacts; derrière et au-dessous on remarquait une sorte d'érosion au milieu de laquelle on voyait l'orifice du canal de Sylvius. Elle s'étendait un peu sur la moelle, et altérait légèrement les corps restiformes et très peu les corps olivaires. Il n'y avait pas de quatrième ventricule; il n'existait aucune trace de pont de Varole; sans qu'il y eût apparence de déperdition de substance. Les pyramides antérieures se terminaient en fourche par les pédoncules cérébraux.

Des nerfs cérébraux je ne pus distinguer, que les origines des première, deuxième, troisième et quatrième paires, qui étaient à l'état normal, excepté la dernière qui se trouvait détachée, avec cette petite masse blanche dont j'ai parlé.

N'ayant pas enlevé moi-même le cerveau, il me fut impossible de trouver les origines des autres paires; elles existaient toutes cependant, et on pouvait les voir facilement par les ouvertures de la dure-mère. Au reste elles ont été disséquées depuis avec beaucoup de soin par M. Magendie, et elles n'ont offert aucune particularité.

La substance cérébrale avait la consistance ordinaire, mais la substance de la moelle allongée m'a paru un peu ramollie, surtout vers l'érosion dont j'ai parlé et où existait une sorte de macération. Les fosses occipitales étaient régulièrement conformées; elles me semblèrent un peu petites. Les artères vertébrales existaient; je ne pourrais dire comment elles se comportaient, parce qu'elles ne fixèrent pas d'abord mon attention.

Rachis. — Il s'est écoulé beaucoup de sérosité du canal rachidien. La moelle épinière n'a rien présenté de remarquable.

(Suivent des détails sur l'état des autres organes.)

Réflexions. — Voilà un fait bien remarquable, et qui doit exciter au plus haut degré l'attention des médecins physiologistes. Je regrette beaucoup de n'avoir rien pu dire, de l'état moral de cette enfant avant son entrée à l'hôpital. J'attends encore des renseignements; aussitôt qu'ils me seront par-

venus je m'empresserai de compléter une observation **aussi**
curieuse.

(*Bull. de la Soc. anat.*, 1831, p. 148.)

Cette observation est capitale et doit nous arrêter.
Nous avons vu des tubercules multiples du cervelet,
déterminer chez Jean Robert des terreurs singulières;
nous avons vu, sous l'influence de l'irritation causée **par**
la sclérose à son début, Gabrielle B*** vivre dans **un**
état continuel d'émotion et de frayeur. Que va devenir
la sensibilité psychique dans le seul cas connu où l'on
ait pu constater l'agénésie du cervelet? Si des troubles
psychiques ont été dans ce cas constatés, notre thèse va
être mise ici à une épreuve décisive.

Hâtons-nous de le dire, elle en sort victorieuse. **Tout**
aussi peu préoccupé qu'Andral et que Colin, de rassembler des faits capables d'étayer une théorie quelconque, tout aussi inconscient de la portée de ses
paroles, tout aussi bien placé qu'eux sur le terrain de
l'observation vraiment empirique, Combette est cependant très affirmatif : Alexandrine Labrosse était indifférente à tout ce qui l'entourait. Il le dit, il le répète
sous des formes différentes. Lui aussi n'était pas psychologue et il va nous le montrer; mais, en étudiant avec
attention cette bizarre malade, il n'a pu s'empêcher **de**
remarquer qu'elle était toujours dans un état d'abattement morne, ne parlait jamais et n'accusait ni plaisir ni
douleur.

En somme, sans se douter de la lésion qui pouvait
correspondre à un pareil état, il a été frappé d'un
grand fait : l'indifférence.

Et une fois de plus, en même temps que le cerveau

est sain, l'intelligence, la raison est saine. Elle repondait seulement par oui et par non, mais toujours juste. — Bacon nous recommande d'interroger en tous sens les faits par l'expérience; un hasard heureux nous permet de satisfaire ici à son précepte sur le terrain de l'observation. Ce grand fait, en même temps qu'il est unique, est fécond en enseignements de toutes sortes. Que le cervelet joue un rôle, ait une part dans les fonctions motrices, nous en sommes convaincu; mais s'il était l'organe central, le foyer de la motricité, Alexandrine Labrosse eût été condamnée à l'immobilité la plus complète, Guérin, vicaire, eût été paralysé; Degler eût été très faible, Gabrielle B*** eût présenté des troubles locomoteurs. — S'il était l'organe de la coordination motrice, Alexandrine Labrosse n'eût jamais pu marcher. Nous ne savons vraiment, comment Flourens a pu esquiver une difficulté aussi grave. — S'il était le foyer unique des impressions sensorielles, le *sensorium commune* de Foville, Pinel-Grandchamps et autres, elle n'eût pas vu, elle n'eût pas entendu, elle n'eût pas senti. Or, la sensibilité cutanée a paru normale, et elle n'était privée d'aucun de ses sens.

Une pareille observation vaut bien des expériences; elle déroute toutes les théories et nous donne le droit de dire : Si notre thèse n'est pas vraie, on ne sait rien du cervelet.

Mais c'est assez parler des avantages qu'elle nous donne. A nous aussi, comme à nos devanciers, elle apporte une sérieuse difficulté. L'auteur dit en effet: « Elle témoignait pourtant de l'amitié et de la reconnaissance aux personnes qui lui donnaient des soins. »

Cette difficulté nous ne chercherons pas l'esquiver.

Si Combette a raison, notre thèse n'est pas soutenable. Mais chez cette enfant qui ne parlait jamais, qui restait toujours dans un état d'abattement morne, répondait seulement oui et non aux questions, sous quelle forme notre auteur, a-t-il pu observer des phénomènes de sensibilité réelle, à quelle particularité fait-il allusion? Nous en sommes réduit aux conjectures. — Ce qu'il faut bien constater, c'est que ces deux mots sont en contradiction évidente avec le reste de l'observation.

Si nous n'avions que cette observation pour étayer la théorie du cervelet psychique, nous pourrions nous croire devant une difficulté insoluble; mais comme il est loin d'en être ainsi, nous avons le droit de remarquer : — d'une part, ce caractère commun, que dans celle-ci comme dans toutes les autres, une lésion du cervelet s'accompagne de troubles dans l'expression de la sensibilité psychique; et d'autre part, que presque toutes les autres observations, ayant pour base des tumeurs, présentent des symptômes d'exaltation fonctionnelle, tandis que dans ce cas, le seul connu d'agénésie du cervelet, l'absence de fonctions se trouve liée à l'absence d'organe.

Comment se résigner à perdre une si précieuse observation? Si l'indifférence qui a frappé Combette, et qui forme au point de vue psychique la note caractéristique de l'observation, était bien liée à l'absence du cervelet, seule lésion importante des centres nerveux qui ait été constatée chez elle; si cette indifférence fournit bien à la thèse que nous soutenons un de ses plus solides arguments, elle devait être absolue, et non intermittente et partielle. Ou Alexandrine Labrosse était indifférente, ou elle était capable d'affection, — il faut choisir.

Ou toutes les autres preuves que nous avons rassemblées, croulent devant ces deux mots et restent sans valeur, ou il faut les attribuer à une observation distraite et superficielle, et ne retenir d'Alexandrine Labrosse que ce qui vient confirmer notre théorie.

Ajoutons que c'est la seule difficulté sérieuse que nous ayons rencontrée dans tout le cours de notre travail.

Quel esprit réfléchi voudrait, sur ces deux mots échappés à l'inattention d'un observateur qui marchait pour ainsi dire à l'aveugle, et ne savait pas quel prix nous devions attacher à chacune de ses paroles, détruire l'échafaudage d'une longue et laborieuse recherche, si pleine en somme de résultats. Faut-il proclamer en principe que tout fait signalé dans une observation, a droit à une autorité absolue et mérite une confiance entière? Évidemment non. Faut-il au contraire admettre le droit de rejeter tout fait incommode et gênant? La vérité est entre ces extrêmes. Il faut, en ces matières, savoir faire acte de critique et dégager la résultante de l'ensemble des faits. Quand M. Charcot affirme que l'étude des localisations cérébrales relève d'abord et avant tout de l'observation clinique et de l'anatomie pathologique, il n'entend sûrement pas déclarer que des vérités conquises par une longue et patiente enquête, que la science en un mot, puisse être tenue en échec par deux lignes échappées à l'inexpérience ou à la distraction d'un clinicien observant au hasard.

Lussana. — Comme le dit... M. Bouillaud, lorsqu'une doctrine est bien établie, les cas contraires et d'ancienne date peuvent être considérés comme mal observés.

(*Journal de Brown-Séquard*, 1863, p. 175.)

Sachons donc négliger ce qui est négligeable et ne voir dans l'observation de Combette que ce grand fait : l'indifférence. Encore une fois il faut choisir, — il faut choisir entre ces deux mots, qui si on les admet, annulent l'observation elle-même et tout notre travail ; il faut choisir entre les deux parties de l'observation ; elles sont contradictoires.

Voici maintenant l'observation Ancelin. Pour n'avoir pas l'importance de la précédente, elle nous est pourtant encore fort précieuse, car si Alexandrine Labrosse est le seul cas connu d'absence du cervelet, coïncidant avec le développement normal du cerveau, Ancelin est aussi le seul cas que nous ayons rencontré, d'absence presque complète du cerveau, coïncidant avec le développement complet du cervelet. On pourra voir dans l'*Atlas* de Cruveilhier, le cerveau d'Ancelin réduit à une sorte de bourrelet étroit et circulaire. Nous regrettons de n'en pouvoir donner une figure.

4. Obs. Ancelin. — Ancelin Alphonse, âgé de neuf mois, est reçu à la crèche des Enfants-Trouvés le 29 janvier 1831, et le lendemain à l'infirmerie. Le crâne a un volume très considérable ; sa circonférence prise au niveau des bosses frontales est de deux pieds. La fontanelle antérieure a un diamètre transverse de quatre pouces et demi, l'écartement des deux pariétaux est de deux pouces huit lignes.

La face de l'enfant exprimait l'idiotie la plus complète ; les pupilles se contractaient faiblement par l'action de la lumière ; les yeux toujours dirigés en bas ne suivaient aucun objet.

L'enfant habituellement assoupi se réveillait en sursaut en poussant des cris. Le moindre bruit provoquait des cris d'effroi.

Les membres étaient contractés. Pendant plusieurs jours aucun phénomène morbide ; le 12 février déglutition gênée, rougeur de l'isthme du gosier ; chaleur à la peau. Le 13 même état; le 14 déglutition plus difficile encore, rougeur intense de l'arrière-bouche, toux sèche, cris voilés. Le 15 février même état, mort le 16.

Autopsie. — Dans la cavité cranienne, deux litres au moins de sérosité limpide sans aucun débri de substance cérébrale ; un seul flocon albumineux.

La figure 1 représente le crâne très largement ouvert par l'ablation du pariétal, du frontal droit et de la partie supérieure de l'occipital. La faux cérébrale F est énorme. Sur elle est appliquée une membrane extrèmement ténue MC soulevée sur la ligure avec le manche du scalpel. C'est une couche grisâtre, transparente, étendue sur les membranes pie-mère et arachnoïde. Cette couche est probablement le vestige du cerveau.

On voit les débris de l'hémisphère droit HD, dans quelques circonvolutions appliquées contre la faux et occupant les fosses occipitale et temporale. La surface interne de ce débris qui est brun jaunâtre présente des saillies et des enfoncements qui répondent, les premières au fond des anfractuosités, les enfoncements aux circonvolutions. La circonférence de ce débris de l'hémisphère est indurée, comme froncée, et est continuée par la membrane cérébrale extrèmement ténue qui tapissait la totalité de la voûte osseuse, et que nous avons montrée soulevée sur la faux.

A la base du crâne se voient les corps striés CS qui sont très volumineux ; les nerfs olfactifs NOL qui en partent ; les plexus choroïdes PC, la voûte à trois piliers V. La figure 2 représente la masse encéphalique vue par sa base, *le cervelet CC très développé ainsi que le bulbe et la protubérance* P, les pédoncules, les éminences mamillaires EM, les nerfs optiques NOP, les corps striés CS, les nerfs olfactifs NOL qui en partent, les membranes cérébrales. La figure 3 montre la masse encéphalique vue d'arrière en avant. On voit manifestement ce qui reste des deux hémisphères cérébraux. La

figure 4 reproduit la partie antérieure de la figure 1 avec ses
détails. La voûte à trois piliers avec le plexus choroïde ont
été enlevés. On voit les couches optiques CO qui sont très peu
développées et les tubercules quadrijumeaux TQ qui ont
leur volume naturel.

(*Atlas d'anath. path.*, 15° livr., pl. IV.)

Ainsi il n'y a pas de cerveau et le cervelet est très
développé. Cruveilhier est sur ce point formel et les
quatre figures qu'il donne de ce cas si curieux, mettent bien en lumière cette particularité si intéressante.

Or, l'enfant habituellement assoupi avait, dit Cruveilhier, de brusques réveils, accompagnés de cris comme
ceux des enfants en proie au cauchemar. Et notre auteur insiste. Au moindre bruit, dit-il, l'enfant poussait
des cris d'effroi. Il est fâcheux sans doute qu'Ancelin
n'ait pas vécu et que cette remarquable observation ait
dû être faite sur un enfant de dix mois ; mais d'autre
part, il faut considérer qu'elle a été recueillie par un
observateur éminent, par un homme dont les paroles
font autorité en matière de constatation clinique.

Nous voici donc dans la nécessité, ou de mettre en
doute le témoignage de Cruveilhier ; ou d'admettre que
chez l'homme, comme chez les animaux de Vulpian et
de Ferrier, l'absence du cerveau peut se lier à des phénomènes d'émotion, ou pour mieux dire, de sensibilité
psychique.

Ce simple fait nous paraît d'une extrême importance ;
non seulement en lui-même, mais aussi et surtout,
parce qu'il nous montre, que dans un cas qui est pour
ainsi dire le renversement et le contre-pied de l'observation Alexandrine Labrosse, les faits observés sont

précisément ce qu'on pouvait prévoir, par les déductions
de la théorie.

Dans le cas précédent, à l'absence du cervelet se
trouve liée une indifférence remarquable; dans le cas
présent, où le cerveau manque tandis que le cervelet est
très développé, un maître de l'observation clinique, nous
assure avoir constaté un état singulier d'émotivité. N'est-
il pas frappant de voir que plus nous avançons dans
cette étude et plus les faits se montrent dociles, de voir,
à mesure que nous envisageons la question sous des
aspects plus variés, avec quelle souplesse les faits les
plus divers s'adaptent à la théorie que nous avons formulée. C'est chaque fois une nouvelle épreuve, et chaque
fois aussi une nouvelle forme de démonstration.

L'observation Ancelin nous ouvre toute une voie de
recherches. Il existe en effet des idiots très affectueux.
La question étant nettement posée, il sera facile d'établir
par l'autopsie de quelques-uns de ces malades, le rapport
de cette modalité intellectuelle avec le développement
du cervelet. Il y a là pour notre théorie un nouveau
moyen de contrôle. Nous sommes plein de confiance
dans le résultat de cette épreuve.

L'observation qui va suivre est confirmative de la
précédente. Moins éloquente que l'observation Ancelin,
parce que Vaillosge n'est pas entièrement dépourvue
de cerveau; elle nous montre cependant qu'à un état
rudimentaire du cerveau, résultat de lésions profondes produites par des atrophies multiples, correspond
une idiotie complète; et que d'autre part, ici encore à
l'état normal du cervelet, correspond comme chez
Ancelin, une impressionnabilité singulière.

5. **Obs. Vaillosge.** — CRUVEILHIER, *Atlas d'anat. pathol.*, 3ᵉ livraison, pl. VI.

Vaillosge (Alexandrine), reçue aux Orphelins à douze ans, morte à quinze ans d'un dévoiement chronique. Voici les détails recueillis pendant les deux dernières années de sa vie. Idiotie porté au plus haut degré. On était obligé d'habiller et de faire manger cette malheureuse enfant. Bien qu'elle jouît de tous ses mouvements, elle restait des journées entières accroupie, inclinant alternativement la tête soit à droite, soit à gauche. Elle ne pouvait pas non plus coordonner ses mouvements pour la marche. Il fallait la porter d'un lieu dans un autre. Lorsqu'on la menaçait, comme pour la frapper, elle poussait des cris affreux.

Autopsie. — Le crâne est très bien conformé à l'extérieur, mais il n'est pas rempli par le cerveau. Les lobes antérieurs manquent complètement; des deux côtés l'extrémité antérieure des corps striés est à découvert. Outre l'absence des lobes antérieurs du cerveau, l'hémisphère droit n'a que la moitié du volume de l'hémisphère gauche ; il est séparé du crâne par un espace rempli de sérosité. Large perte de substance à sa partie postérieure, établissant une communication avec le ventricule latéral. Les lobes moyens et postérieurs de ce côté présentent une atrophie manifeste. Du côté gauche ils sont sains. Le bulbe, la protubérance et ses prolongements ainsi que le cervelet sont dans l'état naturel.

L'observation Vaillosge augmente l'intérêt que nous offre l'observation Ancelin, parce qu'elle l'appuie et la confirme. On remarquera que Vaillosge est morte à quinze ans et à pu être facilement observée, et on notera encore, que par un hasard singulier, cette observation nous est fournie par le même observateur éminent auquel nous devons la précédente.

Nous avons donné à peu près intégralement les observations qui précèdent; il nous plairait de continuer, à mettre sous les yeux du lecteur les pièces du procès tout entières, mais nous ne pouvons plus longtemps employer cette méthode; la clarté de la démonstration y perdrait et nous risquerions de lasser la patience la plus éprouvée. Plus développée encore que celles qui précèdent, l'observation qui va suivre occupe dans les *Archives de psychiatrie*, seize pages de petit texte; c'est assez dire que les éléments qui nous intéressent, s'y trouvent dispersés comme dans les autres, au milieu de détails que nous jugeons inutiles. Il faut donc nous résigner à abréger et à extraire. Nous ferons ce travail aussi soigneusement que possible.

Avant de quitter ce groupe particulier d'observations, où la démonstration se dégage, du rapprochement de faits opposés et contraires, nous tenons à présenter au lecteur l'observation Degler. Il s'agit dans ce cas d'une atrophie congénitale du cervelet. Nous sommes sur ce point entièrement d'accord avec l'auteur, et pour les mêmes raisons. Il n'y a donc aucune lésion irritative du cervelet et par suite, aucune exaltation des instincts qui en dépendent. Il y a seulement chez Degler un état rudimentaire de cet organe, et un état rudimentaire aussi de la sensibilité psychique ; en somme correspondant à cet état psychique une simple lésion par défaut.

Cette remarquable observation est faite pour frapper tout le monde ; mais plus encore que le physiologiste c'est le psychologue qu'elle intéresse. A tous ceux qui croient que toute noblesse vient du cœur, et que toute moralité a sa source dans le sentiment, elle apporte, par une voie imprévue, une démonstration saisissante. Ici encore nous nous trouvons devant un problème psychologique, qui nous paraît à nous très simple et que pourtant on n'a pas su résoudre.

Voici un homme considéré comme idiot, exclu comme tel du service militaire, enfermé à ce titre dans un asile d'aliénés. Eh bien, cet homme s'évade six fois, il fabrique de fausses clefs pour préparer ses évasions et les combine d'une manière fort adroite; il est capable de ruse, il a pour tout des yeux d'Argus; il sait attirer la confiance et flatter (tout cela est de notre auteur) pour apprendre les choses qui peuvent lui être utiles; il passe son temps à lire des revues; enfin, et ceci dépasse tout le reste, son intelligence, nous dit M. Otto, est rapide et sûre dans les choses concrètes.

Voilà un idiot bien singulier.

Le cerveau a été examiné avec le plus grand soin et il est chez lui parfaitement normal. Il n'y a dans l'encéphale de Degler, qu'une seule anomalie; c'est la petitesse remarquable de l'organe qui nous intéresse. Et encore une fois ce cervelet n'est pas malade. Il n'y a ni rougeur, ni adhérence des méninges, et l'examen histologique nous montre, et dans l'écorce et dans la profondeur, l'intégrité parfaite de tous ses éléments. Or, quel est chez Degler, l'état de la sensibilité psychique? Le véritable philosophe, l'homme à qui l'analyse des phénomènes psychologiques est familière, l'homme qui sait quelle grande place occupent dans l'âme humaine, les instincts de sentiment ou plus simplement le cœur, peut dès maintenant prévoir et deviner tout ce qui va suivre.

Degler est égoïste et méchant, agressif et lâche, mauvais fils, menteur, voleur, dénonciateur, paresseux; enfin profondément immoral. En somme on peut le dire sans le calomnier, il est pourvu de tous les vices.

Nous suivons très exactement le texte de notre auteur. Certains passages sont pour notre thèse, plus clairs et plus formels encore.

En tout il montrait, nous dit-il, le plus grand égoïsme ; — il n'avait aucun sens moral ; — tout noble sentiment lui était étranger ; on n'a jamais observé chez lui la moindre trace d'affection ni de reconnaissance.

En voyant ainsi rapprochés les divers éléments qui la composent, il nous semble vraiment, que de toutes nos observations, celle-ci est la plus forte ; et que plus que toute autre elle est capable, de révéler à un esprit attentif la vraie fonction du cervelet. Qu'on prenne ce cas si obscur, et pour l'auteur de l'observation, et pour tous ceux qui s'en sont occupés, ou bien pour satisfaire leur curiosité, ou bien parce que leur responsabilité a été mise en jeu, par les mesures à prendre à l'égard de Degler, et qu'on l'éclaire par cette simple formule : le cervelet est l'organe des instincts de sentiment. Aussitôt toutes les obscurités disparaissent, et chaque ligne de cette observation si consciencieuse et vraiment remarquable, devient pour nous un lumineux élément de démonstration. Que dire encore ? Tout comme Gabrielle B***, Degler a vécu quarante ans sans qu'on soit parvenu à déchiffrer son état mental. Degler était intelligent, cela est bien clair, mais aussi il était dangereux. Voilà bien l'homme irresponsable qui préoccupe tant les auteurs modernes, voilà l'homme qui n'est pas fou et que pourtant il faut enfermer.

Tout comme Alexandrine Labrosse, Degler juge et condamne la théorie de Gall, et nous estimons qu'à lui seul il réfute suffisamment celle de M. Luys. Si celui-ci avait raison, Degler eût été très faible. Or sa force, dit l'auteur, était extrêmement remarquable, et à plusieurs reprises, il est sur ce point fort explicite et très affirmatif. Après la force, notons aussi la sûreté, la dextérité, l'harmonie des mouvements. Elle a été aussi soigneusement constatée, et nous donne un bon argument contre la théorie de Flourens.

Otto, s'appuyant sur l'observation du caractère de Degler, propose à la fin de son travail une nouvelle théorie du cervelet. Il fait de cet organe un appareil modérateur de la volonté. Tout comme la théorie de Lussana, cette conception nous semble bizarre et nous ne saurions nous y attarder. La nature est plus simple que cela. De plus, cette théorie est bâtie sur un fait unique ; et à supposer que la manière d'être de Degler ait été bien interprêtée, ce fait n'a point d'analogue. Il n'y a pas en général d'impulsions violentes chez les malades atteints de lésions du cervelet. Il n'y en avait pas notamment chez Alexandrine Labrosse qui, au lieu d'être constamment dans un état d'abattement morne, eût dû, dans cette théorie, en avoir d'irrésistibles. De son côté l'anatomie comparée, lui donne un démenti formel.

6. Obs. Degler. — Rédacteur OTTO. — *Archives de psychiatrie*, 1874, page 730.

Joseph Degler (de Carlsruhe), né en 1831... Il montrait une grande aptitude pour les femmes... il commença de bonne heure à voler.

Il n'avait pour sa mère ni affection ni reconnaissance, et profitait de chaque occasion pour la battre. En 1851 il fut libéré du service militaire pour faiblesse d'esprit.

En 1852 on cherche à le faire admettre dans l'établissement spécial d'État de Carlsruhe. Voici les raisons invoquées :
« Parce que Degler souffre de naissance et sans aucun doute

d'une mauvaise organisation du cerveau, et par suite d'une faiblesse d'esprit qui le met dans un état d'idiotisme, qui lui ôte toute espèce de responsabilité, et parce que, avec sa force corporelle, son idiotisme est un danger pour la sûreté des autres... »

L'année suivante, son entrée est de nouveau demandée comme indispensable. *Degler avait poursuivi sa mère avec un couteau plusieurs fois*; il avait volé, brisé les armoires de sa mère pour se procurer de l'argent : sa fureur sexuelle était grande, rien ne pouvait la modérer. Même dans la rue il était inconvenant avec les jeunes filles et les poursuivait. *Il était méchant*. Sa force était extrêmement remarquable.

En 1853 il fut accepté dans l'établissement... En juillet il se sauva chez sa mère qui le ramena aussitôt. Une seconde fuite a lieu l'année suivante. Celle-ci par suite des obstacles demandait beaucoup d'agilité et de force. Il se sauva d'un deuxième étage en traversant deux murs et une rivière qui entouraient l'établissement. Il retourna chez sa mère qui le ramena. Deux jours plus tard il se sauva par la même voie. Une observation du médecin de cette époque, le décrit comme bien portant corporellement et fort, *mais faible d'esprit* et ayant la haine du travail au plus haut degré, avec aptitude à gâter et à briser. Il vole où il peut, c'est un menteur émérite et qui met partout la discorde. *L'évasion dont nous venons de parler avait été combinée d'une manière fort adroite...*

En février 1857, il se sauva de nouveau chez sa mère qui le ramena aussitôt.

Dans le protocole de l'année 1857, il est noté comme entêté et opiniâtre, très porté au mensonge, disposé au vol, à abîmer, à *maltraiter les personnes faibles*, à se sauver. Le 22 juin 1857, nouvelle fuite pour laquelle il est obligé de briser un poêle scellé dans le mur. Comme il devait passer par le fossé, il prit dans le jardin deux bancs, qu'il plaça aux endroits les plus profonds et sur lesquels il le traversa... A côté de toutes les évasions qui sont notées, il faut marquer un grand nombre de tentatives de fuite qui n'ont pas réussi. Presque toutes ont un caractère de violence : Démolition de poêle et de

murs, *imitation de clefs*, découverture de toits ; déchirure de
draps et de tapis pour s'en faire des cordes.

Le 16 décembre 1861, il fut mis en liberté comme essai.
Vols et achats ridicules.

Le 24 février 1862, il fut ramené dans l'établissement,
parce qu'il n'avait aucunement conscience de la folie de ses
actions.

Dans l'acte de tutelle de l'année 1864, on insiste sur la fausse
direction de sa volonté, et le manque de toute influence et de
toute réflexion raisonnable.

En 1867 eut lieu la dernière évasion ; le malade, pour
cause de pédérastie, avait été mis dans la camisole et la chaise
de force. *Il parvint la nuit même à se détacher, à faire
sauter la porte de la cellule, comme celle du magasin d'ha-
bits le plus voisin*, sortit habillé de cette chambre, ouvrit
encore différents appartements où il prit des choses utiles
ou non, et parvint enfin au moyen d'une clef volée à s'enfuir...

A partir de 1869 Degler fut mis sous ma direction. C'était
un homme grand, bien bâti, élancé, d'une force d'os et de
muscles extraordinaire ; sa tenue était droite et son air hardi...
Le regard était instable, craintif, regardant çà et là ; *l'innervation était partout normale ; la force des muscles très
puissante ; les mouvements tous sûrs, pleins de force, harmonieux,
habiles, mais fébriles et impulsifs;* parole normale, intelligence
très minime.

Le malade, quoique élevé dans un *Privat-Institut* re-
nommé, n'avait même pas les connaissances que l'on tire d'une
simple école de village ; il écrivait mal et orthographiait avec
énormément de fautes. Il ne pouvait compter que de petites
sommes, lisait d'une façon ordinaire. De connaissances spéciales, autant que rien.

*Son intelligence était rapide et sûre dans les choses concrètes,
mais n'existait plus, aussitôt qu'il s'agissait de passer aux
choses abstraites;* par suite, il manquait absolument d'une
appréciation juste ; *les hauts buts de la vie lui étaient étrangers, et ses désirs n'allaient pas au delà de la satisfaction
des jouissances sensuelles...*

Il n'avait jamais de goût à un travail régulier ; ce qu'il faisait, avait toujours en vue l'utilité immédiate, et devait servir à lui procurer des facilités, pour se mettre en communication avec les autres malades, à être utile à ses vues, à étudier la topographie, ou à favoriser ses désirs, etc. *Il lisait bien, souvent des revues*, mais souvent aussi il n'était pas en état de répéter ce qu'il avait lu.

Il n'avait aucun sens moral, il était menteur et voleur d'habitude ; il volait où il pouvait et sans choix ; même des objets inutiles. Les gardiens ne pouvaient avoir assez d'yeux sur lui. Il avait des cachettes pour ses provisions volées. Il se livrait à la masturbation et à la pédérastie avec fureur, autant qu'il pouvait le faire en trompant une surveillance assidue. A l'égard des femmes de l'établissement, il cherchait autant et aussi souvent qu'il le pouvait, à se mettre en relation, et de loin leur présentait ses hommages d'une façon niaise.

La dénonciation lui procurait une grande joie, comme toute occasion de faire tort au prochain. Il avait pour tout des yeux d'Argus, savait partout attirer la confiance et flatter pour tout apprendre, et s'en servir dans les occasions favorables, et tout spécialement pour se venger de ce qui lui était refusé.

Il était pour cette raison, très redouté des gardiens. A ce plaisir qu'il éprouvait à faire du mal à autrui, se liait une tendance à taquiner, tourmenter, insulter. Les petites taquineries lui étaient habituelles ; il ne passait jamais près d'un malade, sans lui donner une poussée ou un coup, s'il n'avait rien à craindre de lui. Il était en tout temps capable des crimes les plus forts ; plusieurs fois il a cherché à donner des coups mortels, a mettre le feu, à empoisonner.

Toute sa vie était une chaîne non interrompue de mauvaises actions. Tout noble sentiment lui était étranger. On n'a jamais observé chez lui, la moindre trace d'affection ni de reconnaissance. Jamais de repentir après une mauvaise action. Malgré son long séjour dans l'établissement, *il n'eut jamais un ami.* S'il se liait avec un autre malade, c'était parce qu'il trouvait un associé à ses vices, ou des personnes sans défense et faibles, qu'il aurait pu faire servir à ses actes immoraux.

En tout il montrait le plus grand égoïsme... Il n'avait aucun besoin de religion. Il allait bien régulièrement à l'église, mais seulement comme distraction. Sur sa demande il soufflait l'orgue ; le reste du temps il n'avait d'yeux que pour les femmes qui entraient... En ceci encore il montrait son défaut de justesse d'esprit, qu'il pouvait, au moment même où on sévissait contre lui pour une mauvaise action, demander une faveur, et ne comprenait pas qu'une punition empêchât qu'on exauçât sa demande. Il montrait bien en cela qu'il ne comprenait pas la valeur d'une punition en elle-même. La punition du reste, ne l'améliora jamais.

Sa tendance le portait surtout à la réalisation de ses penchants immoraux. Ses actes avaient un caractère impulsif ; ses vols reconnus, comme les différents dommages qu'il pouvait causer aux personnes et aux choses. Une volonté libre et claire était loin de lui. Son but était toujours sa délivrance de l'établissement, et sa vengeance contre ses ennemis réunis. Il travaillait continuellement au moyen d'atteindre ce but, et rien pour cela ne lui était trop mauvais... Punir ceux qui l'auraient offensé était une de ses idées favorites ; et quand il en parlait, ses yeux brillaient de satisfaction... *Pour s'enfuir avec ruse et force, quelquefois par l'incendie il essaya de l'effraction...* Plusieurs fois il se jeta avec un couteau sur le gardien chef, *mais il n'avait aucun courage personnel ; c'était avant tout un caractère lâche ; jamais il ne provoqua de querelles avec des malades forts ; dans le cas contraire, il provoquait autant qu'il pouvait.* — Phthisie et mort subite par vomissement de sang le 10 avril 1870.

Autopsie. — Anomalies diverses et sans importance pour nous à la base du crâne.

La dure-mère est normale, la pie-mère est parfaitement lisse et transparente ; elle se laisse partout facilement détacher de la substance grise du cerveau.

Le cerveau, dans la convexité, est d'une forme tout à fait normale et ne montre aucune atrophie ; la disposition des circonvolutions n'est pas très petite, mais ne dépasse pas la moyenne. La base du cerveau, aussi loin qu'elle appartient au grand cerveau, est aussi très normale.

Mais à côté de cela, la protubérance est un peu étroite *et le cervelet extrémement petit*. Celui-ci mesure dans sa largeur cinq centimètres; dans sa plus grande hauteur trois centimètres, et dans sa plus grande coupe d'épaisseur deux centimètres trois quarts. Il est recouvert en arrière, par trois centimètres des lobes occipitaux du cerveau. Son poids, comprenant la protubérance et la moelle allongée, donne dans l'état durci 20 grammes, tandis que le cerveau durci pèse 818 grammes. La plus grande longueur du cerveau égale 18 centimètres, la plus grande largeur 14 centimètres et demi.

Il faut encore faire les observations suivantes. La protubérance dans la partie gauche est un peu plus étroite, et sur le côté un peu plus plate que sur la partie droite. Le cervelet n'est pas symétrique, la moitié gauche est plus étroite... (Détails sur la forme des lobes et lobules du cervelet.) Les autres parties de la base du cerveau sont normales, et particulièrement, l'arrangement et le calibre du crâne ne montrent aucune anomalie.

Épicrise. — *Il y a au plus haut degré un retrécissement du cervelet.* Si nous nous en demandons la pathogénie, nous sommes amené à constater, que la petitesse du cervelet correspond à la petitesse de la boîte cranienne. Le cervelet mesure cinq centimètres en largeur, et autant ont les parties plates des fosses occipitales. Les deux s'adaptent absolument l'un dans l'autre... D'après ce qui précède, l'arrêt de développement date du premier âge; il ne peut être question d'une atrophie survenue plus tard. Les preuves en sont manifestes; la disposition des os n'est pas explicable, si cette atrophie est survenue à un âge plus avancé. Les symptômes ordinaires d'une atrophie du cervelet manquent, les sillons de celui-ci ne sont pas complètement formés. Enfin l'état anormal de l'intelligence date de l'enfance et a persisté toute la vie.

La deuxième question dont le critique doit s'occuper, est de reconnaître l'anatomie après l'examen clinique des faits.

La réponse paraît d'abord extrêmement simple, car *dans tout
le cerveau il n'y a d'anormal que le cervelet.*

Nous ne nous arrêterons pas sur la protubérance, car en
ce qui concerne les petites anomalies qu'elle présente, elles
sont tellement minimes que ce n'est pas la peine de s'en
occuper. *On doit donc croire que toute la maladie, est uniquement produite par le cervelet ; mais en pensant ainsi, nous nous
mettons en contradiction, avec toutes les théories qui jusqu'aujourd'hui ont été faites sur les fonctions du cervelet.* Les expériences qui, jusqu'aujourd'hui, ont été faites sur les fonctions
de cet organe, n'ont donné jusqu'à présent aucun résultat
satisfaisant, et Schiff lui-même, un des premiers expérimentateurs connus, a été obligé après avoir travaillé la matière, de dire que les fonctions du cervelet sont encore inconnues. La pathologie a fourni un certain nombre de renseignements, mais ils sont tels que Longet a encore été obligé
d'avouer, après une critique attentive des expériences physiologiques, que la signification du cervelet, est un des problèmes les plus ardus de la physiologie. Dans cet état de question, les vues des différents auteurs, ne sont pas faites pour
nous arrêter. Dans notre cas, les mouvements, l'agilité, la
force étaient en excellent état.

*Nachtrag d'Otto. — Les recherches microscopiques ultérieures,
nous ont montré que le petit organe, se composait d'éléments absolument normaux.* Dans l'écorce, chaque couche est parfaitement formée, et les éléments particuliers, tout spécialement les
cellules, sont normaux. Il en est de même des fibres nerveuses
et de la substance médullaire, qui se montrent tout à fait normales. Il n'y a rien à noter d'extraordinaire dans les fibres
nerveuses de la substance médullaire ; en sorte que le rudi-
ment cérébelleux, était organisé d'une façon normale.

(*Archiv für Psychiatrie*, 1876, p. 859.)

Ne quittons pas l'observation Degler, sans jeter un
coup d'œil en arrière. Nous attirons sur le court résumé
qui suit, toute l'attention du lecteur.

Voici six cas.

Dans le premier, à des tumeurs tuberculeuses intéressant la substance grise, correspondent des terreurs inexplicables. Le cerveau est sain et la raison est intacte.

Dans le second, sous l'influence de l'irritation causée par la sclérose, la malade vit pendant des années, dans un état de frayeur et d'émotion perpétuels. Le cerveau est sain et la raison parfaite.

Dans le troisième le cervelet manque, et l'observateur a été frappé de l'apathie et de l'indifférence du sujet. Encore une fois, le cerveau est sain et la raison intacte.

Dans le quatrième cas, c'est le cerveau qui manque, tandis que le cervelet est normal, et un observateur de premier ordre, nous assure avoir constaté, des signes manifestes et notables de sensibilité psychique.

Dans le cinquième, le cervelet est tout aussi normal et le cerveau profondément lésé, et l'état psychique observé (ici encore par Cruveilhier), est exactement semblable à celui de l'observation précédente.

Enfin, dans le sixième, à l'agénésie du cervelet se trouve lié un état d'esprit très particulier, qui trahit dans tous les actes, dans toutes les pensées du sujet, une pauvreté évidente, en même temps que des états inférieurs de la sensibilité psychique.

Nous ne faisons que commencer l'examen des observations, mais il nous semble dès maintenant impossible, d'échapper à la conclusion qui se dégage avec évidence, du rapprochement de ces quelques faits. Ajoutons seulement que, chez aucun de ces malades, on ne remarque de troubles notables du mouvement, et que le sixième, Degler, est très particulièrement signalé, comme doué de mouvements sûrs, et d'une grande force musculaire.

Après ce qui précède, nous ne pouvons invoquer un meilleur, un plus solide argument, qu'un changement de caractère survenu à l'occasion d'une lésion du cervelet. En voici deux qui ont toute la précision, et pour ainsi dire tout l'éclat que nous pouvions souhaiter. On remarquera, en ce qui concerne Bourgoin, cette circonstance importante, qu'on a été frappé de la coïncidence de ce changement, et de l'apparition des symptômes que nous savons liés à la lésion cérébelleuse.

7. Obs. Pierre Bourgoin. — Hérard, *Union médicale*, 1860, p. 231. — *Kyste séreux ayant détruit la presque totalité du lobe droit du cervelet.*

Cinquante-cinq ans.. Sa femme, de qui je tiens tous les détails antérieurs à son admission, m'a raconté que, dès le mois de mai 1859, elle avait remarqué un changement notable dans le caractère de son mari, qui jusque-là doux et affectueux, était devenu violent, emporté, indifférent pour les personnes et les choses qu'il aimait le mieux auparavant.

Dès cette époque sa mémoire commença à s'affaiblir ; peu de temps après divers signes de lésion du cervelet : Céphalalgie, titubation, vomissements. Entrée à Lariboisière le 2 novembre 1859. La physionomie du malade ne trahit aucune souffrance ; loin de là, l'expression est tout à fait naturelle et pleine de bonhomie. Le malade répond à la plupart des questions qui lui sont adressées avec vivacité ; cependant quelques-unes de ses réponses sont erronées et incohérentes, la mémoire surtout paraît singulièrement diminuée. C'est ainsi que, le lendemain de son entrée, il soutient qu'il est dans notre service depuis quinze jours. Du reste pas d'agitation, pas de délire. L'intelligence alla graduellement s'obscurcissant. Nous le trouvions à la visite souvent endormi, et au lieu de sa conversation vive et enjouée, il ne nous répondait plus que par brefs monosyllabes, et retombait promptement dans son assoupissement.

Coma, et mort le 31 décembre 1859.

Autopsie. — Cerveau : Toutes ses parties constituantes sont examinées avec le plus grand soin et ne présentent aucune lésion.

Cervelet : L'hémisphère droit renferme un kyste séreux, contenant 30 grammes environ de liquide. A sa surface il existe un corps rougeâtre de nature indéterminée. Le kyste avait détruit la plus grande partie de l'hémisphère ; il ne restait plus de la matière cérébelleuse, qu'une épaisseur d'environ 2 à 3 millimètres à la face supérieure, et 3 à 4 millimètres à la face inférieure.

Il se trouvera sans doute des lecteurs, pour relever d'abord dans cette observation l'incohérence des réponses. Nous nous bornerons à remarquer : 1° qu'au moment même où il la signale, M. Hérard nous dit que le malade répondait correctement à la plupart des questions qui lui étaient adressées ; 2° que cette remarque appartient aux derniers temps de la maladie. Enfin, très convaincu des influences réciproques, qu'exercent l'un sur l'autre les deux organes encéphaliques, très convaincu que les lésions du cervelet doivent pouvoir, dans certains cas, déterminer des troubles du cerveau psychique, comme elles agissent si souvent aussi, sur les fonctions du cerveau moteur, nous ne nous demanderons même pas si, dans l'esprit de M. Hérard, le mot incohérence a bien le sens rigoureux, de trouble de la raison, de démence. Sans nous arrêter à ce détail, nous passons sans hésiter à l'observation suivante.

8. Obs. N***, marchand de fer. — *Journal de Magendie,* 1823, p. 130.

Soixante et un ans. Chute et coup à la partie postérieure droite de la tête. Pendant quelques jours il eut le sentiment d'un poids ou d'une boule logée dans cette partie. Il oublie ensuite son accident. Il avait conservé sa gaieté ordinaire, le sommeil, l'appétit.

Ce ne fut que vers le milieu de 1819, qu'il survint un changement notable dans sa manière d'être. Il devint triste, colère, irritable; peu de chose suffisait pour lui faire perdre patience, et jamais ses emportements n'étaient proportionnés, d'après son aveu, aux motifs qui les avaient fait naître.

A la suite de ses emportements, il éprouvait un tremblement dans les jambes qui l'obligeait à s'asseoir. A peu près à la même époque, il se manifesta une telle faiblesse dans la jambe gauche, qu'il ne pouvait se tenir debout ni marcher. Fièvre, délire, prostration, et mort le 17 septembre de la même année.

Autopsie. — Cerveau sain. — Cervelet : abcès et ramollissement du lobe droit ; injection de la substance corticale, et dépression de cinq lignes sur sept, à la partie moyenne et inférieure de l'hémisphère droit. Cette dépression communique avec une excavation d'où il s'écoule une petite quantité de pus. Les parois du foyer sont ramollis, et la désorganisation s'étend dans le sens du pédoncule moyen. Avant de sortir du cervelet pour joindre la protubérance, toute la matière blanche qui forme le pédoncule est désorganisée. Les radiations du pédoncule dans le cervelet sont également altérées, mais à un degré moindre que le pédoncule lui-même. Le lobe gauche est sain.

A cette remarquable observation, tout commentaire semble inutile. Le cervelet est malade, et il existe une exaltation manifeste de la sensibilité psychique. D'autre part, le cerveau est sain et la raison est conservée. Elle l'est à ce point, que le malade a nettement conscience du trouble survenu dans l'équilibre de ses facultés mentales. Il nous semble impossible de refuser à ce fait une valeur probante, et nous nous demandons par quelle subtilité on pourrait échapper aux conclusions qui s'en dégagent.

9. Obs. Contricci. — **Candellé**, Thèse de Paris, 1871, p. 42.

Contricci, Mélia, six ans. — Depuis déjà trois semaines l'enfant pâlissait, maigrissait, et l'on pouvait s'apercevoir d'un changement de caractère chez elle. Vomissements. Depuis trois jours elle s'est mise au lit, en poussant des cris continuels, indiquant qu'elle souffrait de la tête. D'après la mère, il y aurait eu contracture des quatre membres. Aujourd'hui coma presque complet et résolution absolue, puis strabisme, contracture des quatre membres; mort.

Autopsie. — Foyer hémorrhagique de la grosseur d'un pois au niveau de la corne d'Ammon. Un tubercule dans l'épaisseur de la protubérance en haut et un peu à droite; un autre à la surface inférieure du lobe droit du cervelet et un peu en avant; pas d'indication de volume.

Il ne manque à cette observation que deux mots, pour lui donner toute la valeur de la précédente. On remarque en effet que l'auteur, en notant le changement survenu dans le caractère, n'a pas pris soin d'en définir la nature. Mais on regrettera moins cette lacune, en remarquant que dans la langue médicale, cette expression a toujours, et très rigoureusement, le sens, d'un changement survenu dans l'état de la sensibilité de l'esprit. Ajoutons qu'il est survenu brusquement et que la marche de la maladie a été rapide. Ces circonstances, en la rendant plus frappante, ajoutent à la valeur de l'observation.

Nous rencontrons ici pour la première fois, la coïncidence si fréquente, des tubercules du cervelet et de la protubérance. Notre observation n'en n'est nullement diminuée. Nous démontrerons en effet plus loin, que les troubles psychiques observés dans les tumeurs de la protubérance, ne sont que l'expression des troubles qu'elle détermine, dans les fonctions du cervelet lui-même. Mais dans l'intérêt de la clarté de notre démonstration, nous croyons devoir pour le moment réserver cette question.

10. Obs. de Godefroy. — *Mémoires de médecine militaire,* 1827, XXII, p. 383.

Le nommé C., âgé de huit ans, était depuis deux ans dans un état de souffrance presque continuel. Les douleurs de tête étaient parfois extrêmement vives et suivies de convulsions, ce qui, malgré l'air gracieux et enjoué dont il jouissait auparavant, le rendait extrêmement triste. Mort subite.

Autopsie. — Méninges saines, cerveau sain, hydropisie ventriculaire. Dans le lobe droit du cervelet, à sa partie supérieure et externe, tumeur à peu près sphérique de 35 et 30 millimètres. Elle était recouverte par des couches de substance grise entièrement ramollie. Ouverte dans son milieu, cette tumeur offrit beaucoup de consistance, et avait la plus grande analogie avec les glandes squirrheuses. Sa couleur était d'un blanc verdâtre ; à son centre ou remarquait un point de ramollissement.

Voici encore une observation bien probante, un changement de caractère produit par une tumeur du cervelet, en l'absence de toute lésion du cerveau. Et ce changement a dû être très remarquable, car l'auteur nous montre assez par l'importance qu'il attache, à une longue et minutieuse description d'une anomalie du rein, qu'il ne songe à rien moins qu'à observer des phénomènes psychiques, que tout préoccupé de médecine courante, il n'a dû noter que parce qu'elle était très frappante, la tristesse survenue chez l'enfant. Il est digne de remarque qu'elle a coïncidé avec l'apparition de la céphalalgie et des convulsions, c'est-à-dire avec les symptômes de la formation de la tumeur. Dans cette tumeur, que l'auteur regarde comme un cancer, nous croyons plutôt voir un tubercule; mais peu importe ici sa nature; cancer ou tubercule, en frappant le cervelet, elle a déterminé une tristesse extrême. Voilà ce qu'il importe d'en retenir.

11. Obs. Jacques-Marie. — LÉLUT, *Annales médico-psychol.*, 1844, p. 462.

Quarante-sept ans, entré le 15 février 1831, dans la division des aliénés de Bicêtre. Caractère violent, très irascible. Depuis octobre douleurs très aiguës dans la tête. Le 10 février 1831 Jacques-Marie commence à déraisonner; il se met en colère pour les plus légères contrariétés et menace de frapper, réponses lentes et difficiles.

17 mars. —Le malade se sent plus mal, et dit que le lendemain il ne sera plus. Mort presque subite.

Autopsie. — Adhérence très légère le long du bord supérieur et interne de l'hémisphère droit du cerveau. La superficie en cet endroit est rouge, éraillée et un peu ramollie; le cerveau proprement dit ne présente pas d'autre lésion.

Cervelet : Dans la partie supérieure et interne du lobe gauche, tumeur du volume d'une grosse noix; son tissu extérieur est plutôt réniforme qu'encéphaloïde; elle forme intérieurement un kyste fibreux rempli de sang. Au pourtour de la tumeur, le tissu des circonvolutions cérébelleuses est altéré.

NOTA. — *Il est possible, utile peut-être, de faire sur cette observation deux remarques ayant trait à la physiologie de l'encéphale. La première, c'est qu'à une altération dans le cervelet, correspondait une altération dans les mouvements, mais aussi une altération dans l'intelligence.* La seconde, c'est que cette altération cérébelleuse, n'était en aucune façon corrélative des lésions des fonctions sexuelles. Le sujet de cette observation n'a présenté aucun symptôme de ce genre.

Il est bien remarquable, pour ceux que ces questions intéressent, de voir un des partisans les plus fermes de

l'unité cérébrale, un des adversaires les plus autorisés
de la phrénologie, entraîné par sa sincérité d'observateur,
à nous fournir un témoignage, qu'il serait fort embarrassé de concilier avec ses doctrines. Les quelques mots
de M. Lélut valent à nos yeux plus que l'observation.
Quant à l'expression, « le malade commence à déraisonner », nous sommes fort heureux de la rencontrer
ici. Il paraît clair en effet par le contexte, que pour
M. Lélut, le malade déraisonne parce qu'il se met facilement en colère. Cette faute évidente de langage, rencontrée sous la plume d'un homme, habitué pourtant
à peser ses termes, nous montre bien la nécessité de
porter sur tous ces textes, un jugement d'ensemble et
dans une certaine mesure dégagé du détail.

12. Obs. Pasquier. — Cruveilhier, *Atlas d'anat. pathol.*,
18e livraison.

Vingt et un ans, soldat sortant de prison. Pendant les deux
années de réclusion qu'il subit, il fut triste, irritable, restant
habituellement couché, parlant peu. A son entrée au Val-
de-Grâce son intelligence était très affaiblie; il répondait
rarement juste aux questions qui lui étaient adressées, gardant le silence, ou articulant quelques paroles brusques ou
incohérentes. Ses demandes cependant étaient précises, impérieuses. Le chirurgien l'ayant menacé de le renvoyer en
prison, il lui lança son pot d'étain à la tête. On diagnos-
tiqua une encéphalite chronique. Il meurt phthisique, avec
toute sa connaissance, en 1828.

Autopsie. — Infiltration sous-arachnoïdienne d'une matière
gélatineuse. — Dans l'hémisphère gauche du cervelet se voient
deux masses tuberculeuses, dont chacune a le volume d'un
œuf de pigeon. Toutes deux occupent la face supérieure de
l'organe, et font une légère saillie à la surface. La substance
environnante n'était ni injectée ni ramollie.

Ainsi morosité, irritabilité, diminution des facultés intellec-

tuelles, tels sont les seuls symptômes qu'ait éprouvés ce malade.

Cette observation ressemble fort à la précédente, et elle appelle aussi des remarques toutes semblables; c'est pourquoi nous l'avons placée ici. Elle est en effet moins belle, que celles qui précèdent et qui suivent, et nous y attacherions moins d'importance, sans le commentaire que lui a donné Cruveilhier. Sans idée préconçue, sans parti pris d'aucune sorte, un des observateurs les plus exacts et les plus distingués de notre temps, constate que, dans un cas où le cerveau est sain et le cervelet atteint de tubercules, les seuls symptômes présentés par le malade sont des troubles de la sensibilité psychique.

On va nous objecter ces mots : « l'intelligence était très affaiblie; il répondait rarement juste aux questions. » Voici le cas d'appliquer la règle que nous formulions tout à l'heure. Il n'est pas étonnant qu'en l'absence de toute direction donnée à l'esprit de l'observateur, il ait pu échapper à celui-ci quelques mots peu exacts. Et notre auteur du reste, prend soin d'en atténuer le sens. « Les demandes du malade, nous dit-il, étaient précises, impérieuses. » Et plus loin encore : « Il meurt avec toute sa connaissance. » La raison était donc conservée et, à bien examiner le texte, on peut raisonnablement supposer, que le défaut de justesse attribué aux réponses, était moins chez Pasquier un acte de déraison, de démence, qu'un défaut de mesure attribuable à l'exaltation des instincts de sentiment. L'âge du malade, le talent de l'observateur donnent à cette observation une singulière importance.

13

13. Obs. Renard Augustin. — Laugier, *Mém. de méd. milit.*, 1820, VIII, p. 179.

Vingt-cinq ans, entra au service avec la plus grande répugnance, et fit tous les efforts possibles pour s'y soustraire; mais toutes ses tentatives furent infructueuses.

Dès lors il devint triste et silencieux. Il évitait ses camarades. S'il lui arrivait de parler, ce n'était que pour exprimer ses regrets d'avoir quitté son pays, dont l'idée l'occupait sans cesse. Tous les signes de la nostalgie se manifestèrent. Renard voulut entrer à l'hôpital de Vannes; on s'y opposa par intérêt pour lui, supposant avec raison, qu'il aurait bien moins de distractions, s'il était renfermé avec des malades, qu'il n'en trouvait étant libre au milieu d'une ville. Toutes les précautions furent inutiles, et son chagrin s'augmentait incessamment, Renard entra enfin à l'hôpital de Belle-Isle-en-Mer. Vomissements, grands maux de tête. Il ne peut conserver aucun aliment et rejette même les liquides. Au commencement de juillet il était tellement affaibli, qu'il n'essayait même plus de prendre aucune nourriture, et qu'il pouvait à peine répondre par monosyllabes.

Ses yeux languissants enfoncés dans leur orbite, exprimaient la tristesse la plus profonde. Mort le 24.

Autopsie. — Dans le crâne, les méninges et la surface du cerveau ne présentaient rien d'anormal. La consistance de ce viscère me parut un peu plus grande que dans l'état naturel. En examinant le cervelet, mon doigt pénétra à la partie inférieure et interne de l'hémisphère gauche, dans une espèce de poche, dont les parois étaient formées par la substance médullaire. Cette poche contenait trois corps mous, ovoïdes, d'un volume égal à celui d'un petit œuf de pigeon, réunis par du pus épaissi, et dont la surface était en suppuration aussi bien que celle de la poche. Ces globules paraissaient être des produits de l'inflammation chronique ; mais, après avoir comparé leur couleur et leur consistance à celle du cervelet, après les avoir soumis à l'ébullition ainsi que des lambeaux de cet organe, il fut aisé de voir, qu'ils n'étaient que des portions de la substance cérébrale, détachées au moyen de la suppuration, et dont la couleur était légèrement altérée par l'effet de la maladie.

Nous avons présenté d'abord l'observation Pasquier, à cause de l'importance que lui donne le commentaire de Cruveilhier; mais celle-ci est bien plus concluante. Il n'y a en effet, chez Renard, aucune mention de trouble psychique de l'ordre rationnel; il n'y a aussi aucune lésion du cerveau; et d'autre part, en même temps que le cervelet contient trois gros tubercules, la tristesse est des plus profonde. Nous pourrons accumuler les observations, mais nous n'en saurions trouver de plus probantes.

L'anatomie pathologique manque sans doute de clarté; nous n'admettons plus cet isolement, cette dissection par le pus, d'une partie de la masse encéphalique; mais en 1820, à l'époque où écrivait Laugier, l'anatomie pathologique n'existait pas encore, et il n'est pas étonnant que la nature exacte de ces tumeurs ait été méconnue. Il nous paraît bien clair que ce sont des tubercules; en tout cas, y eût-il sur ce point erreur de notre part, cette erreur n'infirmerait en rien, les conclusions que nous tirons de ce fait remarquable. On pourrait aussi discuter la question de savoir, dans quelle mesure la nostalgie a pu être ici cause ou effet, mais qu'importe. Le rapport étroit qui unit la tristesse, à la présence des tubercules dans le cervelet, se trouve une fois de plus affirmé avec éclat, dans l'observation qu'on vient de lire. Le reste est accessoire.

14. Obs. Tabour.—HANOT, *Bull. de la Soc. anat.*, 1874, p. 400.

L'observation Tabour ne contient que quelques mots qui nous soient utiles, mais, si brefs qu'ils soient, ils suffisent à lui donner **une** sérieuse valeur. Ses éléments sont simples et quelques mots les résument : Cerveau sain, tumeur tuberculeuse du cervelet et de la protubérance, et en même temps tristesse profonde observée chez un homme de trente-six ans. Nous réservons toujours la question de la protubérance. Voici maintenant ce qu'elle nous donne, si nous entrons un peu plus dans le détail. La tumeur du cervelet a le volume d'une noisette; elle est à droite et occupe l'arbre de vie. Celle de la protubérance a la grosseur d'une aveline. Nous avons dit que Tabour a trente-six ans; l'âge du malade est évidemment une condition avantageuse, à l'observation exacte de son état psychique. Enfin, c'est un observateur distingué, M. Hanot, qui **a** été frappé de sa tristesse.

Tristesse profonde, dit le texte, sentiment d'une mort prochaine.

Il n'y a vraiment pas à commenter l'observation Tabour; elle parle assez haut d'elle-même. Mais nous devons signaler au lecteur, un symptôme nouveau et fort digne d'intérêt, parce qu'il vient à l'appui de la relation intime qui existe, comme nous l'établirons plus **tard,** entre l'acoustique et le cervelet. La céphalalgie occipitale augmentait, nous dit l'auteur, par les bruits extérieurs; et plus loin il nous dit encore, que l'ouïe était diminuée à droite, c'est-à-dire du côté de la lésion. Il y a donc, contrairement à l'opinion commune, des troubles de l'ouïe dans les maladies du cervelet, et ces troubles sont très divers. La fonction peut être exaltée, et elle peut être aussi diminuée. Notons enfin pour ne rien omettre, un peu de paresse intellectuelle. « La mémoire diminuait un peu et il faisait ses calculs plus difficilement. » Mais **M. Hanot** ne nous dit rien de l'état des ventricules; et leur hydropsie, qui est la règle dans les tumeurs du cervelet, nous donnerait de ces phénomènes une explication très simple. Du reste, en l'absence de toute lésion du cerveau, ils ne peuvent être qu'un argument en faveur du cervelet psychique.

15. Obs. Gaulard. — Duplaix, *Bull. de la Soc. anat.*, 1881, p. 84.

Quarante-sept ans, entre en janvier 1881 à Saint-Antoine, service Duguet, malade depuis dix-huit mois. Divers symptômes de maladies du cervelet. Diagnostic : tumeur cérébrale. L'état de l'intelligence laisse beaucoup à désirer. La mémoire n'est plus ce qu'elle était auparavant, mais ce qui frappe surtout, c'est l'état d'hypochondrie dans lequel le malade est plongé. Mort subite.

Autopsie. — Les méninges sont absolument saines, et il n'y a nulle part d'épaississement, en un mot rien d'anormal.

Lobe droit du cervelet. — Sur une coupe parallèle aux faces, on trouve des points d'un jaune verdâtre de la grosseur d'un haricot, et disséminés dans cette partie du cervelet. Quelques petits points de la grosseur d'un grain de semoule, sont disséminés autour des plus gros noyaux. Ce sont des tubercules du cervelet. Tubercules aux sommets des poumons. Le lobe gauche du cervelet était absolument sain, de même que le cerveau. Les autres organes ne présentaient rien d'anormal.

L'observation Gaulard nous semble encore d'un très grand intérêt. On sait assez que dans la langue courante, hypochondrie est synonyme de mélancolie et de tristesse, c'est-à-dire d'un état anormal, d'une maladie de la sensibilité psychique. Or Gaulard, dont l'auteur nous dit formellement que le cerveau est sain, et le cervelet droit rempli de tubercules, est plongé dans un état d'hypochondrie manifeste. Nous estimons trop

vague pour qu'on puisse en tirer parti, ou pour ou
contre nous, la mention relative à l'état de l'intelligence
et de la mémoire. Il n'y a vraiment ici qu'une chose
bien nette, c'est que la tristesse est liée à des tubercules
du cervelet, et coïncide avec l'intégrité du cerveau.
L'observation Gaulard est donc vraiment probante, et de
celles qui ne comportent, aucun travail de critique ou de
discussion.

16. Obs. N., soldat. — RENNES, *Arch. de méd.*, 1828, p. 218.
Tubercules volumineux dans les deux hémisphères du
cervelet, envahissant la moitié de la substance de cet organe.
Vingt et un ans. Il se présente à mon observation le 1ᵉʳ janvier 1822. A dater de ce jour, je commençai à le voir chaque
matin. Douleur occipitale. Vomissements.

Il était couché sur le côté droit, la tête enfoncée sous ses
couvertures, inquiet, morose, taciturne. Il ne répondait que
par monosyllabes, et accueillait avec aigreur les conseils qui
lui étaient donnés, par le médecin plein de douceur et d'amé-
nité, aux soins duquel il était confié. Il se plaignait avec
amertume, et se rendait insupportable aux infirmiers. La face
était contractée par la souffrance ; les douleurs de tête deviennent insupportables, et arrachent au malade des plaintes
continuelles.

Le 12 février, N*** a cessé de se plaindre. Une sorte
d'engourdissement moral s'est emparé de lui.

Autopsie. — Un gros et demi de sérosité dans chacun des
ventricules latéraux. Grande mollesse de la substance cérébrale.

Tubercule du volume d'une noix dans l'hémisphère gauche
du cervelet, adhérence à la fosse occipitale. Second tubercule gros comme une aveline dans le milieu du lobe droit.
Trois autres plus petits autour de celui-ci, également compris
dans la substance du cervelet, qui ne paraît pas autrement
altérée dans la portion contiguë aux tubercules.

Nous ne sortons pas avec N*** soldat, des observations

vraiment concluantes. Ici encore, il n'y a pas matière à
discussion, car il n'existe aucune lésion dans le cerveau.
Le cervelet, au contraire, présente cinq tubercules en
contact avec la substance grise. C'est donc bien à ceux-
ci qu'il faut rapporter, les divers symptômes présentés
par le malade, et les troubles survenus dans ses fonctions psychiques.

Et ces troubles, quels sont-ils? Inquiétude, morosité,
irritabilité. Que pourrions-nous demander davantage?
Ce sont bien là des phénomènes qui relèvent de la
sensibilité psychique. Et l'auteur revient et insiste sur
l'irritabilité de ce malade, dans un texte qui montre
assez, que la raison n'est pas troublée. En somme, l'état
de N***, soldat, est parfaitement caractérisé, et tel que
nous pouvons le souhaiter, d'après l'anatomie pathologique et les données de notre thèse.

Remarquons enfin un phènomène, que nous aurons
occasion de signaler plus d'une fois, dans les cas de
tumeurs multiples. A la fin de sa maladie, il tombe
dans une sorte d'engourdissement moral. A l'irritation
de l'organe succèdent l'apathie et l'indifférence ou, pour
mieux dire, l'anéantissement de ses fonctions. Des observations multiples et plus rigoureuses, établiront bientôt
par rapprochement, l'exactitude de ce point de vue.

Restons dans les observations qui nous donnent la
tristesse. Voici cinq cas encore où en des termes différents
(hypochondrie, nostalgie, morosité, mélancolie, lypémanie), les auteurs ont noté cet état d'esprit chez leurs
malades. Ajoutons que dans tous l'anatomie pathologique est bonne. Dans chacun d'eux, le cerveau est sain,
et les troubles de la raison sont nuls ou sans importance.

17. Obs. de Bourneville. — *Études cliniques et thermomé-
triques sur les maladies du syst. nerv.*, 1872, p. 47.

Homme de soixante-quatre ans, depuis longtemps hypochondriaque, apathique, disposé à la somnolence, répugnant
à toute espèce d'exercice. Hémorrhagie cérébrale et mort en
trois jours.

. *Autopsie.* — Le corps rhomboïdal gauche est occupé par
un foyer jaunâtre, anfractueux, comme cloisonné (infiltration celluleuse).

Nous n'avons pas conservé le texte complet de cette
observation, qui est fort longue et en dehors de notre
sujet ; mais Nothnagel a bien résumé la partie qui nous
intéresse, à la page 7 de son ouvrage. Nous n'avons
que ce résumé sous les yeux. Il n'y est pas question du
cerveau, mais, étant donnés ces deux noms, Bourneville et Nothnagel, il est impossible de supposer qu'il
n'ait pas été examiné, et qu'une lésion, même petite,
n'ait pas été mentionnée avec le plus grand soin.

18. Obs. de Mollière. — *Lyon médical.* 1872, p. 236.
Quarante-trois ans, divers signes de tumeur encéphalique.
12 *janvier*. Troubles intellectuels (délire), tendance à la
rotation du côté droit. La face est hébétée, les phénomènes
intellectuels sont ralentis mais non point abolis.
13 *janvier*. Intelligence conservée, mais ralentie.
15 *janvier*. État de stupeur. On note en plus de ce qui a
été observé les autres jours, de la fixité du regard, un état
de lypémanie ou tout au moins voisin de cet état.
22 *janvier*. Légère amélioration, le malade parle et répond
aux questions, il se plaint.
24 *janvier*. L'amélioration persiste, eschares volumineuses
au sacrum, sous l'influence desquelles il y a peut être une
révulsion, venant dégager les centres nerveux.
25 *janvier*. Un peu de délire ; 1ᵉʳ février, mort.
Autopsie. — Cerveau sain, hydropisie ventriculaire. Tubercule du volume d'une petite noix, à la partie postérieure et

inférieure du lobe gauche du cervelet, et en contact avec la surface de l'organe.

Enfin nous ne saurions attribuer non plus à la lésion du cervelet, les troubles intellectuels notés à diverses reprises, ainsi que cela a été fait dans ces derniers temps. (Thèse de M. Bourillon.)

Nous ne nous arrêterons plus à discuter des expressions vagues, comme troubles intellectuels, délire. La lypémanie signalée par l'auteur est aussi un trouble intellectuel. En quoi les premiers se distinguent-ils des seconds? Il n'en dit rien. Il est infiniment probable que toutes les expressions qui nous arrêtent, ont été le plus souvent, employées sans exactitude. Nous basons cette opinion sur le très grand nombre d'observations, (et cela est surtout vrai, des plus importantes et des mieux faites), où l'auteur déclare formellement que l'intelligence est nette ; et nous pouvons, à ce point de vue, nous faire un argument de cette observation elle-même, car l'auteur dit plus loin : « Le malade parle, il répond aux questions; l'intelligence est conservée. »

Tout cela est mal observé et surtout mal écrit; mais il faut prendre son parti de la mauvaise psychologie des cliniciens, ou se résigner à perdre un certain nombre d'observations précieuses. Sachons plutôt négliger ces détails; admettons largement en principe, qu'une lésion du cervelet, en tant que psychique, doit pouvoir provoquer des troubles du cerveau; mais déclarons aussi qu'une observation est bonne, lorsque en même temps que le cerveau est sain et le cervelet malade, les troubles de la sensibilité psychique, l'emportent de beaucoup sur ceux de la raison.

19. Obs. de Caffort. — *Arch. de méd.*, 1830, p. 133.

Vingt-cinq ans, manie érotique. La saignée, la diète, les rafraîchissants calment cet état; mais le malade reste dans un état de nostalgie et meurt au bout de trois mois.

Autopsie. — Cerveau sain, exsudation albumineuse au niveau de l'angle supérieur de l'occipital. Adhérence légère de l'arachnoïde, vers le milieu du sinus longitudinal supérieur.

Cervelet. — Arachnoïde du cervelet fortement injectée. La substance grise de cette partie encéphalique, est ramollie et presque diffluente.

Cette observation est extraite d'un mémoire de Caffort qui en contient six, et qui a été l'objet d'un rapport de Bouillaud à l'Académie de médecine. Recherches faites, ce mémoire est perdu. Le texte des *Archives* reproduit seulement le procès-verbal de la séance.

Une seule remarque sur l'observation de Caffort, pour constater encore une faute, une impropriété de langage: nostalgie ne veut pas dire tristesse, et pourtant il est bien évident que, dans la pensée de l'auteur, ces deux termes sont synonymes.

20. Obs. de Lapeyronie. — *Mém. de l'Acad. des sc.*, 1741, p. 207.

Homme de trente ans. Il passait depuis dix ans pour mélancolique et hypochondriaque. Pesanteur vers le cervelet; douleurs du cou; convulsions et mort. Les fonctions de l'âme ont toutes subsisté jusqu'au dernier moment de la vie dans un état parfait; le malade avait même le sentiment très vif.

Autopsie. — Cerveau injecté, mais sain. Une tumeur de la grosseur d'un œuf de poule, occupait la place du cervelet, lequel n'était plus qu'une membrane glaireuse de l'épaisseur d'une ligne, et qui enveloppait la tumeur.

L'anatomie pathologique de Lapeyronie n'est pas très

claire (nous sommes en 1741), mais la voici traduite par Boyer (*Malad. chirurg.*, 1re édit., t. V, p. 79) dans un passage que nous préférons à notre interprétation personnelle. « Dans l'observation de Lapeyronie il s'agit d'un homme dont l'intelligence n'était nullement troublée, et dont la sensibilité physique était très vive. Cet homme étant mort, on remarqua à l'ouverture de la tête, que le cervelet n'était qu'un amas de tubercules remplis de pus. »

S'agit-il de psychologie, Lapeyronie est bien moins excusable, que l'auteur de l'observation qui précède. Il y a contradiction à dire, qu'un malade est hypochondriaque, et à affirmer ensuite, que l'intégrité de son esprit a persisté jusqu'au dernier moment. L'âge respectable de cette observation, ne saurait la préserver d'une juste critique ; mais elle est à part cela bien intéressante, en nous montrant que, même dans ces observations anciennes, qui ont, non sans raison, une réputation si mauvaise, on peut trouver encore des témoignages·précieux. — On peut en trouver partout. — Tout à fait insuffisantes pour les recherches plus délicates des modernes, elles peuvent encore servir à la thèse que nous défendons.

21. Obs. de Cornil. — *Progrès médical*, 1874, p. 345.

Homme, soixante-six ans. — Il y a trois ans, hémiplégie droite incomplète survenue peu à peu, et ayant disparu de même après six mois. Depuis lors hémiplégie faciale droite peu marquée, vomissements, maladresse excessive des membres supérieurs.

Morose, maniaque, présentant un extérieur abruti, cet homme paraissait avoir conservé en partie son intelligence, répondant fort bien à certaines questions. D'autres fois, au contraire, il semblait ne pas comprendre et ne répondait pas. Ce défaut de réponse, était mis sur le compte de la bizarrerie de son caractère, persuadé que l'on était qu'il comprenait fort bien.

Assoupissement, impossibilité presque complète de se servir de ses membres supérieurs, dont les mouvements incertains, tremblotants, l'empêchent de saisir aucun objet sans le laisser tomber; l'assoupissement augmente. Enfoncé sous ses couvertures, sans mouvement, il ne répond plus aux questions qu'on lui adresse. Si on le secoue, il gémit, ouvre les yeux, retombe aussitôt dans cet état demi-comateux. Mort.

Autopsie. — Cerveau sain. On ne trouve rien de particulier ni dans les hémisphères ni dans les ventricules. Les corps striés présentent de chaque côté, dans le noyau extraventriculaire et d'une façon presque symétrique, un petit foyer ancien de ramollissement.

Cervelet. — Sclérose très étendue et très avancée du cervelet. La lésion présente deux foyers, qui sont à la partie postérieure de chacun des deux lobes. Le foyer du lobe droit est long de 2 centimètres, large de 1 centimètre, et présente une profondeur de 1 centimètre et demi. Au niveau des parties atteintes les circonvolutions sont petites, ratatinées, décolorées, indurées, élastiques et les cellules nerveuses grandes et petites, ont disparu complètement.

Tout ce qui précède fait bien voir, que nous sommes dans la vérité, et que nous usons d'un droit légitime, en interprétant avec mesure, des expressions évidemment impropres. Morose, maniaque, abruti, caractère bizarre, tout cela ne veut rien dire, si cela ne dit pas clairement: tristesse, irritabilité, états différents et très variables de la sensibilité psychique.

Il n'y a pas à douter de l'intégrité de la raison, sur cette affirmation de l'auteur, qu'alors même que le malade ne répondait pas, on était persuadé qu'il comprenait fort bien.

Nous demandons qu'on remarque encore, qu'il est
à la fin de la maladie, enfoncé dans ses couvertures,
ne répondant plus. Cela procède évidemment d'un
état psychique, et ce n'est pas la raison qui est ici
en cause. Enfin l'anatomie pathologique est excellente;
elle est de M. Cornil, c'est tout dire; et par la nature
des lésions, elle nous rappelle Gabrielle B***, et quelques-
unes encore de nos meilleures observations.

Après avoir montré que les tubercules, les tumeurs,
la sclérose du cervelet, peuvent produire la tristesse,
nous pouvons établir encore, qu'ils sont capables de
provoquer d'autres états bien définis de la sensibilité
psychique; et tout d'abord l'inquiétude et la peur. En
ce qui concerne ces dernières, on peut estimer la
démonstration déjà faite, car le lecteur n'a pas oublié
les observations Jean Robert et Gabrielle B***, si probantes; mais même venant après elles, l'observation
Marie Brouet est encore remarquable.

22. Obs. Marie Brouet. — CONSTANT, *Gaz. méd.*, 1840, p. 808.
Huit ans, se plaignait de la tête depuis cinq mois, troubles
de la locomotion; l'intelligence était nette.

*Le 20, délire violent pendant la nuit, qui cesse le matin,
mais laisse chez la malade une inquiétude extrême. On ne
peut approcher d'elle sans qu'elle pousse des cris. Elle dit
n'éprouver aucune douleur, et réclame avec instance des aliments.*

Le 21, pendant la nuit, criailleries continuelles.

Le 22 l'assoupissement de la veille a cessé; la malade
répond aux questions qu'on lui adresse.

Autopsie. — Méninges saines, sauf à la base, où l'arachnoïde a perdu sa transparence, et où la pie-mère est infiltrée, par une petite quantité de sérosité verdâtre. Dans les

ventricules, quatre onces de liquide, tenant en suspension quelques flocons albumineux. La membrane qui tapisse ces cavités est rugueuse, inégale et parsemée de fausses membranes de la largeur de l'ongle, qu'on peut facilement détacher. La cloison demi-transparente est détruite, la voûte à trois piliers est ramollie; la substance cérébrale, ne présente dans les hémisphères et les parties centrales, qu'un pointillé un peu vif; les circonvolutions sont aplaties et serrées les unes contre les autres.

Cervelet. — Tubercule du volume d'un marron au centre du cervelet. La pulpe nerveuse qui l'entoure, est très injectée mais non ramollie.

Chez Gabrielle B*** c'était la sclérose; ici ce sont les tubercules qui produisent un effet tout semblable, l'inquiétude sans cause et poussée jusqu'aux cris. Une circonstance ajoute encore à la valeur de cette observation; c'est que, tout comme Gabrielle B***, Marie Brouet n'éprouve aucune douleur. Ainsi, comme cette malade et Jean Robert, Marie Brouet, sert à nous éclairer sur l'origine psychique, de ces cris si bizarres et en même temps si fréquents, qu'on peut nous le verrons, les considérer comme un symptôme. Et cette remarque est nécessaire, car souvent les auteurs, en leur cherchant dans l'intensité de la céphalalgie, une explication commode mais superficielle, nous ont fait perdre pour notre thèse de bonnes observations. De ces cris sans douleur, Marie Bradley et l'observation de Bristowe nous donnent de beaux exemples; mais pas plus que Bristowe Shearer, l'auteur de la première, n'en a su dégager la cause; pour lui, ils sont automatiques, c'est-à-dire sans explication.

Au point de vue de l'anatomie pathologique, les lésions signalées dans le cerveau, sont loin de l'importance de celles du cervelet. Le septum lucidum et la voûte à trois piliers, sont sûrement des parties très accessoires de l'encéphale; et d'autre part nous ne sachons pas, qu'on ait jamais attribué à la paroi des ventricules une fonction intellectuelle. — Elles sont aussi plus récentes. Voulût-on même malgré cela, expliquer l'inquiétude extrême, par une action du ventricule enflammé, sur l'écorce du cerveau psychique, il serait encore bien étrange, que la raison ne fût pas troublée.

23. Obs. Victoire. — FAVROT, *Annal. médico psychol.*, 1844, p. 152.

Vingt-six ans. Invasion brusque d'une céphalalgie intense avec délire, agitation et nausées, rémission complète, puis nouvel accès semblable.

Pendant le délire, la figure de la malade exprimait la souffrance, et ses mains étaient constamment portées à sa tête. Pour toute réponse aux paroles qu'on lui adressait, elle poussait des cris violents. A cette crise succéda un état comateux.

Jamais elle n'eut de fièvre, même pendant ces accès. Rien n'aurait pu faire soupçonner, en voyant cette malade, qu'elle avait éprouvé des accidents aussi graves. Mémoire un peu altérée, intelligence assez obtuse.

Le 26, crise violente, beaucoup d'agitation et de cris, plusieurs vomissements.

Le 27, état d'abattement très prononcé, réponses incohérentes. La figure exprime la souffrance, nouvelle crise, convulsions et mort.

Autopsie. — Cerveau sain, hydropisie ventriculaire.

Le cervelet présente une tumeur encéphaloïde composée de quatre parties distinctes. Le noyau principal a le volume d'une très grosse noix, et s'enfonce dans la moitié antérieure du lobe droit de l'organe. Deux autres noyaux de la grosseur d'une petite aveline, occupent le lobe médian, et la partie supérieure du quatrième ventricule. Le quatrième de même volume, est placé sur la partie antérieure et interne, du lobe gauche du cervelet.

En présence de deux textes si semblables, on ne saurait refuser d'admettre, que la cause des cris chez Victoire, est la même que chez Marie Brouet. Pourquoi crierait-elle, en effet, puisque ce n'est pas de douleur, mais seulement lorsqu'on lui parle? Ces observations se commentent l'une l'autre. Favrot ne nous dit rien de l'état d'esprit de sa malade; mais cette inquiétude qu'il n'a pas su voir, il suffit que Constant l'ait bien vue.

24. Obs. Da. — JOBERT, *Journ. de phys. de Brown-Séquard*, 1858, I.

Femme de trente et un ans, douleurs occipitales, trouble de la vue, marche mal assurée, divers signes de tumeur du cervelet.

Elle était sans cesse effrayée, et répétait que sa tête s'en allait.

Autopsie. — Injection veineuse très marquée de tout l'encéphale. Une tumeur du volume d'un œuf de poule, comprime le lobe gauche du cervelet, où elle s'est creusée une loge profonde. Cette partie de la tumeur est dure, résistante. Une autre partie de la tumeur, celle-ci kystique, molle, fluctuante, s'est insinuée dans le quatrième ventricule, où elle comprime la partie gauche, de la portion céphalique de la moelle, en bas le corps restiforme, en haut le pédoncule cérébelleux supérieur et même les tubercules quadrijumeaux.

L'observation Da confirme les précédentes, et nous n'y voyons à noter, avec la clarté des conclusions qui s'en dégagent, qu'un état plus avancé d'un trouble psychique identique.

25. Obs. Sarah Davenport. — LATHAM, *London Medical Journal*, juillet 1829, LVI.

Trente-cinq ans. Il y avait quelque chose de très remarquable au premier aspect de cette femme. Sa contenance témoignait beaucoup de crainte et d'épouvante.

On constatait chez elle, beaucoup de symptômes très marqués d'hystérie, qu'on crut devoir chercher à expliquer, mais qui de fait, ne firent qu'embrouiller le diagnostic. On s'aperçut bien vite que son affection n'était pas purement hystérique. Un examen plus attentif, montra que son air de terreur et son tremblement, étaient dus à l'effort constant qu'elle devait faire, pour tenir sa tête droite.

Autopsie. — A la base du cervelet, était une tumeur qui envahissait les deux lobes, mais plutôt celui de gauche, et descendant dans le canal rachidien en dessous de la dure-mère, atteignait la naissance de la sixième paire cervicale. Cette tumeur avait l'apparence et la consistance d'un cerveau de fœtus ; elle prenait naissance dans le cervelet et semblait faire corps avec lui. Dans son voisinage, le cervelet était ramolli, jusqu'à la consistance de la tumeur elle-même.

Nous avons réuni plus loin, dans un groupe spécial, les observations qui nous fournissent des arguments, par l'état constaté de la physionomie. Là, devrait être placée l'observation qu'on vient de lire. Mais l'intérêt d'un bon classement, le cède ici, croyons-nous, à l'intérêt de ne pas séparer Da, Marie Brouet et Victoire, de la précieuse observation de Latham. Elle les complète, elle les confirme, et il est véritablement étonnant, qu'on ait pu voir de pareils faits, sans mieux interroger l'état psychique. Pour tous ceux qui croient que l'hystérie, en tant que psychique, n'est que la prédominance ou l'exaltation de la sensibilité de l'esprit, cette observation est doublement probante ; car il est évident, que vaguement imbu de cette vérité, et frappé de l'état d'esprit de cette femme, l'auteur a cherché sans y parvenir, à établir chez elle une hystérie plus générale.

14

26. Obs. de Bouchut. — *Malad. des nouveau-nés*, p. **223**.

Symptômes de tumeur cérébrale ; les accidents disparurent, puis ils se reproduisirent trois semaines après, mais en même temps il y eut de la fièvre, de l'agitation nocturne et des réveils en sursaut.

L'enfant se levait tout à coup en criant et se calmait à l'arrivée de sa mère. Pendant le jour il avait des terreurs soudaines dont rien ne pouvait rendre compte.

Il digérait d'ailleurs fort bien, jouait volontiers et ne paraissait pas être autrement malade. Une seconde fois l'enfant revint à la santé ; il fut repris de nouveau et succomba rapidement aux suites d'une affection cérébrale, qui présenta les symptômes de la méningite tuberculeuse.

Autopsie. — Je trouvai avec les granulations méningées, deux tubercules dans le cervelet et un tubercule dans la protubérance annulaire, dont la substance était rouge et ramollie autour.

Cette observation nous semble fort belle, et il faut accepter les conclusions qui s'en dégagent, ou rejeter le témoignage d'un auteur, très expérimenté dans les maladies des enfants. Les granulations méningées ne sauraient être une objection ; elles appartiennent aux derniers temps et à la maladie qui a déterminé la mort. Bouchut dit en effet, que le petit malade est mort de méningite tuberculeuse ; mais entre cette méningite et la période des phénomènes psychiques, qui avaient antérieurement fixé son attention, l'enfant paraissait être tout à fait bien portant. C'est donc aux tubercules plus anciens, du cervelet et de la protubérance, qu'il faut rattacher les terreurs soudaines, et le texte nous montre bien que telle est la pensée de Bouchut. Enfin, si les tubercules méningés avaient pu être une explication des terreurs ; s'il y avait eu à cet égard un doute, l'auteur n'eût pas manqué de le discuter.

27. Obs. Le Roy. — Leprestre, *Arch. de méd.*, 1828, p. 19.

Quarante ans, ancien militaire. Campagnes d'Espagne et de Russie. Fatigue. Des douleurs de tête se manifestèrent, l'appétit diminua et le malade devint sombre et rêveur. La céphalalgie fut si violente, qu'il se vit forcé de quitter le service. Incapable de se livrer à aucun travail, ses voisins furent obligés, de subvenir à ses besoins.

Tout à coup, de triste et morose qu'il avait été jusque-là, ils observèrent que son caractère, prit un aspect tout différent. Alors qu'on lui parlait des faits qui devaient le plus l'attrister, un rire involontaire et sardonique était souvent son unique réponse.

Divers signes de maladie du cervelet. Il entre à l'Hôtel-Dieu en août 1827. Dans les deux premiers mois qui suivirent son entrée, on observa que les organes des sens, remplissaient parfaitement leurs fonctions. Le Roy reconnaissait les malades ses voisins, les infirmiers qui le servaient, les amis qui venaient le visiter; cependant une série de questions le fatiguait, et après plusieurs réponses, sa parole devenait embarrassée. Au commencement de 1828, ses paroles n'étaient plus que des mots jetés au hasard, et sans nul motif il changeait de sujet. Il confondait aisément les objets et demandait une chose pour une autre. Gâtisme, vomissements.

Le 24 août, céphalalgie, vomissements réitérés, paralysie des membres supérieurs et mort.

Autopsie. — Arachnoïde légèrement enflammée dans quelquelques points. Épanchement d'un liquide albumineux à la surface du cerveau et dans les ventricules. Cerveau sain, état sablé de sa substance. En soulevant le cerveau d'avant en arrière, on découvre une tumeur irrégulière, volumineuse comme le tiers d'un cervelet d'adulte, de nature adipo-cireuse, et formée de granulations en tout semblables à des perles. Elle prend naissance dans la partie gauche du mésocéphale, qui se trouve comprimé et refoulé à droite. Le pédoncule cérebelleux moyen est comprimé. Le côté droit de la protubérance est d'une dureté remarquable. Le lobe gauche du cervelet présente antérieurement, un enfoncement moulé sur la tumeur; sa substance en ce point, paraît légèrement ramollie.

Réflexions. — Ce qui nous paraît au moins démontré par ce dernier fait, c'est que le mésocéphale n'est pas seulement affecté, comme on l'a dit, aux seules fonctions des sens, mais que la production des phénomènes de l'intelligence, est immédiatement soumise à son influence.

L'observation Le Roy donne une force nouvelle à toutes celles qui précèdent, en nous montrant que les états lesplus variés du sentiment, peuvent être influencés par les lésions du cervelet. Les observations de ce genre sont rares, à cause de ce préjugé naturel, qui nous éloigne de rattacher à l'état de maladie et d'observer avec soin, certains états de la sensibilité psychique, comme la gaieté et la joie. Nous en avons pourtant réuni plusieurs.

On rapprochera le début de l'observation Le Roy, des observations Thiébaut et Niven qui, tous deux aussi, et pour la même cause, sont devenus tristes et rêveurs. Enfin, l'anatomie pathologique est excellente. L'exsudat albumineux du cerveau ne saurait être qu'un phénomène ultime; il ne nous arrêtera pas plus, qu'il n'a arrêté l'auteur lui-même, qu'il ne l'a empêché de formuler des conclusions qui sont précieuses à recueillir. Après Cruveilhier et Lelut, Leprestre est le troisième auteur, qui s'appuyant sur l'observation, proteste formellement contre les préjugés physiologiques.

28. Obs. Desessards. — LALLEMAND, *Lettres sur l'encéphale*, II, 330.

Soixante-seize ans, éprouva en 1813 une attaque d'hémiplégie, à la suite de laquelle il donna des signes d'aliénation mentale et fut conduit à Charenton, ayant toutes ses facultés intellectuelles affaiblies.

Pendant trois ans il fut tourmenté par des idées singu-
ières. Tantôt il se croyait coupable et condamné à quelque
supplice, tantôt il était dans une exaltation entièrement
opposée, qui se manifestait par des propos gais et quelquefois libres.

En novembre 1816, attaque d'apoplexie, hémiplégie gauche. Cependant le malade n'avait pas entièrement perdu ses
facultés intellectuelles. Mort le lendemain.

Autopsie. — Plaques rouges sur certains points de l'arachnoïde. Rien de remarquable dans la substance du cerveau.

Lobe droit du cervelet ramolli d'une manière remarquable
à la face supérieure. Ce ramollissement paraît borné à la
substance grise. Le lobe gauche présente dans son centre un
point brunâtre, avec induration notable et incolore de la substance blanche environnante. Lallemand croit que cette induration, a eu pour origine un ramollissement.

L'observation Desessards confirme les précédentes.
— La maladie a duré longtemps. Il n'y a rien dans le
cerveau ; et des troubles variés et évidents de la sensibilité psychique, ont coïncidé avec la première hémiplégie, c'est-à-dire, personne ne le contestera, avec
celle qui se rattache à la lésion ancienne, dont le cervelet gauche porte la trace. Cette observation est fort claire.

On peut conclure de Desessards et de Le Roy, comme
on peut conclure des observations qui précèdent. Isolées,
ces observations mériteraient déjà toute notre attention ;
venant après les autres, elles corroborent une démonstration, que nous pouvons considérer dès maintenant,
comme établie et acquise. Des faits contradictoires, et
nous osons dire qu'il n'y en a pas, seraient seuls capables de l'ébranler. Nous pourrons, en poursuivant ce
travail et en accumulant les observations, rendre cette
démonstration plus forte et plus saisissante, mais nous

ne la rendrons pas plus claire aux yeux des esprits
réfléchis.

29. Obs. Georges S... — *Lancet*, 2 novembre 1861, p. 224.
Quand il fut à l'hôpital, il devint bizarre dans ses manières,
comme s'il était insensé, demandant fréquemment à être tué,
et insistant pour serrer la main à tout venant... Sa manière
d'être était incohérente et contradictoire.
Autopsie. — Kyste du cervelet.

Sachons comprendre cette observation; elle est intéressante malgré sa brièveté. Voici encore, provoqués
par une lésion du cervelet, des états très différents
de la sensibilité psychique. L'auteur nous dit que la
manière d'être de ce malade était incohérente et contradictoire. A prendre le sens strict des mots, nous ne
pouvons comprendre ce langage; mais en le rapprochant
du contexte, nous devinons très bien ce qu'il veut dire.
Tout comme Desessards et Le Roy, Georges S... avait
des crises différentes. Dans les unes, il était fort triste;
dans les autres, affectueux à l'excès.

30. Obs. de Gros. — *Bull. Soc. anat.*, 1859, p. 360).
M. Gros fait voir une hydrocéphalie chronique avec tumeur
tuberculeuse du cervelet, chez un enfant de cinq ans. Affaiblissement progressif de l'intelligence, coïncidant avec les
progrès de l'hydrocéphalie. En septembre, l'intelligence
n'était point tout à fait anéantie; ainsi l'enfant reconnaît
quelques personnes à leur voix, et souvent répond aux questions qu'on lui adresse. Il sépare ses paroles par syllabes,
qu'il articule avec effort en les séparant, et le plus souvent à
des intervalles éloignés.
De temps en temps il pousse des éclats de rire sans cause,
et la nuit il est réveillé par des terreurs en poussant des cris
violents. Mort le 13 août 1858.
Autopsie. — Les ventricules latéraux considérablement

dilatés, renferment plus d'un litre de sérosité incolore. Peu de sérosité dans les méninges.

Le cervelet renferme dans sa partie moyenne, et entièrement recouverte par la substance cérébelleuse, une tumeur sphérique de la grosseur d'un gros œuf de poule qui, comprimant les sinus latéraux, les sinus occipitaux postérieurs, le pressoir d'Hérophile et l'aqueduc de Sylvius, rendait compte de l'hydropisie. Cette tumeur, examinée par M. Robin, présentait tous les caractères des tumeurs tuberculeuses.

Trois particularités importantes, donnent à cette observation un intérêt spécial : l'anéantissement de l'intelligence, la variété des phénomènes psychiques observés, le volume de la tumeur. L'enfant est hydrocéphale, et il a l'intelligence presque anéantie par suite de la compression du cerveau. Il ne saurait y avoir sur ce point, d'erreur d'interprétation ou de contestation sérieuse. Il semble donc que l'extinction de l'activité cérébrale, soit destinée dans le cas présent, à mieux montrer à l'état isolé l'activité propre du cervelet. Or il existe une exaltation évidente de la sensibilité psychique, qui se traduit par des terreurs nocturnes et des éclats de rire sans motif. Nous savons assez maintenant, que le tubercule surexcite l'activité psychique du cervelet ; et le fait que c'est bien la lésion du cervelet qui parle, est rendu évident par l'existence des symptômes propres aux maladies de cet organe. Troubles du mouvement, troubles de la vue, troubles de la sensibilité cutanée, faiblesse des membres inférieurs, lenteur de la parole. L'observation est donc fort belle, et tout semble se réunir ici pour en augmenter la valeur. — Aucune lésion autre que l'épanchement n'est signalée dans le cerveau.

31. Obs. de Bailly. — *Bull. Soc. anat.*, 1855, p. 192.

M. Bailly montre des tubercules du cervelet et du cerveau. Dans le premier de ces organes, on en rencontre plusieurs placés, soit dans la périphérie, soit dans le lobe moyen. Dans le cerveau il n'existe qu'une seule masse tuberculeuse, qui occupe la couche optique du côté gauche. Cette lésion a été trouvée à l'autopsie d'une fille de quatre ans, malade depuis quatre mois. Vomissements, troubles moteurs. Le bras droit, qui était paralysé, devient par moments le siège de mouvements convulsifs, qui augmentaient quand la petite malade éprouvait quelque émotion.

L'intelligence paraissait très affaiblie, l'enfant pleurait et riait sans motif.

La valeur de cette observation, est singulièrement diminuée par le tubercule de la couche optique. Toute vraisemblance plaide sans doute, contre l'attribution d'une fonction psychique quelconque à cette partie des centres nerveux; peut-être cependant, se trouvera-t-il des personnes, pour croire que cette lésion a pu agir par irradiation sur la périphérie corticale. Cette objection nous laisserait sans réponse.

Nous conservons néanmoins cette observation, car nous sommes convaincu qu'un plus grand nombre de lecteurs, seront bien plus frappés de sa similitude avec la précédente, et croiront plus naturel, de rattacher des troubles fonctionnels semblables, à des lésions identiques.

32. Obs. Clavel Hortense. — Duguet, *Bull. Soc. anat.*, 1862, p. 469.

Sclérose et atrophie commençante du cervelet.

Vingt-sept ans, épileptique, vertiges et grands accès. A seize ans, au moment de son entrée à la Salpêtrière, elle se plaignait souvent de souffrir, au niveau de la bosse occipitale droite. Elle accusait une sorte de travail intérieur dont elle entretenait sans cesse ses compagnes, qui la rendaient furieuse en ne la croyant pas. Dans ses vertiges, elle sautait, balbutiait, sans tomber, cherchait ses affaires, troussait sa robe, et voulait embrasser tout le monde en revenant à elle.

Sa parole était lente, son intelligence ordinaire. Elle travaillait bien, avait un caractère désagréable, croyant toujours qu'on se moquait d'elle.

Autopsie. — Cervelet : Le poids du cervelet est inférieur au poids normal. A la partie moyenne et inférieure de l'hémisphère droit de cet organe, les lamelles sont atrophiées et présentent les lésions de la sclérose. Le centre de ce foyer sclérotique est dans le sens vertical, un peu en dessous du grand sillon circonférenciel. Son étendue transversale est d'environ 4 centimètres.

L'examen histologique fait avec M. Vulpian, confirme la nature de la lésion, et l'altération des cellules de l'écorce.

Une chose dont on ne peut douter, c'est que les maladies du cervelet procèdent généralement par crises. Tantôt ce sont des convulsions, tantôt une forte céphalalgie qu'elles provoquent; tantôt encore, ce sont des troubles psychiques, des terreurs ou des frénésies. Dans le cas présent, la lésion révélée à l'autopsie détermine l'affectuosité, la tendresse. Nous recueillons précieusement ce petit fait, important parce qu'il est unique. Le cerveau est sain, le cervelet sclérosé, et il est acquis par les observations antérieures, que la sclérose a des effets psychiques, qu'elle est capable d'exalter les instincts de sentiment. L'examen minutieux de l'observation ne permet pas d'hésiter sur l'origine des troubles psychiques. Ils étaient du reste permanents, car cette susceptibilité dont parle l'auteur, et qui contraste si curieusement avec ces états de crise, procède bien de la même origine.

Voici maintenant des accès de frénésie causés par une tumeur, comprimant la protubérance et surtout le cervelet, dans des conditions très propres à irriter cet organe. Cette tumeur est-elle bien de nature tuberculeuse? l'auteur lui-même n'en est pas sûr. Mais quoi qu'il en soit, ici, comme dans le cas de Renard Augustin, nous pouvons dire, peu importe.

33. Obs. de Poterin-Dumotel. — *Bull. Acad. méd.*, 1856-1857, p. 54.

M. Poterin-Dumotel présente une pièce anatomique et lit la note suivante : Cette pièce présente une tumeur probablement de nature tuberculeuse, développée entre la m oitié gauche de la protubérance qu'elle a déprimée, comme aplatie, et le cervelet dont elle a refoulé l'hémisphère gauche en arrière, réduisant le lobule du pneumogastrique à l'épaisseur d'une lame.

Cette tumeur adhérait à la protubérance, et elle était coiffée inférieurement par les membranes d'enveloppe du cervelet. Le malade était idiot depuis dix-neuf ans; il a succombé à cinquante-trois ans. Chez lui, aucun phénomène de paralysie, ni du mouvement, ni de la sensibilité, mais des attitudes et des allures insolites. La parole était traînante, ou au contraire saccadée de temps en temps.

A des périodes très irrégulières, accès de frénésie vertigineuse, dans lesquels le malade poussait des cris de bête fauve, et dépensait en quelques instants, la somme de mouvement accumulée, dans ses longues périodes d'inertie. Dans la dernière maladie, aucun phénomène n'appartient aux centres nerveux.

Ces frénésies vertigineuses et ces cris de bête fauve, sont bien évidemment le signe d'une violente exaltation psychique. Et de quelle nature? la réponse n'est pas difficile. Ce n'est pas l'exaltation des facultés rationnelles, qui peut provoquer des phénomènes semblables.

Que ces cris fussent de colère ou de terreur, ils appartiennent clairement à la sensibilité psychique. Il est peu vraisemblable de supposer, que l'auteur présentant à l'Académie une tumeur du cervelet, ait négligé d'examiner le cerveau. On peut donc hardiment conclure, que s'il ne parle pas de ce dernier organe, c'est que le résultat de cet examen s'est trouvé négatif.

L'observation de Borell, nous donne un exemple du même genre, et qu'un détail curieux relatif à la motricité, rend plus intéressant encore, ainsi que nous le verrons plus tard.

34. Obs. de Borell. — *Arch. de neurol.*, 1884, VIII, p. 370.

M. Borell présente au huitième congrès des neurologistes de l'Allemagne de l'Ouest, le cervelet atrophié d'un malade épileptique depuis l'enfance. L'hémisphère gauche est rudimentaire, il a le volume d'un haricot; l'hémisphère droit a pour dimension $0^m,032$ et $0^m,015$; le vermis est fortement réduit; la protubérance est très mince.

Homme de trente-huit ans. Les commémoratifs signalent de violentes convulsions dans l'enfance, et le peu de développement des facultés intellectuelles, qui président à l'instruction. Les crises d'épilepsie ont commencé à dix ans, et se sont renouvelées au moins tous les mois. Dès ce moment aussi, les facultés intellectuelles rétrogradent d'une façon très prononcée. A vingt-neuf ans le diagnostic se formule : démence épileptique. A cette époque, divers signes de maladie du cervelet. Il sait son nom, celui de ses frères, connaît son lieu de naissance, et fait comprendre ses besoins, ses souffrances ;

Mais c'est un ogre vorace et rageur qui, sous l'influence des émotions les plus minimes, récupère pendant sa farouche colère l'habileté de sa motilité. Mort de pneumonie double.

Autopsie. — Outre ce qui précède, leptoméningite chronique avec œdème modéré du cerveau.

Cervelet. — Les méninges sont saines au niveau des parties relativement normales; elles sont épaissies dans les plis et au niveau des lacunes. L'auteur est muet sur la question de la sclérose.

Après avoir constaté la peur, la tristesse, l'irritabilité et aussi des états opposés, d'exaltation de la sensibilité de l'esprit chez le même malade, passons à des observations où les instincts de sentiment, se trouvent surexcités sous une forme nouvelle, et moins aisément définissable dans notre langue.

35. Obs. F. de Luys. — *Journal l'Encéphale*, 1881. p. 392. Femme de cinquante-quatre ans, apoplexie il y a huit mois et hémiplégie depuis lors. Ce qu'offrait de plus intéressant, au point de vue des phénomènes dont nous poursuivons l'étude, l'examen de cette malade, c'était ceci : Au moment où on l'abordait, sa physionomie se congestionnait instantanément, et donnait l'expression d'emblée d'une douleur profonde, sans passer par les phases du sourire. Les traits de la face se contractaient symétriquement tous en même temps, et restaient ainsi quelques secondes dans cet état de crispation automatique, avec exagération de la rubéfaction tégumentaire. Puis un mouvement de détente s'opérait soudainement, et la malade articulait une réponse, avec une voix sanglotante et pleine d'angoisse. Les phrases émises pendant cette période spasmodique, étaient monosyllabiques, et ce n'était qu'une fois la période de détente opérée, qu'elle parlait avec calme et sur un ton toujours larmoyant, mais intelligible et coordonné. Les larmes chez cette malade, apparaissaient quelquefois à la fin de la crise. Nous pûmes observer ainsi la malade pendant quatre mois consécutifs ; et presque tous les matins, à chaque visite, constater la répétition des mêmes phénomènes de provocation. Elle succomba rapidement à la suite d'un accès de suffocation.

Autopsie. — Cerveau droit : dépression atrophique au niveau du pied de la troisième circonvolution frontale. A part cela, intégrité d'aspect de la surface. Dans la région du ventricule, on remarque une tache ocreuse de 6 millimètres, au-dessous de la queue du noyau caudé. Ulcération anfractueuse au-dessus de la tête du noyau caudé ; nombreuses lacunes dans le corps strié ; petit foyer de ramollissement brun, occupant le segment interne du noyau lenticulaire. Le cerveau gauche paraît extérieurement normal. Ancien foyer de ramollissement, occupant la portion inférieure du noyau lenticulaire. Il existe encore des lésions de même importance, dans les régions circonvoisines.

Le cervelet présente un ramollissement étendu et de consistance gélatineuse, occupant le bord postérieur du lobe gauche. On trouve dans la protubérance, à gauche du repli médian, un foyer de ramollissement blanc du volume d'un noyau de cerise.

Nous donnons par scrupule d'exactitude, l'indication des lésions du cerveau, mais elles sont vraiment insignifiantes, et hors d'état surtout, de supporter une comparaison, avec la lésion plus importante signalée dans le cervelet. Nous en appelons à quiconque voudra prendre la peine, de recourir à la figure que M. Luys a eu soin de joindre à son mémoire. Nous en appelons à M. Luys lui-même. Cet auteur, en les décrivant, poursuivait la démonstration d'une thèse ; mais cette thèse n'est pas soutenable ; et elle l'est moins encore quand on voit, sur quels arguments elle se base. C'est donc bien au cervelet et à la protubérance, qu'il y a lieu de rapporter les troubles psychiques observés. La raison de la malade est bien conservée ; et dégagée de la difficulté anatomique que nous venons, croyons-nous, d'élucider, l'observation est intéressante.

36. Obs. Adolphine. — CALMEIL, *Malad. inflamm.*, II, 456. Soixante-six ans, veuve, vif chagrin de la perte de son

mari, existence triste pendant onze ans, puis disposition à l'irritabilité aux époques menstruelles.

Aux approches de l'âge critique, monomanie hystérique avec hallucination. Pendant plusieurs mois, elle ne cessa d'être en proie à des idées de crainte et de défiance. Elle était devenue sujette à des accès d'exaltation, pendant lesquels ses regards et les traits de son visage devenaient fixes, tandis qu'elle obéissait à des mouvements d'impatience, qui la portaient à briser ses meubles ou sa vaisselle. Elle accusait les personnes qui la servaient, de mêler des substances dangereuses à ses aliments, et se croyait entourée de personnages imaginaires. Six mois d'un traitement régulier, suffirent cependant pour rétablir, l'équilibre des facultés mentales et de la raison.

Vers cinquante-deux ans, nouvel accès d'aliénation mentale, hallucinations; elle est assiégée par les idées de défiance les plus pénibles. Amélioration ; mais depuis lors, Adolphine conserva toujours dans l'imagination, un reste d'inquiétude maladive.

Depuis cinquante-trois ans jusqu'à soixante-six, elle est confiée à nos soins; elle se comporte en tout comme une femme raisonnable ; dans certaines périodes où elle paraît jouir du calme le plus parfait, elle accuse tout à coup des sensations maladives, de la vue, du toucher, de l'ouïe. Le reste du temps, cette malade raisonne parfaitement juste. Les accès de délire partiel sont parfois remplacés par une céphalalgie violente.

Octobre 1856. — Elle souffre beaucoup dans le côté droit de la tête, elle est très émue en rendant compte de ce qu'elle ressent.

Novembre 1856. — Apoplexie. Replacée dans son lit, elle reprend ses sens, comprend les questions, prononce quelques paroles. Céphalalgie, vomissements. Mort en dix heures.

Autopsie. — Cerveau sain, sa substance coupée avec soin, est plutôt pâle que congestionnée,

Cervelet : Le lobe droit et surtout sa face inférieure, réfléchit une teinte violacée. Injection et suffusion séro-sanguinolente de la pie-mère de cette région. Cette injection commence à s'étendre, à la partie inférieure du lobe postérieur droit du cerveau. Injection de la pie-mère de la protubérance. Vaste foyer d'hémorrhagie récente dans l'hémisphère droit du cervelet, s'étendant aussi très loin dans l'hémisphère gauche. La substance qui forme les parois déchirées de ce foyer est molle, transparente, floconneuse, et mêlée de globules sanguins. Dans plus d'un endroit elle se laisse écraser avec la plus grande facilité, et elle teint alors le linge blanc, comme le ferait une bouillie mêlée de sang et de fibres cérébrales désagrégées. La pie-mère, même dans le fond des replis de l'organe est très injectée. La substance nerveuse sous-jacente, est molle, facile à détruire, infiltrée de globules sanguins ; tout l'organe est congestionné.

Réflexions. — L'ancienneté du délire mélancolique, des atteintes de céphalalgie, ou plutôt de névralgie frontale, et des attaques spasmodiques, semblent indiquer pourtant que l'encéphale, devait être lésé chez Adolphine, de très ancienne date ; mais on n'a pas su découvrir après la mort, le siège des altérations qui avaient pu donner lieu à tous ces troubles fonctionnels.

Nous pouvons mettre cette observation au nombre de nos meilleures, si toutefois on veut bien admettre, que l'hémorrhagie qui a déterminé la mort, a été préparée par une lésion plus ancienne, qu'elle a fait irruption dans un foyer déjà formé de ramollissement ou d'hémorrhagie. L'hémorrhagie constatée dans le cervelet, ne saurait en effet rendre compte des troubles psychiques antérieurs, et il est fort intéressant de contater, que Calmeil, qui pendant longtemps a observé cette malade, s'étonne de ne rencontrer aucune lésion dans le cerveau. D'autre part, les parties baignées par l'épanchement sanguin sont profondément désorganisées. Elles ne sont pas dans un état, qu'explique suffisamment une hémor-

rhagie récente. Calmeil à cet égard est formel, et son
autorité, en matière d'anatomie pathologique du cerveau ne saurait être contestée.

Il y avait donc une lésion antérieure et unique ; et
c'est à celle qu'il faut rapporter, les troubles survenus
dans les fonctions psychiques. Nous y trouvons les
idées de crainte et de défiance, l'exaltation, l'impatience ;
plus tard une inquiétude maladive et habituelle, une
émotion singulière. En somme, tous phénomènes, qui
procèdent de la sensibilité. Nous ne nous attarderons
pas à discuter, quelques réactions secondaires produites
sur le cerveau psychique ; disons seulement : voulût-on
nous objecter les hallucinations dont l'auteur parle, on
ne peut contester que dans l'ensemble, les troubles de
l'esprit observés chez cette malade, procèdent du sentiment et non de la raison. Il est surtout impossible d'en
douter, alors que l'auteur constate que, depuis cinquante-
deux ans, Adolphine conserva toujours une inquiétude
maladive, et que d'autre part, dans cette dernière période
sa vie, de cinquante-trois ans jusqu'à soixante-six, en
dehors de certaines crises mal définies, elle se comporte
en tout comme une personne raisonnable, elle raisonne
parfaitement juste.

37. Obs. de Meschède. — *Archives de neurologie*, I, p. 471,
d'après *Virchow's Archiv*, 1880.

Épileptique ordinaire, recueilli à l'hôpital en raison de ses
accès. Deux ans plus tard, il est transféré à l'asile d'aliénés, en
raison de ses troubles psychiques. L'observation de l'auteur
comprend la période incluse, entre 1857 et la mort du malade (1860).

Divers signes de maladie du cervelet. Mouvements de
rotation de gauche à droite. En arrêtant le malade au milieu de ses évolutions, on ne faisait que l'irriter. Qu'on le

laissât, disait-il, courir pour sauver le monde. Maladresse et gaucherie telle que tout travail devenait impossible. État mental : décroissance générale et graduelle des facultés intellectuelles, mais absence de troubles psychiques généralisés. Abstraction faite de sa manie spéciale, et pendant les périodes de calme, le malade avait conservé assez de jugement et de mémoire, pour avoir exactement conscience de sa situation et de son affection convulsive.

Il était également sujet aux délires paroxystiques si fréquents chez les épileptiques; le plus long qu'il eût dura treize jours. En ce qui concerne le plus court, on indique : cris et injures durant toute la nuit, cris prolongés jusqu'à l'enrouement donnent une idée de leur intensité (*sic*).

Aux époques de grande excitation mentale, se montrait un délire fixe, spécial, dont témoignent les réponses consignées au procès-verbal. « Oui, j'ai jour et nuit en tête, que je gagnerai le monde; ce n'est pas seulement l'air, c'est le ciel que je possède en mon corps; je recevrai les anges dans mon cœur, dans mon cœur d'or. J'ai sans difficulté tout renfermé dans ma tête. » Ses attitudes étaient d'ailleurs en rapport avec le centre de ses idées fixes, qu'il possédait le monde en tout ou en partie.

Autopsie. — Sclérose des plus nette de l'hémisphère cérébelleux droit légèrement atrophié. La lésion est extrême dans le corps rhomboïdal; il a à peu près la dureté du cartilage. La corne postérieure du ventricule latéral droit au niveau de l'ergot de Morand est adhérente. Pas d'anomalie à gauche.

Il ne faut qu'un peu d'attention, ou pour parler plus exactement, qu'un peu de psychologie, pour voir que dans le délire de ce malade, il n'y a pas de trouble de la raison. Ces anges, ce cœur d'or, le monde à sauver, tout cela n'est que le produit, de l'exaltation de la sensibilité psychique dans une tête faible. Nous en appelons à ceux, qui ont l'habitude d'observer la folie puerpérale;

15

nous croyons qu'ils se reconnaîtront vite, sur le terrain
de cette observation. Ce texte mal ordonné est malgré
tout fort clair, car après nous avoir indiqué que le
malade est irritable, l'auteur nous dit qu'il n'y a pas de
troubles psychiques généralisés. On comprend ce que
cela veut dire. Et il nous dit encore, que cette maladie
procède par des crises, caractérisées par des injures et
des cris, mais qu'en dehors de ces crises, le malade a
la raison diminuée mais saine, car il apprécie justement
son état. Nous nous emparons donc de cette observation, dont l'anatomie pathologique est fort bonne.

Veut-on un bon exemple de la psychologie indéfinissable, qui préside trop souvent à la rédaction de ces
observations; nous le trouvons dans les réflexions qui
suivent l'observation de Meschède. On va voir qu'elle
est capable, d'obscurcir des phénomènes lumineux.

« Or, étant donné la lésion du cervelet constatée à
l'autopsie, voici quelle pourrait être la pathogénie, et
des conceptions psychomotrices, et des mouvements
somatiques, qui ont en effet pour caractère commun, de
s'imposer à l'organisme vivant. La fonction d'équilibration du cervelet, pour les mouvements sur place, et
l'importance de cet organe, comme régulateur de la
locomotion, en ce qui a trait à la rectitude du corps dans
l'espace, expliquent parfaitement la genèse, des symptômes objectifs décrits. Les désordres des conceptions
appartiennent à l'ordre des illusions extatiques; l'idéal
faussant les rapports conceptuels du moi avec ceux de
l'espace cosmique; mais peut-on attribuer les deux
catégories de manifestation à une seule et même
cause, à la lésion organique? »

C'est assurément là une question difficile.

38. Obs. Théodoric. — CALMEIL, *Maladies inflam.*, II, p. 396.

Trente-six ans. Homme naturellement violent, susceptible, haineux. Il lui arrivait parfois de se plaindre avec aigreur, de se monter jusqu'à la colère, et d'éclater ensuite en maltraitant sa femme, ses amis, et principalement des animaux qu'il finissait quelquefois par immoler. Il se plaignait aussi par instants de céphalalgie violente, et affirmait que l'inégalité de son esprit, les emportements de son caractère, tenaient en partie à l'agacement et à l'irritation que lui causait la douleur. A trente-cinq ans, les attaques de céphalalgie se montrent plus fréquentes. Elles sont accompagnées de sensations pénibles dans les bras, dans les jambes, dans la région épigastrique. Le caractère de Théodoric est devenu de plus en plus susceptible, et on le croit affecté d'un commencement de délire hypochondriaque.

A trente-cinq ans et cinq mois, les maux de tête sont très importuns; vomissements, découragement profond. Séjour prolongé au lit, taciturnité. Il se traite à sa manière et commet de nombreuses imprudences, et une foule d'actions qui le font considérer comme atteint d'aliénation mentale. A trente-cinq ans et six mois, il se met à fréquenter les cabarets, d'où il revient très souvent excité. A présent, il se tient mal en équilibre sur ses jambes, et il marche en chancelant. Il accuse une très grande faiblesse dans le bras; il est morose, en proie à mille sensations désagréables et souvent déraisonnables. A trente-cinq ans onze mois, il est admis à Charenton, il est calme, mais très absolu dans ses déterminations, qui sont loin d'être toujours raisonnables. Il peut encore se tenir debout, mais ses jambes flageolent sous le poids du corps; et lorsqu'il cherche à faire quelques pas, il est obligé de se cramponner en quelque sorte, au bras de son domestique. A trente-six ans, mort subite.

Autopsie. — Cerveau : pie-mère injectée et sans adhérence. Injection de la substance corticale. Injection considérable de la substance blanche. Les petits vaisseaux forment à droite et à gauche, de véritables plaques marbrées, dans l'épaisseur des lobules antérieurs et moyens surtout.

Hydropisie ventriculaire, pie-mère cérébelleuse **générale-**
ment injectée. Le cervelet gauche contient : 1° une petite tumeur d'apparence celluleuse et du volume d'un haricot ; 2° un
kyste de la grosseur d'un gros œuf de pigeon. La substance
nerveuse est ramollie à la périphérie de ce kyste. Cervelet
droit, sain.

Grande irritabilité d'abord, puis ensuite, découragement profond et tristesse, ainsi peut se résumer en deux
mots l'observation Théodoric. Nous nous croyons
autorisé, à considérer comme appartenant aux derniers
temps de la maladie, l'injection du cerveau et de ses
membranes. C'est donc au kyste et à la tumeur, qu'il
faut attribuer l'altération du caractère, qui est aussi de
date ancienne. A l'objection que l'on pourrait faire que
le malade était parfois déraisonnable, nous répondons
que cette expression, a dans la langue courante un sens
fort élastique. On dit d'un homme qu'il est déraisonnable, s'il sent vivement et met une grande passion
dans l'expression de ses volontés. Calmeil ne semble
pas y mettre plus de rigueur. Mais, fussions-nous dans
l'erreur, ces moments de déraison ne peuvent être après
tout, que des phénomènes secondaires, car il est clair
que, chez Théodoric, les troubles du sentiment sont
autrement marqués que ceux de la raison.

Cela posé, nous il semble inutile d'insister, sur la
sérieuse valeur de l'observation de Calmeil.

39. Obs. de Parchappe. — *Traité de la folie*, p. 38.
Femme de cinquante ans ; elle est accusée d'avoir empoisonné son oncle. Quelques jours après sa justification, on
s'aperçoit qu'il y a de l'incohérence dans ses discours : on la
poursuit, on veut l'arrêter, la traîner au supplice, elle voit
l'échafaud. A l'entrée, tristesse, anxiété, elle se croit perdue ;

elle croit que les gendarmes vont venir la chercher, elle s'afflige d'être détenue, elle voudrait sortir, elle n'est plus malade. Refus d'aliments. Elle ferme les yeux pour ne pas voir les apprêts de son supplice. On va la brûler. La malade s'engourdit. Taciturnité, immobilité, dépérissement. Pleuropneumonie. Mort rapide.

Autopsie. — Aucune altération du cerveau. A la partie inférieure du cervelet, excavation tapissée d'une membrane fine, pouvant loger une amande, et formée par une perte de substance comprenant les lamelles, jusqu'à la substance blanche corticale.

Une remarque sur cette observation. Dans aucune de celles qu'on a lues, dans aucune de celles qu'on va lire, les troubles de la raison ne sont à ce point marqués. Elle tranche vraiment sur l'ensemble, et malgré son anatomie pathologique fort nette (car il n'y a aucune lésion dans le cerveau, et c'est Parchappe qui le dit), nous l'abandonnerions volontiers à un contradicteur qui voudrait prétendre, que la lésion du cervelet n'est pas ici seule en cause, et que malgré l'apparence, nous sommes en présence d'un fait bien défini de folie du cerveau, de démence humorale, ayant pour origine une vive émotion. Elle est malgré cela encore intéressante, car dans cette hypothèse, la lésion du cervelet n'a pu manquer de jouer son rôle.

40. Obs. Niven. — GAIRDNER et HALDANE, *Edimburgh, Medical Journal*, 1861, VI, p. 788.

Tumeur prenant naissance dans les membranes du cerveau, et produisant une pression avec atrophie, sur le côté droit du pont et du cervelet. Symptômes excessivement obscurs. Diminution de l'intelligence ; pas de paralysie locale jusqu'à un degré avancé de la maladie. Alors paraplégie et légère hémiplégie. Mort par asthénie avec défaillance générale des fonctions du système nerveux.

Alexandre Niven, tomba en travaillant dans une carrière, il y a neuf ans, d'une hauteur de 30 pieds au moins. Pas de blessure apparente. Pendant huit jours il resta sans connaissance, et conserva dans sa bouche un morceau de sa pipe, sans qu'on s'en aperçut. Il ne revint jamais à une santé parfaite. En 1853, il eut de forts maux de tête. L'année dernière, les symptômes devinrent très mobiles ; faim vorace, puis soif insatiable par moments. Crises de vomissement.

Son abattement moral était parfois si fort, que ses amis ont souvent craint qu'il ne se suicidât. Il est par moments irascible, et par moments sombre et triste.

Chutes fréquentes. Souvent il titube comme un homme ivre. Il a constamment des sensations bizarres dans la tête. Une douleur perçante les suit, au point qu'il pousse des hurlements. Il a été très difficile de distinguer, nettement entre les *symptômes purement nerveux ou hypochondriaques*, et d'autres qui, décrits minutieusement par lui, pourraient être expliqués par son premier accident. Pas de paralysie.

La compréhension était très diminuée sinon tout à fait éteinte ; l'articulation distincte, sa démarche un peu incertaine et exigeant de l'attention ; mais en somme n'offrant pas l'apparence d'une maladie caractérisée. Entrée à l'hôpital. Il y avait d'un côté une certaine diminution de la sensibilité générale, et aussi une certaine imperfection des mouvements volontaires difficile à décrire, et ne constituant pas une paralysie véritable.

Février 1856. — Articulation imparfaite, lente et confuse comme celle d'un homme ivre. Réponses lentes et tardives. Il est toujours couché sur le dos. Contenance passive, apathique et souverainement sans expression. Il saisit fortement les objets et n'a pas conscience de la diminution de ses forces. Expression des yeux languissante ; troubles de la vue. Il paraît avoir une grande difficulté à compter des nombres un peu élevés. Il compte surtout avec une grande lenteur.

Avril 1856. — Pendant qu'on l'examine, il a une tendance à trembler, et dit avoir eu ces tremblements pendant deux jours.

Le malade repose dans un état très apathique, et semble
ne rien désirer, ni éprouver aucune souffrance bien caractérisée ; *mais il est parfaitement conscient et intelligent quand
on lui parle;* réponses toujours lentes et articulation imparfaite. A partir de ce moment l'état du malade s'aggrave, et
les dernières observations témoignent, d'une diminution considérable de l'influence de la volonté sur les mouvements en
général. Pas de paralysie des nerfs craniens, les symptômes
ont beaucoup de ressemblance avec ceux de la paralysie géné=
rale des aliénés; ils en diffèrent pourtant par l'histoire de
la maladie, et par l'absence complète des illusions extravagantes.

*La justesse de ses impressions mentales, et la solidité de
son jugement étaient en effet très étonnantes,* étant données
la faiblesse physique, et l'allure remarquablement lente, avec
laquelle toutes les impressions semblaient se transmettre au
cerveau. Il peut être mentionné, par exemple, qu'une petite
somme pouvant être prélevée sur son gain par une société
amicale, il manifesta à plusieurs reprises la plus grande
anxiété, qu'elle ne fût pas retirée par les parents de sa femme,
qui avaient la charge de certains de ses enfants. Pour le
satisfaire sur ce point, il fut nécessaire d'appeler son fils aîné;
et de tout ce qui passa à cette occasion, il parut que la gestion
de ses faibles ressources, était menée avec autant de sagacité
et de sens, qu'il en est montré par des personnes, vivant de
la vie normale.

12 mai 1856. — Abandonné à lui-même, il est excessivement
apathique; mais lorsqu'on lui cause, on peut toujours tirer de
lui des réponses claires. Il a dû diriger plusieurs affaires se
rapportant à ses intérêts, et en apparence très correctement.
Rien qui ressemble au délire, ni à un état de marmottement
ou de manie. Il saisit parfaitement des deux mains et avec
une force égale. Marche incertaine. Il a l'air abstrait et rêveur,
comme une personne plongée dans une rêverie profonde. Il
oublie très vite. Paralysie faciale, déglutition difficile, mort.

Autopsie. — Cerveau : méninges saines. La substance grise
a une apparence rose à la section. Hydropisie ventriculaire.

Une tumeur du volume d'un œuf de poule, prend naissance
sur la pie-mère, en dessous du pédoncule cérébral droit, et se
prolonge en arrière, sans se confondre avec la substance nerveuse. Elle a excavé par compression le côté droit de la protubérance, le lobe droit du cervelet, la partie droite du bulbe.
Les nerfs comprimés sont le 5°, et probablement aussi le
6°, le 7°, le 8°, le 9° du côté droit.

L'observation Niven est importante, car elle nous
montre l'évolution d'une tumeur, et correspondant à
cette évolution, deux états très différents de la sensibilité psychique. Dans une première période, allant de
1853 à 1856, Niven, comme la plupart des malades qui
précèdent, est tantôt sombre et triste et tantôt irritable.
On note chez lui l'hypochondrie, et l'on craint le suicide. Dans une seconde période, allant de 1856 à la
mort, il y a diminution de la fonction, et le malade est
devenu apathique, indifférent et inerte. Il nous rappelle
une série de cas, en tête desquels se trouve F***. peintre,
et que nous allons bientôt rencontrer. Nous cherchons
vainement dans nos souvenirs, une autre observation
où cette succession d'états opposés, ait été si nettement
décrite.

Une autre particularité augmente encore le prix de
cette observation; c'est l'intégrité de la raison, bien vue
et bien décrite par les auteurs, et conservée jusqu'au
dernier moment de la vie.

Son côté faible est d'être un peu confuse, et de présenter à un examen attentif, deux évidentes contradictions. Ainsi, pour n'en citer qu'une seule, au moment
même où les auteurs nous représentent Niven, comme
devenu très apathique, ils nous le montrent fort anxieux
au sujet d'une petite somme d'argent. Mais ce sont là

des taches légères, et qui s'effacent devant ce gros fait, qu'une tumeur comprimant le cervelet, produit d'abord la tristesse, et plus tard en se développant, l'indifférence et l'apathie.

Il faut noter que d'autres auteurs, ont rencontré des faits semblables. Cubasch, étudiant la tuberculose, trace le tableau suivant d'après les cas qu'il a rencontrés.

CUBASCH. — Nous avons dit, au commencement de ce chapitre, que les premiers symptômes de la maladie, se montrent par le changement du caractère (*Gemuths-stimmung*). Les malades deviennent soupçonneux, tristes, susceptibles ; et avec le temps absolument indifférents à tout ce qui les entoure. Cette situation augmente graduellement, et s'aggrave particulièrement avec les maux de tête périodiques... Les malades ont besoin de beaucoup de temps, pour répondre aux questions qui leur sont faites. Généralement les réponses sont justes. Le travail logique de l'intelligence est plus difficile, il existe cependant.

(Tuberculose du cervelet, p. 104.)

Nous abordons avec Maupas Ernest, un nouvel élément de démonstration. Ou le mot de physionomie n'a aucun sens, ou il exprime très rigoureusement, que certains états de tension des muscles innervés par le facial, correspondent très exactement, à certains états de l'esprit.

Ajoutons, et ceci ne sera contesté par personne, que les états du sentiment, ont ici une tout autre part que les états de la raison. On lit sur la physionomie d'un homme, s'il est triste ou joyeux, placide ou en colère ; mais on n'y saurait voir s'il compare ou raisonne, s'il affirme ou s'il nie. Nous concluons que les auteurs qui, sans prendre soin d'analyser l'état psychique, se sont

bornés à constater la tristesse, la mélancolie de **la phy**-
sionomie de leurs malades, nous fournissent encore **des**
arguments, dont nous avons le droit de nous **emparer.**
Il est fâcheux sans doute, qu'ils se soient arrêtés **à la**
surface, mais toutes limitées qu'elles soient, ces observations ont encore une valeur, et ne peuvent être né-
gligées. Ceci étant admis, elles sont, on va le voir,
aussi probantes que possibles.

41. Obs. Maupas Ernest. — LABORDE, *Bull. Soc. anat.*, 1862,
p. 176.

Tubercules du cervelet et de la protubérance.

Onze ans, mal de Pott lombaire, vomissements, céphalalgie, faiblesse des jambes.

La physionomie exprime une tristesse, une mélancolie pro-
fonde, l'intelligence est conservée quoique lourde.

Fièvre, strasbisme, dilatation des pupilles, hyperesthésie,
torpeur, puis coma. Rémission légère; l'enfant revient un peu
de sa léthargie ; il prête quelque attention aux questions
insistantes qu'on lui adresse, mais ne répond que très rarement et par monosyllabes.

Autopsie. 1° Traces d'une méningite de la base, caractérisée par une abondante suffusion sanguine (forme congestive), des épaississements et des opacités de l'arachnoïde,
et quelques tractus fibrineux ; 2° hydropisie ventriculaire assez
considérable ; 3° existence de cinq tumeurs de même aspect,
de même forme, de même volume, dont quatre dans le
cervelet et une dans la protubérance. Toutes ont le volume,
et la forme d'une grosse aveline ; leur nature tuberculeuse
saurait rester douteuse.

Ainsi le cerveau est sain et la raison conservée; le
cervelet est rempli de tubercules, et la physionomie de
l'enfant exprime la tristesse la plus profonde. S'il est
légitime au point de vue qui nous occupe, d'accorder à
la physionomie une valeur symptomatique sérieuse, il

est impossible de souhaiter un témoignage plus net, plus éloquent que celui-ci. Au point où nous en sommes, nous ne croyons pas utile de discuter, l'opinion qui voudrait rattacher un phénomène aussi particulier, aux traces d'une méningite de la base. Cette objection du reste, est réfutée par les observations qui vont suivre.

Nous arrivons à une série de cas où l'intégrité de l'intelligence, c'est-à-dire de la raison, est très formellement affirmée. Nous prions le lecteur de fixer son attention sur ce point, dont il est facile de comprendre l'importance. Il faut admettre largement en principe, la possibilité des réactions psychiques du cervelet malade sur le cerveau; on va voir cependant pourquoi l'observation de Parchappe nous est suspecte. Dans beaucoup de cas, elles sont nulles.

42. Obs. de Simpson. — *British Medical Journal*, 1870, II, p. 439.

Garçon de quatorze ans, se plaint d'abord vers Noël, d'élancements intermittents derrière la tête, quelquefois assez pénibles pour lui faire pousser des cris perçants. Il commence à vomir d'abord le matin, puis ensuite également après les repas.

Il continua ainsi quelque temps, quand vers le milieu d'avril, *sa figure commença à prendre une expression profondément triste*, et il témoigna de quelque difficulté à marcher.

Il devint bientôt évident que sa vue se troublait, *et quoiqu'il restât normalement intelligent*, sa mémoire devint très défectueuse. Les symptômes devinrent plus mauvais, sa démarche n'était pas celle de la paralysie, mais témoignait d'un manque de pouvoir coordinateur. — Mort dans le coma le 17 septembre.

Autopsie. — Toute la substance cérébrale était ramollie, particulièrement les parties voisines de la base.

Les deux lobes du cervelet contenaient de nombreuses masses jaunes de tubercule, variant du volume d'un gros pois à celui d'une bille. Aucun tubercule dans le cerveau.

Cette observation nous paraît mériter une attention particulière, parce qu'elle résume la question, et nous montre par les symptômes, la formation de la tumeur.

43. Obs. Jean Bernard. — LEGRAND, *Bull. Soc. anat.*, 1861, p. 49.

Signes divers de tumeurs du cervelet.

Décembre. Crises de céphalalgie. Ces accès poussent le malheureux malade, à pousser des cris des plus aigus.

L'intelligence est parfaitement nette, le fond du caractère de l'enfant est la résignation. Quand par un rare bonheur, un jour se passe sans crise violente, il reconnaît ce soulagement avec une sorte de reconnaissance pour ceux qui l'entourent.

Janvier. Les réponses sont lentes. M. Vulpian, chargé du service par intérim, constate l'expression de souffrance profonde, que réflète la physionomie du malade.

Février. L'enfant, par l'excès de la douleur de tête, est dans une agitation continuelle ; il pousse des cris déchirants, ne s'arrêtant qu'à de courts intervalles. L'intelligence est intacte. Dans la nuit, coma et mort.

Autopsie. — Cerveau normal, méninges saines.

Cervelet très volumineux. — A l'incision de la tente, l'organe fait saillie, comme s'il eût été trop à l'étroit dans sa loge. Tout le centre du lobe droit est envahi par une matière tuberculeuse jaune verdâtre, qui s'étend dans la moitié correspondante du vermis inférieur et supérieur. Le noyau de substance blanche a totalement disparu, la substance corticale est ramollie. Le lobe gauche est sain.

Sachons interpréter cette observation, et nous y verrons de la façon la plus claire, l'exaltation de la sensibilité psychique. Qu'est-ce en effet, que cette sorte de reconnaissance survenant à propos de rien ? Si l'expression douloureuse de la physionomie, avait pu traduire autre chose qu'un état de tristesse profonde, qu'un état de souffrance psychique, M. Vulpian l'aurait vu et dit.

44. Obs. Deviller. — Beaudoin, *Bull. Soc. anat.*, 1888, p. 540.

Tubercule du cervelet, hydrocéphalie, mort par corps étranger du pharynx.

Homme, vingt-quatre ans, entre à Saint-Louis le 15 mars, service Fournier; pas de maladie antérieure. Depuis deux ans, douleurs de tête très violentes, s'irradiant de la nuque au front, continues, mais d'intensité variable.

En décembre 1887, troubles et affaiblissement de la vue. Inclinaison de la tête à gauche.

La physionomie est empreinte d'une certaine expression de tristesse et de souffrance, sans qu'on puisse constater de trouble de l'intelligence. Le malade comprend bien ce qu'on lui dit, et répond clairement aux questions qu'on lui adresse. Cependant la parole est un peu lente, embarrassée, exigeant un effort anormal.

Pupilles dilatées. Il ne peut plus lire. Les mouvements sont empreints d'une certaine hésitation, qui remonte au début de la maladie. La démarche est hésitante, raide, vacillante comme celle d'un homme ivre.

Le 16 mars, mort subite. Il étouffe par un morceau de bœuf resté dans le pharynx.

Autopsie. — Hydropisie ventriculaire. Pas d'adhérences. La pie-mère se détache facilement, rien sur les circonvolutions ni dans l'épaisseur du cerveau.

Cervelet : Gros tubercule à plusieurs noyaux dans le vermis et l'hémisphère gauche. Un noyau gros comme une demi-noisette, occupe la partie postérieure du vermis supérieur. Un autre plus gros, dont la coupe mesure 2 centimètres et un demi-centimètre, s'observe dans le lobe gauche, où il fait saillie à la face supérieure, en dissociant les circonvolutions. Un troisième gros comme une noisette, occupe le vermis inférieur, et fait saillie dans le quatrième ventricule. Cette tumeur ne ménage dans le lobe moyen, que la partie antérieure du vermis supérieur.

45. Obs. Ferrer. — Tailhé, *Soc. de biol.*, 1849, II, p. 147.

J'observerai auparavant, dit l'auteur, qu'il s'agit de lésions existant uniquement dans le cervelet, sans altération aucune du cerveau.

Trente-sept ans, militaire. Entré le 7 août 1849 à la Charité. Malade depuis trois mois, mort le 29 novembre.

Divers signes de tumeur du cervelet. Le cou est raide, la tête est portée en arrière ; les yeux sont fixes et presque immobiles dans leur orbite ; *expression de douleur très grande de la physionomie.*

19 *novembre.* — Le malade a été très agité pendant la nuit. Il pousse des cris et ne répond pas aux questions qu'on lui adresse.

Autopsie. — Tumeur tuberculeuse de la grosseur d'un marron dans le lobe droit du cervelet ; elle apparaît à la surface supérieure, où les sillons des circonvolutions, se trouvent effacés par elle.

46. Obs. John Byrne. — Gordon, *Dublin Quaterly Journal*, 1863, II, p. 209.

Trente ans, faiblesse des jambes. Douleurs de tête toujours plus pénibles la nuit. Sa mémoire baissait beaucoup.

Sa physionomie avait une expression très particulière d'anxiété.

Autopsie. — Le seul désordre apparent du cerveau, fut un seul tubercule scrofuleux de grande dimension, oblong, d'un pouce sur un demi, qui occupait le lobe droit du cervelet, Ramollissement autour.

47. Obs. Mouton. — Rennes, *Arch. de* 1828, XVII, p. 222.

Vingt-deux ans, soldat. Sa maladie s'était aggravée lentement et graduellement.

1er *septembre.* Depuis un mois, vomissements opiniâtres et céphalalgie.

L'expression de la figure était inquiète ; aucune altération des facultés intellectuelles.

Janvier. Phénomènes ultimes. Plaintes continuelles ; mort.

Autopsie. — Un abcès étendu occupe le lobe gauche du cervelet. Il se compose de deux foyers communiquant entre eux par une étroite ouverture, et séparés par une lamelle de substance grise. Le foyer supérieur est le plus étendu ; il existe au centre de la substance blanche, et il a quinze lignes d'avant en arrière, dix lignes de largeur et une ligne et demie de hauteur. Ramollissement de la substance nerveuse autour des deux foyers.

48. Obs. Henry H. — FERRIER, *British Medical Journal*, décembre 1880, p. 917.

Quarante-deux ans. Le malade avait une expression de physionomie troublée, anxieuse ; il répondait aux questions avec intelligence. Démarche particulière et raide.

Autopsie. — Tumeur sous le lobe gauche du cervelet.

49. Obs. Anne D. — *Bull. Soc. méd. d'observ.*, II, p. 326.

Quinze ans. La céphalalgie se déclare en novembre 1856.

Janvier. La physionomie exprime l'abattement, la souffrance. Les réponses sont parfaitement raisonnables. Vomissements.

La stupeur, la céphalalgie, la fixité du regard ont redoublé. L'expression de la physionomie accuse la douleur. Crise épileptiforme. A la visite qui suit, elle ne répond que très difficilement aux questions, mais ne manifeste aucun délire. On diagnostique une tumeur tuberculeuse intracranienne. Lorsqu'on l'excite à boire ou à se retourner dans son lit, elle manifeste sa répugnance par des gestes, sans proférer une seule parole. En dehors de ces moments, l'*expression sinistre du visage*, l'immobilité absolue qu'elle conserve et la fixité du regard, la feraient passer pour morte.

Autopsie. — Pie-mère injectée, granulations dispersées sur toute l'étendue des méninges. Elles sont très nombreuses à la partie moyenne du lobe postérieur droit. Le cerveau est parfaitement sain; tout au plus existe-t-il un léger piqueté de la substance blanche du côté droit.

Tubercule de la grosseur d'un haricot dans le vermis; autre tubercule moins volumineux au centre du lobe gauche du cervelet.

On ne manquera pas de remarquer ici, l'expression sinistre du visage, traduction évidente d'un état habituel, où se trouvent mélangés les sentiments de tristesse et d'effroi. Il faut regretter vivement qu'on n'ait pas mieux interrogé cette malade; et malgré les granulations, qui du reste correspondent à une raison parfaite, renoncer à persuader celui qui n'y voudrait pas voir un argument. La parenté évidente de cette observation avec les précédentes, l'absence de tout délire, nous empêchent de la mettre à sa place naturelle, et de la joindre à celles, où il existe aussi des lésions du cerveau.

50. Obs. Jambon. — Robertet, *Bull. Soc. anat.*, 1864, p. 311.

Quatre ans. Convulsions, vomissements avec pleurs et cris. Subitement, l'enfant pousse des cris, pleure et se plaint de la tête. Marche incertaine.

6 *janvier*. La gaieté revient, l'enfant joue, parle et chante comme s'il se portait bien. Série de crises semblables, caractérisées par de la maussaderie, des pleurs, une céphalalgie arrachant des cris.

Février. Les cris sont plus violents, surtout la nuit, l'abattement plus profond. Le regard devient étonné, errant, hagard, bien que l'enfant reconnaisse les objets qu'on lui présente. La marche est de plus en plus difficile; il n'y a pas d'altération notable de l'intelligence.

Mars. Nouvelle céphalalgie avec vomissements. Hallucinations; les réponses sont lentes et pénibles.

Avril. L'intelligence est conservée.

Juin. L'intelligence devient obtuse, la parole lente et difficile. Les cris et les plaintes ont complètement cessé, pour faire place à un air de tristesse et d'abattement continu. Mort en juillet.

Autopsie. — Cerveau sain. Hydropisie ventriculaire.

Dans un des lobes du cervelet, masse tuberculeuse du volume d'un petit œuf, lamelles adjacentes à la tumeur, déformées, ramollies. Une portion de la tumeur reste adhérente à la dure-mère lors de l'ablation de l'encéphale.

Nous croyons que ces hallucinations ne sont que des frayeurs, tout comme la cause des cris violents poussés pendant la nuit. Ce n'est assurément pas le sens strict des mots, mais nous appuyons cette liberté d'interprétation sur les habitudes connues de la langue médicale. Eussions-nous tort sur ce point, cette observation nous donnerait encore la tristesse; elle y est formellement mentionnée.

Saisissons, à propos de l'observation qui précède, l'occasion qui se présente, de dire un mot des cris. On vient de voir que Jambon criait sans cesse, et rien n'est plus fréquent que ce signe. A chaque instant, les auteurs le signalent, et nous disent que le malade pousse des cris. Shearer en fait même un symptôme : « Périodiquement, dit-il, à propos des maladies du cervelet, le malade pousse des cris aigus, soudains, involontaires, automatiques. » Dans l'ignorance où l'on était de la cause véritable et de la nature vraie de ces cris, on a dû forcément chercher, à leur trouver une explication dans la douleur de tête. On y est arrivé souvent, mais, d'autres fois, on a échoué. Nous avons à bénéficier doublement de cet échec, car nous osons dire que les cas où il a fallu se rendre à l'évidence, et constater formellement qu'il n'y avait pas de céphalalgie, montrent assez que dans ceux où la douleur existait, le phénomène est encore complexe.

Rappelons-nous que Jean Robert poussait des cris lamentables; Ancelin, des cris d'effroi; Gabrielle B***, des hurlements au moment de ses frayeurs; Jean Bernard, des cris déchirants; le malade de Poterin Dumotel, des cris de bête fauve; et ce n'est pas tout. Nous allons voir encore que René Bigot poussait des cris lugubres, Marie Bradley de très lamentables gémissements.

Le choix de toutes ces expressions n'est évidemment pas le résultat d'un hasard. Ce n'est pas sans raison que les auteurs les plus divers, ont voulu souligner par des qualifications aussi expressives, et en même temps aussi concordantes, le caractère particulier de ces cris. S'il y a dans ces cris de la douleur, il y a en même temps de l'émotion. Les crises qui les provoquent ont ce double caractère. Cela est des plus net dans l'observation Jean Robert, et pour les autres notre opinion devient plus que probable, quand on songe que, dans certains cas, ils ont une cause exclusivement psychique. Déjà nous l'avons vu avec Marie Brouet, qui poussait des cris aigus et déclarait n'éprouver aucune douleur. En voici, dans l'observation suivante, une preuve plus forte encore.

Nous concluons en disant, que l'explication par la céphalalgie est insuffisante; qu'il y a dans les cris qui coïncident avec les tumeurs du cervelet, un phénomène mal observé; et nous revendiquons comme un argument au profit de notre thèse, une bonne partie au moins des nombreux cris signalés dans les observations. Nous donnerons plus loin, aux observations faibles, toute une série de faits qui ne valent que par le rapprochement, et où le cri est mentionné. Encore une fois, ce n'est pas sans raison, que l'on a si souvent remarqué les cris de ces malades. Ils ne crient pas de douleur, car on ne manquerait pas de nous le dire; ils crient parce que, chez tous les êtres qui en sont capables, le cri est l'expression naturelle, le premier phénomène produit par l'émotion. Ils crient comme l'oiseau chante au retour de la lumière, comme le chien aboie de plaisir et hurle de douleur; ils crient comme des enfants qui sortent de l'école; ils crient comme des femmes qui ont peur. Disons mieux, tous ces mots sont ici trop exacts; ils crient pour satisfaire une vague émotion (1).

51. Obs. Marie Bradley. — Shearer, *Edimburgh Medical Journal*, 1862, p. 1037.

Trente-sept ans, signes divers de maladie du cervelet.

Pendant la quinzaine durant laquelle elle a été en observation, cette malade a été une cause d'ennui, tant pour elle-même que pour ses voisins, à cause de son penchant incorrigible à hurler et à crier, de la façon la plus bruyante.

Subitement, et sans raison apparente, elle se mettait à pousser les gémissements les plus perçants et les plus lamentables, et elle continuait toute la nuit à de courts intervalles; quelquefois même pendant le jour.

Les cris paraissaient entièrement en dehors de son contrôle. C'est en vain qu'on lui répéta les observations et les avertissements; la menace même de l'enfermer dans un asile ne réussit pas à lui imposer silence; *la violence de ses cris ne semblait pas avoir de rapport avec l'intensité de ses souffrances, car elle déclarait après, qu'elle n'avait pas crié, parce qu'elle*

_____

(1) De même que le cervelet, le cri est rudimentaire chez les reptiles. Toute cette classe est silencieuse.

*souffrait, mais parce qu'elle ne pouvait s'empêcher de le faire;
souvent même elle affirmait ne pas souffrir.*

Ses cris étaient plutôt automatiques que volontaires, et
ressemblaient beaucoup aux cris perçants et continus, aux
gémissements des animaux, dont les glandes nerveuses sont
irritées ou coupées par le scalpel du vivisecteur. *On remarquera qu'elle était précise et claire dans ses réponses, quand
on lui parlait haut (surdité). De fait il n'y avait aucun trouble
des facultés intellectuelles.*

Autopsie. — Tumeur de la grosseur d'une noisette, partant du conduit auditif interne, et logée dans le replis de
l'hémisphère droit du cervelet. Le côté droit du pont portait aussi une dépression sensible. On ne trouva aucun autre
organe malade.

Cette observation est importante et remarquable;
mais, à mesure que nous avançons, nos commentaires
deviennent moins utiles.

Le lecteur saura suppléer à des réflexions, où nous
ne pourrions que nous répéter.

52. Obs. de Bristowe. — *Transact. of the Patholog. Society
of London,* XII, p. 17.

Sept ans, petite fille devenue subitement aveugle. Sa figure
était pâle et présentait une expression anxieuse. Elle était
parfaitement consciente, mais répondait en pleurant aux
questions qu'on lui posait. Elle continue à être irritable, se
plaignant de la tête, et jette parfois des cris perçants sans le
moindre motif...

Elle était apathique, roulant sa tête de côté et d'autre,
gémissant de temps en temps, et poussant des cris perçants.

Autopsie. — Le cerveau ne présentait aucun désordre, si
ce n'est un peu de dilatation des ventricules, avec accumulation de sérosité.

Cervelet : A la section, on trouva le lobe gauche du
cervelet, pour une grande partie infiltré de dépôts tuberculeux caséeux.

Il existe sans doute dans la bibliographie allemande, beaucoup d'autres cas semblables, car on lit dans Cubasch, page 10 :

« Les enfants montrent leur état sentimental, par leur façon de répondre en pleurant, à chaque question qu'on leur adresse. »

53. Obs. Anne G. — *Medical Times*, 1862, II, p. 409.

Quarante-huit ans. La malade pousse de tels cris pendant son sommeil, qu'elle compromet le repos de tous les malades de la salle. Elle dort bien, mais est souvent troublée par des rêves effrayants ; par exemple, elle s'imagine qu'un grand danger menace elle ou son mari. Parfois ses rêves sont fantastiques ; elle voit des nains, des féeries, des elfes, des fantômes. Elle a conscience que sa mémoire est très troublée depuis le commencement de sa maladie. On peut noter de l'incohérence dans ses remarques, mais pas d'idées exaltées, ni de traces d'optimisme.

Autopsie. — Tumeur du cervelet.

Nous croyons nous trouver ici, devant une observation mal faite. L'auteur, mis en présence d'un cas assez obscur, nous semble avoir cherché dans le sens de la paralysie générale, et naturellement il n'a pas trouvé.

54. Obs. d'Eliottson. — *Lancet* de 1836, p. 320.

Cinq ans. Il s'éveillait brusquement en poussant des cris et se plaignait que ses entrailles lui faisaient mal. Pendant la journée, il jouait avec les autres enfants comme de si rien n'était.

Les crises nocturnes continuèrent.

7 *juillet.* — Je le vis à son retour à l'hôpital ; sa physionomie était un peu anxieuse. Comme précédemment, il s'éveillait dans un état de terreur en poussant des cris. Il joue volontiers avec les autres enfants. Strabisme, amaurose. Intelligence très nette. Il reconnaît encore ses parents quelques heures avant sa mort.

Du 27 au 31 *juillet*, il grinçait des dents, mordait ses mains, ses bras et les couvertures de son lit; il frappait sa poitrine violemment avec sa main droite.

Autopsie. — Épanchement considérable de lymphe à la jonction des nerfs optiques et du pont de Varole.

Cervelet : Dans chaque lobe, tumeur tuberculeuse de la grosseur d'une bille, et paraissant située dans la substance grise. Ramollissement périphérique. Troisième tumeur de même nature et de même grosseur dans la fosse occipitale droite.

Il y a dans cette observation plusieurs choses qui nous intéressent; mais nous y relèverons surtout les rêves effrayants accompagnés de cris, les réveils dans des états de terreur. Un fait de ce genre isolé, n'aurait peut-être pas grande importance, mais réuni à d'autres semblables, il prend la valeur d'un symptôme et devient pour nous un argument. Or, nous l'avons déjà trouvé dans les observations Ancelin, de Gros, de Bailly, de Bouchut, et enfin dans l'observation Anne G*** qui précède; et nous le trouverons encore dans les observations Jean Philippon et Émile B***, qui sont aux observations faibles.

Il faut un peu d'interprétation et de critique, pour apprécier toute la valeur des quelques mots qui terminent l'observation d'Eliottson. Cependant, nous n'hésitons pas à y voir, un accès de frénésie imputable à l'exaltation de la sensibilité psychique. Nous concédons du reste, que cela n'est pas dit formellement.

Tandis que dans les observations qui précèdent, nous cherchions à établir notre thèse, sur une exaltation de la fonction, nous allons maintenant demander des arguments, à la diminution de la fonction, à la paralysie de l'organe.

C'est le caractère d'une bonne théorie, de pouvoir être envisagée à des points de vue variés et contraires; et il manquerait quelque chose à ce travail, si nous n'étions en état de montrer, qu'il en est du cervelet comme du cerveau, et que, comprimé par des tumeurs ou considérables ou multiples, il cesse, lui aussi, d'exercer sa fonction psychique.

Déjà nous avons vu, dans les observations Alexandrine Labrosse et Degler, qu'une agénésie ou totale ou partielle du cervelet, a pour conséquence une diminution parallèle en quantité de la sensibilité psychique. Voici toute une série de cas, où l'apathie et l'indifférence, ont été produites par des tumeurs. L'observation de Campana est, à cet égard, particulièrement instructive. F*** peintre, a le cervelet farci de tubercules; il n'a vraiment plus de cervelet, et pourtant il ne souffre pas, il n'est pas paralysé; mais, tout comme Alexandrine Labrosse, il vit et meurt dans un état d'indifférence profonde.

55. Obs. F***, peintre. — CAMPANA, *Bull. Soc. anat.*, 1860, p. 182.

Trente-six ans. Décubitus dorsal, immobilité, regards vagues dirigés au loin, *profonde indifférence pour le monde extérieur. Il répond aux questions qu'on lui adresse, avec assez de raison pour mettre hors de doute l'intégrité de ses facultés intellectuelles. Les réponses sont monosyllabiques ou très courtes, faites lentement, à voix basse et avec indifférence.*

En 1856, on s'aperçut qu'il était moins gai; en même temps il se plaignait de violents maux de tête.

Depuis plus de deux ans, il était devenu taciturne. Parfois il parlait seul, laissait échapper quelques paroles incohérentes, ou bien il interrompait la conversation, pour prononcer une ou deux phrases qui n'y avaient aucun rapport.

Depuis plus de quinze jours avant son entrée à l'hôpital, il était tombé dans l'état de somnolence et d'apathie où nous l'avons trouvé. Si l'on vient à le pincer, il fait un mouvement, mais il l'exécute avec lenteur *et avec un air d'indifférence.*

A cause de l'indifférence du malade pour les aliments et de sa faiblesse, on est obligé de lui donner à manger comme à un enfant. Chaque jour le malade a avalé quelques cuillerées de potage, sans témoigner le moindre plaisir. Aucun mouvement spontané ; il conserve une immobilité absolue dans le décubitus dorsal.

Affaiblissement de la motilité, paresse d'agir, mais non impuissance. Lorsqu'on le tirait de son assoupissement continuel, ses regards se dirigeaient vaguement au loin ; il ne se donnait pas la peine de regarder son interlocuteur. Mort sans agonie.

Autopsie. — Cerveau normal, méninges saines, hydropysie ventriculaire.

Dans le cervelet, on trouve une vingtaine de noyaux tuberculeux : les uns sont plus gros qu'une aveline, les autres n'atteignent pas le volume d'un petit pois. Dans l'hémisphère gauche, ils sont très rapprochés, situés profondément, et groupés de manière à former par les progrès de leur développement une grosse masse unique. Ils nous ont tous paru nés à la même profondeur ; très rapprochés de la substance grise, et peut-être dans la substance grise elle-même. Celle-ci, à la face supérieure de l'organe paraissait perforée et détruite, pour donner passage à la production tuberculeuse, qui s'y étalait sous la forme d'une large plaque. Il n'y avait sous aucun rapport, symétrie parfaite entre les différentes masses morbides, quoi qu'il en existât dans toutes les parties de l'organe, y compris le vermis.

Cette observation remarquable est assez longue dans son texte original ; nous l'avons abrégée beaucoup, mais

on peut la simplifier encore et la résumer en deux mots.
Le cervelet de ce malade est anéanti, détruit par la
matière tuberculeuse, et il est devenu indifférent et
inerte tout comme Alexandrine Labrosse. Cette indifférence est profonde, et se traduit par les mêmes signes.
Qu'on se rappelle les expressions de Combette : « Elle
était toujours dans un état d'abattement morne, ne parlant jamais, n'accusant ni plaisir ni douleur. Elle répondait par oui ou par non, mais toujours juste. » N'est-ce pas
là, trait pour trait, la description de l'état de F***, peintre ;
et n'avons-nous pas le droit de dire, que cette observation nous donne, à un point de vue nouveau et imprévu,
une nouvelle démonstration de notre thèse. Bernheim
et Simon ont rencontré une série de cas semblables, qui
ne paraissent pas très rares, et ils ont bien analysé cet
état, mais sans en pénétrer la cause.

BERNHEIM et SIMON. — Enfin, un fait remarquable qui
ressort de nos observations, c'est la conservation presque
parfaite des facultés intellectuelles, sauf dans les cas où,
par le fait d'une hydrocéphalie ventriculaire énorme, le
cerveau s'atrophie peu à peu, et perd graduellement toutes
ses fonctions.

La femme S*** est particulièrement intéressante à cet égard.
Plongée habituellement dans un état de torpeur et de
somnolence, gâteuse et semblable en apparence à ces
vieux hémiplégiques tombés, comme on le dit vulgairement,
en enfance ; il suffisait de la questionner un instant pour la
tirer de cet état de passivité psychique. Elle pouvait alors
calculer mentalement, et ses réponses montraient que son
intelligence et sa mémoire étaient demeurées parfaitement
indemnes.

56. Obs. Marie S. de Bernheim. — *Revue méd. de l'Est*,
1887, XIX, p. 59.

L'intelligence est normale, la malade répond correctement aux questions qu'on lui adresse, la mémoire est également bien conservée. Par moment cependant, elle divague, se cause à elle-même, se croyant chez son ancien maître ; mais ses réponses sont toujours très sensées, et il s'agit là plutôt d'un état de rêverie passive, que d'un véritable délire.

Autopsie. — Fibro-sarcome du volume d'un gros marron.

57. Obs. Perrie Édouard. — BARRIER, *Gazette médicale*, 1840, p. 259.

Cinq ans et demi, divers signes de tumeur du cervelet.

L'enfant perdit toute sa gaieté et tomba dans une espèce d'apathie et d'indifférence, telle qu'on le voyait demeurer couché sur le dos plusieurs heures de suite, sans chercher à changer de position. L'intelligence s'affaiblit aussi ; la tête a considérablement augmenté de volume.

L'intelligence était peu développée ; cependant les réponses étaient justes. Le malade était silencieux, apathique, indifférent pour tout ce qui l'entourait.

Autopsie. — Hydropisie ventriculaire. Ces cavités sont énormément dilatées. Le cervelet paraît très volumineux ; il fait hernie dès qu'on incise la tente. Tumeur tuberculeuse du volume d'un œuf de pigeon, siégeant dans le lobe droit et dans le lobe médian, la tumeur touche en un point la superficie. Une autre altération, explique aussi le volume anormal du cervelet ; c'est une véritable hypertrophie de son centre médullaire, surtout du côté droit ; car ce noyau, comparé à celui du lobe gauche qui est lui-même un peu hypertrophié, présente un volume presque double. Il n'y a d'ailleurs aucune autre altération de structure, ni dans le cervelet ni dans le cerveau.

58. Obs. Marie S. — DAVIDSON, *Medical Times*, 1878, II, p. 218.

Juin. — Divers symptômes de tumeur du cervelet, intelligence et mémoire bonnes, mais elle reste très tranquille et quelque peu apathique.

Juillet. — Elle reste couchée, tranquille, prenant ordinairement peu garde à ce qui se passe autour d'elle, mais son intelligence est parfaitement lucide. Mort le 26 juillet.

Autopsie. — Adhérence du lobe gauche du cervelet à la dure-mère sur une surface d'environ un pouce de diamètre. Il y avait dans la substance du cervelet, deux ou trois grandes nodosités de tubercules caséeux, entourées d'une zone de tissu gélatineux rose, le tout formant une masse sphérique, irrégulière, du diamètre d'environ un pouce. Aucun désordre ailleurs.

59. Obs. Lambin Alfred. — *Thèse d'Allo*, p. 34. Observation communiquée à l'auteur par LABORDE.

Quatorze ans et demi; les yeux sont largement ouverts, fixes; *le regard est étrange, et la physionomie nous offre une expression d'étonnement et d'hébétude*. Les réponses du malade aux questions qu'on lui adresse, sont brèves et rapides. Son intelligence est ordinaire et sans altération. Signes divers de maladie du cervelet, plus tard, affaiblissement de la mémoire, lenteur et difficulté de la parole. Coma et mort.

Autopsie. — Dans le lobule du bulbe ou amygdale, et près de la face inférieure du cervelet, est un tubercule du volume d'une noix, comprimant plusieurs nerfs, et refoulant le lobule du pneumogastrique. Autre tubercule dans la protubérance, un peu moins gros que le premier. Hydropisie ventriculaire très abondante. Probablement, par suite du refoulement qu'elle a produit, il y a augmentation de poids et de consistance de la substance cérébrale. Signes de méningite généralisée.

60. Obs. de Foot. — *Dublin Journal of Medical Science*, 1872, LIV, p. 162.

Garçon épicier de dix-neuf ans. Il était taciturne et apathique, ne se plaignant pas, et content de rester au lit toute la journée silencieux et inactif.

Quoique de temps en temps il montrât quelques indices

d'un caractère facétieux, il offrait généralement l'expression, d'un individu triste, stupide, imbécile.

A l'autopsie, on trouva une grande masse tuberculeuse dans l'hémisphère droit du cervelet. Hydrocépalie étendue.

61. Obs. Lugot. — CAUSSADE. *Bull. Soc. anat.*, 1889, p 299.

Cinq ans et demi. La maladie a commencé par de vives douleurs dans les membres inférieurs. Il reste couché quinze jours et quand il se lève, la marche est devenue difficile. Elle redevient bientôt normale jusqu'en août ; alors la faiblesse reparaît puis augmente. Aujourd'hui la marche est absolument impossible. Depuis mars céphalalgie fréquente.

L'intelligence développée auparavant devient de plus en plus médiocre. *Avant le début l'enfant était gai, turbulent, nerveux, depuis sa maladie il est mou, indifférent.*

17 novembre. — La marche est celle d'un ataxique, on constate une certaine stupéfaction dans le regard, l'enfant est comme ahuri, hébété.

18 novembre. — Les phénomènes constatés la veille n'existent plus, l'enfant ressemble plutôt à un idiot ; il ne parle pas. La marche a totalement changé de caractère. L'enfant est mou comme un chiffon, impossible de le faire tenir debout, même en le soutenant. Il s'abandonne et se laisse tomber en avant ; impossible de le faire tenir sur une chaise. *Il est indifférent à tout ce qui se passe autour de lui.*

Le 23, indifférence absolue.

Le 29, soupirs profonds, indifférence. Se plaint des jambes. Raideur de la nuque. Répond cependant aux questions qu'on lui pose.

3 décembre. — Yeux hagards, il répond aux questions avec une certaine précision.

Le 4, il répond par oui et par non.

Le 6, il ne parle que par monosyllabes.

Le 8, il pousse des cris depuis hier. Ce sont de véritables vagissements.

Le 9, cris ; il répond.

Le 11, parésie du membre supérieur et inférieur droit. Cris

peu violents; sortes de plainte faite à voix basse. Il ne répond plus.

Le 14, il crie plus fort.

Le 16, l'enfant répond aux questions. Cris constants jour et nuit.

Le 18, l'enfant parle encore ; le 22, mort.

Autopsie. — Cerveau sain, aucune trace de lésion, de congestion. La substance cérébrale au contraire, était fortement anémiée. Quelques adhérences en haut et en avant; hydropisie ventriculaire.

Une tumeur sarcomateuse, du volume d'un marron et régulièrement sphérique, occupe la partie supérieure et antérieure du cervelet au niveau du vermis; elle est molle et diffluente au dessus, inférieurement dure et résistante.

Ainsi l'indifférence poussée jusqu'à l'apparence de l'idiotie, tel est le grand caractère de l'observation qui précède. Autrefois gai et turbulent, l'enfant est devenu indifférent et inerte; mais, une fois de plus, cet état n'a rien de l'idiotie réelle, car Lugot reste intelligent, et la preuve en est qu'il répond. Il répond jusqu'à la fin de sa vie; la raison est donc conservée. Une autre particularité importante et dont on verra plus tard tout le prix, c'est qu'à cette indifférence correspond, une atonie musculaire très marquée. Cette observation est longue, et nous n'avons pu la reproduire tout entière. Mais, d'après le texte original, à cette inertie succèdent de l'ataxie, des convulsions, des tremblements, des contractures.

Bornons-nous à constater ces faits, sans chercher pour le moment, quelles conséquences s'en dégagent; et disons seulement que cette observation, nous offre un bon exemple, de la variété et du caractère fugitif des troubles moteurs, produits par les lésions du cervelet.

Qu'on rapproche l'une de l'autre les observations qui précèdent : Lugot, Perrie Édouard, F***, peintre, Marie S. de Bernheim, et Niven (2ᵉ période) ; et l'on aura une notion exacte, des effets que produit la suppression des activités du cervelet. S'agit-il de la motricité, ce n'est pas l'incoordination ni la paralysie, c'est la torpeur motrice des reptiles, des animaux qui n'ont pas de cervelet. S'agit-il des activités psychiques, ce n'est pas l'idiotie, c'est l'apathie, l'indifférence, l'égoïsme de ces mêmes reptiles. Il est certain que cet état qui, encore une fois n'est pas rare, a dû tromper beaucoup de cliniciens.

Nous voici maintenant en présence, d'un groupe d'observations où les troubles de la sensibilité psychique, se trouvent liés à des lésions de la protubérance.

Dans l'intérêt du bon ordre de notre exposition, et de la clarté de notre démonstration, nous avons jusqu'ici volontairement négligé, tout ce qui, dans les observations, se rapportait à la protubérance. Sans oublier ce que nous avons dit au précédent chapitre, sur l'impossibilité d'attribuer à cet organe, une autonomie fonctionnelle et des fonctions psychiques importantes, nous reprenons ici cette question, et nous disons :

La protubérance n'est et ne saurait être, qu'une dépendance du cervelet ; il n'y a même pas d'exagération à la considérer, comme une partie intégrante du cervelet lui-même. Nous appuyons cette affirmation sur trois preuves différentes, que nous demandons à l'anatomie normale, à l'anatomie comparée, à l'anatomie pathologique.

Il importe de bien faire cette démonstration, parce

que l'erreur de Vulpian, de Longet et de Ferrier, se représente ici sous une forme nouvelle et plus spécieuse encore. Mais si l'on veut bien remarquer, que la question qui nous occupe est tout anatomique, on reconnaîtra aussi qu'on ne saurait l'étudier d'une manière plus complète, et en même temps avec plus de rigueur.

En ce qui concerne l'anatomie normale, il en ressort avec évidence, que la protubérance n'est que la commissure, le corps calleux du cervelet. Voici en effet, ce que disent les auteurs :

CRUVEILHIER. — Les fibres transversales de la protubérance, sont la véritable commissure du cervelet.
(Anat. pathol., III, p. 175.)

CRUVEILHIER. — La protubérance et les pédoncules cérébelleux, ne constituent qu'un seul et même système de fibres ; on pourrait donc désigner avec Gall, cette protubérance et ces pédoncules cérébelleux. sous le nom collectif de commissure du cervelet, corps calleux du cervelet.
(Anat. descriptive, III, 407.)

CRUVEILHIER. — Le volume de la protubérance, très considérable chez l'homme, est toujours en rapport avec le développement des lobes latéraux du cervelet. L'anatomie comparée, l'anatomie du fœtus et les vices de conformation, prouvent cette corrélation de la manière la plus positive. Il y a absence de protubérance, lorsqu'il y a absence de lobes latéraux du cervelet.
(Ibid., III, 406.)

FÉRÉ. — Les pédoncules cérébelleux moyens, sont formés de fibres commissurales, qui unissent les deux moitiés du cervelet, en formant les couches superficielles du pont de Varole ; et de fibres qui viennent des ganglions cérébraux par le pédoncule cérébral. Ces fibres forment un système rayonnant qui se rend à l'écorce cérébelleuse.

(*Anat. syst. nerv.*, p. 201.)

Schiff. — Le cervelet peut être regardé, comme un épanouissement des pédoncules moyens.

(*Archiv. méd.*, 1866, p. 690.)

Ferrier. — Les pédoncules médians du cervelet, constituent la majeure partie du pont de Varole. Ces pédoncules ont un développement proportionnel à celui des lobes latéraux du cervelet.

(*Fonctions du cerveau*, p. 18.)

Milne-Edwards. — Le développement de la protubérance annulaire, est proportionné au volume relatif des hémisphères du cervelet.

(*Anat. comp.*, X, 293.)

Poincarré. — Quant à la physiologie pathologique spéciale au cervelet, nous n'avons pas à en parler, car nous l'avons fait à propos de la protubérance. Ces deux organes sont toujours en scène ensemble, dans les actes pathologiques, comme dans les actes physiologiques.

(*Physiol. syst. nerv.*, II, p. 172.)

A peine est-il besoin d'indiquer la conclusion qui, de ces citations, se dégage. Il est déjà bien clair, que dans sa forme normale et simple, l'anatomie du système nerveux nous présente un précieux appui.

Notre second argument est tiré de l'anatomie comparée, et les résultats de cette étude nous semblent plus éloquents encore. Nous osons dire que c'est faute d'avoir examiné la protubérance à ce point de vue, qu'on a pu arriver à la considérer, comme un organe en soi-même important, et lui attribuer des fonctions psychiques. Et en effet, l'anatomie comparée nous montre, que toujours le développement de la protubérance est exactement en rapport avec celui des hémisphères cérébelleux ; qu'elle est petite ou grosse, selon que ces organes sont de petit ou de gros volume ; qu'enfin, dans les espèces où ils disparaissent, la protubérance disparaît avec eux. Voici à ce sujet les témoignages des auteurs.

TIEDEMANN. — On trouve chez tous les mammifères, du moins autant que je sache, la protubérance annulaire, commissure produite par les deux cordons moyens du cervelet. Le volume et l'épaisseur de cette protubérance, examinée successivement dans les diverses espèces, sont en raison directe du développement des hémisphères et du corps ciliaire.

(Anat. du cerveau, 1823, p. 177.)

TIEDEMANN. — Nous verrons tout à l'heure que la protubérance annulaire, augmente aussi chez les animaux, à mesure que les hémisphères du cervelet deviennent plus volumineux.

(Ibid., p. 170.)

SAPPEY. — Le volume de la protubérance est en raison directe de celui des hémisphères du cervelet. Il arrive chez l'homme à ses plus grandes dimensions, mais diminue de plus en plus chez les mammifères, à mesure que les lobes latéraux de cet organe s'atrophient, et se réduit à ses plus minimes proportions, lorsque celui-ci ne se trouve plus représenté que par son lobe médian.

(Ibid., III, p. 130.)

CRUVEILHIER. — L'homme et les mammifères, sont seuls pourvus de protubérance et de pédoncules cérébelleux ; ces parties qui peuvent être considérées comme la commissure du cervelet, sont rigoureusement proportionnelles au developpement des lobes latéraux de cet organe... Il n'y a ni protubérance, ni pédoncules, dans les trois autres classes d'animaux vertébrés (oiseaux, reptiles, poissons), parce que ces animaux sont dépourvus de lobes latéraux du cervelet.

(Anat. descript., III, 402.)

LONGET. — Les animaux dont le cervelet est dépourvu de lobes latéraux, manquent des fibres transverses superficielles de la protubérance, fibres désignées sous le nom de pont de Varole, et servant de commissure inférieure aux hémisphères cérébelleux. Aussi le pont de Varole qui forme un bourrelet saillant au-devant du bulbe, et au-dessous des pédoncules cérébraux, n'existe-t-il que chez les mammifères, où il est dans un rapport constant de volume avec les hémisphères précédent.

(Physiol., III, 145.)

LONGET. — Gall et Tiedemann ont démontré, que le pont de Varole augmente, en raison du volume des hémisphères cérébelleux. Aussi les hémisphères ou lobes latéraux du cervelet, sont-ils bien plus considérables dans l'espèce humaine, que dans toutes les autres espèces ou on les rencontre.

(Syst. nerv., I, p. 411.)

LEURET. — Le pont de Varole est aussi complet que celui de l'homme, chez tous les mammifères dont les lobes latéraux du cervelet sont très développés. Chez les autres, il est moins épais et surtout moins large.

(Anat. compar., I, 443.)

GRATIOLET. — Le volume des expansions latérales du corps du cervelet, est en rapport avec le volume des plans profonds de la protubérance. Le volume du corps des cervelets latéraux, est en raison directe du volume des plans superficiels de la protubérance.

(Ibid., II, 96.)

GRATIOLET. — Les parties latérales du cervelet antérieur et les cervelets latéraux, correspondent, les premiers au développement des plans profonds de la protubérance ; les seconds, au développement de ses plans superficiels.

(*Anat. compar.*, II, 159.)

Enfin l'anatomie pathologique, ou pour mieux dire, l'examen des observations, donne encore une force nouvelle à l'ensemble de ces témoignages. Elle nous montre en effet que les atrophies du cervelet, ont toujours aussi pour conséquence, l'atrophie de la protubérance. Bien plus, que dans les atrophies d'un seul lobe, il y a aussi atrophie, du côté correspondant de cet organe.

Si la protubérance avait des fonctions propres et importantes, on ne verrait pas constamment son volume, augmenter ou diminuer avec celui des hémisphères cérébelleux dont elle émane. On a trop oublié, que dans le seul cas connu d'absence du cervelet, il n'existait pas non plus de protubérance ; et que d'autre part, Ancelin qui n'a pas de cerveau, mais dont le cervelet est normal, nous présente une protubérance parfaitement développée. En ce qui concerne Alexandrine Labrosse, « il n'existait, écrit Combette, aucune trace du pont de Varole, sans qu'il y eût aucune trace de déperdition de substance ». Longet seul, croyons-nous, a relevé ce fait. (*Physiol.*, III, p. 145.)

En ce qui concerne le second, le texte de l'observation n'est pas très clair ; mais Cruveilhier consacre une planche de son *Atlas* à la représentation, sous différents aspects, de l'encéphale d'Ancelin ; et la figure II de cette planche, est décisive à cet égard.

Ainsi Alexandrine Labrosse n'avait pas de protubérance, et cet organe existait chez Ancelin. Ce simple fait domine toute la question ; devant lui toutes les difficultés qu'on pourrait élever disparaissent, et tout ce que nous pourrions ajouter devient secondaire, en présence de cette évidente démonstration, que la protubérance ne peut être qu'un organe accessoire, une simple dépendance du cervelet.

Ajoutons néanmoins que chez Degler, la protubérance n'est pas symétrique ; elle est petite dans son ensemble, parce que tout le cervelet est petit ; mais elle est plus petite à gauche, parce que l'atrophie du cervelet est aussi plus marquée de ce côté.

Et ce ne sont pas là des faits exceptionnels.

Dans l'observation Nauche, de Pierret, le cervelet est sclérosé et la protubérance est le siège, dit l'auteur, d'une atrophie manifeste.

Dans l'observation de Borell, le cervelet est très atrophié, et la protubérance est signalée très mince.

Même particularité dans l'observation de Hitzig.

Et nous trouvons encore un autre cas de ce genre, indiqué par Otto, dans son commentaire à l'observation Degler. On pourrait en trouver bien d'autres.

On peut donc affirmer que le développement de la protubérance, est toujours et très exactement lié, au développement du cervelet. Ce fait est bien établi par les citations qui précèdent ; et en même temps que l'anatomie pathologique nous apprend, que la protubérance disparaît avec les hémisphères, l'anatomie comparée nous révèle, qu'il n'existe aucune espèce animale où l'on puisse constater l'existence d'une protubérance, en l'absence d'un développement notable des hémisphères du cervelet. Ainsi l'anatomie qui est ici le vrai critérium, l'anatomie normale, comparée et pathologique, l'anatomie, à quelque point de vue qu'on l'envisage, nous affirme hautement que la protubérance, n'est qu'un organe de connexion, qu'un organe accessoire, destiné à relier des parties plus importantes. C'est donc un véritable abus, de la considérer comme une partie des centres nerveux, douée de fonction propres, ayant une autonomie bien distincte, comme l'origine et le siège même, des phénomènes qu'elle ne produit qu'en agissant sur le cervelet.

Mais nous savons bien quelle objection va surgir. Si la protubérance peut être justement considérée comme le corps calleux du cervelet, il est vrai aussi qu'elle contient dans sa texture, des noyaux de substance grise qui la différencient de ce dernier organe. Là est son caractère très particulier au milieu des centres nerveux ; et de cette particularité, toute l'erreur de Vulpian et de Ferrier découle.

Mais, quel que puisse être le rôle, des noyaux disséminés de substance grise, qui infiltrent pour ainsi dire les fibres de la protubérance, l'objection très réelle qui résulte de leur présence, disparaît cependant devant la considération de leur peu d'importance. Ils manquent, ce n'est pas douteux, quand vient à manquer la protubérance ; on ne les connaît pas séparés, et nous demandons qu'on nous montre, quelle grande fonction leur absence trouble : on n'en connaît aucune. Cette dépendance anatomique, montre bien à la fois et leur faible importance, et l'analogie de leurs fonctions avec celles des organes qu'ils suivent.

La clinique interrogée, ne nous fournit aussi que des éléments négatifs. Si nous lui demandons quels troubles fonctionnels, résultent des lésions de la protubérance, elle nous montre surtout deux choses. D'une

part, des paralysies évidemment attribuables aux fibres
de la moelle qui, nous nous le savons, la traversent ;
d'autre part, des troubles psychiques qu'il faut placer
dans le cervelet. Ajoutons à ces deux symptômes les
troubles du langage. Ils ont été bien souvent remarqués,
et s'expliquent du reste aisément, par les connexions
connues des fibres d'origine du facial. L'observation
Julie Bombet, et surtout les observations Duffet et
Dargès, vont nous en donner trois beaux exemples. Mais
ce sont encore là des troubles mécaniques et moteurs.
Il est intéressant de l'établir.

Nous n'avons aucune objection, à la théorie qui assigne
à la protubérance, une participation fonctionnelle à l'articulation du langage ; mais si l'on veut bien remarquer
qu'Alexandrine Labrosse, Degler et les autres malades
dont la protubérance était atrophiée parlaient sans embarras ; on reconnaîtra en même temps, que l'intégrité
de la protubérance est peut-être nécessaire à l'intégrité
du langage, mais que les perturbations observées, n'autorisent pas à y localiser le principe même de la fonction. Ajoutons que l'observation Duffet, nous montre
à l'évidence, que toutes les grandes fonctions psychiques, sont fort indépendantes de cette partie des centres.

Nous ne pourrions sans épiloguer, nous appesantir
sur ce détail ; ni la physiologie, ni la clinique, ne sauraient, à l'heure qu'il est, considérer à part le rôle des
noyaux gris de la protubérance. Cette question est
toute histologique et nous croyons qu'elle n'est pas faite.
En physiologie comme en clinique, leur fonction se
confond avec celle de la protubérance. Il faut donc
prendre la question d'ensemble, et à ce point de vue,
nous disons :

Veut-on suivre Vulpian et Ferrier, il faut attribuer à la protubérance elle-même, les phénomènes psychiques remarquables, que nous allons noter dans les observations qui vont suivre. Il faut y mettre la sensibilité psychique, le siège des passions et des sentiments. Malgré les nuages dont leur pensée s'enveloppe, cette erreur est bien au fond, des affirmations de nos auteurs sur les résultats de l'expérience ; et nous croyons l'avoir montré. Il faut alors reconnaître deux organes psychiques : le cerveau et la protubérance.

Dans cette hypothèse insoutenable, le cervelet n'est rien, et la protubérance est tout. Le cervelet, qui se présente si naturellement, comme l'organe d'une fonction importante, n'a rien à voir aux phénomènes psychiques, survenus à l'occasion des lésions de la protubérance ; .tandis que la protubérance, au contraire, proclamée par l'anatomie sujette et dépendante, devient le substratum anatomique, l'organe matériel de la seconde de nos facultés.

Et qu'on ne nous reproche pas de trop insister sur cette question. Les observations qui vont suivre semblent appuyer la théorie de Vulpian, de Longet et de Ferrier. Ayant à combattre de telles autorités, nous ne saurions, quoi que nous ayons pu déjà dire, établir avec trop de soin qu'il ne s'agit là que d'une apparence. C'est dans cet esprit que nous ajoutons :

S'agit-il de la protubérance considérée dans son ensemble, on remarquera que les fibres blanches y prédominent d'une façon manifeste. Or, qui voudrait, dans l'état actuel de nos connaissances, attribuer une fonction véritable, disons mieux, une activité propre aux fibres blanches des centres nerveux ? S'agit-il seulement des noyaux gris qu'on y remarque, la réponse est très simple encore. S'il est permis de considérer aujourd'hui comme démontré, que le grand cerveau est organe de l'intelligence, il est tout aussi bien permis d'affirmer, que la moitié de l'âme humaine n'a pas son siège, dans les noyaux gris de la protubérance. Enfin, ce qu'on pouvait encore admettre, dans l'ignorance où l'on était, des observations qui précèdent, n'est plus soutenable aujourd'hui.

Nous savons bien pourquoi Vulpian et Ferrier sont tombés dans cette erreur : faute d'une psychologie suffisante, ils n'ont pas vu l'importance des phénomènes qu'ils observaient. Ils ont isolé les émotions, comme un fait psychologique particulier et secondaire ; ils n'ont pas vu que joie, tristesse, frayeur, tendresse, sont les divers états d'une faculté unique. Poursuivis par le préjugé et acculés aux résultats de l'expérience, ils sont tombés, sans le savoir, dans une basse phrénologie.

Mais il y a des erreurs qui relèvent du simple bon sens, des erreurs qui se réfutent d'elles-mêmes, quand on réussit à les dégager des nuages et des obscurités qui les couvrent ; et tel est bien le cas de celle qui nous occupe.

De tout ce qui précède nous pouvons donc conclure : la question se trouvant mieux posée, personne ne saurait plus admettre la doctrine de Longet, Vulpian et Ferrier sur le rôle de la protubérance. Elle n'est pas ce qu'ils ont pensé, elle n'a pas d'autonomie distincte ; et en tout cas cette autonomie, pour ceux même qui seraient tentés de l'admettre, en considération de la substance grise qui se trouve mêlée à ses fibres, le cède sûrement et de beaucoup, à la dépendance qu'elle affecte vis-à-vis des hémisphères cérébelleux.

Tout cela bien établi, une conséquence naturelle en découle; c'est qu'il y a lieu d'attribuer au cervelet lui-même, les troubles psychiques observés, à l'occasion des tumeurs et autres lésions de la protubérance. L'anatomie permettait de prévoir, que ces lésions doivent retentir sur le cervelet, altérer ou exalter ses fonctions; et c'est en effet ce qui arrive. Voici plusieurs observations, où l'on va voir des troubles de la sensibilité psychique, survenus à l'occasion de lésions de cet organe. Nous nous en emparons sans hésiter. Nous pensons, en le faisant, agir avec la même rigueur logique, qui nous ferait attribuer au cerveau lui-même, des troubles psychiques provoqués, par une tumeur de sa commissure. On va voir combien sont fortes les observations tirées de la protubérance, et combien il est vrai de dire, que leur détail nous montre en jeu, la sensibilité psychique tout entière.

62. Obs. Julie Bombet. — Constant, *Gazette médicale*, 1834, p. 698.

Quatre ans, présentait les attributs de la plus parfaite santé. Elle se plaint de la tête depuis deux mois.

Avec l'invasion de la céphalalgie a coïncidé un changement notable, survenu dans le caractère de la malade; elle est devenue capricieuse, irritable, triste; elle a offert une grande tendance à l'assoupissement. Divers signes de lésions cérébelleuses.

8 *avril*. — Intelligence nette et même très développée; réponses justes à toutes les questions.

15 *mai*. — Deux fois dans la journée, elle est prise de mouvements convulsifs. Ces convulsions ne durent que 2 ou 3 minutes. Lorsqu'elles sont dissipées, la malade nous regarde d'un air hébété et ne tarde pas à répondre à nos questions. Dans l'intervalle, somnolence, douleurs de tête.

Juillet et *août*. — Progrès de la maladie. Les réponses sont toujours justes, mais mal articulées et presque inintelligibles. Mort en septembre.

Autopsie. — Cerveau sain. La protubérance est envahie dans presque toute son épaisseur, et surtout dans sa moitié gauche, par un tubercule crû du volume d'une grosse noix. La substance nerveuse qui l'enveloppe, est ramollie dans la profondeur d'une ligne. Un autre tubercule de même volume que le précédent, ramolli, occupe le centre du pédoncule gauche du cervelet, dans la substance duquel il est enchatonné. Ramollissement périphérique de la pulpe nerveuse qui l'entoure. Les autres parties de l'encéphale ne présentent pas d'altération.

Tout commentaire est ici inutile, car étant donné ce qui précède, l'observation qu'on vient de lire a la rigueur d'une équation. Les suivantes ne sont pas moins fortes. On rapprochera Julie Bombet, de Pierre Bourgoin, N..., marchand de fer, et Contricci ; et on ne manquera pas de remarquer, que le changement du caractère, a coïncidé très exactement avec l'apparition du mal de tête.

63. Obs. Hoel. — Bourneville et Isch-Weill, *Bull. Soc. anat.*, 1886, p. 519.

Cinq ans. Il y a deux ans, frayeur et crise de nerfs. Depuis ce temps, cauchemars et peurs nocturnes. Perte d'appétit. Changement de caractère, l'enfant devenait nerveux, poltron, tout l'effrayait. L'enfant se cachait sous les couvertures, même lorsqu'il était couché avec sa mère. Sa respiration était haletante ; il respirait à s'étouffer. Parfois il se mettait à crier qn'il avait peur.

Après six mois passés dans cet état, étourdissements, vertiges, nausées, céphalalgie. Huit mois après, fièvre dite cérébrale qui dure huit jours. Pendant les trois premiers, l'enfant parlait bien, était gai; mais les jours suivants, il devint triste; les yeux étaient égarés. Quand celle-ci fut finie, on remarqua qu'il allait de droite à gauche, titubait. Chaque fois qu'on l'examine, Hoel de cesse pas de pleurer.

12 *mai*. Plaintes continuelles, pleurs fréquents; parfois cris. Caractère irritable, sommeil mauvais.

14 *mai*. Quand on approche de son lit, Hoel se met toujours à pleurer et à crier.

15 *mai*. L'enfant pleurant constamment, il est impossible d'étudier avec soin la respiration.

17 *mai*. Si l'on approche de son lit, il se plaint.

19 *juin*. Cris. Mort le 2 juillet.

Autopsie. — Méninges : pas de granulations tuberculeuses, deux adhérences très limitées. Cerveau sain. Cervelet sain.

La protubérance notablement augmentée de volume, est remplie par une masse tuberculeuse, et on trouve encore quatre autres noyaux tuberculeux dans sa profondeur.

En somme la protubérance est farcie de tubercules, et il n'y a pas d'autre lésion.

64. Obs. Duffet, Marie. — CRUVEILHIER, *Atlas d'ant. pathol.*, 21° livraison, p. 5.

Cinquante-deux ans. — Octobre 1832 : Hémiplégie droite avec contracture. Impossibilité d'articuler les sons.

Tous les efforts de la malade, n'aboutissent qu'à un bégaiement inintelligible, entrecoupé de larmes abondantes et de sanglots. Les larmes et les sanglots, voilà le seul moyen d'expression qui fût en son pouvoir, et elle en usait largement, car il suffisait d'approcher de son lit, de lui tâter le pouls, de lui adresser quelques paroles, de faire une prescription relative à son état, pour provoquer une sécrétion de larmes abondante, avec coloration pourpre de la face, et secousses convulsives des muscles de la respiration.

L'intelligence paraît pleine et entière; son regard scrutateur semble deviner la pensée. C'est surtout lorsqu'on ne comprend pas bien sa pensée, qu'on peut bien juger de son intelligence. Sa main gauche, ses yeux, les mouvements de son bras, les secousses de sa tête, ses sons inarticulés, ses larmes, ses sanglots avec secousses convulsives, constituent un langage d'action vraiment pénible pour l'observateur. Mais aussitôt qu'on l'a devinée, des pleurs de joie et des gestes approbatifs, remplacent l'expression de l'impatience et de la douleur.

Je conservai cette malade pendant un an dans mes salles de l'infirmerie, pour mieux l'observer. Elle fut ensuite transférée aux Incurables, puis revint à l'infirmerie en avril. Nous constatâmes que l'état cerébral, était identiquement le même qu'auparavant. Mort le 3 juin.

Autopsie. — Beaucoup de sérosité dans l'arachnoïde. Cerveau : Les deux hémisphères étaient parfaitement sains.

La protubérance est petite, déformée, et présente deux cicatrices avec perte de susbtance, au voisinage de son bord inférieur. A droite, l'altération est peu profonde, mais elle occupe en même temps que la protubérance, le pédoncule cérébelleux correspondant. A gauche, l'altération était extrèmement profonde, et intéressait la presque totatité de l'épaisseur de la protubérance. Un tissu cellulaire gris jaunâtre, infiltré de sérosité, remplissait l'une et l'autre perte de substance.

Réflexion de Cruveilhier. — *Il résulte du fait qui précède, que l'apoplexie de la protubérance, n'exerce aucune influence sur l'intelligence, qu'elle semble exalter la sensibilité morale.*

63. Obs. Dargès. — Cruveilhier, *Atlas d'anat. pathol.*, 22ᵉ livraison.

Trente-sept ans, malade depuis six ans.

Je l'observai à son entrée, il y a deux ans. Elle rendait parfaitement compte de son état, bien que l'articulation des sons fût embarrassée.

Je la suivis pendant les deux ans qui s'écoulèrent, depuis son entrée jusqu'à sa mort.

Son intelligence était parfaite ; elle souriait à mon approche et me saluait avec expression. Mais quand je lui adressais la parole, elle était prise d'une émotion difficile à rendre ; elle rougissait, riait, pleurait ; ses membres et son tronc étaient saisis de mouvements involontaires; les muscles faciaux agités de grimaces, et l'articulation des sons beaucoup plus difficile que lorsqu'elle était revenue de son état de trouble. Du reste, elle finissait par se faire entendre.

L'intelligence persiste jusqu'au dernier moment.

Autopsie. — Poumons tuberculeux. La malade est morte par le poumon. Sclérose du mésocéphale. Cruveilhier la décrit avec un grand détail. Voici les points qui nous intéressent.

La protubérance a subi la transformation grise, sauf dans quelques points où elle présente des vestiges de substance blanche. Elle est extrêmement dense, et paraît en quelque sorte, racornie, atrophiée.

La densité et l'atrophie, se continuent dans les pédoncules cérébelleux et occupent toute leur épaisseur. Malgré l'atrophie de ses pédoncules moyens, le cervelet n'avait pas diminué de volume. Il ne paraît pas altéré. Lésions sclérotiques moins importantes, dans la couche inférieure du pédoncule cérébral droit, dans le corps calleux et certaines irradiations du corps strié.

66. Obs. de Luys. — *Traité des maladies mentales*, p. 677.

Femme de trente-sept ans. Cette malade, qui était à peu près calme lorsqu'elle ne voyait personne autour d'elle, aussitôt qu'on approchait d'elle, vous parlait d'abord avec calme et d'une façon régulière; puis peu à peu s'excitait. Elle vous accusait en vous prenant pour une autre, vous faisait des menaces, proférait les injures les plus violentes, crachait à la figure et, si elle n'était pas retenue, pouvait commettre des actes d'une violence extrême. Les phénomènes d'impulsion qui apparaissaient d'une façon régulière, et dans lesquels la participation cérébrale et intellectuelle proprement dite n'était que consécutive, durèrent pendant huit ou dix mois. J'ai pu ainsi les étudier et les surprendre dans leur mécanisme le plus intime. Ils s'amendèrent insensiblement et, dans les six derniers mois de sa vie, cette malade tomba dans une démence à peu près complète et devint inoffensive.

A l'autopsie, je trouvai des lésions régressives du côté de l'écorce, des atrophies partielles, des hyperhémies des noyaux opto-striés, mais ce qui était caractéristique, les traces d'un ancien foyer de ramollissement, occupant le centre même de la protubérance. Les parois de ce foyer étaient incrustés de matière colorante hématique, de corps granuleux, de cristaux d'hématoïdine, ce qui indiquait l'existence d'un travail fluxionnaire prolongé, et qui pendant longtemps avait joué le rôle dans cette région, d'une incitation pathologique. Ce foyer a 3 centimètres en largeur, et un et demi d'avant en arrière.

67. Obs. Richard. — LALLEMAND, *Lettres sur l'encéphale*, I, p. 162.

Quarante-cinq ans. 8 février : Étourdissements, bourdonnements d'oreilles.

9 *février*. La parole devient difficile.

10 *février*. Un peu d'engourdissement dans le côté gauche.

11 *février*. Perte complète de la parole et des mouvement du côté gauche, face pâle, syncopes fréquentes, *désespoir*.

12 *février*. Paralysie générale et mort.

Autopsie. La protubérance était ramollie, dans une étendue égale au volume d'une aveline. Ce ramollissement, semblable à de la bouillie, ne contenait pas de sang, soit épanché, soit infiltré.

Vous remarquerez que le malade avait conservé toute son intelligence, puisqu'il se désespérait, et qu'il ne perdit connaissance que dans les derniers moments.

69. Obs. Robert M. — GAIRDNER et HALDANE, *Edimburgh Medical Journal*, 1861, VI, p. 794.

Six ans. Entré à l'hôpital en mars 1858. Chute en juin 1857. Céphalalgie. Une semaine après l'accident, les maux de tête persistent et l'enfant devient triste et abattu. Lorsque sa tête est relevée il ne peut la retenir et elle tombe en arrière. Cela semble lui causer une douleur, et sa physionomie prend une expression d'inquiétude. Il a une expression lourde et triste.

Intelligence intacte, mais il ne peut répondre aux questions, ne pouvant articuler les mots.

9 *avril*. Il commence à souffrir d'attaques spasmodiques, et dans les intervalles, il est à la fois plus triste et plus abattu qu'auparavant. Mort le 11 avril.

Autopsie. — Cerveau légèrement congestionné, hydropisie ventriculaire légère.

Une tumeur fibro-plastique multilobée, prend naissance dans la partie inférieure gauche de la protubérance et dans le côté gauche de la moelle allongée. Le plus grand lobe de cette tumeur, a la forme d'une amande, et mesure un pouce un quart sur trois quarts de pouce. Il repose dans une dépression de la partie gauche de la protubérance qui est très comprimée, et s'étend sur la partie antérieure du lobe gauche du cervelet. Le reste de la tumeur, plus irrégulier de forme, consiste en plusieurs petits lobes, qui prennent naissance dans la moelle allongée.

Nous n'avons pas fini d'interroger les faits favorables, et nous sommes loin encore, d'avoir épuisé les observations que nous avons recueillies. Nous croyons cependant devoir éloigner ce qui reste. Nous obéissons en le faisant, à la double préoccupation de ne pas trop allonger ce chapitre, et aussi d'échapper au reproche, d'appuyer notre démonstration sur des arguments trop légers. On trouvera en appendice toute une série de faits qui ne nous ont pas paru négligeables. Chacun d'eux, pris isolément, n'aurait qu'une faible valeur probante, mais réunis et rapprochés de ceux qui précèdent, ils ne sauraient manquer de s'imposer à l'attention.

Au reste, notre démonstration est faite et, sans plus tarder, nous pouvons dire :

Laissons tout ce qui prête à discussion, abandonnons tout ce qui n'est pas d'une clarté parfaite ; oublions les observations faibles, et celles encore que nous avons mises à part, quoiqu'elles ne fussent pas sans intérêt, parce que la lésion du cervelet s'accompagnait d'une lésion cérébrale. Voici plus de cinquante observations, prises dans les auteurs les plus divers, où des lésions exclusives du cervelet, ont coïncidé avec des troubles évidents de la sensibilité psychique.

Cinquante observations où le cerveau est sain, et où cette partie de nos facultés, que les physiologistes et les médecins appellent l'intelligence, se trouve être en même temps, dans un état d'intégrité parfaite. Rappelons-nous que ces observations sont vraiment empiriques ; rappelons-nous encore l'étonnement de plusieurs auteurs (Andral, Otto, Cruveilhier, Lélut, Mollière, Leprestre), forcés de constater des faits, en manifeste contradiction avec les théories admises, et concluons hardiment :

Le cervelet est l'organe de la sensibilité psychique ; telle est sa fonction fondamentale et sa vraie raison d'être.

L'animal privé de cervelet par une expérience de laboratoire, l'homme dont le cervelet est pour ainsi dire anéanti par une tumeur, perçoivent encore tous deux, quoique dans des conditions différentes, les réalités extérieures :

Wundt. — Comme toutes les sensations conscientes persistent, même après des lésions très profondes du cervelet, on ne peut admettre qu'une suppression de ces impressions de sensation, qui directement et sans transformation ultérieure en sensations conscientes, ont pour effet de régulariser les mouvements.

(*Psych. physiol.*, I, 226.)

Rolando. — Il faut faire attention que jamais par des

lésions du cervelet, l'animal ne devient somnolent ou stupide. Il a les yeux ouverts, il regarde tous les objets ; mais c'est en vain qu'il tente d'exécuter un mouvement quelconque, au moyen des muscles qui dépendent de la faculté locomotrice.

(*Cité par Lussana, Journal de Brown-Séquard*, 1862, p. 432.)

Cette question est importante et nous y aurons à y revenir.

S'agit-il des troubles moteurs produits par les blessures expérimentales, l'observation nous montre qu'ils tendent à disparaître, et qu'en même temps que la lésion se guérit, la fonction tend à se rétablir.

Rien de semblable en ce qui touche les phénomènes psychiques. Ici les altérations par exaltation ou par défaut, persistent jusqu'à la fin, comme la cause qui les a fait naître. Le cervelet est-il absent, diminué ou détruit, la motricité, quoique modifiée, subsiste ; mais de même que Gabrielle B... est restée craintive toute sa vie, l'égoïsme de Degler, l'indifférence d'Alexandrine Labrosse, ont également persisté jusqu'à la mort de ces malades. On peut donc dire, sans crainte de se tromper : le cervelet contribue à la coordination des mouvements, mais ce n'est pas là sa vraie raison d'être.

Laissons du reste le cervelet moteur, que nous retrouverons plus tard, et restons exclusivement ici, sur le terrain du cervelet psychique. Comment s'expliquer, après ce que nous venons de voir, que tous ces faits aient passé inaperçus, et qu'aucun des auteurs qu'ils ont pu frapper, n'ait eu l'idée de les analyser, à la lumière d'une psychologie véritable. A cette question, il n'y a qu'une réponse : routine, préjugé, siège fait et ajoutons-le aussi ; légèreté forcée des travaux hâtifs. Qu'un homme autorisé comme Flourens, affirme fortement une erreur, tout le monde à l'envi la répète. Recourir aux sources est trop long; on suppose volontiers qu'il les a vues, interrogées lui-même. Et puis, du reste, un mot répond à tout, c'est qu'il s'appuie sur l'expérience.

Mais qu'importe d'expérimenter au hasard ; en biologie surtout, l'expérience n'est rien, sans l'esprit qui la construit, la dirige et l'observe. Nous le savons déjà, et Leven et Ollivier vont nous le montrer encore.

Le cervelet est un organe exclusivement moteur.
(Société de biologie, 1864.)

C'est par cette formule péremptoire que Leven commence son mémoire; et ses autres travaux, ceux avec Ollivier sont, on peut dire, remplis de cette affirmation.

LEVEN et OLLIVIER. — Les fonctions psychiques ne sont pas altérées par les affections du cervelet; ce n'est que dans les dernières heures de la vie que l'intelligence se trouble, alors que la respiration, la circulation, commencent à être profondément gênées.
(Arch. de méd., 1862, XX, 522.)

LEVEN et OLLIVIER. — Le dépouillement de ces soixante-seize observations nous a fourni les résultats suivants : l'intelligence et la sensibilité ont toujours été conservées.
(Ibid., 1863, p. 69.)

Et plus loin :

L'intelligence et la sensibilité n'ont jamais été altérées.
(Ibid., 1863, p. 71.)

Aucune altération, ni de l'intelligence, ni de la sensibilité, dans les maladies du cervelet.
(Ibid., 1863, p. 78.)

Si nous citons si longuement ces auteurs, c'est qu'au-
d'hui encore, leurs travaux font autorité. A chaque instant on les trouve cités. C'est aussi que succédant à
celui de Flourens, leur dogmatisme tranchant n'a pas
dû peu contribuer, à affermir et enraciner le préjugé
que nous devons combattre. Nothnagel, quoique plus
prudent, est encore très affirmatif.

Nothnagel. — Les troubles psychiques font défaut ; ce
n'est que dans les conditions générales, où ils se montrent à
propos d'une localisation quelconque d'une affection encéphalique, qu'on les rencontre dans les affections cérébelleuses. Peut-être cependant constituent-ils un syndrome
régulier dans l'atrophie générale du cervelet.
(Diag. mal. encéph., p. 60.)

La plupart des anteurs parlent dans le même sens.
A tous ceux que déjà nous avons cités à l'article du
cervelet non psychique, ajoutons :

M. Shearer énumère par ordre d'importance, les symptômes qu'on rencontre dans les affections du cervelet.
1° Intégrité générale et clarté des fonctions intellectuelles, ou
troubles comparativement très légers. Dans les cas cités par
Abercrombie et Cruveilhier on trouve constamment des indi-
cations comme : « Intelligence parfaite », « intelligence conservée », « intelligence parfaite jusqu'au dernier moment ».
2° Troubles du pouvoir coordinateur. 3° Périodiquement le
malade pousse des cris aigus, soudains, involontaires, automatiques, ressemblant à ceux des animaux inférieurs, quand
le cervelet ou ses pédoncules sont soumis à la vivisection.
(Mémoire lu à la Société de Liverpool. — Conclusions.
Edinburgh Med. Journal, 1862, p. 1041.)

Blachez. — Les troubles de la motilité sont le symptôme
dominant des maladies cérébelleuses. Ils sont indépendants
de toute altération de la sensibilité et de l'intelligence. Cette

indépendance est tellement frappante, qu'elle a été signalée
par tous les observateurs.

(Dictionn. Dechambre, p. 518.)

BLACHEZ. — *Symptômes des tumeurs cérébelleuses.* Céphalalgie le plus souvent occipitale, quelquefois atroce, vomissements persistants. Intelligence et sensibilité toujours conservées. Si l'intelligence se trouble dans les derniers jours,
ce trouble s'explique par la gêne profonde de la circulation.

(Ibid., p. 529.)

BLACHEZ. — *Symptômes propres à l'organe lui-même.*
Céphalalgie, faiblesse musculaire, incoordination des mouvements sans paralysie proprement dite; et en même temps
conservation de l'intelligence et de la sensibilité. Cette association de symptômes, ne se rencontre pas dans les maladies
cérébrales proprement dites.

(Ibid., p. 530.)

M. Hillairet est à coup sûr une bonne autorité, car
son mémoire fort sérieux, est basé sur des recherches
originales. Il tombe pourtant dans la même erreur.

Voulant opposer les troubles intellectuels résultant
de l'hémorrhagie cérébrale, à l'absence apparente de
symptômes psychiques dans l'hémorrhagie cérébelleuse,
il cite d'une part un passage d'Andral, lequel déclare
que dans certains cas d'hémorrhagie cerébrale, les malades tiennent des propos incohérents et disent des paroles inintelligibles (*Clinique,* V, p. 365), et presque
aussitôt il ajoute :

Dans l'hémorrhagie cérébelleuse, les malades comprennent très bien ce qu'on leur demande, et répondent quoique
très lentement, aux questions qui leur sont adressées.

(Mémoire d'Hillairet, p. 340.)

GUISLAIN. — D'autres phénomènes peuvent annoncer l'état

morbide du cervelet ; c'est ainsi que nous avons cru remarquer une position de la tête en avant, un état d'intégrité assez grand de l'intelligence.

(*Annales Soc. de méd. de Gand*, 1840, p. 77.)

Allo. — Au milieu de tous ces désordres, une règle générale, c'est l'intégrité de la sensibilité et de l'intelligence, qui ne sont en rien sous l'influence du cervelet. Si dans certains cas elles ont présenté des troubles, ceux-ci sont dus à une lésion consécutive des parties avoisinantes de l'encéphale.

(*Thèse sur les tumeurs du cervelet*, p. 15.)

De semblables illusions ne pouvaient rester sans conséquence, et elles ont eu sûrement pour résultat, de détourner l'attention des auteurs, et de diminuer par suite la richesse des observations. Quoi de plus éloquent, en ce sens, que les passages déjà cités de Mollière et de Cubasch, affirmant que les troubles psychiques constatés par eux-mêmes, ne sauraient provenir du cervelet.

Le préjugé du cervelet non psychique est tel dans la science courante que, dans une très belle observation de mélancolie avec stupeur, publiée par M. Jules Voisin dans les *Archives de neurologie* de 1886, l'état du cervelet n'est pas même indiqué, alors que le cerveau est examiné dans le dernier détail.

Citons encore une fois M. Ball, dont les paroles ont tant de poids, puisque c'est au nom de notre École qu'il parle.

Ball. — Je passe sur les altérations des ventricules, du cervelet, et de quelques autres parties accessoires de l'encéphale, pour arriver à la pie-mère, dont les connexions avec la substance corticale sont tellement intimes, qu'en réalité il s'agit d'un seul et même organe.

(*Leçons malad. ment.*, p. 209.)

Enfin, nous voyons M. Luys, auquel nous empruntons des arguments, et qui, bien plus encore que Gall a failli toucher le fond du problème, passer entièrement le cervelet sous silence, dans son livre sur le cerveau.

Même esprit dans le passé, mêmes préjugés si nous remontons en arrière. Prenons par exemple, le livre si soigneusement fait de Parchappe sur la folie, et empruntons-lui ces deux observations qui appartiennent manifestement à notre sujet. Dans l'une, observation 317, page 355, il est dit :

« Le malade, qui ne peut se faire comprendre, s'emporte et menace ; il est surtout violent envers sa femme, il rit sans motif apparent, il est très irrascible. »

Dans l'autre, observation 318, page 357, il est dit :

« Affaiblissement des facultés intellectuelles, tristesse et hilarité sans motif ; loquacité. »

Or, l'auteur qui nous donne des détails, non seulement sur l'état du cerveau, mais encore sur celui des ventricules, des corps striés, des couches optiques et des pédoncules, ne nous dit pas un mot de l'état du cervelet ; il ne l'a point regardé. Il y a des travaux considérables, de riches recueils d'observations, comme le livre d'Abercrombie, entièrement perdus pour nous, à cause des habitudes d'esprit de leur auteur, et de sa négligence systématique à observer les faits sur lesquels nous nous appuyons. Il n'est donc pas étonnant qu'on trouve si peu de chose, ou plus exactement, que la recherche des faits que nous poursuivons, soit longue et laborieuse. Il est clair que, dans bien des cas, l'évidence a cédé devant la prévention.

Notre sujet est tout plein d'erreurs, et toutes ont une même origine. On n'a pas su s'astreindre au long et fastidieux travail, du dépouillement des observations. Nous connaissons assez maintenant la vieille formule consacrée, sur l'intégrité de l'intelligence et de la sensibilité. Après avoir montré quelle grosse contradiction se dégage, du rapprochement de l'examen des faits, et des affirmations répétées des auteurs, sur l'intégrité de l'intelligence, il est encore intéressant de montrer, que le second terme de cette formule n'est pas moins faux que le premier. Nous ne parlons pas à la légère. On a vu tout à l'heure les tranchantes affirmations de Leven et Ollivier et de Blachez, relativement à l'intégrité constante de l'intelligence et de la sensibilité; et quand ils disent sensibilité, nous savons bien de laquelle ils parlent. Voici maintenant Ferrier, un des maîtres de la physiologie contemporaine, et l'homme qui peut-être, a sacrifié le plus d'animaux pour étudier l'encéphale. Il écrit tranquillement à la page 185 :

Les faits observés dans les maladies cérébelleuses chez l'homme, ne donnent aucune raison pour supposer, que la sensation tactile est affectée.

(Fonct. du cerveau, p. 185.)

Ces quelques lignes ne prouvent qu'une chose, c'est que Ferrier, tout occupé de ses expériences, est resté dans son laboratoire et n'a pas lu les observations. Quelle que puisse être son autorité, nous sommes forcé de déclarer qu'il se trompe, et que loin de n'exister jamais, les troubles par défaut ou par excès de la sensibilité cutanée, sont au contraire un des symptômes les plus ordinaires et les plus constants, des maladies du cervelet. Il n'entre pas dans notre plan d'examiner ici la pathologie de l'organe; disons seulement que les **matériaux que nous avons rassemblés, sont tout remplis de faits qui le prouvent.** En voici du reste quelques exemples, et tout d'abord l'observation Jean Robert :

Le 26, mêmes symptômes, mais en outre hémiplégie faciale droite peu prononcée du mouvement et du sentiment. Hyperesthésie dans tous les autres points du corps.
(Colin, *Bull. Soc. anat.*, 1861, p. 249.)

Obs. de Dupuy. — Il y a toujours absence de paralysie du mouvement, mais il est survenu une exaltation générale de la sensibilité. Kyste purulent.
(*Soc. de biol.*, 1857, p. 16.)

Obs. Paulet chasseur. — Engourdissement et hyperesthésie de la jambe droite. Le malade redoutait tout contact étranger, l'approche d'une main, l'application du drap de lit étaient pour lui des motifs d'appréhension. Tubercule.
(*Arch. de méd.*, 1866, p. 513.)

Obs. Pierre Masset. — Hyperesthésie telle, qu'il ne veut à aucun prix qu'on le touche. Tubercule.
(Thèse Sieffert, 1872, p. 13.)

Obs. Tabary. — L'enfant poussait des plaintes aussitôt qu'on le touchait. Tubercule.
(*Revue méd.*, 1828, II, p. 372.)

Obs. de Voisin. — Endolorissement des régions profondes, et d'une partie de la surface cutanée. Tubercule.
(*Gazette méd.*, 1832, p. 825.)

Obs. de Charcot. — Les organes des sens offraient une grande susceptibilité. Le moindre bruit, l'impression d'une faible lueur étaient impatiemment supportés. Tumeur.
(*Soc. de biol.*, 1851, III, p. 19.)

Obs. Boutbien. — Nous pouvons noter du côté des membres inférieurs, une hyperesthésie très marquée. Un pincement très léger, la moindre piqûre, la simple traction des poils, provoque une vive douleur et de brusques mouvements réflexes. Tubercule.

(*Bull. Soc. anat.*, 1888, p. 22.)

Obs. Lugot. — La maladie a commencé au mois de mars. Début par de vives douleurs dans les genoux, dans les hanches, se propageant tout le long de la jambe des deux côtés. L'enfant, traité comme pour des rhumatismes, est resté couché pendant une quinzaine de jours. Sarcome.

(*Bull. Soc. anat.*, 1889, p. 299.)

Obs. de Ward. — Le 5 *juillet*, R*** devint évidemment plus malade, se plaignit de douleurs erratiques dans les membres supérieurs et inférieurs. Tumeur cartilagineuse.

(*Nouvelle Bibl. médic.*, VI, p. 366.)

Obs. de Laborde. — Des douleurs erratiques, lancinantes, siégeaient aux membres inférieurs; on constatait en outre de l'hyperesthésie cutanée. Tubercule.

(*Bull. Soc. anat.*, 1863, p. 343.)

Obs. Clavel Hortense. — Elle accusait des sensations de feu, d'aiguilles, surtout aux changements de temps; une sorte de travail intérieur, dont elle entretenait sans cesse ses compagnes, qui la rendaient furieuse en ne la croyant pas. Sclérose.

(*Ibid.*, 1862, p. 469.)

Obs. Da. — Hyperesthésie. Tumeur.

(*Journal de Brown-Séquard*, 1858, I.)

Obs. Palmyre Cordier. — Hyperesthésie temporaire. Kyste.

(*Bull. médical du Nord*, 1870, p. 65.)

Obs. Ernest Maupas. — Hyperesthésie. Tubercule.

(*Bull. Soc. anat.*, 1862, p. 176.)

Obs. Darancy. — Lorsqu'on voulait le toucher en quelque point du corps, soit pour le remettre en place, soit pour
lui couvrir la tête, soit seulement pour lui tâter le pouls,
il avait une telle vivacité de sentiment, qu'il se démenait et
se retirait, comme si on lui eût fait du mal. Abcès.

(Saucerotte, prix de l'Acad. de chir., VI, Ire partie, 421.)

Obs. de Lapeyronie. — Les fonctions de l'âme ont toutes
subsisté jusqu'au dernier moment de la vie dans un état
parfait ; le malade avait même le sentiment très vif. Tubercules.

(*Mémoires de l'Acad. des sciences*, 1741, p. 207.)

Obs. Théodoric. — A trente-cinq ans, les attaques de
céphalalgie se montrent plus fréquentes ; elles sont accompagnées de sensations pénibles dans les bras, dans les jambes,
dans la région épigastrique. Kyste et petite tumeur.

(Calmeil, *Malad. inflam.*, II, 396.)

Obs. Legrand. — Le 2 *juin*, toute la nuit agitation
extrême ; plaintes, cris, douleurs dans toutes les parties du
corps et principalement dans le dos. Tumeur.

(Ollivier d'Angers, *Mal. de la moelle*, II, 752, éd. 1827.)

Obs. Julien Sellier. — Intelligence nette. Un peu de
raideur de la nuque.

20 *juin*. Hyperesthésie générale. Douleurs au pli du coude,
au bord interne du biceps, à la partie inférieure du rachis.
Aucune douleur au niveau des jointures.

21 *juin*. Les mêmes douleurs persistent. Il n'existe pas
d'hyperesthésie tactile.

24 *juin*. Raideur dans les membres supérieurs.
Tubercule du volume d'une petite noix.

(*Revue méd. de l'Est*, 1887, p. 41.)

Obs. de Nau. — Elle était sujette à des douleurs erratiques qui firent songer à de l'angine de poitrine. Ramollissement.

(*Bull. Soc. anat.*, 1876, p. 506.)

Obs. Niven. — *Février* 1856. Douleurs sur le devant de la poitrine.

Avril 1856. Douleurs dans le ventre. Tumeur.

(*Edimb. Medic. Journal*, 1861, t. VI, p. 788.)

Obs. Joséphine Froment. — Douleurs dans le bras droit. Tubercule.

(*Gaz. des hôp.*, 1854, p. 573.)

Obs. Cochin. — Le membre supérieur droit, frappé de paralysie, était en même temps fortement contracturé, et la malade y éprouvait de temps en temps de vives doulenrs. Kyste purulent.

(ANDRAL, *Clinique*, V, p. 601.)

Obs. d'Eliottson. — Il s'éveillait en poussant des cris et se plaignait que ses entrailles lui faisaient mal. Tubercules dans les deux lobes.

(*Lancet*, 1836, p. 320.)

Obs. de Bernadet. — Ce malade présentait un degré d'hyperesthésie assez prononcé. La seule action de prendre et de soulever la verge pour pratiquer le cathétérisme, paraissait éveiller des douleurs extrêmemnt vives. Ramollissement.

(*Bull. Soc. anat.*, 1861, p. 35.)

Obs. Plançon. — Les sens sont intacts, excepté celui de la sensibilité générale, du tact général, dont la sensibilité paraît encore un peu exagérée. On présume même que là doit être la cause, des cris et des signes de souffrance que donne le petit malade, lorsqu'on le change de place dans son lit. Tubercule du volume d'un œuf.

(BARRIER, *Mal. de l'enfance*, II, p. 462.)

Obs. Beauvallet. — La sensibilité paraît très exaltée; la sensibilité des membres est exaltée au dernier point. Au plus léger pincement, le visage s'altère; elle rougit, crie, mais reste immobile. Tubercule du cervelet et lésions diverses.

(CHAMBEYRON, Thèse de 1826, p. 30.)

Obs. Apprenti. — Les sens étaient inctacts; mais dès qu'on touchait un point quelconque de la peau, soit des membres, soit du tronc, il éprouvait, nous assurait-il, une sensation très pénible. Tous les mouvements des bras et des jambes, étaient accompagnés d'une certaine douleur, que le malade comparait à celle qu'on éprouve, lorsqu'on est très fatigué. Tubercule du cervelet et de la moelle.

(ANDRAL, *Clinique*, V, p. 694.)

Obs. Anthelmette. — Avec les douleurs spontanées de la face, coïncide une anesthésie évidente du même côté, quant à la piqûre, au chatouillement, au contact d'un corps chaud. La sensation au froid serait plutôt exagérée sur les membres. L'exploration de la sensibilité donne des résultats inattendus. Du côté droit, l'exploration par le compas, et avec le tube rempli d'eau chaude, fait constater une diminution, de la sensibilité du bras et de la cuisse; mais de l'hyperesthésie au contraire, et cela d'une manière très nette, de l'avant-bras et de la main, de la jambe et du pied. Ainsi du côté droit, c'est-à-dire du même côté que la paralysie de la face, diminution de la sensibilité du bras et de la cuisse; hyperesthésie au contraire de l'avant-bras et de la main, de la jambe et du pied. Plus tard, l'hyperesthésie du côté malade a disparu. Sarcome.

(*Lyon méd.*, XI, p. 251.)

Obs. Louise Soulié. — Le 7, grande irritabilité, l'enfant crie au moindre contact, ou lorsqu'on meut la tête qui est fortement renversée en arrière. Infiltration purulente du tissu sous-arachnoïdien des hémisphères, et surtout des membranes de la face inférieure du lobe droit du cervelet.

(SENN, *Recherches sur la méningite*, 1824, p. 27.)

Obs. Ramazille. — La sensibilité de toute la peau, sans

réserve d'une région particulière, est légèrement diminuée. Tubercule volumineux.

(Bull. Soc. anat., 1862, p. 6.)

Obs. X. — La sensibilité cutanée est affaiblie généralement, mais elle est notablement plus obtuse, le long du membre inférieur droit. Tubercule volumineux.

(Ibid., 1857, p. 371.)

Obs. Zoé. — Apoplexie suivie de coma. Hémiplégie complète à gauche, sensibilité tactile à peu près nulle dans toutes les parties affectées de paralysie. Désorganisation complète de l'hémisphère cérébelleux droit.

(Calmeil, Mal. inflam., II, 101.)

Obs. Marie Frinquet. — La peau des deux membres paralysés a perdu une grande partie de sa sensibilité; il faut pincer fortement la malade pour exciter de la douleur. Hémorrhagie.

(Arch. de méd., 1836, II, p. 263.)

Obs. de Bernheim. — Le chatouillement de la plante des pieds, n'amène pas de mouvement réflexe dans la jambe. Une piqûre détermine un retrait lent du membre, sans douleur apparente. Sensibilité obtuse partout. Sensibilité générale toujours obtuse; cependant l'enfant pleure quand on lui remue les membres. L'introduction dans la bouche de coloquinte, de sel, l'inspiration d'acide acétique, ne semble pas déterminer de sensations gustatives ou olfactives. Vaste sarcome.

(Revue médicale de l'Est, 1887, XIX, p. 35.)

Obs. Robert M. — Sensibilité générale un peu affaiblie à droite, et paralysie du côté droit de la face.

(Edimb. Medic. Journal, 1861, VI, 794.)

Obs. Joseph Prévost. — Sensibilité générale diminuée. Tact général très obscur. Kyste.

(Parent du Chatelet et Martinet, Rech. sur l'inflamm.
de l'arachnoïde, 1825, p. 451.)

Obs. de Gros. — En mai, les membres inférieurs devinrent analgésiques. Tubercule.

(Bull. Soc. anat., 1859, p. 360.)

Obs. Jules R. — Anesthésie générale sensitivo-sensorielle. Sarcome cellulaire avec destruction de la partie moyenne du cervelet.

(Revue médicale de l'Est, 1887, p. 35.)

Obs. Nollet. — La sensibilité n'a pas beaucoup diminué ; elle est seulement obtuse ; et lorsqu'on pince la peau, la malade éprouve une sensation moins distincte que du côté gauche. Élancements douloureux dans les membres paralysés. Foyer purulent à gauche.

(Arch. de méd., 1836, XII, 275.)

Obs. Philippe. — La peau du visage devint insensible, et sa teinte jaune et livide. Sclérose totale.

(Journal de Corvisart, 1815, p. 17.)

De tout ce qui précède, une conclusion se dégage. **Tout ce qui touche au cervelet est à refaire** ; on a trop légèrement écrit, sur la physiologie et la pathologie de cet organe.

Et n'y a-t-il dans tout cela que légèreté et qu'erreur ? Nous osons dire qu'il y a en même temps, l'affirmation d'un grand fait. Après avoir bien constaté, l'étendue et la force du préjugé, il est pour nous d'un très **grand intérêt**, d'en bien expliquer l'origine.

Nous l'avons dit en commençant, l'intelligence est déclarée nette, parce que personne n'a tenu compte de la sensibilité psychique. Pour les médecins, disions-nous encore, il n'y a pas de sensibilité psychique ; l'intelligence, c'est la raison. Aussi n'a-t-on jamais observé en ce sens.

Nous prétendons que les affirmations réitérées des

auteurs à propos du cervelet, n'ont jamais visé que les instincts de raison, et nous appuyons cette manière de voir, sur l'ensemble des textes, et sur le sentiment général des personnes, à qui la langue médicale est familière. En ce qui concerne les textes, nous disons qu'il résulte de leur étude, et plus encore de leur rapprochement, des clartés indiscutables pour notre interprétation. Jamais il n'y est question d'autre chose, que de l'entendement et de la raison; quand la formule que nous connaissons est commentée, c'est toujours par ces mots : « Les réponses sont justes. » Prenons-en pour exemple ce passage d'Andral :

ANDRAL. — Au milieu de tous ces désordres, l'intelligence ne semblait avoir nullement faibli. La malade nous racontait avec précision tout ce qui lui était arrivé. L'intelligence conservait toute son intégrité. Ramollissement considérable du lobe droit du cervelet.

(Clinique, V, p. 661.)

Obs. Deviller. — La physionomie est empreinte, d'une certaine expression de tristesse et de souffrance, sans qu'on puisque constater de troubles de l'intelligence ; le malade comprend bien ce qu'on lui dit, et répond clairement aux questions qu'on lui adresse. Tubercules.

(Bull. Soc. anat., 1888, p. 540.)

Cubasch est bien plus clair encore ; après avoir constaté, nous l'avons vu, que la tristesse, l'irritabilité, le changement de caractère, sont les premiers symptômes de la tuberculose du cervelet, il écrit :

L'intelligence, la plupart du temps, reste longtemps sans être troublée. Ce n'est qu'avec les progrès de la maladie, que celle-ci vient à souffrir.

(Tuberculose du cervelet, p. 54.)

Faut-il montrer que notre affirmation, peut encore s'appuyer sur l'opinion commune; nous dirons que personne n'a de doute en médecine, sur le sens attribué par l'usage, sur le sens convenu de cette expression.

Nous ne craignons à cet égard aucune contradiction. Lorsque, écrivant l'observation Jean Robert, M. Colin montra l'esprit profondément troublé, les terreurs de ce malade, et immédiatement et sans transition ajouta : « l'intelligence est nette », il fut compris de tout le monde. Parlant à des philosophes, il eût été sévèrement repris d'une confusion manifeste; parlant à des médecins, cette confusion ne fut pas remarquée. Nous croyons que jamais on ne l'a signalée. Nous demandons qu'on nous montre dans la bibliographie française, une seule observation où le mot intelligence, est compris autrement que par M. Colin; une seule où le terme de sensibilité comporte un autre sens que celui de sensibilité physique. Et si cela ne suffisait pas, si le doute restait possible dans l'esprit du lecteur, nous pourrions appuyer l'exactitude de nos vues d'une preuve plus forte encore. Il importe de rappeler ici, ce que déjà nous avons dit dans notre chapitre v.

Quelque étonnant que cela puisse paraître, on a souvent, faute d'en voir l'importance, supprimé dans les observations, les passages relatifs à la sensibilité psychique, les passages en un mot qui nous servent d'argument. Leven et Ollivier, passant en revue les observations dans leur mémoire des *Archives*, et rencontrant sur leur chemin les observations Jean Robert et Alexandrine Labrosse, l'observation Montagnon et celle d'Eliottson, en suppriment sans hésiter ce qui concerne la sensibilité psychique; et si fort est leur préjugé que,

dès le début de cet examen, après leur première observation, ils écrivent :

Leven et Ollivier. — Dans les observations suivantes, l'intelligence et la sensibilité n'étaient altérées, que quand des
parties de l'encéphale autres que le cervelet étaient lésées.
Nous n'insisterons plus dorénavant, sur l'absence de troubles,
de ces deux grandes fonctions du système nerveux, dans les
affections cérébelleuses simples.

(Arch., 1862, II, p. 697.)

Et leur faute est loin d'être unique.

S'agit-il d'Alexandrine Labrosse, c'est Vulpian, c'est
Ferrier, c'est tout le monde, car tous ceux qui ont écrit
sur le cervelet la connaissent, qui a fermé les yeux et
refusé de prendre garde, au caractère bien défini de son
état mental. Nothnagel lui-même, plus soigneux d'habitude, n'échappe pas à ce reproche. Lui aussi paraît
ignorer qu'Alexandrine Labrosse était indifférente, et
l'observation Pierre Bourgoin, qui nous est si précieuse,
subit entre ses mains la même mutilation.

Au risque d'être fastidieux, nous voulons insister
encore sur la question qui nous occupe. Elle est pour
nous d'une importance capitale, et pour ainsi dire la
moitié de notre thèse. Après avoir mis en lumière, les
troubles de la sensibilité psychique, nous ne pouvons
mieux achever notre démonstration, qu'en établissant
sur une base solide, l'intégrité de la raison dans les
affections du cervelet. Ce complément de démonstration,
nous le demanderons à la quantité des témoignages.
Non seulement nous savons déjà, qu'ils abondent dans
les dissertations et les mémoires, mais nous pouvons
ajouter et montrer que les observations en sont remplies.

Déjà le lecteur a pu voir, que l'affirmation de l'intégrité de l'intelligence, est la règle dans les observations dont nous nous sommes servi. Chose importante à constater, elle n'est pas moins fréquente dans les autres; nous voulons dire dans celles, où il n'est pas fait mention de troubles de la sensibilité psychique ; soit que réellement ils n'existassent pas, soit qu'ils n'aient pas été remarqués.

En voici quelques exemples.

Obs. Loi. — Intelligence intacte jusqu'au dernier moment.
(*Bull. Soc. anat.*, 1876, p. 795.)

Obs. Marmet. — Intelligence intacte. Tubercule.
(*Ibid.*, 1857, p. 371.)

Obs. Croisier. — Intelligence nette, et réponses aussi sensées que possible. Abcès.
(*Ibid.*, 12 mars 1875.)

Obs. Joseph Lefebvre. — Intelligence intacte. Il avait toute sa connaissance. Ramollissement de l'hémisphère gauche.
(LALLEMAND, *Lettres*, I, 135.)

Obs. de Luys. — Intelligence parfaitement conservée. Tumeur.
(*Syst. nerv.*, p. 584.)

Obs. Mourgue. — Réponses justes, intelligence nette. Tubercule.
(*Bull. Soc. anat.*, 1834, p. 25.)

Obs. Boutbien. — L'intelligence du malade est enfin restée toujours intacte. Tubercule.
(*Ibid.*, 1888, p. 22.)

Obs. Paulet Chasseur. — Intelligence intacte. Tubercule.
(*Arch. de méd.*, 1866, p. 513.)

Obs. de Monod. — Ses réponses étaient fort justes mais fort lentes, et la parole était difficile.

(Nouv. bibl. méd., 1828, III, p. 74.)

Obs. Demy. — Réponses lentes mais justes.

(Journal de Magendie, 1822, p. 266.)

Obs. Blanc. — Réponses justes mais lentes. Tubercule.

(Journal de Montpellier, 1842, p. 461.)

Obs. de Duplay. — L'intelligence se conserve intacte. Tubercule.

(Arch. de méd., 1836, XII, p. 278.)

Obs. Nollet. — L'intelligence est conservée, et le malade donne lui-même, tous les détails de sa maladie. Abcès.

(Ibid., 1836, XII, p. 275.)

Il nous serait facile d'en citer beaucoup d'autres, car la bibliographie du cervelet, est à cet égard inépuisable. On se lassera de l'interroger, avant qu'elle ne cesse de fournir.

Tout prouve donc que la raison est intacte, et si persuadé que l'on soit déjà de la réalité de ce grand fait, par le nombre, la variété, l'unanimité des témoignages, on on est encore frappé, en étudiant certains auteurs, habitués à bien noter l'état d'esprit de leur malade, de voir avec quel soin et pour ainsi dire quelle obstination, ils cherchent à l'établir. Ce détail même a son importance, quand il s'agit pour notre sujet d'une contre-épreuve décisive. Il tend en effet à éloigner, l'idée d'une observation légère et superficielle ; et dussions-nous lasser la patience du lecteur, par cette aride nomenclature, nous voulons par deux exemples, justifier ce que nous venons de dire. Cet étalage de texte, a d'ailleurs un second et très précieux avantage. Nous croyons, en effet, que de leur contexture et de leur rapprochement, il se dégage avec évidence, que l'observation des médecins, n'a jamais porté que sur la raison. Prenons d'abord la *Clinique* d'Andral ; cet auteur a toujours soin de constater l'état de l'intelligence, et voici ce qu'on y trouve :

L'intelligence était parfaitement nette. Kyste purulent dans l'hémisphère gauche.

(ANDRAL, *Clinique*, V, 681.)

Intelligence parfaitement bien conservée. Tubercule dans le lobe gauche.

(*Ibid.*, V, 687.)

L'intelligence avait toute son intégrité. Ramollissement.

(*Ibid.*, V, 665.)

Cet homme conservait toute la netteté de son esprit.

(*Ibid.*, V, 625.)

Intelligence nette, parole libre. Ramollissement.

(*Ibid.*, V, 668.)

Ses réponses étaient justes.

(*Ibid.*, V, 670.)

L'intelligence était dans un bon état et la parole était libre. Hémorrhagie.

(*Ibid.*, V, 645.)

Air de stupeur, toutefois réponses nettes aux questions. Hémorrhagie.

(*Ibid.*, V, 637.)

Facultés intellectuelles et sensorielles intactes.

(*Ibid.*, V, 621.)

Au milieu de ces désordres, l'intelligence ne semblait

avoir nullement faibli. Le malade nous racontait avec la
plus grande précision tout ce qui lui était arrivé.

(ANDRAL, *Clinique*, V, 662.)

ANDRAL. — Essayons maintenant de rapprocher de ce cas
particulier, quelques autres cas d'abcès du cervelet, publiés
par divers observateurs. Les cas de ce genre, que nous avons
pu rassembler, se trouvent être au nombre de onze. L'analyse de ces onze cas et des nôtres, donne les résultats suivants : L'intelligence n'a été troublée dans aucun cas, si ce
n'est quelquefois tout à fait à la fin, et encore est-il dit dans
plusieurs observations, que les malades meurent avec toute
leur connaissance.

(*Ibid.*, V, 684.)

Leven et Ollivier ne sont pas moins prodigues de
d'affirmations de ce genre ; mais nous devons conclure
avec plus de prudence, d'un travail de compilation dont
nous savons les erreurs.

Mémoire de LEVEN et OLLIVIER dans les *Archives de méd.* de
1862 *et* 1863, t, XX et XXI.

Obs. I, p. 696. — Intelligence et sensibilité intactes jusqu'à la fin.

Obs. II, p. 697. — L'intelligence et la sensibilité ne sont
pas altérées.

Obs. III, p. 698. — L'intelligence et la sensibilité sont
intactes.

Obs. IV, p. 699. — Intelligence et sensibilité intactes.

Obs. V, p. 700. — La motilité n'est pas troublée, ni la
sensibilité, ni l'intelligence.

Obs. VI, p. 701. — L'intelligence, la motilité, la sensibilité n'ont jamais été altérées.

Même témoignage, in Obs. VIII, — Obs. XV, — Obs. XVIII, — Obs. XX, — Obs. XXI, — Obs. XXII et d'autres encore.

Une pareille quantité de témoignages n'est pas, ne peut pas être une rencontre fortuite. Si tant de fois on a affirmé l'intégrité de l'intelligence, c'est qu'on y a fait attention, et que celle de nos facultés, qui jusqu'ici exclusivement, a fixé l'attention des observateurs cliniciens, n'est réellement pas atteinte par les maladies de cet organe.

Ainsi donc, deux grands faits se dégagent, de l'étude attentive des observations relatives au cervelet : la sensibilité psychique est souvent troublée et l'intelligence est déclarée nette. L'intelligence, c'est-à-dire, si l'on admet notre interprétation, l'entendement, la raison, la fonction exclusive du cerveau.

Les observations que nous avons citées, sont assez fortes et assez nombreuses, pour qu'on ne puisse éviter la conclusion qui ressort, non d'une d'entre elles, si probante qu'elle soit, comme Gabrielle B***, Degler ou Jean Robert, mais de l'ensemble des faits connus. Français, Anglais, Allemands, tous ont été frappés de phénomènes semblables ; tous également sans parti pris, ont témoigné de la vérité inconnue. Et c'est en vain que nous cherchons quelle objection pourrait surgir, quelle difficulté s'élever devant cette vérité qui s'impose. A part l'observation de Combette, nous affirmons qu'il n'y en a pas.

On pourra nous montrer le cervelet sain, dans des cas où l'altération de la sensibilité de l'esprit est évidente, mais qu'en saurait-on conclure ? on sait bien que l'anatomie pathologique de la folie est dans l'enfance, et que les observations de maladies mentales, sont toutes remplies de cas d'intégrité du cerveau. On pourra nous montrer encore, des lésions du cerveau agissant par retentissement, et provoquant, en même temps qu'une altération de la raison, des troubles bien marqués de la sensibilité psychique. Mais ce qu'on ne nous montrera pas, croyons-nous, c'est une anatomie pathologique nettement limitée au cerveau, provoquant des troubles du sentiment, et respectant dans le cerveau lui-même, l'intégrité parfaite de l'entendement et de la raison.

Comparons aux observations qui sont la base de ce chapitre, celles où l'autopsie a révélé de graves lésions du cerveau; rappelons-nous l'observation Vaillosge, ou citons au hasard les suivantes. Le contraste est frappant, l'opposition manifeste, et tout cela est bien conforme à la thèse que nous soutenons.

Obs. M. de Baraduc. — *Bull. Soc. anat.*, 1876, p. 277.
Atrophie des lobes frontaux.
Le malade ne parle plus. Il marche toujours. Lui qui était volontaire ne demande plus rien. Il ne reconnaît plus ses camarades. Enfin il a perdu tout sentiment de spontanéité, de volonté et de discernement. Il vit parce qu'on ne le laisse pas mourir de faim, gâteux complètement, cependant n'est pas paralysé. Il résiste pourtant quand on l'habille, s'échappe dès que la porte est ouverte; une fois se sauve tout nu; marche toute la journée au hasard devant soi.

Obs. de Guesnard. — Thèse de Becquerel. 1840, p. 49.
Plusieurs tubercules par agglomération, à la partie postérieure et interne, du lobe postérieur de l'hémisphère gauche. Un autre à la partie antérieure du même hémisphère; léger ramollissement autour d'eux.
Épilepsie et contractures. Idiotie. Abolition de l'intelligence.

Idiotie, abolition de l'intelligence, tout cela on l'a bien vu, n'est pas du cervelet. Bien moins encore trouve-t-on dans les observations : le malade fait des jugements faux, il a perdu le sens exact, des réalités extérieures et de leurs rapports; ses propos sont incohérents, il déraisonne.

Ou il y a stupeur, coma, suppression pure et simple de l'ensemble des fonctions de l'encéphale, ou bien dans les cas moins graves, dans ceux où le malade est observable, s'il y a des troubles psychiques, ils sont toujours dans l'ordre des instincts de sentiment. Appuyé sur les observations et sur les considérations qui précèdent; appuyé, ne craignons pas de le dire, sur une longue et patiente étude, nous osons établir en loi, que la sensibilité psychique est troublée par les lésions du cervelet; et si cette loi est vraie, si cette formule est exacte, notre démonstration est faite.

Si on ne l'a pas vu davantage, c'est que jamais on n'a observé dans ce sens; si la bibliographie est relativement pauvre, c'est que la psychologie des médecins est d'une insuffisance manifeste.

Nous avons, au début de ce travail, examiné l'anatomie du cervelet; nous avons vu alors, qu'elle présente avec celle du cerveau une analogie évidente. Nous avons, à ce moment, jugé bon de ne pas entrer dans le fond du sujet, et de n'en tirer au profit de notre thèse, qu'un argument de vraisemblance et de probabilité. Nous en avons conclu seulement, qu'une étroite analogie de structure, impliquait au profit du cervelet, une analogie de fonctions entre les deux organes. Si le cerveau est psychique, disions-nous alors, de par l'anatomie, le cervelet doit l'être aussi.

Il est temps de demander à l'anatomie, un nouvel argument qu'elle nous donne, argument qui nous paraît être très précieux et très fort. Nous allons voir que le développement proportionnel des deux organes encéphaliques, répond exactement au développement relatif des deux grandes facultés, ou à ce qu'on peut appeler, la constitution psychique de l'homme et de la femme. En d'autres termes; que si le volume et le poids du cervelet et du cerveau de l'homme, témoignent d'un développement psychique en tout sens plus étendu, les proportions des organes encéphaliques de la femme, montrent chez elle une prédominance relative du cervelet sur le cerveau, ou au point de vue fonctionnel, des instincts de sensibilité sur ceux de la raison. Disons-le en passant, c'est à ce même point de vue que nous nous placions, quand nous exprimions cette idée, que notre théorie intéressait au plus haut degré l'ethnographie. Si nous avons raison, si notre thèse est vraie, il faudra sur ce point particulier la revoir toute entière. Et en effet, sans méconnaître l'importance des différents caractères physiques, qui fixent d'ordinaire et avec raison, l'attention des hommes qui se sont voués, à l'étude des variétés de l'espèce; il est bien clair que l'étude des proportions, et du développement relatif des deux organes psychiques, a pour l'ethnographie une bien autre portée. Pour ce qui est de l'anatomie, voici ce que disent les auteurs.

Mathias Duval. — Le poids de l'encéphale est en moyenne de 1323 grammes chez l'homme, dont 1155 grammes pour le cerveau et 179 à 180 pour le cervelet. Chez la femme le poids de l'encéphale est en moyenne de 1230 grammes, dont 1090 pour le cerveau et 140 pour le cervelet.

(*Dictionn. Jaccoud*, XXIII, p. 429.)

Marc Sée. — D'après Gall et Cuvier, le cervelet de la femme, serait proportionnellement plus volumineux que celui de l'homme. Des recherches récentes ont confirmé ce fait, en même temps qu'elles ont démontré que, envisagé d'une manière absolue, le poids de cet organe l'emporte dans le sexe masculin.

(*Dictionn. Dechambre*, XIV, p. 506.)

Mais c'est surtout M. Sappey qu'il faut entendre.

Sappey. — Selon Gall et Cuvier, le cervelet serait plus volumineux dans le sexe féminin. Si ces auteurs ont voulu parler du poids absolu, leur opinion est erronée; mais s'il s'agit du poids relatif, elle est exacte. Précédemment, en effet, nous avons établi :

1° Que le poids moyen de l'encéphale de l'homme s'élève à 1358 grammes, celui du cerveau à 1187, celui du cervelet à 143 grammes;

2° Que le poids moyen de l'encéphale de la femme est de 1256 grammes, celui du cerveau de 1093, celui du cervelet de 137 grammes.

En rapprochant les chiffres 143 et 137 des chiffres 1358 et 1256, on reconnaît que si le poids absolu du cervelet, est plus considérable chez l'homme, son poids relatif est au contraire plus petit, puisque cet organe chez lui, est au poids de l'encéphale, comme 105 est à 1000, et chez la femme comme 109 est à 1000.

(*Anat.*, t. III, p. 110.)

On trouvera peut-être que ces 6 grammes sont une faible différence, mais il convient à ce sujet de ne pas oublier ces paroles de Bain :

Si nous comparons l'accroissement de la masse du cerveau, à celui de la puissance intellectuelle, nous serons frappés de la faiblesse du premier accroissement par rapport au second.

En comparant les animaux avec les hommes, on arriverait à la même conclusion. Il n'y aurait pas d'exagération à dire, que tandis que le volume du cerveau croit en proportion arithmétique, les facultés intellectuelles croissent en proportion géométrique.

(L'Esprit et le Corps, p. 23.)

Une différence de poids, si petite qu'elle soit, dès lors qu'elle n'est pas un accident, n'est donc pas un élément négligeable, et cette différence M. Sappey n'a pas été seul à la voir. Parchappe est un auteur soigneux et que nous citons volontiers.

PARCHAPPE. — Les moyennes prises sur des individus sains d'esprit, de l'âge de trente à soixante ans, ont donné :

Pour les hommes sur 13 (âge moyen, quarante-huit ans) : Encéphale 1352 grammes. Cerveau 1175. Cervelet, protubérance et bulbe 175. Cervelet 160.

Pour la femme, sur 9 (âge moyen, quarante-cinq ans) : Encéphale 1229 grammes. Cerveau 1062. Cervelet, protubérance et bulbe 146. Cervelet 133.

(Premier mémoire sur l'encéphale, p. 99.)

Enfin, nous devons à l'obligeance de M. L. Manouvrier, de pouvoir donner ici les chiffres de Broca, qui confirment tous ceux qui précèdent. Pour en bien voir toute la valeur, on remarquera sur quel grand nombre d'observations ils portent. Les recherches de Broca ont été mises en œuvre par M. Manouvrier, et les conclusions de ce travail, ont été publiées dans le Bulletin de l'Association française pour l'avancement des sciences de 1883, mais les chiffres sont encore inédits.

Bᴀᴏᴄᴀ. — Poids moyen absolu sur 154 hommes :

	gram.
Hémisphères......................	1190
Cervelet...........................	145,2
Protubérance.....................	19,5

Poids moyen absolu sur 44 femmes :

	gram.
Hémisphères...........	1045,4
Cervelet...........	131,7
Protubérance......................	17,8

Rapport en poids du cervelet aux hémisphères :

Chez les hommes...................	12.20
Chez les femmes...................	12.60

Terminons par un document fourni par la bibliographie étrangère.

Fʀᴀsᴇʀ. — D'après Chrichton Brown (*Anatomie*, II,
p. 511), le poids moyen du cervelet est :

	gram.
Pour les hommes de................	150,3
Pour les femmes de................	137,1

(*Glasgow Med. Journal*, 1880, p. 206.)

M. Sappey est donc plutôt en dessous de la vérité. Le
passage qui va suivre se rattache bien à notre sujet, mais
la faible critique de Gall, l'entraînement qu'il éprouvait
à observer pour sa théorie, nous engagent à n'en tirer
que des conclusions fort prudentes.

Gᴀʟʟ. — En général, le cervelet est sensiblement plus grand,
chez les mâles que chez les femelles. Dans la plupart des
cas, lorsqu'on place des cerveaux d'hommes et de femmes, ou
d'animaux mâles et d'animaux femelles à côté l'un de l'autre,
celui de l'homme ou du mâle se distingue par un plus **grand**

cervelet. La meilleure manière de rendre cette différence sensible, c'est de mettre les encéphales dans l'eau, afin qu'ils conservent leur forme, et ne s'aplatissent pas par leur propre poids. Cette observation s'est confirmée chez tous les animaux que j'ai été à même d'examiner, depuis la musaraigne jusqu'à l'éléphant. Il paraîtrait presque, que cette différence est plus marquée dans l'espèce humaine, que dans les autres espèces d'animaux.

(Fonct. du cerveau, III, 274.)

Ainsi donc, supériorité absolue et en tout sens des facultés de l'homme, faiblesse de la raison et richesse sentimentale relative de la femme, telles sont les présomptions fournies par l'anatomie. Or, n'est-ce pas là la femme telle que nous la connaissons, telle que l'expérience de la vie nous la montre? Nous n'insisterons pas davantage sur cet argument, si précieux qu'il nous paraisse, il est aussi simple qu'éloquent; mais il a en même temps des côtés brûlants qui n'échapperont à personne. Ils obligent à une grande réserve.

Ne quittons pas l'anatomie, sans nous emparer d'un argument de détail qui, tout basé qu'il soit sur un fait particulier, nous semble encore, d'un intérêt réel, et digne de fixer l'attention. Parchappe, dans le tableau n° 10, annexé à son premier mémoire, donne les pesées comparatives de 47 cerveaux et cervelets faites chez des aliénés. Sur ce nombre relativement considérable, nous trouvons un cas, un seul, de mélancolie chez une femme. Or, il se trouve que, dans ce cas, le cerveau pesait 962 et le cervelet 178 grammes. Nous ne savons ce que donneront des recherches ultérieures, mais la prédominance du cervelet est ici singulièrement frappante, quand on sait que, d'après ce même Parchappe, le poids moyen du cerveau de la femme est de 1062, et celui du cervelet de 133 grammes.

Après avoir appuyé nos observations d'un argument tiré de l'anatomie, nous pouvons en emprunter un autre à l'examen de la physiologie.

Il est en effet remarquable que, tandis que les facultés rationnelles sont toujours égales et semblables à elles-mêmes, les instincts de sensibilité au contraire, subissent à certains moments de la vie de l'individu, des crises d'exaltation par lesquelles la nature complète, le puissant ensemble de moyens, destinés à assurer la perpétuité de l'espèce.

Entre l'homme d'hier qui n'aimait pas, et l'homme aujourd'hui obsédé et saisi tout entier par la passion, il y a toute une révolution psychique. Entre l'homme et la femme, à qui la pensée des embarras de la paternité était importune, et ce même homme, cette même femme, qui risqueraient maintenant leur vie sans hésiter, pour sauver le petit être insignifiant, le nouveau-né inconscient qu'ils ont appelé à l'existence, il y a encore toute une révolution psychique.

Allons au fond de ces phénomènes. La psychologie nous y montre, l'exaltation de la sensibilité de l'esprit, et si nous demandons à la physiologie, quelle peut en être à son point de vue l'origine, sa réponse n'est pas douteuse : c'est une modification circulatoire.

Quel est celui des physiologistes qui, s'appuyant sur l'ensemble des connaissances acquises, voudrait soutenir aujourd'hui qu'il s'agit là d'un trouble humoral? Or, nous savons bien que s'il y a deux circulations dans

le cerveau, cette double circulation n'intéresse en rien
le cerveau psychique. Si donc toutes nos facultés, étaient
confondues dans le grand cerveau, toutes nos facultés
aussi, seraient influencées par le phénomène qui nous
occupe.

Dira-t-on que l'exaltation des instincts de raison,
n'est pas aussi facilement appréciable, que celle des
instincts de sentiment? Nous sommes prêt à en con-
venir. Il y a pourtant une maladie qui nous la montre : c'est le début de la paralysie générale. Au
commencement de cette déchéance, toutes les facultés
sont accrues et, en ce qui concerne la raison, nous y
trouvons, pour ne parler que des phénomènes étudiés
et facilement appréciables : l'augmentation de la mémoire, l'activité fébrile, un sentiment exagéré de la
puissance, et par suite les entreprises téméraires, les
projets gigantesques.

Or, il n'y a rien de semblable dans les états d'esprit
qui nous occupent. Dans l'amour, dans la paternité,
l'homme peut obéir à des entraînements, mais on ne
saurait contester que sa raison n'est pas atteinte. Nous
retrouverons cet argument dans l'étude de la folie; nous
y verrons qu'il y a dans la folie deux délires différents,
très séparés, très distincts ; et que très souvent la mélancolie, ou ce qu'on a appelé le délire émotif, respecte
absolument l'intégrité de la raison. Mais dès maintenant il est intéressant de signaler, que la folie puerpérale,
si elle agit plus fortement sur l'esprit, que l'amour et
la paternité, agit pourtant sur le même plan. Et cela
est bien naturel.

- Car pourquoi, en définitive, y a-t-il une folie puerpérale, sinon parce que le changement, quel qu'il soit,

survenu dans l'encéphale sous l'influence des **règles,** de la grossesse et de l'accouchement, dépasse **parfois le** but, la mesure physiologique. L'étude de ce délire, peut donc nous montrer sous une sorte de grossissement, l'évolution psycho-physiologique, destinée à préparer la femme à des fonctions nouvelles. Or, si l'amour et la paternité respectent la raison, l'exaltation morbide du sentiment de la maternité, n'y touche pas davantage.

Interrogeons sur ce point les auteurs; laissons les cas les plus graves, ceux où par suite de son intensité le délire se généralise. Tous, d'un accord unanime, nous montreront que dans ses formes ordinaires et moyennes, le délire puerpéral n'affecte que le sentiment.

Irascibilité chez les douces, tristesse non motivée, anxiété, craintes, frayeurs, terreurs, antipathie succédant à l'affection, affabilité excessive, alternatives **de** tristesse et de gaieté, tels sont, dans une vue rapide, **les** symptômes signalés dans cette maladie de l'esprit. Ils sont tous d'ordre affectif. Nous ne pouvons ici nous étendre sur ce sujet; mais on pourra vérifier l'exactitude de ce que précède, dans une bonne thèse de 1879, celle de Garcia Rijo. Elle fournit sur ce point de très amples détails.

Ainsi l'amour et la paternité modifient l'intelligence; et cette modification qui peut aller jusqu'à la folie, respecte même alors l'intégrité de la raison. Quel puissant argument en faveur de notre thèse. Ainsi encore de nos deux facultés, l'une, dans la vie physiologique, est toujours égale et semblable à elle-même; elle ne se départ pas d'une marche régulière. L'autre, sans sortir **des** bornes de la santé de l'esprit, est soumise à des **varia-** tions remarquables. Pour l'une il n'est question **que** d'être ou de n'être pas; et à part la suractivité qui signale le début de la paralysie générale, on ne la conçoit bien qu'intacte ou détruite. L'autre, au contraire, sous l'influence d'évolutions purement physiologiques, présente à notre observation des états de dépression et d'exaltation manifeste. En d'autres termes, il y a pour la sensibilité psychique des crises de suractivité, normales, physiologiques, et il n'existe du côté de la raison aucun phénomène analogue. Bien plus, en même temps que tout nous porte à croire, que ces évolutions sont liées à des modifications vasculaires, la raison n'est pas touchée au moment même de ces crises.

Concluons hardiment qu'il y a deux organes, affirmons qu'il y a deux organes séparés, parce que l'activité, le jeu des deux grandes facultés, n'est pas symétrique et solidaire.

Voici enfin un argument qui, pour être bien loin d'atteindre l'importance, de tous ceux qui précèdent, nous a paru pourtant n'être point sans valeur. L'action de l'alcool et du vin, paraît frapper surtout les facultés sentimentales; il y a là un fait d'observation vulgaire, un fait admis de tous, et qu'en latin comme en français, l'expérience des siècles a consacré sous forme d'aphorismes. Nous épargnerons au lecteur l'étalage d'une érudition facile. Bornons-nous à citer Maudsley.

Sous l'influence du vin, dit cet auteur, à un certain degré de la dégradation qui accompagne l'ivresse, l'homme devient stupidement sentimental.

On ne peut qu'approuver l'exactitude de cette formule,

qui nous montre la raison troublée, et les instincts de
sentiment exaltés par l'action du vin. Allons plus loin
et disons encore : A tous ceux qui comprennent bien
que la musique, est par excellence l'art du sentiment,
qu'elle en est le produit presque exclusif, nous rappelons que nombre de musiciens bien doués, ont versé dans
l'alcoolisme, pour avoir cherché dans cet agent, un sti-
mulant naturel et nécessaire, de leurs facultés productrices. Il y a là encore un fait bien connu.

On ne demande pas à l'alcool, une vue plus claire et
plus étendue de la vérité mathématique ; on ne demande
pas au café, l'excitation utile aux inventions de la musique ; on prend du café pour stimuler la raison, et de
l'alcool pour exalter les sentiments. Ajoutons cette
coïncidence curieuse, que l'alcool a précisément pour
propriété, de troubler cette coordination motrice que
nous savons dépendre, sinon exclusivement, au moins
d'une façon toute particulière, de l'organe qui nous
occupe. Entre l'animal ivre, et l'animal qui a subi une
lésion profonde du cervelet, au point de vue de la motricité, la différence est nulle.

Cette similitude d'action, Flourens la reconnaît et la
proclame. Tous ses animaux, nous dit-il, ont l'air ivres ;
et du reste, le fait a frappé tout le monde.

Or, il se trouve précisément, que de nombreux auteurs, ont observé une relation curieuse, entre l'alcoolisme aigu et même chronique et certaines lésions cérébelleuses. Au point de vue de l'anatomie pathologique,
il semble que l'alcool, ait une action particulière et
élective sur l'organe que nous étudions. Flourens a le
premier sérieusement constaté, que l'ingestion exagérée
de l'alcool chez les oiseaux, en même temps qu'elle tue

l'animal, nous montre à l'autopsie des hémorrhagies cérébelleuses. Mais d'autre l'ont reconnu après lui.

FLOURENS. — *Expériences sur le cervelet.* — Je fis avaler à un moineau quelques gouttes d'alcool. Ce petit animal présenta bientôt dans son vol et dans sa démarche, toutes les allures de l'ivresse. Il ne volait plus que d'une manière bizarre et interrompue. Il oscillait, il s'enroulait sur lui-même en volant; quand il marchait ce n'était qu'en chancelant sur ses jambes et par zigzags.

Je lui fis avaler quelques gouttes d'alcool de plus, il perdit jusqu'à la faculté de se tenir debout, ou dans toute autre position fixe et équilibrée.

On eût dit aux premières gouttes, qu'il n'avait perdu que la moitié de son cervelet, on eût dit aux dernières qu'il l'avait perdu tout entier.

Pour suivre dans tous ses détails cette dégradation parallèle des fonctions du cervelet, par la lésion mécanique d'un côté, par l'action de l'alcool de l'autre, je fis cette expérience comparative.

Sur un moineau, je n'enlevai d'abord que les couches superficielles du cervelet; je passai ensuite aux couches moyennes; petit à petit j'arrivai aux couches les plus profondes; je finis par enlever le cervelet tout entier.

En même temps je fis avaler à un autre moineau, d'abord deux ou trois gouttes d'alcool, puis deux autres, puis deux autres encore; ce qui fit à peu près six ou sept en tout.

Ces deux petits oiseaux commencèrent à chanceler sur leurs pattes; puis ensuite ils ne marchèrent et ne volèrent plus que de la manière la plus bizarre; puis ils ne surent plus ni marcher ni voler. Ils finirent par ne plus pouvoir même se tenir debout.

Jusqu'ici la concordance avait été parfaite; une différence essentielle parut alors; c'est que le moineau pris d'alcool, parvenu au dernier degré d'ivresse, perdit en même temps l'usage de ses sens et de ses facultés intellectuelles, usage que le moineau privé de son cervelet conserva toujours.

J'examinai le crâne et l'encéphale, non seulement des deux moineaux dont je viens de parler, et que j'avais rendus ivres par l'alcool, mais de plusieurs autres oiseaux : verdiers, pinsons, etc., etc., auxquels j'avais également fait prendre de l'alcool, et sur lesquels j'avais vu de même, tous les phénomènes de l'ivresse se développer. Sur tous ces oiseaux je trouvai, dans l'intérieur du crâne et à la base du cervelet, une petite effusion de sang, et voilà tout ce que je trouvais. Je ne trouvai jamais d'épanchement sanguin dans les os du crâne.

(*Recherches expérimentales*, 1842, p. 400.)

Lussana. — C'est le même phénomène produit par l'alcool, dont l'action frappe précisément le cervelet, ainsi que l'ont démontré les recherches de Flourens, vérifiées par moi-même.

(*Journal de Brown-Séquard*, 1863, p. 173.)

Wundt. — Après une violente intoxication alcoolique, on a souvent remarqué des épanchements sanguins dans le cervelet.

(*Physiol. psych.*, p. 221.)

Et il renvoie à Renzi (*in Jahrbucher de Schmidt*, volume CXXIV, p. 158) :

Bouillaud. — On sait que cette femme était adonnée outre mesure aux boissons spiritueuses. Or, s'il est vrai, comme plusieurs faits tendent à le démontrer, que ces boissons agissent spécialement sur le cervelet, ne pourrait-on pas soupçonner, qu'elles ont été la cause ou l'une des causes, de l'affection du cervelet?

(*Arch. de méd.*, 1827, p. 235.)

Après tous ces auteurs, citons encore Calmeil ; lui aussi a été frappé de ce fait ; et il ne manque jamais de signaler, la coïncidence des lésions du cervelet, avec les habitudes alcooliques de ses malades. Il y a dans son livre, des observations fort intéressantes à cet égard. Indiquons notamment l'observation Renault (I, p. 57) ou encore l'observation .... I, p. 127 et citons seulement cette anatomie pathologique :

CALMEIL. — Sur cet aubergiste en effet, non seulement les vaisseaux de la pie-mère cérébelleuse se trouvaient, dans un état de turgescence et de réplétion sanguine remarquables, mais il s'était formé encore, dans le réseau celluleux de cette membrane, des extravasations et des suffusions, qui n'existaient point à la surface des hémisphères cérébraux.
(*Traité des mal. inflamm.*, I, p. 127.)

Tel est donc l'argument qui résulte des effets connus et étudiés de l'alcool. Il est assurément de second ordre, mais il était malgré cela, intéressant de le présenter au lecteur.

En terminant cette partie de notre travail, nous tenons à justifier ce que dans notre introduction nous avons dit de Gall. Nous savons par le chapitre III que depuis Gall jusqu'à nos jours, on n'a cessé d'attribuer théoriquement, aux parties postérieures de la tête, le siège des sentiments et la conscience des sensations; et au contraire, à la partie antérieure, l'entendement des philosophes, ou ce que les médecins appellent l'intelligence. Cet auteur très probablement ne l'a pas dit le premier, mais il est en tous cas très formel.

Gall, nous dit Flourens, place à la partie postérieure du cerveau le siège des facultés affectives, et il regarde cette localisation comme la plus sûre de son livre. Un passage de Broca confirme indirectement cette idée et lui donne une valeur nouvelle.

Broca. — L'école phrénologique, qui a commis tant d'erreurs, a du moins prouvé par des arguments auxquels il est difficile de répondre, que le développement des parties les plus élevées de l'intelligence, est en rapport avec le développement de la région antérieure du crâne.

(Cité par *Mathias Duval, Dictionn. Jaccoud*, XXIII, 610.)

Sans chercher à en tirer des conclusions précises, il nous plaît encore de montrer, que notre thèse est en harmonie avec une tradition ancienne. Une tradition n'est pas une preuve, mais dans une question comme celle-ci, le bon sens accumulé des générations, n'est pas non plus un élément à dédaigner.

Nous n'avons plus qu'un mot à dire. L'idée qui est toute notre thèse, malgré sa nouveauté a pourtant une histoire. La vérité que nous cherchons à démontrer, M. Luys l'a entrevue, et un Allemand fort ignoré chez nous, l'a vue et formulée avec exactitude. Voici ce que dit M. Luys :

Si ces rapports intimes entre la substance grise des corps striés, et la sphère de l'activité phsychique, sont en réalité tels que nous les indiquons ici, on est amené naturellement à comprendre, comment les divers états de tension de l'innervation cérébelleuse, au sein de la substance grise des corps striés, doivent retentir sur les déterminations variées qui partent de la périphérie corticale ; comment, à un moment donné, une surexcitation fonctionnelle de cette source d'innervation, peut se traduire par des phénomènes d'hypersthénie plus ou moins accusés ; par des accès impulsifs irrésistibles, et toute cette série de manifestations motrices, telles que la fureur épileptique, devant l'impétuosité de laquelle, les déterminations volontaires s'amortissent impuissantes. Peut-être, à un degré moindre, l'innervation cérébelleuse se métamorphose-t-elle en audace téméraire et en courage ; et dans l'ordre des faits purement moraux, peut-être que l'esprit d'entreprise, l'esprit de progrès, ne sont en dernière analyse que les échos les plus éloignés, maintenus dans de justes limites, et la transformation ultime des impulsions progressives, provoquées par l'innervation cérébelleuse au sein du corps strié. Il est encore permis, avec les mêmes données, de comprendre, comment un ralentissement de l'influx cérébelleux, doit retentir d'une manière inverse, sur les manifestations intellectuelles, et provoquer ainsi une série de réactions, dont l'asthénie sera le caractère principal.

Peut-être faut-il rechercher, dans une insuffisance stimulatrice de l'influx cérébelleux irradié au sein du corps strié, l'explication de cette pusillanimité excessive, et de cette timidité particulière, qui est l'apanage de certains individus; et dans son extinction plus ou moins complète, le secret de l'apparition des symptômes mélancoliques, qui se montrent d'une façon si caractéristique, dans certaines formes dépressives de l'aliénation mentale. Peut-être à un degré moins accentué, faut-il voir dans la circonspection toute spéciale, et l'absence d'entraînement que présentent certains hommes, la preuve apparente de l'atténuation progressive de l'innervation cérébelleuse, au moment où elle est répartie dans la substance grise du corps strié, et la manifestation significative de l'influence directe, qu'exerce l'influx irradié du cervelet, sur l'allure du caractère et la propension de l'esprit.

(*Recherches sur le syst. nerv.*, 1865, p. 437.)

Et après ce passage, Luys dit immédiatement en note :

Il nous paraît donc acceptable, que l'innervation cérébelleuse peut, dans une certaine mesure, se faire sentir d'une manière plus ou moins directe, dans nos déterminations motrices, et imprimer certaines allures particulières au caractère. A ce propos, il serait bon de tenir compte, dans la saine appréciation phrénologique de l'activité cérébrale, non seulement des dimensions intrinsèques du cerveau

proprement dit, mais encore des rapports de proportion
du cerveau avec celles du cervelet. On comprend en effet
comment des appareils cérébelleux d'un volume donné, pourront retentir d'une façon toute différente dans un cerveau
de moyen volume, et dans un cerveau plus ample ; et commen
tel cervelet qui provoquerait des phénomènes hypersthé-
niques seulement dans l'un, pourrait déterminer dans un
autre des réactions sthéniques, maintenues dans des limites
physiologiques. Il est encore permis de supposer, que l'innervation cérébelleuse sera d'autant plus apte, à se révéler sous
forme de manifestations explosives, telles que la colère et la
fureur, que l'action des cellules du corps strié l'aura moins
usée, moins amortie, et qu'elle s'y répartira dans sa masse
avec plus d'impétuosité. On comprend dès lors toute l'importance, de l'appréciation exacte de ces rapports, jusqu'ici
trop peu étudiés, puisque cette comparaison bien faite, pourrait servir à mesurer et à spécifier, certaines aptitudes de
race, au point de vue de l'énergie, du courage et de la force
brutale.

(*Recherches sur le syst. nerv.*, 1865, p. 440.)

C'est vraiment un problème, que M. Luys arrivé jusque-là, n'ait pu franchir le pas qui le séparait de la vérité ;
qu'il ait vu l'influence du cervelet sur le caractère et
qu'il n'ait pas su conclure. Mais telle est la force du
préjugé établi, qu'au lieu d'interpréter avec simplicité les
effets bien observés d'une fonction simple, il a préféré
se jeter dans une étonnante confusion, et attribuer des
effets psychiques, à un fluide considéré par lui comme
purement locomoteur. Le problème s'éclaircit un peu
quand on a beaucoup fréquenté les livres de cet auteur.

Inutile, dit Egger à son propos, de multiplier les exemples.
Ceux qui précèdent suffisent à montrer tous les défauts de la
méthode psycho-physiologique, et avec quelle légèreté ses
partisans, donnent pour des explications définitives, soit de

simples rapprochements de mots, soit des analogies vagues
entre des phénomènes d'ordres divers.

(*Revue des Deux Mondes*, novembre 1877, p. 206.)

Et nous ajoutons : Quel que soit notre respect pour
l'auteur éminent des *Recherches* de 1865, de cette synthèse prématurée sans doute, mais qu'il était encore si
intéressant de formuler et d'établir, nous osons, nous
devons dire que, tout occupé d'anatomie, il n'a pas assez
vu les limites de cette science ; et que, dans un sujet
difficile et complexe, il a manqué d'une psychologie
nécessaire. Nous justifierons suffisamment cette assertion par le passage qui va suivre. Luys écrit à Azam :

Je pense que, dans une certaine mesure, ce qu'on appelle
le caractère, est indépendant des fonctions purement intellectuelles. Le caractère est un facteur autonome, indépendant
de l'ensemble des facultés, et dont le substratum organique
me paraît résider dans les régions spéciales de la base, qu
reçoivent les irradiations cérébelleuses.....

C'est donc une force vive, active et inconsciente, irradiée
du cervelet, qui donne à nos opérations physiques la lenteur
ou l'énergie dont elles sont douées. Une lésion du corps strié,
une compression qui neutralise la diffusion cérébelleuse, est
apte à amener, des phénomènes de dépression du caractère.

(*Ann. médico-psychol.*, 1885, II, p. 403.)

Enfin ce que Luys n'avait fait qu'entrevoir, Jessen
l'a vu et l'a dit. Sa thèse est identique à la nôtre, et il
faut reconnaître hautement, l'esprit philosophique qui a
présidé à la rédaction de son travail. S'agit-il de sa valeur
démonstrative, la question change entièrement de face,
et la vérité oblige à dire que, dans le mémoire de Jessen,
il n'y a rien ou presque rien. Voici le titre sous lequel
il le présente :

Gedanken ueber den Sitz des Gemüthes oder des Functionen des kleinen Gehirn. — *Allgemeine Zeitzchrift für Psychiatrie*, Berlin, 1869.

Analysé très brièvement, nous y trouvons une première partie fort étendue (53 pages), exclusivement remplie de considérations très générales. Dans une seconde, moins importante (22 pages), l'auteur entre dans le fond du sujet, et il emprunte des arguments à la psychologie et à l'histologie. Considérations générales, philosophie, histologie, voilà tout le mémoire de Jessen. Or, ce n'est pas sur la psychologie, ce n'est pas sur l'histologie qu'il était possible de bâtir cette thèse. La première est incompétente ; et quant à l'histologie, elle ne peut fournir que des présomptions. Mais Jessen, croyons-nous, vivait à Erfürt, et il a sans doute manqué de l'instrument avant tout nécessaire à une pareille recherche ; nous voulons dire une grande et riche bibliothèque comme celle de notre École. Il semble même n'avoir pas connu les travaux de Vulpian. Quant à ceux de **Ferrier**, ils lui sont postérieurs. De là la pauvreté de ce **travail**, et l'oubli immérité dans lequel il est tombé. Nous n'en avons en effet jamais trouvé mention, que dans le **commentaire** d'Otto à l'observation Degler. Otto du **reste**, qui avait lui-même une théorie à présenter, **juge** et condamne d'un mot la théorie de Jessen. Il **déclare** sommairement qu'elle est inadmissible.

Notre auteur méritait vraiment mieux ; mais cet oubli, ces jugements légers, s'expliquent après tout fort bien, quand on connaît la force du préjugé auquel il s'attaquait, quand surtout, après l'avoir lu, on s'aperçoit qu'il ne sort pas de l'hypothèse, car, on peut le dire en **toute** rigueur, Jessen ne donne aucune preuve, et lui-**même** tout d'abord semble le reconnaître. *Gedanken* dit son titre, c'est-à-dire « Pensées — Réflexions »; ce n'est pas là le style de la certitude et de l'affirmation. Il dit pourtant en finissant :

JESSEN. — D'autres jugeront la valeur des différentes idées exprimées ici. Des recherches subséquentes les confirmeront ou les infirmeront. Une grande partie sans doute de ce que je viens de dire se trouvera erronée; toutefois l'hypothèse que le cervelet est l'organe du *gemuth* je crois l'avoir suffisamment démontrée.

(P. 70.)

Il croit donc avoir démontré, mais cette opinion n'est pas soutenable, et nous en faisons juge quiconque prendra la peine de recourir à son texte. Le court passage qu'on vient de lire, montre bien tout le sérieux de son esprit; mais après avoir constaté sa prudente réserve, on est vraiment surpris qu'il ne se soit pas mieux rendu compte, des exigences naturelles d'une semblable démonstration.

Conclusion. — De ce chapitre important, et qui contient en somme la démonstration de notre thèse, nous pouvons tirer les conclusions suivantes :

De l'aveu des meilleures autorités, la solution du problème posé, doit être surtout cherchée dans la comparaison des lésions anatomiques, et des troubles psychiques observés pendant la vie.

Il y a des troubles parfois considérables de la sensibilité pychique, liés aux lésions du cervelet.

Et en même temps que la sensibilité psychique est troublée, l'intelligence reste intacte. L'intelligence, ou plus exactement la raison, n'est pas atteinte dans les maladies du cervelet.

CHAPITRE VIII

EXPÉRIENCES DE L'AUTEUR

Revenons maintenant aux expériences. Nous avons
vu les résultats très importants qu'elles ont donnés à
Vulpian et à Ferrier, au point de vue de notre thèse. Il
nous a paru convenable de les exposer tout d'abord, en
raison de l'autorité très grande, légitimement attachée
aux travaux de ces deux expérimentateurs. Par eux nous
savons que l'ablation du cerveau avec conservation du
cervelet, ne supprime pas chez les animaux, l'expression
des émotions ou pour mieux dire les manifestations de la
sensibilité psychique. D'autre part, l'étude des observations nous a montré, que le cervelet est bien l'organe,
dont l'activité persistante nous donne l'explication, des
résultats si obscurs pour eux de ces expériences. Ces
deux points bien établis, il restait à faire une contre-
épreuve, et à voir, au point de vue qui nous occupe, ce
que devient l'animal qui a subi l'ablation du cervelet,
en conservant ses lobes cérébraux.

Il était aisé de prévoir qu'une semblable expérience,
se heurterait à une difficulté naturelle, venant de ce que
les lésions du cervelet produisant l'incoordination du
mouvement, mettant même en désarroi toute la machine
motrice, il serait difficile, après cette opération, d'inter-

préter l'état psychique d'un animal, qui, au point de vue
du sentiment, a surtout pour moyen d'expression, la
forme et le rhythme des mouvements. Cette difficulté n'a
pas manqué de se produire ; et pourtant, disons-le dès
maintenant, cette expérience de contrôle nous a paru
concluante : l'animal ainsi mutilé nous a semblé manifestement apathique.

Il y avait plusieurs manières de procéder à ces expériences. On pouvait chercher à détruire à l'aide d'un caus-
tique, les cellules de l'écorce. Ce procédé aurait eu l'inconvénient grave, de laisser intactes les cellules, proté-
gées par les replis de cette écorce ; et nous savons qu'ils
sont dans le cervelet bien plus profonds que dans le
cerveau. Nous avons donc préféré l'ablation de l'organe.

A un autre point de vue, on pouvait procéder à
l'examen de la série des animaux, les plus habituellement soumis aux recherches expérimentales, reprendre
au moins tous ceux, qui ont servi à Flourens et à d'autres, à établir les fausses théories qui règnent sur le
cervelet. Mais, après quelques tâtonnements sur le chien,
la poule, le pigeon ; il nous a semblé bien plus intéressant de limiter, de localiser nos recherches sur une
même espèce ; sur un animal physiologiquement bien
choisi et dont le caractère nous fut bien connu.

Le rat nous a paru particulièrement avantageux pour
ce genre de recherche. Cet animal est très impressionnable ; et conformément à la théorie il a aussi le cervelet très développé. « Il nous sera facile de démontrer
l'exactitude de cette proposition, dit Vulpian, surtout si
nous choisissons des animaux, qui aient une vive excitabilité émotionnelle. Le rat est un animal qui se prête
très bien à ce genre d'expériences. Il est très craintif,

très impressionnable, il bondit pour peu qu'on le touche, le moindre bruit le fait tressaillir; un certain **bruit** d'appel fait avec les lèvres, ou un souffle brusque imitant celui qu'émettent les chats en colère, excitent surtout chez le rat une vive émotion. »

GALL. — Les rats, les souris, la taupe, le cochon d'Inde ont le cervelet très grand, et c'est pour cela même, que l'instinct de la propagation est chez eux très actif.

(*Fonctions du cerveau*, III, 270.)

Ne demandons à Gall que la constatation d'un fait. Quoi qu'il en soit de l'interprétation qu'il lui donne, le choix du rat nous présentait un second avantage : Il offre une grande résistance opératoire. Au contraire, nous doutons fort, d'après ce que nous avons vu, qu'il soit possible de faire sur le chien une expérience semblable. L'ouverture de l'occipital est chez lui une opération longue et laborieuse. Si l'on y joint l'ablation du cervelet, tout porte à croire qu'il n'en sortira en tout cas, que pour un temps très court et dans un état tel, que l'observation faite sur lui restera, comme il arrive trop souvent dans les vivisections, confuse et stérile.

ROLANDO. — Il est très difficile de pénétrer dans le cervelet des quadrupèdes sans les priver tout à coup de la vie, et l'animal qui m'a paru le plus propre à ce genre d'expérience c'est encore le chevreau.

(*Journal de Magendie*, 1823, p. 107.)

Au contraire, dans des circonstances normales et favorables, le rat survit un, deux ou trois jours à l'ablation du cervelet. Il y a donc après cette opération, une période où il est facilement et utilement observable.

Aux précédents, le rat joint encore un troisième avantage ; s'il est d'un maniement difficile, on peut d'autre part se le procurer facilement. On peut donc facilement aussi, répéter, multiplier les expériences, et par l'habitude, mettre à leur vraie place les circonstances accessoires, les particularités secondaires, qui jouent souvent un rôle important dans les travaux de vivisection.

Nous avons donc choisi le rat, et ce choix fait, nous nous sommes obstinés dans cette étude ; mais, pour répéter l'expérience, il fallait d'abord établir, un manuel opératoire de l'ablation. Voici celui auquel nous nous sommes arrêté.

L'animal étant endormi au moyen d'une solution de chloral, et ensuite attaché par les quatre membres, nous pratiquons dans le sens antéro-postérieur, une longue incision qui met à nu par l'écartement de la peau, les muscles du cou et la partie supérieure du crâne. Il ne faut pas songer à faire cette opération sur un rat éveillé. Si bien contenu qu'il soit, il est encore capable de soubresauts brusques, de secousses rapides qui gênent absolument les manœuvres, et ôtent toute sûreté à la main, obligée d'opérer à proximité du bulbe.

Le crâne du rat se trouve donc découvert, sauf au niveau de l'occipital, masqué par les muscles de la nuque. Mais en avant de cette partie on trouve des points de repère, qui donnent à l'opération des facilités singulières. L'occipital en effet, présente une crête transversale très marquée, et en avant de cette crête, des sinus apparents et formant avec elle, un triangle à sommet antérieur formé par leur rencontre.

C'est ce point qu'il s'agit d'attaquer tout d'abord. Avec un perforateur de dentiste, sorte de petite lance, à

laquelle il suffit d'imprimer entre les doigts un mouvement rotatoire, nous pratiquons trois trous, dans lesquels nous introduisons ensuite des ciseaux pointus. Il
est important de bien choisir le point d'application du
perforateur, de le placer un peu en dedans des sinus.
Faute de cette précaution, on se trouve en présence
d'une hémorrhagie relativement abondante, et qui détermine par elle-même la mort de l'animal.

Le premier trou sera donc pratiqué, un peu en arrière
du sommet de l'angle, formé par la rencontre des sinus.
Les deux autres, toujours en dedans des sinus, un peu
en avant de leur rencontre avec la crête de l'occipital.
Ces trois points forment donc un triangle à sommet
antérieur. Par le trou du sommet, nous introduisons la
lame pointue d'une paire de ciseaux, à lames courtes et à
branches longues, et nous pratiquons deux incisions qui
rejoignent les deux autres trous postérieurs. Nous sou-
levons à l'aide d'une pince, le sommet de l'angle formé
par ces deux incisions, et il nous est alors assez facile,
de les prolonger dans le sens antéro-postérieur, en
franchissant la crête osseuse de l'occipital.

Nous terminons l'opération par une incision transversale, qui divise avec l'occipital, les muscles de la
nuque.

La pièce osseuse ainsi détachée, a donc la forme d'un
pentagone, dont la base, ou partie postérieure, est formée
par un carré, et le sommet ou partie antérieure, par un
triangle. Il faut prendre garde de trop prolonger les
incisions latérales, parce qu'en soulevant, pour la com-
modité de l'opération, le pentagone osseux que nous
venons de décrire, on risque de le luxer pour ainsi dire,
et de déterminer au moment où il cède, la mort brusque

de l'animal par compression du bulbe. L'os ainsi divisé et doucement soulevé, sera donc coupé transversalement avec les muscles qui le recouvrent, à un demi-centimètre environ du trou occipital.

Après l'enlèvement de cette fenêtre osseuse, le cervelet se trouve parfaitement à découvert. Il ne s'agit plus que de l'enlever, en employant pour cet usage une spatule étroite. Ce dernier temps de l'opération présente deux difficultés, venant d'une part, de la difficulté de pratiquer l'ablation complète du cervelet sans toucher au bulbe, d'autre part, de l'hémorrhagie qui suit immédiatement la blessure du cervelet. Elle est assez abondante; le sang s'accumule vite dans la cavité anfractueuse produite par la perte de substance, et c'est à l'aveugle, pour ainsi dire, qu'il faut aller chercher les dernières portions de l'organe à extraire. Mais en procédant rapidement, il semble assez facile de détacher ce qui peut en rester, de tous les pédoncules. Il ne reste plus qu'à recouvrir cette plaie béante; pour cela nous rapprochons simplement les deux bords de l'incision cutanée, et nous pratiquons un ou deux points de suture. L'animal n'est pas encore réveillé s'il a été endormi par le chloral et c'est là, croyons-nous, la bonne méthode. On peut l'endormir par l'éther ou par le chloral, mais l'éthérisation a des effets trop courts, et il est impossible de pratiquer une opération aussi délicate, chez un rat éveillé et qui secoue ses liens avec violence.

Quant à son état au réveil, nous n'avons qu'un mot à en dire : l'apathie nous a semblé évidente. Que l'animal présente des mouvements de manège, des mouvements de rotation sur l'axe, ou un simple état d'incoordination, rien de plus différent au point de vue psychique, que le

le rat qui a subi l'ablation, de celui qui a conservé ses
centres nerveux intacts.

Cette apathie, croyons-nous, ne saurait être contestée.
Elle est sans doute d'une appréciation plus délicate, par
le fait que l'expérience même, trouble profondément les
fonctions motrices, et par suite l'expression la plus,
naturelle de l'état psychique de l'animal ; mais malgré
cela elle est frappante, elle s'impose. L'animal n'est souvent privé d'aucun de ses mouvements. Ou spontanément, ou sous l'influence d'un excitant extérieur, il
remue, il s'agite, et cette agitation spontanée est quelquefois très grande ; mais l'expression si claire chez le
rat de la frayeur et de la colère n'existe plus.

Prenons deux rats moyens de taille, jeunes et vigoureux ; à l'un, passons dans la peau du dos, un fil qui
nous en rende maître, attachons ce fil quelque part pour
maintenir l'animal dans le champ d'observation ; à
l'autre, enlevons le cervelet. Livrons-nous alors devant
le premier, à des manœuvres capables de l'irriter et de
l'effrayer ; imitons avec Vulpian le feûlement du chat en
colère. Aux premières excitations il essayera de fuir ;
puis, quand il aura bien constaté l'inutilité de ses efforts
il deviendra furieux. Il se tiendra d'abord blotti, ramassé
sur lui-même, prêt à s'élancer ; toute son attitude expri-
mera la crainte ; au bruit sec produit par un corps
métallique, le choc des branches d'une pince par
exemple, il fera sur lui-même des bonds capables
d'atteindre dix ou quinze centimètres. Arrivé enfin,
si l'excitation continue, au dernier terme de la fureur
et de la crainte, il cherche à s'élancer sur l'expérimentateur, et en même temps qu'il bondit, il pousse
des cris aigus et répétés.

Rien de semblable chez le rat qui a subi l'ablation; ce n'est plus le même animal. Ou bien il reste en place, ou bien il s'agite au hasard. S'il fuit encore les irritations auxquelles il est soumis, il fuit mollement pour ainsi dire, et c'est à peine si son instinct le porte encore, à chercher les coins obscurs de la caisse où il se trouve placé. Mais rien dans son geste ou son attitude n'exprime la colère ou la crainte; tout chez lui au contraire indique une apathie profonde. Un sifflet aigu ne le fait plus tressaillir; il faut pour y arriver un bruit sec et brusque, et souvent même le tressaillement a disparu. Il ne pousse plus enfin de ces cris répétés, si clairement expressifs de la colère de l'animal.

Et l'on ne peut pas dire qu'il manque de force; il suffit pour s'en rendre compte, de le voir se débattre avec vigueur et chercher à mordre, lorsqu'on le soulève par la peau du dos pour le déplacer. Il ne manque pas non plus d'intelligence. Il n'est pas dans ce sommeil stupide, où reste plongé tout animal auquel on a enlevé les hémisphères cérébraux. Et en effet il remue, il se déplace volontairement, spontanément il se dirige vers le réservoir, où se trouvent préparés ses aliments.

Mais analysons plus exactement ce problème. Il y a naturellement cinq modes d'expression des émotions de l'animal : l'attitude, le geste, le tressaillement, la fuite et le cri.

En ce qui concerne l'attitude, les résultats de l'expérience sont parfaitement clairs. Manifestement anxieux, le rat non opéré, nous l'avons vu, se blottit sur lui-même pour peu qu'on l'excite, prêt à s'élancer. Rien de semblable chez l'animal opéré, l'attitude est indifférente. De même pour le geste. Le rat opéré ne connaît plus

ces bonds insensés, qui répondent chez l'animal intact,
à chaque bruit qui l'effraye ; ses réactions si franches,
si nettes à un bruit sec, comme celui d'un marteau sur
le bois, ou métallique, comme celui des mors d'une
pince de fer, ont cessé d'exister. Il ne reste plus que le
tressaillement.

Mais encore celui-ci quel est-il ? Très fréquemment il
manque (peut-être même manque t-il toujours quand
l'ablation a été bien faite), dans d'autres cas il est in-
termittent. Prenons enfin les cas où il persiste. Nous
disons hardiment qu'une observation attentive, n'hési-
tera pas à reconnaître entre le tressaillement du rat
opéré, et celui du rat qui ne l'est pas, une différence
profonde. Il n'a plus de modalité, c'est un simple mouvement réflexe; et nous ne croyons pas qu'un homme
habitué aux travaux de laboratoire, puisse nous refuser
de lui attribuer ce caractère.

Et nous disons encore : ce tressaillement est-il un
acte de crainte ou une action réflexe ? S'il l'était le premier le rat fuirait, car il peut fuir et le montre, lorsqu'on lui fait subir une douleur physique. Or le rat
opéré tressaille sans fuir, il tressaille sur place, fait
important.

Et ce n'est pas encore une fois la force qui lui manque, car l'agitation du rat opéré est souvent extrême, et
il suffit de voir avec quelle puissance motrice, il cherche
à échapper à la pince qui le serre, avec quelle vigueur il
se débat entre ses mors, pour éloigner cette explication.
Mais seule la douleur physique, est encore capable de provoquer de pareilles réactions. Admît-on qu'il est encore
impressionnable, il ne l'est plus assez pour réagir d'une
façon expressive, aux simples excitations psychiques.

Quant à la fuite, nous l'avons vu, ou bien elle n'existe plus, ou bien si elle existe encore, elle est molle, apathique; et cet instinct si impérieux, si expressif d'une timidité naturelle, qui fait que le rat exposé au grand jour et aux regards de l'homme, se réfugie infailliblement, comme tous les animaux peureux, dans les coins les plus obscurs de la caisse; qui fait que le rat mis en cage, dispute par la force au plus faible, les endroits où il se sent plus caché, cet instinct a manifestement disparu. Il reste où il est ou s'agite au hasard.

Examinons enfin le cinquième mode d'expression des émotions de l'animal. S'il est possible à la rigueur, d'élever une difficulté au sujet de l'absence des mouvements expressifs, en se fondant sur l'incoordination qui résulte de l'expérience, il est un autre signe de l'absence d'émotion vive, dont il nous semble impossible de contester la valeur.

Rien ne traduit plus clairement une émotion vive, que les cris perçants et répétés, que pousse le rat lorsqu'on le rend furieux. Or, les cris provoqués par une excitation psychique n'existent plus chez l'animal qui a subi l'ablation; d'autre part il est encore capable de crier sous l'impression d'une douleur physique. Dans certains cas le moindre pincement, provoque des cris répétés, et il nous est même arrivé de nous demander, tant l'animal paraissait sensible, si nous n'étions pas en présence d'une hyperesthésie véritable. Brown-Séquard assez récemment a signalé des faits semblables.

C'est là, croyons-nous, le résultat le plus net, le plus décisif de ces expériences. Sachant comme nous le savons, que toute mutilation du cervelet, a pour premier effet de troubler profondément les fonctions motrices,

l'apathie qui en est aussi la conséquence, est un phénomène d'interprétation qu'il est possible à la rigueur de
contester; mais en ce qui concerne le cri, les conséquences de sa disparition s'imposent. Et il suffit, pour
en montrer la valeur, d'en appeler à l'expérience vulgaire, à l'expérience de tous ceux qui passant le soir
dans nos rues, ont entendu les cris aigus qu'ils poussent
dans leurs batailles.

S'il est vrai que le rat intact, répond aux excitations
psychiques par des cris aigus et répétés ; s'il est vrai
que le rat opéré, n'a plus de cris que pour répondre
aux irritations sensorielles, aux phénomènes de la douleur physique, le fait est considérable par les conclusions qu'il autorise.

Ajoutons une remarque importante. Pas plus chez
le rat que chez l'homme, l'excitation psychique ne cesse
avec la cause qui l'a fait naître. Or, chez le rat opéré,
toutes les manifestations par lesquelles l'animal, est capable encore de répondre à l'irritation, cessent brusquement avec les impressions physiques qui les provoquent ;
l'impression cessant, l'animal retombe immédiatement
dans son incurable apathie.

En somme, quelles que puissent être les difficultés de
détail, qu'on pourrait élever au sujet de ces expériences,
en ce qui concerne le tressaillement, par exemple, un
fait important s'en dégage. Le rat qui n'a plus de cervelet est devenu incapable de colère ; capable encore de
faire acte d'intelligence il ne peut plus, quelle que
soit l'excitation, sortir de son évidente apathie.

Les résultats que nous invoquons ne sont pas accidentels ; nous avons assez multiplié nos expériences
pour pouvoir en dégager des résultantes générales. Ce

qui est accidentel, ce sont quelques résultats isolés, mais encore confirmatifs de notre thèse, obtenus au cours de ce travail. Nous nous souvenons avoir blessé, dans un de nos premiers essais, le cervelet d'un rat blanc. Nous disons blessé, car l'autopsie montra qu'un tiers seulement de l'organe avait été enlevé ; le reste était enflammé. L'animal vécut un mois, et il était, dans les derniers temps de sa vie, dans un état d'excitation manifeste. Son état d'excitation, son impressionnabilité au bruit, furent constatés en même temps que par nous, par deux autres personnes attachées au laboratoire du Muséum, où nous nous livrions à ces travaux.

Nous pûmes, dans un autre cas, en constatant chez un rat opéré, une tendance à fuir et à se cacher la tête dans les coins, présumer qu'il devait rester une partie notable du cervelet ; et l'autopsie nous donna raison. Signalons curieusement ces deux faits, mais gardons-nous d'en rien conclure, car les faits particuliers, ne sauraient avoir à nos yeux qu'une importance secondaire.

Aussi n'avons-nous pas voulu procéder comme Flourens, par des expériences classées, numérotées, à la manière des observations ; par des expériences faites sur les animaux les plus divers. Mais après avoir soigneusement fait choix, d'un animal mammifère propre à supporter l'opération, nous les avons assez répétées, pour pouvoir donner à nos conclusions une formule générale. L'important était surtout, d'instituer une expérience facile à répéter, et dont les résultats fussent assez sûrs, assez bien établis, pour pouvoir être annoncés d'avance. Nous pensons y être arrivé. Nous nous sommes assez familiarisé avec l'attitude, la manière d'être du

rat intact et avec celle du rat opéré, avec le manuel
opératoire et la pratique de l'ablation, pour pouvoir
aisément recommencer ces expériences, en prédire avec
sûreté les résultats, et cette méthode nous a semblé
préférable.

Osons donc le déclarer sans crainte : L'expérience,
une expérience à la portée de tous, nous donne raison
comme l'observation. On ne la fera pas avec succès sur
les mammifères supérieurs, parce que le traumatisme
est pour eux trop grave; mais le rat animal essentiellement craintif, impressionnable, ou pour parler le langage habituel des physiologistes, animal essentiellement
émotif, suffit à nos conclusions.

De ce chapitre nous pouvons conclure.

L'ablation du cervelet chez le rat, a pour conséquence
l'apathie. On la reconnaît clairement, malgré les troubles de la motricité, déterminés chez l'animal par la
lésion de cet organe.

APPENDICE AU CHAPITRE VIII

Devançons pour un instant la partie clinique de notre travail. Nous y verrons plus tard que, faute d'une enquête assez attentive, d'une recherche assez sérieuse et assez suivie, trois symptômes qui se dégagent clairement, de l'étude des observations relatives aux maladies du cervelet, ont été méconnus jusqu'ici.

Nous voulons dire :

1° La faiblesse des membres inférieurs ;

2° Les troubles de la sensibilité physique (hyperesthésie et anesthésie) ;

3° La raideur du cou, et le renversement de la tête en arrière.

Il y a là des éléments suffisants, pour créer tout un nouveau chapitre de la pathologie nerveuse, qui rendra, croyons-nous, possible, peut-être même facile, le diagnostic des maladies du cervelet.

En ce qui concerne le premier, les observations sont riches de témoignage, et il est clair à regarder les animaux en expérience, que ce sont surtout les membres postérieurs, qui sont atteints par l'opération dans leurs facultés motrices. Celui-ci traîne absolument tout son train de derrière ; tel autre tourne autour de cette partie du corps prise comme centre. Dans les cas où il n'y a pas de rotation sur le grand axe, le train postérieur représente presque toujours, par rapport à la partie antérieure du corps, un fardeau encombrant. Et nous ne nous étonnerons plus que les oiseaux puissent voler. Nous observons en ce moment un rat, qui a subi l'ablation totale. Courbé en deux, replié sur lui-même, il se gratte avec la patte antérieure droite, la tête, le ventre, la queue, les pattes postérieures. Il est évident que ce membre antérieur droit obéit à sa volonté. Veut-il au contraire prendre un point d'appui sur les membres postérieurs, il n'en est pas maître et fait à l'instant, les culbutes les plus irrégulières.

En ce qui concerne le deuxième; nous sommes en mesure de l'établir, par un nombre plus que suffisant de bonnes et solides observations. Déjà elles auraient dû attirer l'attention des auteurs.

Pour ce qui est du troisième; rien ne démontre mieux que la méconnaissance de ce signe, l'insuffisance des recherches bibliographiques qui ont servi de base aux travaux antérieurs. Nous pensons pouvoir citer plus de cent cinquante cas, où les auteurs les plus divers ont été frappés de l'existence de ce symptôme ; et il faut dès maintenant l'inscrire, comme le plus constant et le mieux établi de tous.

―――――――

Dans une série d'expériences, nous avons essayé de déterminer l'irritation de l'organe, et des phénomènes observables, en introduisant par un ou plusieurs trous pratiqués au crâne par le perforateur, des grains de plomb ou des petits fragments de fil de fer, devant agir comme corps étrangers ; mais nous n'avons réussi à produire que la méningite, révélée par l'autopsie, et la mort rapide. Tout nous ramenait à l'ablation.

CHAPITRE IX

EXAMEN DE L'ANATOMIE COMPARÉE

L'argument que nous voulons tirer de l'anatomie comparée est aussi important qu'il est simple. Personne ne saurait contester, qu'il existe un rapport constant, entre le développement de l'organe et le développement de la fonction. Cette opinion est celle de tous les physiologistes, et déjà même nous avons pris soin, de l'appuyer sur l'autorité de Claude Bernard, en ce qui concerne le cerveau.

Si au plus grand développement des hémisphères du cervelet, correspond aussi le plus remarquable développement des facultés affectives, si au plus petit développement du cervelet, correspond un état rudimentaire et presque nul de ces mêmes facultés, la conclusion se dégage d'elle-même.

Le problème de l'anatomie comparée étant ainsi posé, il y avait plusieurs manières, de l'aborder et de le résoudre. Nous pouvions compter le nombre des circonvolutions ou lamelles; nous pouvions encore chercher à établir, dans la série animale, ou du moins dans les espèces les plus importantes, l'épaisseur relative de la substance grise et, d'après les mœurs de ces animaux, juger du développement de leur sensibilité psychique.

Mais ni les mœurs de chaque espèce, ne sont assez exactement connues et décrites, ni surtout l'anatomie de l'organe n'a été assez explorée, pour qu'il fût possible d'établir sur de bonnes autorités, une relation frappante entre ces deux termes du problème. C'était là toute une étude nouvelle à entreprendre, et qui nous eût entraîné fort loin.

Il y avait heureusement un procédé plus simple, et tout aussi naturel, consistant à tenir compte avant tout du volume, et à établir que chez l'animal comme chez l'homme, au plus grand développement du cervelet, correspond le plus grand développement de la sensibilité psychique; à chercher d'autre part, quels sont les animaux qui sous ce rapport sont les plus dépourvus, et à demander aux auteurs compétents, si le volume et la structure de leur cervelet sont aussi le plus rudimentaires.

En ce qui concerne l'appréciation du développement du sentiment chez les animaux, il nous a semblé qu'il n'y avait qu'une chose à faire. C'était d'interroger les livres, où sont décrits leur caractère et leurs mœurs.

Ce travail d'observation des mœurs des animaux, a été fait avec une compétence reconnue, par des hommes dont la renommée a consacré les œuvres. Il était donc inutile de le refaire, et il y avait un avantage évident à prendre à Buffon et à d'autres, les éléments d'une cause, où, à défaut d'un instrument de mesure précise, comme ceux qui nous servent à mesurer les forces physiques, nous devions, quoi que nous fissions, toujours être soupçonné d'avoir étudié en avocat.

Ainsi, au point de vue anatomique, nous ne nous dissimulons pas que l'élément dont nous allons nous servir, n'embrasse pas toutes les parties du problème.

Il ne tient compte ni de l'épaisseur de la couche corticale, ni du nombre des circonvolutions, ni de leur degré de pénétration dans l'intérieur de l'organe. Mais comment pouvions-nous mieux faire ; et pour ne pas compliquer le problème à plaisir, quel document plus simple pouvions-nous choisir.

Des difficultés toutes semblables, se présentent à chaque pas dans le domaine de l'observation, et chacun sait bien qu'elles n'arrêtent personne. Nous savons conclure sans hésiter, des parties observables des corps célestes à celles qui ne le sont pas ; et des parties retrouvées d'un squelette fossile à celles qui restent perdues. Il suffit en pareille matière, que le point choisi et mis à l'étude, ait assez de solidité et d'étendue, pour que la généralisation soit légitime.

Il est remarquable de constater que, contrairement à ce qui existe pour les autres parties du système nerveux, l'anatomie comparée n'a fourni jusqu'ici, aucune donnée propre à éclaircir, le problème des fonctions du cervelet. S'il était, comme presque tous le prétendent, un organe moteur ou régulateur de la motricité, il y aurait un rapport évident et qu'on n'eût pas manqué de signaler, entre son développement, et celui de la quantité ou de la qualité des facultés motrices. Mais l'établissement de ce rapport s'est trouvé être une impossibilité. Si nous nous plaçons au point de vue de la théorie de Flourens, le cervelet le plus gros devrait être aussi l'apanage des animaux les plus adroits : l'écureuil, le castor. Mais il n'en est rien.

BOURILLON. — D'une petitesse extrême chez le saumon, le lézard si agile, le cervelet est à la vérité plus compliqué chez l'oiseau. Mais, chose singulière, l'écureuil, le plus vif peut-être et le plus alerte des mammifères, est aussi celui qui a le cervelet le moins développé.

(Thèse, p. 11.)

Si nous nous plaçons au point de vue de la théorie de Luys, si le cervelet est simplement le générateur et le réservoir de la force motrice, le cerf, le cheval de course, le chien lévrier, l'oiseau, et surtout l'oiseau qui traverse les mers, devraient se faire remarquer par la perfection de cet organe. Ils tiendraient le premier rang dans l'ordre de son développement. S'il n'en est rien, il est bien clair, ainsi que nous l'avons dit au chapitre v, que nous devons être en présence d'une question mal posée.

SERRES. — *Contradictions de la théorie locomotrice.* D'après cette influence du cervelet sur les membres postérieurs, les cétacés devraient avoir éprouvé une diminution notable dans le volume de cet organe, ce qui n'est pas. Bien plus, chez eux le cervelet a singulièrement accru de volume ; cette anomalie me paraît inexplicable dans l'état présent de la science.

(*Anat. du cerveau*, II, 632.)

Or c'est précisément ce que nous allons expliquer. La théorie que nous défendons, donne seule et facilement le mot de cette énigme. Ce ne sont pas, disons-nous, les animaux les plus remarquables au point de vue de la locomotion, ceux qui sont capables de déployer dans la course ou dans le vol, un effort plus prolongé ou plus considérable, qui présentent le cervelet le plus gros et le plus parfait, ce sont les plus sensibles. Nous affirmons, sans crainte d'être démenti, que personne à l'heure qu'il est, ne saurait donner une raison satisfaisante du développement singulier, et de la perfection du cervelet des dauphins et des phoques. Il est donc encore bien remarquable, de voir que l'anatomie comparée, qui n'était qu'un embarras pour nos devanciers, devient un argument pour nous. Aussi bien que l'observation Alexandrine Labrosse et l'observation Guérin vicaire, l'anatomie comparée, nous ne saurions trop le redire, donnait aux théories motrices un gros démenti. On a évité de s'en apercevoir ; et nous sommes avec M. Bourillon qui soutenait, nous l'avons vu, une théorie psychique indéterminée, les premiers, croyons-nous, à pouvoir nous appuyer sur elle. Ainsi, de quelque façon que nous posions le problème, l'étude des faits nous répond toujours d'une manière favorable. A quelque point de vue que nous nous placions, nous rencontrons une harmonie parfaite, entre les réalités observables et notre théorie.

Le plan de ce chapitre ressort tout naturellement de ce qui précéde. Il consistera à établir :

1° Quels sont parmi les animaux, ceux qui se font remarquer par le plus grand développement du cervelet.

2° Quels sont de tous les animaux, les plus remarquables par le développement des facultés affectives.

3° Quels sont les animaux chez lesquels, on remarque l'état le plus rudimentaire, le plus petit développement du cervelet.

4° Quels sont enfin les animaux, nous parlons de ceux dont les mœurs sont observables, qui paraissent présenter le moindre développement de la sensibilité psychique.

Si nous pouvons établir une relation évidente entre le plus grand développement de l'organe, et le plus grand développement des instincts de sentiment ; entre l'atrophie ou l'état rudimentaire de l'organe, et le moin-

dre développement des facultés affectives, **nous serons**
en possession d'un bon et solide argument.

Et c'est précisément ce qui arrive. La démonstration
de ce rapport, nous sera fournie par plusieurs auteurs,
parmi lesquels nous réclamons le droit de conserver
Buffon.

Ces points établis, si nous ouvrons les livres qui
traitent de l'anatomie comparée du système nerveux,
Serres, Leuret et Gratiolet, Tiedemann (nous n'en connaissons pas de plus modernes), voici ce que nous trouvons.

SERRES. — *Le cervelet dans la série des mammifères. Considérée en général, cette masse (la masse des hémisphères du
cervelet) va en augmentant des didelphes, des insectivores, aux
rongeurs, aux pachydermes, aux ruminants, aux carnassiers,
aux quadrumanes, aux phoques, aux cétacés et à l'homme.*
C'est surtout en considérant l'encéphale par la base, que
l'on juge facilement de cet accroissement, parce que la moelle
allongée qui en recouvre le centre sert de point de comparaison. Chez les chauves-souris, les rats, les didelphes, la
moelle allongée est débordée à peine latéralement par les
hémisphères. Chez les rongeurs, le lièvre, le lapin, les insectivores, la taupe, le zemni, on voit les hémisphères s'étendre
à droite et à gauche de la moelle allongée. On les voit dé-
border de plus en plus dans ce sens, chez le mouton, le cheval, la chèvre, le bouc, le lion, la marte, l'ours, le pecari,
le chameau, le lama, les singes, les phoques, le dauphin et
l'homme.

(*Anat. comparée du cerveau*, II, 399.)

LEURET et GRATIOLET. — Le cervelet des phoques est très
volumineux, très large, et présente de très nombreuses
lamelles. Il est en cela bien supérieur, à celui des encéphales
figurés dans les planches précédentes.

(*Atlas de l'anat. comp. du syst. nerv.*, comm. de la pl. XI.)

C'est-à-dire oiseaux et mammifères, castor, lapin, rat, écureuil, chien, renard, loup, cheval, lion, panthère, bœuf, mouton, sanglier, cochon.

LEURET. — Le cervelet des mammifères, a un lobe latéral qui n'existe pas chez les oiseaux, et qui est très considérable chez le marsouin, le phoque, le singe.

(Anat. comp., I, 453.)

LEURET. — Cervelet des phoques. Le ver moyen du cervelet, a de très nombreuses sous-divisions, ainsi que le troisième lobe. Quant au lobe latéral, il est plus élargi que chez la plupart des mammifères. Cependant, sous ce rapport, il est au-dessous de celui des marsouins.

(Ibid., I, 449.)

Nous ne saurions mieux faire, pour appuyer ces citations, que de recommander dans l'*Atlas* de Leuret et Gratiolet, qui fait autorité en ces matières, celles de ses figures qui représentent le cervelet du phoque et celui du marsouin. Sans parler de son volume, nous ne connaissons pas de cervelet aussi abondant en divisions extérieures, aussi exubérant pour ainsi dire, que celui du phoque de Leuret. Il n'y a à lui comparer que le cervelet de l'éléphant d'Afrique, dont nous nous réservons de parler plus loin. Cette figure est des plus curieuses; on peut dire même des plus éloquentes au point de vue de notre thèse. Pour tous ceux qui croient à un rapport constant, entre la frisure des circonvolutions cérébrales (qu'on nous passe cette expression), et le développement de l'intelligence, elle sera à elle seule un argument. Pour ce qui est du cervelet du marsouin, on se rendra compte, par la figure qui le représente dans ce même *Atlas*, et de son importance absolue, et de son importance relative

22

par rapport aux hémisphères cérébraux de l'animal. **En
regard** d'hémisphères fort petits, c'est absolument **et à**
tout point de vue le cervelet de l'homme. **Nous attachons**
à ces documents une valeur singulière, et que l'on com-
prendra en lisant plus loin, la description des mœurs et
du caractère des mammifères marins. Le marsouin est
pris ici comme type de la famille des cétacés. « L'encéphale du dauphin et de la baleine sont les mêmes **que**
celui du marsouin », écrivent les auteurs à la légende **de**
la planche XII ; et ils disent encore dans leur livre :

L'encéphale du marsouin, du dauphin et celui de la baleine
sont remarquables par leur grande largeur... Le ver ou lobe
moyen du cervelet en est très rétréci, tandis que les lobes
latéraux ont un grand développement. Le pont de Varole,
dont le volume est toujours en rapport avec celui des lobes
latéraux du cervelet, est aussi complet que chez l'homme. La
plus grande largeur du cerveau de la baleine que j'ai étudiée
est de 200 millimètres ; celle du cervelet est de **162**. C'est
absolument parlant beaucoup plus que l'homme, dont le cervelet n'a guère plus de 100 millimètres de diamètre.

(Anat. comp., I, 448.)

SERRES. — Une particularité que nous ne devons **pas**
omettre, quoique j'en aie en vain cherché la cause, c'est **que**
le cervelet de l'homme présente seul le petit lobule, que **Mala-**
carne a désigné sous le nom de tonsillaire. Je ne l'ai aperçu
ni chez les singes, ni chez les phoques, ni même chez les
cétacés dont le cervelet est si développé.

(Anat. du cerveau, II, 398.)

Tiedemann examine la marche du développement **et**
du perfectionnement du cervelet, dans les différentes
classes. Il s'attache ensuite, d'une façon plus particulière,
à suivre le développement des hémisphères ou lobes
latéraux par rapport au vermis, chez les ruminants, les

solipèdes, les carnassiers et les rongeurs; et il ajoute :

TIEDEMANN. — *Cervelet du dauphin.* — Le volume proportionnel des hémisphères, m'a paru plus considérable encore dans un dauphin que j'ai disséqué à Trieste; le nombre des feuilles était très considérable chez cet animal.

(Anat. du cerveau, 1823, p. 176.)

Les tables qui sont contenues dans les ouvrages de Serres, et de Leuret et Gratiolet, seraient ici trop longues à reproduire. Voici seulement les chiffres qui concernent, les animaux qui nous intéressent.

Diamètre transverse et antéro-postérieur, d'après **Serres**, en millimètres.

Phoque	72 et (manque)
Dauphin	85 et 45
Marsouin	78 et 33
Chien	42 et 25
Chevreuil	39 et 32
Mouton	30 et 27
Loup	34 et 17
Lion	53 et 32

Largeur et hauteur, d'après Leuret, en millimètres.

Phoque	73 et 26
Marsouin	82 et 32
Chien	39 et 25
Chat	34 et 15
Loup	33 et 15
Lion	53 et 25

Ces chiffres, tout abrégés qu'ils soient, suffisent, croyons-nous, joints aux citations qui les précèdent, à établir l'exactitude de cette proposition, que le cervelet des amphibies et des cétacés, phoque, marsouin, dauphin surtout, et baleine, tient le premier rang comme volume et comme perfection.

Ce premier point bien établi, passons à l'examen de leur caractère et de leurs mœurs (1). Buffon est à coup sûr un auteur vieilli et insuffisant, s'il s'agissait d'établir sur son autorité, un point d'anatomie ou de physiologie ; mais s'il ne faut que lui emprunter des faits, appartenant aux mœurs et au caractère des animaux, au caractère c'est-à-dire aux formes de l'intelligence, telle qu'elle résulte du jeu des deux grandes facultés, quel autre auteur aujourd'hui encore, si ce n'est Brehm, pourrait-on lui substituer et lui préférer ?

FLOURENS. — *Jugement de Buffon*. — Mais s'il n'a rien compris aux instincts mécaniques des animaux, en revanche avec quel talent n'a-t-il pas dépeint, ces autres instincts, les instincts moraux qui font le naturel et le caractère.

(Psych. comparée, p. 38.)

Or, voici ce qu'il dit des phoques. Nous suivons l'ordre de la classification.

BUFFON. — *Phoque*. — Il a le cerveau et le cervelet proportionnellement plus gros que l'homme, les sens aussi bons qu'aucun des quadrupèdes ; par conséquent le sentiment aussi vif et l'intelligence aussi prompte. L'un et l'autre se marquent par sa douceur, par ses habitudes communes, par ses qualités sociales, par son instinct très vif pour sa femelle et très attentif pour ses petits ; par sa voix plus expressive et plus modulée que celle des autres animaux.

(Œuvres, t. III, p. 510.)

(1) Voici leur division classique. On peut les diviser en trois groupes.

1° Les phoques, comprenant deux grands genres : les phoques et les morses.

2° Les cétacés souffleurs ou ordinaires, comprenant les dauphins (marsouins), les cachalots, les baleines.

3° Les cétacés herbivores ou syrénidés, comprenant les lamantins, les dugongs, les stellères ou rhytinés.

BUFFON. — *Phoques.* — Ces animaux ont naturellement assez d'intelligence et beaucoup de sentiment. Ils s'entendent, ils s'entr'aident et se secourent mutuellement; les petits reconnaissent leur mère au milieu d'une troupe nombreuse; ils entendent sa voix et dès qu'elle les appelle, ils accourent à elle sans se tromper. Les petits qu'on enlève à leurs mères, miaulent continuellement, et se laissent quelquefois mourir d'inanition, plutôt que de prendre la nourriture qu'on leur offre. En général, ces animaux sont peu craintifs, même ils sont courageux.

(*Mammifères*, p. 697, édit. Geoffroy Saint-Hilaire.)

BUFFON. — *Phoques communs.* — Ils sont dangereux dès qu'on les a blessés; ils se défendent alors avec une sorte de fureur, lors même qu'ils ont le crâne brisé en plusieurs pièces.

(*Ibid.*, p. 707, édit. Geoffroy Saint-Hilaire.)

BUFFON. — *Ours marin* (*Phoca Ursina* de Gmel). — Ces animaux, qui paraissent très féroces par les combats qu'ils livrent, ne sont cependant ni dangereux ni redoutables; ils ne cherchent pas même à se défendre contre l'homme; ils ne sont à craindre que lorsqu'on les réduits au désespoir.

La manière dont ils vivent entre eux est assez remarquable. Ils paraissent aimer passionnément leur famille. Si un étranger vient à bout d'en enlever un individu, ils en témoignent leurs regrets en versant des larmes; ils en versent encore lorsque quelqu'un de leur famille qu'ils ont maltraité, se rapproche et vient demander pardon. Aussi dans ces animaux, il paraît que la tendresse succède à la sévérité, et que c'est toujours à regret qu'ils punissent leurs femelles ou leurs petits.

Le mâle semble être en même temps un bon père de famille et un chef de troupe impérieux, jaloux de conserver son autorité, et qui ne permet pas qu'on lui manque.

Les vieux mâles retirés, ne témoignent aucune espèce de crainte et ne fuient pas comme les autres à l'aspect de l'homme. Ils grondent en montrant les dents et se jettent même avec ardeur sur celui qui les attaque, sans jamais reculer ni fuir, en sorte qu'ils se laissent plutôt tuer que de prendre le parti de la retraite.

Les femelles, plus timides que les mâles, ont un si grand attachement pour leurs petits que, même dans les plus pressants dangers, elles ne les abandonnent qu'après avoir employé, tout ce qu'elles ont de force et de courage pour les en garantir et les conserver, et souvent, quoique blessées, elles les emportent dans leur gueule pour les sauver. M. Steller assure, que les ours marins ont plusieurs cris différents, tous relatifs aux circonstances ou aux passions qui les agitent.

Quand ils souffrent ou qu'ils sont ennuyés, ils beuglent ou mugissent, et lorsqu'ils ont été battus ou vaincus, ils gémissent de douleur et font entendre un sifflement d'affliction, à peu près semblable aux cris de la saricovienne. Dans les combats, ils rugissent et frémissent comme le lion, et enfin dans la joie et après la victoire, ils font entendre un petit cri aigu, qu'ils réitèrent plusieurs fois de suite...

Les mères nourrissent les petits de leur lait, jusqu'à leur retour sur les grandes terres, c'est-à-dire jusqu'à la fin d'août. Ces petits déjà jouent souvent ensemble, et lorsqu'ils viennent à se battre, le vainqueur est caressé par le père, et le vaincu est protégé et secouru par la mère.

Ils choisissent ordinairement le déclin du jour pour s'accoupler... la femelle, qui pour l'ordinaire, sort de l'eau la première, se renverse sur le dos et le mâle la couvre dans cette situation. Il paraît très ardent et très actif; il presse si fort la femelle par son poids et par ses mouvements, qu'il l'enfonce souvent dans le sable, au point qu'il n'y a que sa tête et ses pieds qui paraissent. Pendant ce temps, qui est assez long, le mâle est si occupé qu'on peut en approcher sans crainte et même le toucher avec la main.

(*Mammifères*, p. 707, édit. Geoffroy Saint-Hilaire.)

Buffon. — *Phoque commun.* — Il s'accouple différemment des quadrupèdes ; les femelles se renversant sur le dos pour recevoir le mâle. Elles ne produisent généralement qu'un petit, ainsi que nous l'avons déjà dit, dans les grandes espèces et deux dans les petites.

(*Mammifères*, p. 707, édit. Geoffroy Saint-Hilaire.)

FRÉDÉRIC CUVIER. — Excepté quelques espèces de singes, je ne connais aucun animal sauvage, qui s'apprivoise avec plus de facilité que le phoque, et qui s'attache plus fortement.

(*Observations sur les facultés physiques et intellectuelles des phoques*, in *Annales du Muséum*, t. XVIII, p. 395; Observations faites sur des animaux du Muséum.)

LEURET. — *Phoques.* — Ils sont sociables entre eux et vivent en famille ; ils se donnent des secours réciproques. Les cétacés sont supérieurs aux précédents; ils vivent en société et en famille; un mâle avec une femelle seulement.

(*Anat. comp.*, I, 543.)

BREHM. — Tous les phocidés sont des animaux sociables; jamais on ne les voit seuls. Le péril les surprend-il, leur terreur est telle qu'ils tremblent de tous leurs membres, et font tous leurs efforts pour échapper à leur perte. Quand il s'agit de défendre leurs femelles et leurs petits, ils montrent un grand courage. Petits et parents se témoignent le plus vif amour; la mère défend sa progéniture au péril de sa vie, le père se complaît à en voir les joyeux ébats, et marque son plaisir par des grognements de satisfaction.

(*Vie des animaux*, II, 788.)

BREHM. — *Ours marin* (**Phoca Ursina** de Gmel. Pinnipèdes). — Les petits jouent entre eux comme de jeunes chiens; le mâle est auprès d'eux et les regarde. Se battent-ils, il arrive en grondant, les sépare, embrasse et lèche le vainqueur, le renverse avec son museau et prend plaisir à le voir résister. Il ne s'inquiète pas de ceux qui sont paresseux; aussi voit-on les uns toujours avec leur mère, les autres toujours avec leur père. Un mâle a de huit à quinze femelles et veille sur elles avec soin. Quoique plusieurs milliers de ces animaux soient réunis sur la même plage, on les **voit** toujours former divers troupeaux; chaque troupeau **est une** famille.

(Vie des animaux, II, 790.)   •

Nous craindrions d'être accusé de crédulité, si **nous** ne nous avancions ici, appuyé de bonnes autorités. Mais Brehm, croyons-nous, en est une, de même **aussi** Steller, auquel Brehm au moment de le citer rend **ce** témoignage.

Brehm. — Malgré toutes les occasions qu'ont eues les navigateurs d'observer les arctocéphales, aucune description n'est supérieure à celle que Steller en a donnée il **y a plus** siècle ; aussi me contenterai-je de la rapporter.

(Vie des animaux, II, 790.)

Et Brehm dit encore ailleurs « Le consciencieux Steller », II, 836.

Osons donc nous emparer de faits dont l'invraisemblance s'efface, lorsqu'on les rapproché de tout ce **que** nous avons déjà établi sur les fonctions du cervelet, **et** son développement particulièrement remarquable **chez** les animaux qui nous occupent.

Brehm. — *Phoques*. — Toute émotion fait verser au phoque d'abondantes larmes. Les anciens ont décrit les phoques comme des êtres très intelligents; mais il est difficile de se prononcer à ce sujet. Ils sont très prudents, on ne pourrait en douter ; cependant à certains moments ils se montrent si stupides et si maladroits, qu'on est à se demander s'ils ont réellement une lueur d'intelligence...

Ils se montrent très tendres pour leurs petits, jouent **avec** eux, et en cas de danger, les défendent courageusement, même contre des ennemis bien plus forts qu'eux.

(Vie des animaux, II, 799.)

Steller. — *Ours marin. Phoque.* — Les femelles portent leurs petits dans leur gueule ; et si elles les abandonnent en cas d'attaque, les mâles les jettent en l'air et contre les rochers, jusqu'à ce qu'elles en soient à demi-mortes. Quand elles reviennent à elles, elles se traînent humblement aux pieds du mâle, l'embrassent, versent des larmes en telle abondance que leur poitrine en est toute mouillée. Le mâle pendant ce temps va grondant à droite et à gauche, jetant sa tête tantôt sur une épaule, tantôt sur l'autre, à la façon des ours terrestres. Le mâle pleure comme la femelle quand on lui enlève ses petits. Blessés ou offensés, ils pleurent de même, quand ils ne peuvent assouvir leur vengeance. Lorsqu'ils sortent de la mer ils agitent leur corps, se caressent avec leurs pattes de derrière et se lissent le poil. Le mâle pose ses lèvres sur celles de la femelle comme pour l'embrasser.

(Brehm, *Vie des animaux*, II, 790 et 791.)

Macrorhine Éléphant. Phoque. — J'ai vu, dit Perron, une jeune femelle verser des larmes abondantes. Un grossier matelot s'amusait à lui casser les dents à coups de rame. Je fus pris de compassion pour cette malheureuse bête ; sa bouche était pleine de sang et les larmes coulaient de ses yeux.

(Id., *ibid.*, II, 807.)

Brehm achète à Hambourg une femelle de phoque qui met bas, et les deux animaux sont placés pour être observés, dans un étang du Jardin Zoologique de cette ville.

Brehm. — Le spectacle de ces animaux était des plus attrayants. La mère semblait enchantée de son petit. Dès les premiers jours elle jouait avec lui dans l'eau et à terre. Tous les deux glissaient sur le sol, et la mère appelait son nourrisson par un léger grognement, ou le caressait doucement avec ses pattes de devant. Elle lui témoignait la plus grande tendresse, et celui-ci répondait à ses caresses. Leur attachement mutuel se montrait dans tous leurs jeux ; de temps à autre, les deux têtes sortaient de l'eau l'une près de l'autre, les deux museaux se touchant comme pour s'embrasser. La mère faisait nager son petit devant elle, le suivait, le contraignait à changer de direction par quelques légers coups.

(*Vie des animaux*, II, 799.)

On appelle *later* l'endroit où ont mis bas les femelles des phoques. Le *later verjar*, est dans le langage des habitants du pays, celui des mâles qui est chargé de sa défense ; il est d'ordinaire le plus grand de la bande.

Schelling. — Des gens vigoureux et courageux, disent qu'ils aiment autant combattre un taureau furieux, qu'un *later verjar*, surtout si le second homme n'arrive rapidement à leur secours.

(Cité par Brehm, *Vie des animaux*, II, 800.)

Morses. Phocidés. — Brehm. — Martens avait déjà parlé de la fureur des morses, et des secours qu'ils se portaient les uns aux autres. L'un est-il pris, aussitôt les autres veulent arriver chacun le premier auprès de la chaloupe pour le sauver. Ce sont des morsures, des clapotements, des hurlements sans fin, et ils ne se retirent pas tant que le captif est en vie.

(*Vie des animaux*, II, 811.)

Brehm. — *Morses.* — Tous les observateurs sont d'accord, au sujet de l'amour que la mère témoigne à sa progéniture ; du courage avec lequel elle la défend, dans l'eau comme sur terre. Dès qu'il y a apparence de danger, elle s'élance avec son petit dans la mer ; elle le tient dans ses pattes de devant ou le porte sur son dos. La tue-t-on, le petit se rend à ses ennemis sans résistance ; mais est-ce lui qui est tué le premier, on a de rudes combats à soutenir. Même quand le

troupeau est en fuite, les femelles arrivent de temps en temps
à la surface de la mer, en poussant des rugissements terribles,
s'approchent des cadavres de leurs petits qui flottent sur
l'eau, les prennent et plongent avec eux. On en a vu les
enlever aux matelots, pendant que ceux-ci étaient occupés à
les hisser sur les chaloupes. Ainsi enlevé aux pêcheurs, le
jeune morse est perdu pour eux s'ils ne tuent la mère. Sauve,
celle-ci l'emporte à une grande distance, même par-dessus
la glace. Les individus blessés, sont soutenus et emportés par
leurs compagnons. Ces derniers montrent dans ces circonstances une grande intelligence. Ils amènent de temps à autre
leur compagnon, à la surfacede l'eau pour le faire respirer,
puis plongent de nouveau avec lui.

(Vie des animaux, II, 812.)

CÉTACÉS. — LEURET. — Chez les cétacés, il n'y a qu'une
femelle pour un mâle ; c'est presque un mariage et un mariage durable, car on assure avoir vu plusieurs années de
suite, le même mâle avec la même femelle. Quelques cétacés
se font la guerre entre eux, ou attaquent les grands poissons.
La plupart ont un naturel très doux, ne mangent que de
petits poissons ou même des végétaux. On en a vu plusieurs,
non seulement se laisser apprivoiser, mais rechercher d'eux-
mêmes la compagnie de l'homme, et témoigner pour lui un
vif attachement. Les lamantins, cétacés qui ne vivent que de
végétaux, sont regardés comme étant tout à fait inoffensifs.
Ce que l'on raconte de leur attachement est presque incroyable. Une femelle ayant été amenée au rivage, le mâle l'aurait
suivie jusque-là, et y aurait passé la nuit sans que les coups
aient pu le faire fuir. Il en aurait été de même pour deux
petits à l'égard de la mère. Les lamantins auraient arraché
le harpon, du corps d'un des leurs blessé par des marins.

(Anatomie comparée, I, 524.)

BREHM. — Tous les cétacés sont sociables, là où l'homme
n'a pas encore troublé leur repos. Ils vivent en troupes
nombreuses. Tous montrent les uns pour les autres un grand

attachement. Le mâle et la femelle surtout, se témoignent beaucoup d'affection.

(Vie des animaux, II, 825.)

Brehm. — En cas de danger les cétacés se défendent mutuellement; les mères notamment combattent avec courage pour leur progéniture.

(Vie des an., II, 826.)

Lacépède. — *Cétacés.* — Cette habitude, ce besoin de se réunir en troupes nombreuses, a dû naître particulièrement de la grande sensibilité des femelles. Leur affection pour les petits auxquels elles ont donné le jour, ne leur permet pas de les perdre de vue, tant qu'ils ont besoin de leurs soins, de leurs secours, de leur protection.

(Hist. naturelle, édit. Furne, I, p. 3.)

Lacépède. — Les cétacés pouvaient se livrer sans inquiétude, à cette affection que l'on observe encore entre les individus de la même troupe, entre le mâle et la femelle, entre la femelle et le petit qu'elle allaite, auquel elle prodigue les soins les plus touchants, qu'elle élève pour ainsi dire avec tant d'attention, qu'elle protège avec tant de sollicitude, qu'elle défend avec tant de courage.

(Ibid., I, p. 3.)

Brehm. — *Dauphins.* — La femelle porte environ dix mois. Elle met bas un ou deux petits, elle les allaite longtemps, les soigne avec tendresse, les défend et les protège en cas de danger. Dans quelques espèces le mâle l'aide dans l'accomplissement de cet tâche. Un petit est-il blessé, les deux parents l'emportent sur leur dos... Dans leur agonie, ils font entendre leur voix, consistant en des soupirs et de tristes gémissements. Quelques-uns versent des pleurs.

(Vie des an., II, p. 830.)

Brehm. — *Globicéphale noir* (dauphin). — Il est encore plus sociable que les autres delphinidés... Le nouveau-né a déjà près de 2^{m},30 de long, et il est si lourd qu'un homme a de la peine à le porter. La mère lui témoigne un grand amour; échouée sur le rivage et près de mourir, elle continue encore à l'allaiter.

(*Vie des an.*, II, p. 832.)

BREHM. — *Marsouin* (dauphin). — On ignore quel âge peut atteindre un marsouin; on sait seulement qu'à l'agonie il pousse des cris de douleur et que, comme bien d'autres cétacés, il verse des pleurs.

(*Vie des an.*, II, p. 839.)

BREHM. — Le marsouin est sociable comme les autres dauphins... La femelle porte neuf ou dix mois; elle met bas en mai un ou deux petits longs de 55 centimètres et lourds de 5 kilos, auxquels elle témoigne autant d'amour et de tendresse que les autres cétacés. Elle les défend en cas de danger, les allaite, les conduit jusqu'à l'âge d'un an.

(*Ibid.*, p. 838 et 839.)

BREHM. — *Rorqual boops* (baleine). — Il aime non seulement ses petits, mais encore ses semblables; et en cas de danger, les défend avec la plus grande énergie. La mère témoigne à sa progéniture la plus grande affection. Le petit nage toujours à ses côtés; pour téter il saisit le mamelon et se laisse entraîner par sa mère. En cas de danger, celle-ci le défend avec courage. Elle plonge sous le canot des pêcheurs, frappe de sa queue et de ses nageoires pectorales, méprisant toutes les blessures, quand il s'agit de sauver ce qu'elle a de plus cher. Anderson dit que les rorquals, accourent à l'aide de leurs compagnons blessés. Un vieux marin raconte, que lorsque ce baleinidé est harponné, il pousse un rugissement terrible qui attire ses semblables; les rorquals paraissent donc avoir beaucoup d'attachement les uns pour les autres.

(*Ibid.*, II, p. 854.)

Les baleines, nous dit Brehm, sont des animaux stupides et lâches (*Vie des an.*, II, p. 858).

Si cela est vrai, les observations qui suivent, n'en sont

que plus remarquables au point de vue qui nous occupe. Il y a contradiction évidente, entre l'accusation de lâcheté, et le courage étonnant que montre la baleine, d'après ce même auteur, dès qu'il s'agit de défendre ses petits.

Brehm. — *Baleine.* — Quant à son intelligence, elle est à peu près nulle; elle ne se manifeste que par l'attachement que l'animal a pour ses semblables, et par l'amour de la mère pour ses petits.

Quelle que soit la stupidité habituelle de la baleine, dit Scoresby, l'amour maternel est chez elle très développé. On prend facilement les petits qui ne connaissent pas le danger, dans le but d'attirer la mère. Celle-ci arrive en effet au secours de sa progéniture, monte avec elle à la surface pour respirer, la force à fuir, la prend dans ses nageoires et ne l'abandonne que lorsqu'elle est morte. Il est alors dangereux d'approcher la femelle; elle a perdu toute crainte. Elle s'élance sur ses ennemis et reste avec son petit, lors même qu'elle est frappée de plusieurs harpons.

Fitzinger rapporte une observation intéressante, mais de source inconnue. Un jeune baleine avait été harponnée; la mère apparut aussitôt, quoique l'embarcation fût proche. Elle prit son petit entre ses nageoires et l'entraîna avec rapidité. Bientôt elle revint furieuse à fleur d'eau, s'agitant de tous côtés, donnant tous les signes de la plus profonde angoisse. Les canots la poursuivaient; de l'un d'eux on lança un harpon qui la frappa, mais ne la fixa point; un second harpon ne pénétra pas davantage; le troisième seul lui resta dans le corps. Malgré toutes ses blessures elle ne chercha pas à fuir, et laissa les autres embarcations, approcher assez près pour qu'on pût la harponner encore trois fois. Une heure après elle était morte. De pareils exemples d'amour maternel n'arrêtent pas les baleiniers.

(Vie des an., II, p. 858.)

Brehm. — Tous les baleinidés sont doux et craintifs; ils vivent en paix entre eux et avec les autres animaux marins. Ce n'est que lorsqu'ils sont attaqués qu'ils font preuve de

courage, et se défendent alors vigoureusement et parfois avec
succès... On sait que la femelle, la vache, comme disent les
Groenlendais, met bas un seul petit (quelques-uns disent
deux), qu'elle allaite longtemps, lui témoigne beaucoup
d'amour, le défend avec courage, le cache entre ses nageoires
en cas de danger, le conduit jusqu'à ce qu'il soit devenu capable de se suffire à lui-même.

(Vie des an., II, p. 852.)

LACÉPÈDE. — La baleine ne donne le jour qu'à un baleineau à la fois. Ce baleineau est, pendant le temps qui suit
immédiatement sa naissance, l'objet d'une grande tendresse,
et d'une sollicitude qu'aucun obstacle ne lasse, qu'aucun
danger n'intimide. La mère le soigne même quelquefois pendant trois ou quatre ans, suivant l'assertion des premiers
navigateurs qui sont allés à la pêche de la baleine, et suivant
l'opinion d'Albert, ainsi que de quelques autres écrivains qui
sont venus après lui. Elle ne le perd pas un instant de vue ;
s'il ne nage encore qu'avec peine, elle le précède, lui ouvre
la route au milieu des flots agités, ne souffre pas qu'il reste
trop longtemps sous l'eau, l'instruit par son exemple,
l'encourage pour ainsi dire par son attention, le soulage dans
la fatigue, le soutient lorsqu'il ne ferait plus que de vains
efforts, le prend entre sa nageoire pectorale et son corps,
l'embrasse avec tendresse, le serre avec précaution, le met
quelquefois sur son dos, l'emporte avec elle, modère ses
mouvements pour ne pas laisser échapper son doux fardeau
par les coups qui pourraient l'atteindre, attaque l'ennemi
qui voudrait le lui ravir ; et lors même qu'elle trouverait aisément son salut dans la fuite, combat avec acharnement, brave
les douleurs les plus vives, renverse et anéantit ce qui
s'oppose à sa force, ou répand tout son sang et meurt,
plutôt que d'abandonner l'être qu'elle chérit plus que sa vie.

(Hist. nat., édit. Furne, p. 26.)

BUFFON. — Lamantins (Cétacés). — Leur naturel et leurs
mœurs semblent tenir quelque chose de l'intelligence et des
qualités sociales. Ils ne craignent pas l'aspect de l'homme ;

ils affectent même de s'en approcher et de le suivre avec confiance et sécurité. Cet instinct pour toute société est au plus haut degré pour celle de leurs semblables. Ils se tiennent presque toujours en troupes, et serrés les uns contre les autres, avec leurs petits au milieu d'eux, comme pour les préserver de tout accident. Tous se prêtent dans le danger des secours mutuels. On en a vu essayer d'arracher le harpon du corps de leur compagnon blessé ; et souvent l'on voit les petits suivre de près le cadavre le leurs mères, jusqu'au rivage, où les pêcheurs les amènent, en les tirant avec des cordes. Ils montrent autant de fidélité dans leurs amours que d'attachement à leur société. Le mâle n'a communément qu'une seule femelle, qu'il accompagne constamment avant et après leur union.

(*Mammifères*, p. 726, édit. Geoffroy Saint-Hilaire.)

BUFFON. — *Grand lamantin du Kamtschatka.* — Ils sont non seulement susceptibles, des sentiments d'un amour fidèle et mutuel, mais aussi d'un fort attachement pour leur famille, et même pour leur espèce. Ils se donnent des secours réciproques quand ils sont blessés ; ils accompagnent ceux qui sont morts et que les pêcheurs traînent au bord de la mer. « J'ai vu, dit M. Steller, l'attachement de ces animaux l'un pour l'autre, et surtout celui du mâle pour sa femelle. En ayant harponné une, le mâle la suivait à mesure qu'on l'entraînait au rivage, et les coups qu'on lui donnait de toute part ne purent le rebuter. Il ne l'abandonna pas même après sa mort, car le lendemain, comme les matelots allaient pour mettre en pièce, la femelle qu'ils avaient prise la veille ; ils trouvèrent le mâle au bord de la mer, qui ne l'avait pas quittée. »

(*Mammifères*, p. 727, édit. Geoffroy Saint-Hilaire.)

BUFFON. — *Petit lamantin d'Amérique.* — La mère porte ses deux petits sous chacun de ses bras, et serrés contre ses mamelles, dont ils ne se séparent point quelque mouvement qu'ils puissent se donner ; et lorsqu'ils sont devenus assez forts pour nager, ils la suivent constamment et ne l'abandonnent pas lorsqu'elle est blessée, ni même après sa mort ; car ils persistent à l'accompagner, lorsque les pêcheurs la tirent avec des cordes pour l'amener au rivage.

(*Mammifères*, p, 731, édit. Geoffroy Saint-Hilaire.)

BREHM. — *Lamantins* (Syrénidés). — Lorsqu'ils souffrent ou sont en danger, les manatidés (lamantins) versent d'abondantes larmes ; il serait pourtant téméraire de prétendre, que ces larmes traduisent une émotion particulière.

(*Vie des an.*, II, p. 814.)

BREHM. — *Lamantins*. — Les individus des deux sexes se témoignent un grand attachement et se défendent réciproquement en cas de danger. Les femelles soignent leurs petits avec tendresse et, ce qui peut paraître incroyable, les portent à leur sein pour les allaiter, comme une femme le fait de son nourrisson. Une de leurs nageoires leur sert de bras ; c'est avec avec elle que la femelle presse son petit contre le corps.

(*Ibid.*, II, p. 814.)

BREHM. — *Lamantin austral*. — On ne sait encore quelle est l'époque des amours. On n'est pas même fixé au sujet du nombre des petits de chaque portée. Quelques-uns disent qu'elle est d'un seul ; mais tous parlent du grand attachement que la mère leur témoigne.

(*Ibid.*, II, p. 819.)

STELLER. — *Rhytine boréal* (Syrénidés). — Ils n'ont nulle crainte de l'homme ; ils ne paraissent pas non plus avoir l'ouïe très fine comme le dit Hernandez. Je ne pus, comme cet auteur, voir chez eux la moindre trace d'une intelligence remarquable ; par contre ils se témoignent l'un à l'autre beaucoup d'attachement. Quand un était blessé, tous les autres s'efforçaient de le sauver ; les uns formaient un cercle pour empêcher leur camarade blessé d'être entraîné au rivage, les autres cherchaient à renverser la yole ; d'autres encore se couchaient sur le flanc, et cherchaient à détourner le harpon, ce à quoi ils réussirent plusieurs fois. Ce ne fut pas sans étonnement, que nous vîmes un mâle, revenir deux jours de suite auprès du cadavre de sa femelle comme pour s'assurer de son état. Quoique nous en eussions tué ou blessé un grand nombre, ils restèrent toujours au même endroit.

(Cité par BREHM. *Vie des anim.*, II. 822.)

Le livre plus récent de Karl Vogt, sur les mammifères, confirme absolument les données qui précèdent. Citons seulement ce qu'il dit des morses, du globicéphale grinde (Cétacé), et des dugongs (Lamantins).

VOGT. — Ce qui distingue les morses des autres phoques, c'est le courage avec lequel ces animaux, se comportent vis-à-vis de l'homme, le dévouement avec lequel ils se soutiennent mutuellement, et l'amour dont font preuve les parents et les jeunes, en restant ensemble jusqu'à la mort.

Le morse poursuivi ou blessé, cherche à renverser ou à briser les embarcations au moyen de ses nageoires, et comme les autres accourent pour soutenir un de leurs camarades surpris, il s'engage souvent des combats terribles et meurtriers, pour les hommes comme pour les animaux.

(*Les Mammifères*, p. 268.)

VOGT. — *Globicéphale grinde.* — Ils accourent vers les blessés et ne les quittent pas, dussent-ils trouver la mort à côté d'eux. Aussi les pêcheurs, quand ils ont blessé un grinde, cherchent à le pousser vers le rivage, et s'ils réussissent dans ce stratagème, tout le troupeau est à eux.

(*Ibid.*, p. 281.)

VOGT. — *Dugong.* — Les mères tiennent sous une nageoire leurs petits pressés contre leur poitrine; le défendent à outrance, et se laissent tuer plutôt que de l'abandonner.

(*Ibid.*, p. 296.)

Allons maintenant sans transition de l'autre extrémité

de l'échelle ; cherchons quels sont les animaux qui ont le cervelet le moins développé, le plus rudimentaire ; et demandons aux mêmes auteurs, quels sont leurs caractères et leurs mœurs.

FLOURENS. — Chaque classe a son cerveau marqué par une partie prédominante. Les hémisphères prédominent dans les mammifères, le cervelet dans les oiseaux, les tubercules quadrijumeaux dans les poissons. Ce qui caractérise les reptiles ce n'est plus la grandeur de telle ou telle partie, c'est la petitesse de leur cervelet.

(De la phrénologie, p. 223.)

SERRES. — Chez les reptiles le cervelet est presque anéanti.

(Anat. compar., Discours prélim., LXXIX.)

SERRES. — Reptiles. — Dans cette classe, le cervelet descend aux plus petites dimensions possibles ; il s'arrête à la seconde série de ses développements ; il ne forme chez la plupart des reptiles, qu'une petite lame triangulaire, placée en travers sur le haut du quatrième ventricule.

(Anat. compar., II, 346.)

LEURET. — Dans les reptiles, un amour physique très ardent se manifeste, quoique le cervelet soit plus petit, que dans aucun autre vertébré.

(Anat. compar., I, 269.)

LEURET. — L'encéphale des reptiles se compose de trois ganglions principaux, réunis entre eux par des commissures. Le ganglion le plus considérable des reptiles est le cerveau. Chez beaucoup de reptiles, le cervelet est à l'état rudimentaire ; chez aucun d'eux, il n'est sillonné par des lamelles.

(Ibid., I, 239.)

SERRES. — Formes diverses du cervelet. Considérons le cervelet ; aussitôt que les deux lames transversales qui le forment, se sont engrenées et se sont réunies, avec les lames qui constituent la valvule de Vieussens, cet organe est formé dans toutes les classes, par une petite languette mince, formant une petite voûte au dessus du quatrième ventricule. Si le cervelet s'arrête à cette époque de son développement, il conserve chez les animaux cette forme simple et élémentaire. C'est le cas de tous les reptiles, c'est le cas du plus grand nombre des poissons osseux. Mais supposez qu'avant la réunion des lames transversales, la moelle allongée s'élargisse outre mesure, et que ces lames ne s'accroissent pas dans les mêmes proportions, qu'arrivera-t-il? On voit tout de suite que l'engrènement de ces lames, n'aura point lieu sur la ligne médiane; elles se rouleront sur elles-mêmes sans se réunir. La lame médullaire de Vieussens restera flottante sur le quatrième ventricule, qu'elle couvrira en partie. C'est le cas de tous les poissons cartilagineux, le requin excepté.

Les poissons et les reptiles, conservent donc les formes embryonnaires du cervelet; ce sont, sous ce rapport, des embryons permanents des classes supérieures.

Chez celles-ci le cervelet acquiert des dimensions considérables. Sa superficie se sillonne, de rainures transversales plus ou moins nombreuses, plus ou moins profondes. En même temps, il fait sur les côtés et sur le haut de l'encéphale, une saillie plus ou moins marquée. Mais ces dissemblances classiques ne changent en rien sa détermination; c'est toujours le même organe, resté dans les classes inférieures au minimum de son développement, porté à son maximum dans les classes supérieures.

(*Anat. comp. du cerveau*, I, *Disc. prélim.* p. LXI.)

Ne laissons pas passer ces lignes, sans répéter ce que nous avons déjà dit en commençant ce chapitre. Ce simple fait à lui seul, rend suspectes les théories exclusivement motrices. Qu'est-ce en effet que les classes supérieures, sinon celles qui sont douées des facultés supérieures du système nerveux, et en d'autres termes des plus hautes facultés psychiques?

BEAUNIS. — Le cervelet, très rudimentaire chez les tortues et les ophidiens, est un peu plus développé chez les chélodiens et surtout chez les crocodiliens, et se rapproche de celui des oiseaux. Il est creusé d'une cavité qui en réduit notablement la masse, et le rattache, malgré son type un peu plus perfectionné, au cervelet rudimentaire des amphibies et des reptiles inférieurs, avec ses deux feuillets consécutifs.

(*Évolution du système nerveux*, p. 213.)

SICARD. — Le cervelet est très petit chez la plupart des ophidiens et des sauriens, mais plus développé chez les chéloniens, et surtout chez les crocodiles, où il montre un commencement de division en deux lobes latéraux.

(*Zoologie*, p. 633.)

BOURILLON. — *Cervelet.* — Si petit chez les reptiles qu'on a nié son existence, il est représenté par une simple bandelette, qui recouvre le quatrième ventricule. Il devient plus considérable chez la tortue et le crocodile.

(Thèse, p. 9.)

Voici d'après Serres les dimensions du cervelet chez les reptiles. Diamètre transverse et antéro-postérieur en millimètres.

Tortue grecque............	4 et 3
Tortue franche............	11 et 11
Crocodile.................	5 et 4
Caïman à lunette..........	4 et 3
Lézard gris...............	1,5 et 1,5
Lézard vert...............	1,7 et 1,7
Orvet.....................	1 et 1
Vipère commune...........	2 et 2
Grenouille commune.......	3 et 2

(*Anat. du cerveau*, II, p. 426.)

Ajoutons à ces documents l'*Atlas* de Leuret et Gratiolet, dont nous savons l'exactitude. On peut y voir l'encéphale de la couleuvre, pris comme type de la famille des ophidiens : le cervelet y est très petit. Il est encore d'un grand intérêt au point de vue qui **nous** occupe, d'examiner dans l'ouvrage de Wundt (tome I, p. 48), deux figures juxtaposées et comparatives, montrant la coupe médiane, perpendiculaire et antéro-postérieure, de l'encéphale d'une tortue et d'un oiseau. **La** différence du cervelet de l'un et de l'autre est considérable. Tandis que celui de l'oiseau se présente dans cette coupe, sous la forme d'un corps sphérique et bien développé, le cervelet de la tortue, n'est que l'épaississement de la voûte du quatrième ventricule. A ne consulter que cette coupe, le cervelet des chéloniens, n'atteindrait pas le dixième, du volume du cervelet de l'oiseau.

Après l'organe étudions la fonction. Voyons maintenant quelles sont les mœurs des reptiles.

LEURET. — Jamais ils ne se rendent aucun service, et ne se concertent pas pour agir; ils n'ont aucun besoin les uns des autres. Leurs facultés sont des facultés égoïstes, celles de l'alimentation, de la conservation et de la reproduction.

(*Anat. comp.*, I, p. 254.)

LEURET. — *Reptiles.* — Ils vivent ensemble, mais ils ne forment pas de société régulière et organisée. Le mâle et la femelle, hors le temps de l'accouplement, n'ont pas d'attachement l'un pour l'autre. Ils n'ont aucun soin de leurs petits et les mangent même assez souvent.

(*Ibid.*, I, p. 263.)

BREHM. — Tout reptile enfin se laisse apprivoiser dans une certaine mesure, c'est-à-dire qu'il s'habitue plus ou moins, à l'homme qui le soigne et lui présente sa nourriture. A cela se borne le degré d'apprivoisement qu'il est susceptible d'atteindre. Cependant les reptiles soi-disant apprivoisés, qui sont susceptibles de nuire, demeurent toujours dangereux, car, loin de pouvoir compter sur quelque attachement de leur part, on ne peut attendre d'eux que méchanceté et perfidie.

Les reptiles n'engagent de relations amicales, ni avec les autres membres de leur classe, ni avec d'autres animaux. C'est tout au plus si on peut les amener, à ne plus avoir peur ou à demeurer indifférents.

Tant que la passion sensorielle n'est pas réveillée, chacun d'eux ne songe qu'à lui-même, n'agit que pour lui exclusivement, et ne s'inquiète nullement de l'animal voisin.

Jamais la collectivité ne vient en aide à l'individu.

(*Vie des an. Reptiles*, p. 23, trad. Sauvage.)

BREHM. — Le besoin de manger, en cela se résume toute l'existence du reptile. Il n'épargne pas même au besoin ses frères, lorsque ceux-ci sont les plus faibles. On dit qu'au moment du danger, certains serpents reçoivent leurs petits dans leur bouche, ou que ces petits s'enroulent autour du corps de leur mère ; et le fait a été rapporté par des voyageurs dignes de foi, pour le trigonocéphale de la Martinique. Cet attachement pour la progéniture paraît être tout à fait exceptionnel.

(*Vie des an. Reptiles*, p. 23.)

VULPIAN. — *Facultés affectives*. — Chez la plupart des reptiles, on peut dire que ces facultés n'existent pas, tandis que chez les oiseaux elles sont tout à fait manifestes.

(*Phys. syst. nerv.*, p. 882.)

LACÉPÈDE. — *Reptiles*. — Mais si les quadrupèdes ovipares, semblent éprouver assez vivement l'amour, ils ne ressentent pas de même la tendresse paternelle ; ils abandonnent leurs œnfs après les avoir pondus. La plupart à la vérité, choisissent la place où ils les déposent. Mais que sont tous ces soins, en comparaison de l'attention vigilante, dont les petits qui doivent éclore, sont l'objet dans plusieurs espèces d'oiseaux.

(*Disc. sur la nature des quadr. ovip. Œuvres*, I, p. 10.)

LACÉPÈDE. — ...L'on aura seulement une preuve de plus,

de la voracité des vipères. Les vipères, en effet, se nourrissent souvent de petits lézards, de petites couleuvres, et même quelquefois de vipéraux, auxquels elles viennent de donner le jour.

(Hist. nat., I, p. 387.)

DUMÉRIL. — *Reptiles.* — Quelquefois la mère cherche à protéger les petits dans le premier âge; mais ceux-ci qui naissent agiles, et peuvent déjà subvenir eux-mêmes à leurs premiers besoins, paraissent bientôt ne plus la reconnaître, et lui deviennent à elle-même fort indifférents.

(Erpétologie, p. 213.)

HOUZEAU. — Le crocodile de la rivière de Guayaquil, après avoir déposé ses œufs dans le sable, se roule sur la plage à une grande distance, non seulement de manière à les recouvrir, mais aussi à rendre indécise la situation du dépôt. Quand le temps de l'éclosion est arrivé, la mère revient, casse les œufs avec précaution et prend les jeunes sur son dos pour les mener à l'eau. Le mâle la suit, et dévore avidement ceux qui dans le trajet viennent à tomber à terre. Il est juste d'ajouter que cette femelle, mange quelquefois ceux de ses jeunes qui ne savent pas nager.

(Facultés mentales des animaux, II, p. 98.)

LEURET. — *Crocodiles.* — Ils sont susceptibles, dit-on, d'être apprivoisés. Je croirais plutôt qu'ils sont seulement susceptibles d'être rassasiés; car c'est en les nourrissant beaucoup, et en ne les laissant jamais avoir faim, qu'on est parvenu à les empêcher de se montrer féroces. Ils vivent ensemble parce que la nature les porte à habiter les mêmes lieux, mais ils ne sont nullement sociables. Appétit presque insatiable, ruse et cruauté, ces caractères appartiennent essentiellement au crocodile.

(Anat. comp., I, p. 257.)

LEURET. — *Crocodiles.* — Les ruses auxquelles ils ont recours, les rendent extrêmement dangereux, même à leur propre espèce, car s'ils ne trouvent pas de proie, ils s'attaquent les uns les autres, se tuent et se mangent; ils mangent aussi leurs petits. (*Anat. comp.*, I, p. 256.)

Nous sommes bien plus entré dans le détail, quand il s'est agi de donner des preuves positives, du développement singulier de la sensibilité psychique chez tous les mammifères marins. Il nous a paru en effet, que là était le nœud de la question, le point important de ce chapitre. Mais il nous semble vraiment sans intérêt, de nous étendre très longuement, sur la démonstration du faible développement, des facultés affectives des reptiles. De tout temps, en effet, ils ont servi à symboliser la cruauté et la perfidie. C'est donc là une notion vulgaire; elle pourrait répondre à un préjugé, mais les citations précédentes, suffisent parfaitement à lui donner, une base sérieuse et scientifique.

Ainsi donc, partant d'une observation isolée et d'une idée préconçue, l'examen des faits, une fois de plus, a répondu à notre attente. Il nous a montré que le développement du cervelet, est en rapport chez les animaux, avec celui de la sensibilité psychique. Un bonheur si constant dans la recherche, peut-il ne pas répondre à une réalité? Sans en vouloir tirer une preuve absolue intégrale, il nous semble que l'argument de l'anatomie comparée, tel qu'il se dégage déjà, des citations que nous venons de faire, est tout à fait éloquent en faveur de notre thèse. Il va nous donner plus encore.

On remarquera que nous avons fait passer, l'examen des animaux avant celui de l'homme; c'est qu'en effet, l'encéphale de l'homme, est bien moins avantageux, au point de vue de notre étude, parce qu'il n'a point de particularité caractéristique.

Ce qui rend les mammifères marins si intéressants dans le cas présent, c'est la différence proportionnelle très grande, du volume de leur cervelet comparé à celui de leur cerveau. Chez le marsouin, c'est-à-dire dans un encéphale très perfectionné, si nous nous en rapportons à l'*Atlas* de Leuret, il y a une disproportion évidente, entre le développement de ces deux organes.

Dans l'homme au contraire, les deux centres psychiques existent à leur maximum de développement, aussi bien que les facultés qui y correspondent. Chez l'homme, disons-nous, tout l'encéphale est très développé. Sachant comme nous le savons, la supériorité de l'homme dans toutes les parties de l'intelligence, nous pouvons bien, à l'exemple de M. Bourillon, conclure de la grosseur du cervelet, à la probabilité de sa destination psychique, mais rien de plus. Nous avions bien plus à tirer, de l'étude d'un animal stupide comme la baleine, mais en même temps très affectueux.

Il n'y a qu'une chose intéressante à tirer, de l'étude du développement du cervelet de l'homme, c'est d'en faire la comparaison avec celui de la femme, et déjà nous avons examiné cette question, à la fin du chapitre VII. Et ce que nous disons de l'homme, nous pouvons le dire de l'éléphant. Nous avons vu plus haut que Leuret nous donne, dans son *Atlas*, une curieuse figure du cervelet de l'éléphant d'Afrique, d'après laquelle il n'est ni moins développé en volume, ni moins abondant en subdivisions que celui du phoque lui-même. Il semblerait donc que cet animal, dût s'imposer à notre étude; mais si la bonté de l'éléphant est proverbiale, son intelligence ne l'est pas moins.

Leuret. — Aucun animal n'est par sa nature, aussi intelligent et aussi bon que l'éléphant.

(*Anat. comp.*, I, p. 543.)

Ce n'était donc pas non plus, un animal offrant un caractère bien marqué, et par suite avantageux pour notre travail. Ajoutons que les documents manquent, ou du moins que nous n'en avons rencontré que fort peu. Leuret nous donne sans cervelet, le cerveau de l'éléphant des Indes, et sans cerveau le cervelet de l'éléphant d'Afrique. Serres, croyons-nous, n'en parle pas ; et nous n'avons pas d'autres documents sur l'anatomie des centres nerveux de cet animal. Il nous était donc difficile de nous en servir, et cela est regrettable, car l'étude du cervelet de l'éléphant, sûrement très développé dans les différentes espèces, n'était pas faite pour fournir des objections à notre thèse. Nous avons, en effet, des preuves aussi fortes qu'abondantes, de la richesse des instincts de sentiment de cet animal. Nous venons de voir ce qu'en dit Leuret. Sans oser répéter tout ce que dit Buffon, car certains traits que nous voudrions être exacts, nous semblent incroyables, contentons-nous de lui emprunter ce qui suit :

Buffon. — Il a la docilité du chien, il est comme lui susceptible de reconnaissance et capable d'un fort attachement ; il s'accoutume aisément à l'homme, se soumet moins par la force que par les bons traitements.

(*Édit. Flourens*, III, p. 174.)

Buffon. — Il est plus constant qu'impétueux en amour. Dans la colère, il ne méconnaît pas ses amis. Il n'attaque jamais que ceux qui l'ont offensé ; il se souvient des bienfaits aussi longtemps que des injures.

(*Id.*, III, p. 175.)

Buffon. *Éléphants.* — Ils ne font aucun mal à ceux qui ne les cherchent pas, cependant ils sont susceptibles et délicats sur le fait des injures.

(Édition Flourens, III, p. 178.)

Buffon. — L'éléphant une fois dompté, devient le plus doux et le plus obéissant de tous les animaux ; il s'attache à celui qui le soigne, il le caresse, le prévient, et semble deviner tout ce qui peut lui plaire.

(Id., III, p. 185.)

Buffon. — Son attachement devient quelquefois si fort, si durable, et son affection si profonde, qu'il refuse ordinairement de servir sous tout autre maître, et qu'on l'a quelquefois vu mourir de regret, d'avoir dans un accès de colère tué son gouverneur.

(Id., III, p. 186.)

Passons maintenant à l'examen d'une question qui, quoique sortant du plan que nous nous sommes tracé, a néanmoins sa place marquée dans le corps de ce chapitre. Cruveilhier, et après lui plusieurs auteurs sérieux, se sont faits l'écho d'un préjugé d'après lequel, il existe entre le cervelet de l'homme et celui des animaux, une différence essentielle et caractéristique, venant du développement relatif du vermis et des lobes.

Cruveilhier. — C'est la réunion du vermis inférieur, du vermis supérieur et du vermis postérieur, qui constitue le lobe médian du cervelet, que Gall et Spurzheim nomment partie primitive ou fondamentale du cervelet, parce qu'en effet cette partie se voit chez tous les animaux, et que chez un grand nombre, oiseaux, reptiles, poissons, les lobes latéraux manquant complètement, elle constitue à elle seule la totalité du cervelet. Il est bon d'ajouter que de tous les mammifères, l'homme est celui dont les lobes latéraux sont le plus développé, et le lobe médian le moins considérable.

Lobes latéraux très développés, lobe médian à l'état de
vestige, tels sont les caractères du cervelet de l'homme.
Lobe médian très développé, lobes latéraux à l'état de vestige, tel est le caractère du cervelet des autres animaux.

(*Anat.*, III, p. 413.)

SAPPEY. — Lobe médian peu volumineux, lobes latéraux
très développés, tel est donc le caractère du cervelet de
l'homme. Lobe médian très développé, lobes latéraux peu
volumineux, tel est le caractère du cervelet des mammifères.
Lobe médian très développé et unique tel est le caractère
du cervelet des oiseaux, des reptiles et des poissons. Il suit,
de ces donnés, que le volume si remarquable des hémisphères
cérébelleux chez l'homme, est un des traits par lequel son encéphale, se distingue au plus haut degré de celui des animaux.

(*Anat.*, III, p. 111.)

FOVILLE. — Il résulte de ces remarques, que le plus grand
excès des masses latérales du cervelet sur l'éminence vermiforme, la disposition la plus complètement circulaire, des
fragmentations de ces masses sur leur pédoncule commun,
forme avec la plus grande infériorité relative de ces pédoncules, le caractère du cervelet humain.

(*Anat. syst. nerv.* I, p. 163.)

Il semblerait à lire ces passages, que la prédominance
des hémisphères sur le vermis, constitue pour le cervelet
de l'homme un caractère particulier, se rattachant à
quelque supériorité fonctionnelle mystérieuse. Or, il
n'en est rien, et la question est bien plus simple. Le
cervelet des animaux, est sans doute en général, très
différent de celui de l'homme; mais dans les espèces qui,
ainsi que l'homme, sont richement douées au point de
vue de la sensibilité psychique, la forme du cervelet est
exactement la même.

Serres. — *Vermis.* —Enfin complètement dominé chez les phoques, les cétacés, le singe et l'homme, il est réduit à ne former qu'un appendice, sur la face postérieure de l'organe, appendice que l'on a nommé vermis, à cause des sillons transverses qui le divisent.

(Anat. comp. du cerveau, II, p. 592.)

Serres. — Chez le phoque, le dauphin et les singes, les hémisphères forment la partie principale du cervelet ; le lobe médian réduit à peu de volume, ne constitue plus qu'une partie accessoire de l'organe. Enfin chez l'homme, les hémisphères sont si développés et le lobe médian tellement réduit dans ses dimensions, qu'à peine a-t-il été considéré comme un des éléments du cervelet.

(Anat. comp. du cerveau, p. 388.)

Ainsi Serres nous le dit, l'*Atlas* de Leuret nous le montre, c'est une erreur de croire comme Cruveilhier, qu'il existe un caractère particulier qui distingue le cervelet de l'homme, et le sépare de celui des animaux. Ce qui est vrai, c'est que le développement des masses latérales, caractérise le cervelet psychique. Il est construit sur le même plan chez tous les animaux très sensibles, chez le dauphin comme chez l'homme. L'examen de cette question qui nous fournit un argument, ne nous a pas paru sans intérêt.

Il nous a semblé intéressant de poursuivre cette recherche, et d'exercer ainsi une sorte de contrôle, sur les résultats premiers obtenus par l'étude des phoques, des cétacés et des reptiles. Il est évident, que si nous parvenons à obtenir des résultats semblables, par l'examen des animaux qui, après ceux dont nous venons de parler, se présentent les premiers dans la hiérarchie, pour ainsi dire, du développement et de l'atrophie de l'organe, nous donnerons plus de force à nos arguments, et de solidité à nos déductions.

Ces animaux sont les oiseaux et les poissons. Le cervelet des oiseaux est encore fort développé ; mais ces vertébrés présentent à notre étude de moindres avantages que les cétacés et les phoques, parce qu'ils sont très locomoteurs, et qu'à ce point de vue leur cervelet, semble offrir des arguments aux partisans des théories motrices. Mais si l'on passe outre à cette difficulté, si comme nous (et bientôt on verra pourquoi), on estime l'objection secondaire ; on s'aperçoit que l'oiseau est très richement doué, au point de vue des instincts de l'amour et de la paternité.

LEURET. — Le cervelet est volumineux chez tous les oiseaux ; il a un degré de perfection dont manque celui de la plupart des poissons, et celui de tous les reptiles. Il est pourvu de circonvolutions ou lamelles transversales, et de deux petits appendices latéraux, dont nous avons déjà vu un exemple chez le squale-renard.

(Anat. compar., I, p. 280.)

LEURET. — Le poids de l'encéphale comparé au poids du corps, n'est pas dans un rapport direct avec le développement de l'intelligence chez les oiseaux ; le poids du cervelet comparé à celui du cerveau s'en rapproche davantage.

(Ibid., I, p. 356.)

SERRES. — Encéphale des oiseaux. — Chez les oiseaux le cervelet devient la partie dominante ; les lobes cérébraux sont accrus ; les lobules olfactifs sont presque anéantis.

(Anat. compar., Discours prélim., LXXIX.)

SERRES. — Le cervelet de tous les oiseaux sans exception, est sillonné par des rainures plus ou moins profondes, étendues en forme d'arc sur sa face supérieure. Ces sillons divisent le cervelet en segments parallèles les uns aux autres. Les segments les plus larges sont au milieu, les plus étroits sont à la partie postérieure, et à la pointe, qui s'enfonce en arrière de la commissure des lobes obtiques. Les segments sont en général proportionnés au volume du cervelet, leur nombre est variable comme celui des sillons.

(*Anat. compar du cerveau*, II, p. 367.)

FLOURENS. — Chaque classe a son cerveau marqué par une partie prédominante; les hémisphères prédominent dans les mammifères, le cervelet dans les oiseaux.

(*De la phrénologie*, p. 223.)

Voici d'après Serres, les dimensions du cervelet chez les oiseaux. Diamètres transverses et antéro postérieurs en millimètres.

SERRES. — Dimensions du cervelet chez les oiseaux.

Hirondelle.................	5 et 6
Moineau....................	5 et 5
Pinson.....................	6 et 4
Chardonneret..............	5 et 4
Serin......................	5 et 5
Corbeau....................	11 et 13
Tourterelle................	9 et 10
Dindon.....................	13 et 16
Poule......................	9 et 11
Perdrix....................	10 et 9
Goéland....................	12 et 17

MŒURS DES OISEAUX. — BUFFON. — Les oiseaux nous représentent tout ce qui se passe dans un ménage honnête. Ils observent la chasteté conjugale, ils soignent leurs petits; le mâle est mari, père de famille; tous deux, quelque faibles qu'ils soient, deviennent courageux et s'exposent volontairement à la mort, quand il s'agit de défendre leur famille.

(*Cité par Leuret*, I, p. 319.)

BASTIAN. — De plus d'après Swainson, beaucoup d'oiseaux

de la famille des perroquets, sont bien connus pour montrer une vive et durable affection les uns pour les autres. Mais les actions qu'accomplissent les oiseaux, pour la défense de leurs petits, sont peut-être les plus remarquables, et celles qui sont associées à la plus grande force d'émotion. Il semble que toute considération personnelle cesse, et que le danger ne soit plus redouté. Comme le dit Swainson, les oiseaux les plus faibles attaquent les plus forts pendant la saison d'incubation. Le plus faible attaquera le plus fort.

(Le cerveau et la pensée, I, p. 194.)

Leuret. — Chez les corbeaux, le mâle reste avec sa femelle, pendant plusieurs années de suite. On pense qu'il en est de même de la grive et de la perdrix. Le bouvreuil, dit-on, ne peut vivre séparé de sa femelle ou des camarades qu'il s'est choisis, et si l'un est pris, l'autre se fait prendre. Les kamichis mâle et femelle, ont l'un pour l'autre un attachement si profond et si durable, qu'ils ne se séparent qu'à la mort. Le pétrel est dans le même cas; le mâle et la femelle ne se quittent pas, et si l'un d'eux vient à mourir, l'autre becquette le corps de son compagnon, et donne des signes non équivoques de douleur.

(Anat. compar., I, p. 320.)

Leuret. — Chacun sait que la poule est intrépide, quand il s'agit de protéger ses poussins. Les perdrix mâles et femelles, ont une tendresse égale pour les petits, qu'ils ont du reste couvés presque autant l'un que l'autre.

(Ibid., I, p. 322.)

Brehm. — Tous les oiseaux témoignent à leurs petits la plus grande tendresse. En cas de danger, ils les défendent de leur mieux. Ils emploient tous les moyens pour écarter leurs ennemis; ils sacrifient leur vie pour les sauver. Les petits de leur côté, ne leur témoignent pas moins d'amour, et obéissent à tous leurs signaux.

(Vie des anim. Oiseaux. Introd., XXIII.)

Milne-Edwards. — La monogamie est la règle ordinaire,

24

pour les unions sexuelles chez les animaux supérieurs, et particulièrement chez certains oiseaux tels que la colombe. Ce n'est plus l'érotisme seulement qui les guide ; le mâle et la femelle éprouvent l'un pour l'autre une affection personnelle, une sorte d'attraction mentale, qui, dans l'espèce humaine, caractérise l'amour.

(Anat. compar., XIII, p. 525.)

BREHM. — Bouvreuil. — Ce qui domine tout son être, c'est l'amour de ses semblables. Un d'eux est-il tué, tous les autres se lamentent, ne peuvent se décider à quitter le lieu où gît leur compagnon ; ils veulent l'emmener avec eux.

(Oiseaux, p. 93.)

BREHM. — Poules d'eau. — Grands et petits, jeunes et vieux, ces oiseaux ne font tous qu'un cœur et qu'une âme, si je puis m'exprimer ainsi.

(Cité par ESPINAS, p. 426.)

ESPINAS. — A suivre le principe darwinien de l'utilité directe, les oiseaux cités plus haut, auraient parfois le plus grand intérêt à y renoncer, et y renonceraient en effet, si le penchant sympathique ne les tenait enchaînés. Ainsi, il ne peut être profitable au perroquet, pas plus qu'à certains passereaux, de se laisser massacrer jusqu'au dernier, quand l'un d'eux est tombé, sous le premier coup du chasseur. « Leurs instincts de sensibilité les perd, dit Brehm, des sizerins. L'un d'eux est-il pris, il attire les autres, qui se font prendre à leur tour. » (Tome I, p. 118.)

(Soc. anim., p. 487.)

ESPINAS. — La plupart du temps ses congénères, brutalisent la femelle au lieu de se soumettre à ses choix. L'amour est chez eux plutôt un délire des sens, qu'un sentiment affectueux. Tel n'est pas le caractère de l'amour, chez la plupart des espèces d'oiseaux ; c'est un sentiment plus doux quoique non moins profond, et plus durable. Il se traduit par des chants, des caresses, des postures suppliantes, ou des mouvements rhythmés. Pendant ce temps, les deux sexes apprennent à se reconnaître, à se tenir unis dans la pensée, au point de ne pouvoir plus se séparer l'un de l'autre.

On connaît les perruches dites inséparables, qui ont été si fort à la mode ; mais la classe des oiseaux nous offre un certain nombre d'exemples du même attachement. « Quand mourait, dit un observateur, cité avec confiance par Brehm, quand mourait un des hypolaïs des saules, qui avaient ainsi vécu ensemble pendant deux ou trois ans, son compagnon lui survivait à peine un mois. — Sous ce rapport l'hypolaïs des saules se rapproche tout à fait des perruches inséparables. » — Le comte de Gourcy, parlant des panures, dit : « Ces oiseaux ont l'un pour l'autre une grande tendresse. Le mâle et la femelle, sont toujours perchés l'un à côté de l'autre, et lorsqu'ils s'endorment, l'un d'eux, le mâle d'ordinaire, recouvre sa compagne de son aile. » — « La mort de l'un, ajoute Brehm, amène sûrement celle de l'autre. En liberté l'hédypinne métallisé vit aussi, étroitement uni avec sa femelle, qui l'accompagne de fleur en fleur. »

. Il est probable que, réduit en captivité, il en serait de lui comme du colapte doré. Le colapte est un grimpeur, et nous savons que ces oiseaux, s'appellent en frappant sur les branches. « La femelle, dit le frère de Brehm, d'un couple qu'il avait en cage, la femelle tomba malade et mourut. Rien ne fut plus touchant alors, que la conduite du mâle. Pendant toute la journée, il ne cessait d'appeler sa femelle. Il tambourinait, manifestant ainsi son deuil, comme quelque temps auparavant il avait manifesté son amour. La nuit même ne lui apportait pas de repos. Peu à peu il devint plus calme, mais il ne retrouva plus son ancienne gaieté ; et maintenant que tous ses compagnons ont péri, il est devenu complètement silencieux. » Même attachement entre le mâle et la femelle de la tourterelle. « L'un vient-il à périr, la douleur de l'autre est immense. Je tuai une femelle, raconte mon père. Le mâle se réfugia dans la forêt ; mais comme sa femelle ne le suivait pas, il revint et se mit à roucouler pour l'appeler. Ce pauvre isolé me fit pitié. » Gurney, traitant du jabiru (un échassier), dit que la plus grande

fidélité règne entre le mâle et la femelle, et qu'ils se **char-**
ment mutuellement par une sorte de danse. L'un d'eux est-
il tué, l'autre reste longtemps solitaire et s'accouple difficilement à nouveau. Ces faits établissent suffisamment que
les oiseaux monogames, éprouvent l'un pour l'autre une
affection désintéressée, qui survit à l'entraînement de la
première rencontre, et qui prolonge bien au delà la durée
de leur union. Un attachement de cette nature, est tout
entier fondé, sur l'idée que les deux oiseaux se font l'un de
l'autre. Il est surtout intellectuel, et cependant il tient aux
fibres les plus profondes. Rompu, il entraîne la mort.

(Soc. des anim., p. 427 à 429.)

Passons à l'examen des poissons.

Serres. — Les poissons et les reptiles, conservent donc
les formes embryonnaires du cervelet ; ce sont, sous ce rapport, des embryons permanents des classes supérieures.

(Anat. comp. du cerveau, Discours prélim., p. li.)

Serres. — L'absence de sillons du cervelet, est donc l'état
primitif de cet organe, chez les embryons des deux classes
supérieures. Cet état primitif reste permanent dans les
classes inférieures : les reptiles et les poissons. Le cervelet s'arrête dans ses développements ; de là la différence du
cervelet de ces deux classes, comparé à celui des oiseaux et
des mammifères.

(Ibid., t. I, p. 196.)

Serres. — Après les reptiles, les poissons osseux, sont
de tous les vertébrés, ceux dont le cervelet est le moins
développé. Il consiste toujours en une lame triangulaire,
superposée sur le quatrième ventricule, et plus ou moins
étendue selon les familles. Ses parties latérales sont formées, par les côtés de la moelle allongée ; ces deux parties
sont toujours réunies, de manière à former un organe, unique
et impair comme chez les reptiles.

(Ibid., I, p. 351.)

Leuret. — *Cervelet des poissons.* — ... Ces sillons existent seulement, chez un certain de nombre poissons cartilagineux. Le cervelet est parfois réduit à une exiguïté extrême. Il forme alors une simple lame placée en travers de la moelle, en arrière des lobes optiques: mais plus ordinairement, il consiste en une sorte d'appendice allongé, implanté latéralement sur la moelle épinière, et formant la paroi supérieure d'une cavité ventriculaire, recouvrant en totalité ou en partie d'autres tubercules.

(*Anat. compar.*, I, p. 143.)

Bourillon. — *Cervelet des poissons.* — Il est en général très petit, et se présente sous la forme d'un appendice ordinairement lisse, formant la paroi supérieure du quatrième ventricule.

(Thèse, p. 9.)

Passons maintenant à l'examen de leurs mœurs.

Leuret. — Beaucoup d'entre eux sont féroces.

La plupart sont stupides.

Quelques-uns sont rusés.

On en cite un qui, ayant une grande force musculaire, ne combat que pour se défendre.

Six espèces de poissons seulement, s'unissent pour l'acte de la génération.

Ils ne soignent pas leurs petits; quelques-uns les mangent.

(*Anat. comp.*, I, p. 215.)

Lacépède. — Nous ne verrons, au milieu de la classe des poissons, quelque nombreuse qu'elle soit, presque aucune apparence de préférence marquée, d'attachement, de choix, d'affection pour ainsi désintéressée, et de constance même d'une saison.

(*Hist. nat.*, *Poissons*, p. 510.)

Gervais. — *Poissons.* — Les animaux de cette classe sont essentiellement ovipares. Le plus souvent ils ne donnent aucun soin à leurs œufs. Ils se contentent de les placer dans des endroits appropriés à l'éclosion, et les abandonnent à eux-mêmes.

Dans la majorité des espèces, le mâle et la femelle ne se connaissent même pas.

(Zoologie, p. 483.)

CHENU. — Poissons. — La reconnaissance leur est étrangère. Presque tous les poissons semblent complètement dénués des sentiments naturels, que l'on retrouve chez les animaux des classes plus élevées.

Ils ignorent jusqu'aux soins de la paternité.

Le père n'a jamais vu ceux dans lesquels il doit renaître; il n'a même jamais vu la femelle, dont proviennent les œufs qu'il féconde.

Celle-ci aussi est destinée, à ne jamais connaître ceux auxquels elle donne le jour.

(Encyclop. d'Hist. nat., Poissons, p. 190.)

MILNE-EDWARDS. — Chez les animaux les plus inférieurs, la femelle évacue au dehors ses œufs, ou les jeunes qui en sont nés dans l'intérieur de son organisme, sans intervenir en rien dans leurs destinées ultérieures. Cette indifférence complète de la mère pour sa progéniture, est évidente chez beaucoup de poissons.

(Anat. comp., XIII, p. 527.)

MILNE-EDWARDS. — L'instinct de la constructivité, associé au sentiment de la philogéniture, existe chez les poissons tels que les épinoches et les épinochettes; mais chez les animaux de cette classe, il est exceptionnel, ainsi que chez les reptiles, où la mère ne prend en général aucune précaution, pour assurer la conservation de ses œufs.

(Ibid., XIII, p. 537.)

MILNE-EDWARDS. — Quelle que soit la manière dont les jeunes poissons sont amenés à la vie, ils sont du moment de leur naissance, abandonnés complètement à eux-mêmes...

Bancs de poissons. — On ne peut guère appeler ces réunions des sociétés. Les individus dont elles se composent ne s'aident pas entre eux. Les mêmes besoins à satisfaire, les retiennent dans les mêmes localités, ou les en éloignent. Et si on les voit quelquefois suivre l'un d'eux comme un guide, c'est probablement par suite d'une tendance à l'imitation, qui accompagne toujours les premières lueurs de l'intelligence.

(Zoologie, p. 484.)

SAUVAGE. — *Poissons.* — Beaucoup d'entre eux donnent la chasse à d'autres poissons, plus petits ou plus insuffisamment protégés. Une guerre sans trève, sans merci, voilà en quoi consiste presque toute la vie des poissons; et certains d'entre eux n'épargnent pas même leur propre progéniture. La loi du plus fort est leur seule règle de conduite.

(BREHM, *Poissons*, p. 43.)

SAUVAGE. — *Poissons.* — ... On peut dire cependant qu'en général, manger et éviter d'être mangés, est la principale, on peut dire la seule préoccupation de ces animaux.

(Id., *ibid.* p. 42.)

BASTIAN. — *Poissons.* — Le professeur Owen a dit avec raison, que l'appétit pour la nourriture paraît être leur désir prédominant, et sa satisfaction, leur occupation principale.

(*Le cerveau et la pensée*, I, p. 109.)

CLOQUET. — Malgré des moyens d'agir si bien combinés, les poissons semblent être en proie à une sorte de somnolence habituelle, tant que le besoin de manger, celui non moins impérieux de la reproduction et la crainte des ennemis, ne les excitent pas au mouvement. C'est en étudiant leur organisation, sous le rapport de la sensibilité, que nous pourrons apprécier la cause d'un état de stupeur, qui ne les laisse jouir que des facultés de l'égoïsme; celles qui sont strictement nécessaires à la conservation et à la reproduction.

(*Dictionn. des sc. nat.*, *de Fréd. Cuvier*, XLII, p. 165.)

Fauveau. — Romanès accorde aux poissons, qu'il étudie immédiatement après les octopodes, toutes les émotions des fourmis, moins la sympathie qu'il n'a pu relever.

(*Facultés mentales des animaux*, p. 318.)

Est-il bien nécessaire de nous étendre davantage, sur le peu de développement des facultés affectives des poissons. C'est là encore une notion d'expérience vulgaire, et la question nous semble jugée, par le fait qu'ils ne forment point famille, et n'ont aucun soin de leurs petits. Ajoutons qu'ils ne s'accouplent pas, fait exceptionnel chez les vertébrés, et fort digne d'attention au point de vue qui nous occupe.

Nous parlions tout à l'heure des moyens de contrôle, que nous permet d'exercer sur les résultats obtenus, par l'examen du cervelet des mammifères marins et des reptiles, l'examen de celui des oiseaux et des poissons. Nous n'avons pas fini de montrer, avec quelle exactitude, quelle souplesse, les faits empruntés à l'anatomie comparée, s'adaptent à la théorie que nous défendons.

Dans cette classe si indifférente des poissons, deux espèces semblent se séparer des autres, et montrer un certain degré de sensibilité psychique ; ce sont les squales et les raies. Il se trouve en même temps qu'ils ont le cervelet plus volumineux. Ce fait curieux a attiré l'attention de Leuret et de Serres.

Serres. — Parmi les poissons, on sait que les raies et les squales s'accouplent, au contraire de ce qui a lieu dans presque toute cette classe. Or, les raies et les squales se rapprochent déjà des oiseaux par leur cervelet. Leur accouplement tiendrait-il à ce développement du cervelet ?

(*Anat. comp.*, II, p. 612.)

Beaunis. — Les centres nerveux des poissons, abstraction

faite des cyclostomes, et de quelques autres groupes qui seront mentionnés plus loin, présentent deux types différents, qui demandent à être étudiés à part; celui des poissons osseux et celui des sélaciens.

(Évolution, p. 186.)

BEAUNIS. — Le cervelet a en général un développement considérable chez les sélaciens. Cependant ce développement n'est pas égal chez tous. Chez les raies, le cervelet est assez volumineux, et déborde en arrière sur la partie antérieure du quatrième ventricule. En outre, de nombreux sillons transversaux, le divisent en lobules secondaires. Le développement du cervelet, est encore plus considérable chez certains squales, comme le *galeus canis*. Là, il masque tout à fait le quatrième ventricule, et il est constitué par un grand nombre de circonvolutions et de lobules secondaires. Dans toutes ces espèces, le cervelet est creusé d'une cavité d'autant plus étroite, que le cervelet est plus développé, et qu'il communique en avant avec le quatrième ventricule. A la partie inférieure du cerveau, des fibres transversales réunissent les deux moitiés du cervelet, et représentent les pédoncules cérébelleux moyens tout à fait rudimentaires, ébauche du pont de Varole des vertébrés supérieurs.

(Évolution, p. 199.)

MILNE-EDWARDS. — Le cervelet est remarquablement grand chez les raies du genre pastenague ou trygon. Non seulement il s'y prolonge postérieurement, de manière à recouvrir la totalité ou la majeure partie du quatrième ventricule, mais il s'avance au-dessus des lobes optiques, de façon à atteindre le bord postérieur du cerveau.

(Anat. comp., XI, p. 287.)

BASTIAN. — *Cervelet des poissons.* — C'est toutefois chez les requins, qu'il atteint son plus haut degré de développement. Chez ces poissons, très actifs et très rapaces, le cervelet non seulement couvre une grande partie de la moelle allongée, mais s'avance en avant au-dessus des lobes optiques, et l'étendue de sa surface est encore accrue, par l'existence de nombreux replis ou indentations superficielles.

(*Cerveau et pensée*, p. 91.)

LEURET. — *Requins* (squale). — Le requin est du petit nombre des poissons chez lequel l'accouplement a lieu. C'est pendant l'été qu'il entre en amour. Lorsque plusieurs mâles suivent la même femelle, il se livre de sanglants combats. Celui qui est vainqueur, approche de la femelle et la féconde.

(*Anat. comp.*, I, p. 208.)

LEURET. — Le cervelet du squale renard est énorme, et traversé par des lamelles, dont on n'aperçoit pas la moindre trace chez le brochet. Ici se présente une question phrénologique, la première que j'aie à examiner, et sur un point qui, au dire des phrénologistes, est des mieux établis. Le squale renard, ainsi que les autres squales et les raies ont de l'amour, au moins de l'amour physique, et leur cervelet a une organisation plus parfaite que celle de presque tous les autres poissons. Y a t-il là corrélation, rapport de cause à effet, ou simple coïncidence?

(*Ibid.*, I, p. 218.)

La position de question adoptée par Leuret nous paraît négligeable. Sans entrer ici dans l'examen de la théorie de Gall, il est bien clair que dans toute la nature, les manifestations de l'amour physique ou sensuel, sont très généralement associées à l'amour pur et simple. Or, contrairement à ce qui se passe chez les autres poissons, les raies et les squales s'accouplent. De ceux-là au moins on ne peut pas dire, qu'ils ne connaissent pas leur femelle, et s'il faut en croire Sauvage, le continuateur de Brehm, les squales présentent, sous forme d'attachement à leurs petits, des signes évidents de sensibilité psychique.

Sauvage. — *Emissole mustelus* (squale renard). — La femelle du renard, non seulement nage en compagnie de ses petits, mais encore pour les abriter, pour les protéger, elle les reçoit sous ses ailes pectorales, comme une poule fait de ses poussins. Elle n'abandonne ses petits, que lorsqu'ils sont assez forts pour se suffire à eux-mêmes. Un pêcheur a vu deux ou trois fois la mère, tenant un de ses petits sous ses ailes, nager très rapidemment, sauter même en le gardant ainsi, pour fuir le danger qui les menaçait.

(Brehm, *Poissons*, I, p. 143.)

Duméril. — Il faut cependant noter que certains squales, comme l'émissole (*Atlas*, pl. II, fig. 6) ont le cervelet très développé avec des scissures transversales; d'autres, tels que la squattine, ont cet organe plus petit. Enfin, il ne cède pas en dimensions chez les raies. (*Atlas*, pl. II, fig. 1.)

(*Hist. nat. des poissons*, I, p. 69.)

Ajoutons que dans le tableau de Serres, le requin, qui appartient aux Squales, et la raie bouclée, ont le cervelet plus volumineux que tous les autres poissons : 17 et 31 millimètres pour le premier, 34 et 25 pour le second.

Un passage de Cruveilhier résume bien cette question.

Chez les poissons, le cervelet est généralement petit, mais dans la raie et le squale, il est volumineux, divisé en circonvolutions, et se prolonge en avant au-dessus des lobes optiques, en arrière au-dessus du lobe de la huitième paire... Chez tous les poissons, le cervelet est creusé d'une cavité considérable; dans aucun de ces animaux, il ne présente de divisions en segments.....

(*Anat.*, III, p. 419.)

En résumé, si nous prenons les animaux les plus richement doués au point de vue du cervelet, nous remarquons chez eux des manifestations de sensibilité psychique étonnantes, presque incroyables, et qui le cèdent à peine à celles qu'on observe chez l'homme même.

Si nous prenons les animaux qui présentent le plus petit cervelet, nous remarquons chez eux des manifestations de caractère tout opposées : l'égoïsme, la cruauté, tout ce qui s'éloigne de la générosité, tout ce qui semble témoigner, de la pauvreté des instincts de sentiment.

Si, poussant plus loin cette étude, nous reprenons encore, d'une part : les animaux qui viennent après les premiers, c'est-à-dire après les plus richement doués au point de vue du cervelet ; d'autre part : ceux qui viennent après les seconds, c'est-à-dire après les plus dépourvus à cet égard, les résultats sont encore les mêmes.

Chez les premiers, nous remarquons une singulière richesse des facultés affectives ; chez les seconds, une pauvreté non moins remarquable, des manifestations de la sensibilité psychique.

De ce chapitre, nous pouvons conclure :

Il existe un rapport évident et étroit, entre le développement en volume du cervelet des animaux, et celui de leurs facultés affectives.

CHAPITRE X

ARGUMENT TIRÉ DE L'ÉTUDE DES NERFS CRANIENS

Nous pouvons aborder par tous les côtés le problème qui nous occupe, l'envisager sous les aspects les plus divers et les plus inattendus; toujours les faits viennent docilement répondre à notre appel, et ajouter un argument nouveau, aux preuves que déjà nous avons formulées.

Réfléchissant aux fonctions si nombreuses et si variées des nerfs craniens ou supérieurs, il nous a paru qu'à certains d'entre eux, étaient dévolues des fonctions, plus particulièrement en rapport, avec les manifestations de la sensibilité psychique. Et en même temps nous nous sommes dit, que si notre thèse était vraie, l'anatomie et surtout l'histologie, devaient nous montrer des liens étroits, entre ces nerfs et le cervelet lui-même.

Il est assez clair en effet, que si le cervelet est bien ce que nous pensons, le lacrymal et le pathétique doivent avoir avec lui, des connexions plus étroites que l'olfactif ou l'hypoglosse; et c'est précisément ce qui arrive.

Il y a à cet égard, il existe sur ce point d'anatomie très spécial, des particularités jusqu'ici peu connues et surtout peu signalées, parce que dans les théories anciennes on n'en pouvait pas voir l'intérêt; qu'elles sem-

blaient étranges, inexplicables, et en définitive, **plus**
gênantes qu'utiles. Mais si intéressantes qu'elles **puissent**
paraître, il est à la fois impossible et inutile, de chercher à résoudre toutes les difficultés de détail, auxquelles se heurte l'étude des nerfs craniens, envisagés à ce
point de vue très particulier.

Impossible, parce qu'un histologiste expérimenté, re-
culerait devant l'étendue de la tâche. Inutile, parce qu'ici,
comme pour l'anatomie comparée, il y a une manière
bien plus simple d'examiner le problème.

Elle consiste à aborder le sujet par ses côtés les **plus**
saillants, à ne prendre, à n'étudier que les nerfs, **qui,**
par leurs fonctions, sont plus particulièrement et surtout
plus clairement affectés, à l'expression des émotions **de**
l'âme; à étudier ces nerfs et à négliger tout le **reste.**
Nous disons, en d'autres termes, que les éléments **les**
plus clairs du sujet sont en même temps les plus **utiles,**
que les obscurités sont ici négligeables; qu'il y **a lieu**
d'étudier les nerfs dont nous venons de parler, et qu'on
peut sans inconvénient négliger tous les autres. **Cela**
posé ces nerfs nous paraissent être :

Le pathétique ;
Le lacrymal ;
Le facial ;
L'auditif.

Encore une fois nous ne pouvons ici, soumettre à **une**
critique rigoureuse, les divergences de détail qui séparent
les auteurs, dans la description de cet écheveau si embrouillé, de ce nœud gordien de l'histologie qu'on
appelle le bulbe. Nous ne pouvons pas davantage, à propos des rapports des nerfs craniens et du cervelet, étudier tous les problèmes de leur physiologie si difficile.

Les exigences de notre sujet sont autres, et nous y répondrons pleinement, si par de bonnes autorités, nous pouvons établir d'une façon précise, qu'entre nos quatre nerfs et le cervelet, il existe des liens incontestables.

Entrons maintenant dans le détail du sujet.

Le pathétique est un nerf moteur, mais si l'on envisage simplement et sans épiloguer sa fonction, on reconnaît que son action sur le muscle grand oblique, a pour résultat de donner à la face, une expression particulièrement émue et pathétique, qui a fait donner à ce nerf son nom. Cette expression est naturellement liée aux grandes émotions de l'âme, et à ce point de vue, si nous avons raison, il doit tirer du cervelet une partie au moins de ses origines. Voyons ce que disent à ce sujet les auteurs.

HUGUENIN. — *Nerf pathétique.* — Il est le seul qui émerge à la face postérieure (supérieure) de l'axe encéphalo-rachidien. Il provient du même noyau que l'oculo-moteur commun, se dirige en haut, traverse la valvule de Vieussens entre les deux pédoncules cérébelleux supérieurs, et s'entre-croise en même temps avec celui du côté opposé.

(Anat. centres nerveux, p. 97.)

VULPIAN. — *Pathétique.* — Avant toute préparation, on voit entre les deux nerfs, surtout sur les cerveaux longtemps conservés dans l'alcool, un dessin en relief représentant un losange. Les deux angles aigus correspondent aux origines apparentes des pathétiques; des deux angles obtus, l'un est en rapport avec le frein de la valvule de Vieussens, l'autre avec le sommet, de la subtance grise crénelée de cette valvule. Ce dessin est formé par l'origine profonde des nerfs de la quatrième paire. — Origine réelle. Les radicules profondes des nerfs de la quatrième paire, sont recouvertes par une lame extrêmement mince de substance nerveuse. Lorsqu'on

a enlevé cette lamelle, on voit les filets originels des pathétiques, qui sont tous dirigés de dehors en dedans, ou des
nerfs vers la ligne médiane. Mais tous ne l'atteignent pas.
A une très petite distance du lieu où les nerfs plongent
dans les pédoncules cérébelleux, on voit de chaque côté, un
filament qui se détache de ces nerfs, et s'enfonce dans ces
pédoncules d'avant en arrière. On en perd presque aussitôt
la trace.

D'autres filaments abandonnent aussi les nerfs avant la
ligne médiane, et se dirigent d'avant en arrière dans la
valvule, jusqu'au-dessous de la substance grise crénelée.
Nous ne ferons que mentionner quelques fibres, qui se dirigent vers le frein de la valvule et s'y enfoncent. Enfin le
plus grand nombre des radicules, arrivent jusqu'à la ligne
médiane, et là s'entre-croisent de la façon la plus manifeste.
C'est là un fait impossible à contester; les deux nerfs pathétiques offrent un entre-croisement aussi certain, que celui
des pyramides antérieures, quoique moins facile à découvrir.
On peut suivre les radicules au delà de leur entre-croisement; elles continuent leur marche de droite à gauche
pour le nerf droit, de gauche à droite pour le nerf gauche,
et viennent plonger dans les pédoncules cérébelleux supérieurs, un peu en arrière de l'origine apparente des nerfs,
mais au même niveau c'est-à-dire à la réunion du tiers interne, et des deux tiers externes de ces pédoncules. Parmi
ces radicules, les unes semblent traverser complètement
ces pédoncules, pour aller gagner la face supérieure de la
protubérance; d'autres descendent avec ces pédoncules vers
le cervelet; les derniers remontent vers le cerveau.

> (*Essai sur l'origine de plusieurs paires craniennes*,
> Thèse de 1853, p. 14, 15 et 16.)

Vulpian. — *Pathétique.* — En résumé l'origine apparente
des nerfs de la quatrième paire, a lieu sur les pédoncules
cérébelleux supérieurs. Ces nerfs tirent leur origine réelle
des pédoncules cérébelleux, des faisceaux intermédiaires,
des tubercules quadrijumeaux, de la valvule. Parmi les
radicules qui viennent de ces différentes parties, les unes

sont directes ; elles sont en petit nombre ; les autres s'entre-croisent sur la ligne médiane dans la valvule de Vieussens ; ce sont les plus nombreuses.

(Thèse de 1853, p. 16.)

STILLING. — *Pathétique.* — Présentation de préparations d'encéphale par M. Stilling. — Par la méthode des coupes, M. Stilling a découvert une racine cérébelleuse du nerf pathétique. La coupe passe à travers les tubercules quadri-jumeaux, la valvule de Vieussens et l'extrémité antérieure du vermis cérébelleux. C'est de cette dernière que l'on voit partir une fine racine qui, se dirigeant en avant, se rat-tache au tractus des fibres du pathétique, issues de l'entre-croisement de même nom. Selon toute apparence, la ra-cine elle-même ne s'entre-croiserait pas ; on peut au reste la suivre, jusque dans la région de l'extrémité antérieure du vermis.

(Compte rendu du huitième congrès des neurologistes de l'Allemagne de l'Ouest, in *Archives de neurologie,* 1884, VIII, p. 367.)

MATHIAS DUVAL. — Si nous récapitulons le trajet du ner pathétique, de son origine réelle vers son émergence, nous voyons que ce nerf au sortir dè son noyau, se dirige d'abord transversalement en dehors, puis d'avant en arrière parallè-lement à l'axe du système nerveux ; puis s'infléchit brusque-ment en dedans, pour s'entre-croiser dans la valvule de Vieussens avec son congénère, et enfin émerger du côté opposé.

(Recherches sur l'origine des nerfs craniens, Journal de Robin, 1879, p. 455.)

SAPPEY. — *Pathétiques.* — Ils se présentent sous l'aspect de petits tractus de couleur blanche, transversalement di-rigés ; de chacun de ces tractus partent quatre ou cinq radi-cules qui pénètrent et qui semblent se perdre, dans les pédoncules cérébelleux supérieurs.

Origine réelle. — Ces radicules, qu'on regardait autre-

fois comme provenant pour la plupart du pédoncule cérébelleux, le traversent pour se rendre dans un noyau de
substance grise, situé sur les parties antéro-latérales de
l'aqueduc de Sylvius, à l'entrée de cet aqueduc, c'est-à-dire
au niveau de l'orifice par lequel il communique avec le
quatrième ventricule. Ce noyau nous est déjà connu; c'est
celui qui donne naissance au nerf moteur oculaire commun.
Né de ce noyau commun à la troisième et à la quatrième
paires, le pathétique se porte en haut et en dedans, traverse le pédoncule cérébelleux supérieur, s'entre-croise
avec celui du côté opposé, et apparaît ensuite sur la face
supérieure de l'isthme.

(Anat. descript., III, p. 296.)

Ainsi donc, quelles que puissent être les divergences de
détail, il y a accord complet entre les auteurs, pour affirmer que les nerfs de la quatrième paire, pénètrent profondément dans les pédoncules cérébelleux supérieurs,
et vont ensuite répandre et croiser la plus grande partie
de leurs fibres dans la valvule de Vieussens. Vulpian
croit saisir une racine qui, par les pédoncules, se rend
au cervelet, et une autre aussi dans la protubérance.
Stilling va plus loin encore, et nous assure, pouvoir
suivre le nerf jusque dans le vermis; mais, de l'aveu
commun, les fibres du pathétique vont s'étaler, se répandre et se perdre (voyez la description de Vulpian)
dans la valvule de Vieussens. Et s'il en est ainsi, l'étude
du pathétique nous donne encore raison. Le nerf nous
appartient pour ainsi dire. Qu'est-ce en effet que la valvule de Vieussens? Cruveilhier va nous le dire : c'est
une partie du cervelet.

CRUVEILHIER. — Il est bien évident que la valvule de
Vieussens, n'est autre chose qu'une demi-lamelle céré-

belleuse. Une coupe verticale, médiane, antéro-postérieure, montre l'identité la plus complète entre cette valvule, dont la lame blanche est une émanation de la substance blanche du lobe moyen du cervelet, et dont la substance grise crénelée, comme je l'ai dit, reçoit pour chacune de ses petites divisions, un petit noyau de substance blanche.

(Anat., III, p. 418.)

Luys. — Substance corticale du cervelet. — Mais quelle que soit son apparence; qu'elle affecte la forme de lobules isolés, amydales; ou celle d'une lame mince demi-circulaire, valvule de Vieussens; partout où elle existe, elle est toujours identique à elle-même.

(Recherches sur le syst. nerv., p. 119.)

Ainsi, rien de plus clair que cette question du pathétique. Ses origines cérébelleuses sont évidentes; et d'autre part s'il n'est sans doute que le nerf d'un muscle, la mise en jeu de ce muscle, est au plus haut degré influencée par l'activité des instincts de sentiment. On peut dire, sans crainte de se tromper, qu'il n'existe pas un autre muscle, aussi nettement placé sous la dépendance de la sensibilité psychique, et qu'il n'y a pas un autre nerf, aussi clairement rattaché par ses origines au cervelet.

Huguenin, Mathias Duval, Sappey, nous disent que le noyau du moteur oculaire commun, est une des origines du pathétique. Il y a là comme une indication d'examiner, quel rapport peuvent avoir avec le cervelet, les nerfs de la troisième paire. Nous négligeons ici volontairement cette question. Il est bien évident que l'expression, l'attitude de l'œil, est au plus haut degré influencée par l'état des sentiments de l'âme; mais nous ne voulons relever dans ce chapitre, et mettre au service de notre

thèse, que l'étude des nerfs les plus manifestement **en**
rapport avec la sensibilité psychique. C'est pourquoi
dans l'examen des nerfs moteurs de l'œil, nous avons
pris le pathétique et négligé tous les autres.

Ainsi donc, sur ce premier point, les résultats ont
largement répondu à notre attente. Mais si nous avons
été très favorisé dans la recherche des origines de la
quatrième paire, nous ne pourrons pas l'être au même
degré, en ce qui concerne le lacrymal. Ici en effet l'anatomie et l'histologie, se heurtent à un obstacle naturel
et invincible, venant de ce que toutes les fibres du trijumeau, se trouvent mêlées dans le ganglion de Gasser.
Au delà de ce ganglion, entre le ganglion et la protubérance, toutes les fibres de la grosse racine du trijumeau, dont font partie celles du lacrymal, sont encore
confondues dans un tronc unique, où il est impossible
de les démêler. Cette difficulté est d'autant plus regrettable, que l'influence des émotions sur le lacrymal, répond à une notion plus certaine, plus indiscutable.

Quoi qu'il en soit, force est bien de prendre le problème, tel que la nature le donne, et nous n'avons ici
qu'une seule chose utile à faire, c'est d'étudier la grosse
racine du trijumeau. Si nous pouvons montrer qu'elle
répand ses fibres dans la protubérance, et qu'elle tire
du cervelet une partie de ses origines, nous aurons
encore mis en lumière un fait d'un grand intérêt. On
en verra plus tard toute la portée.

Nous disons dans la protubérance ; nous savons en
effet maintenant, que la protubérance n'est qu'une dépendance de notre organe, qu'elle est au cervelet, comme
le dit Cruveilhier, ce que le corps calleux est au cerveau
lui-même. L'anatomie comparée nous montre, qu'elle

manque chez les animaux qui n'ont que le vermis et n'ont pas d'hémisphère; et nous savons, par l'étude des observations, que les tumeurs, les tubercules par exemple, développées entre ses fibres, produisent les mêmes troubles psychiques que les tumeurs, les tubercules, développés dans le cervelet lui-même.

Le premier de ces deux faits n'a besoin que d'être rappelé. La grosse racine du trijumeau émerge du milieu de la protubérance; le plus simple examen du cerveau le fait voir; là est son origine apparente et c'est le seul nerf ainsi placé. Voyons ensuite ce que disent les auteurs de ses origines plus profondes.

FOVILLE. — Les nerfs qu'ils nous reste à examiner, comme naissant dans la partie cranienne des faisceaux postérieurs, ont maintenant droit à toute notre attention ; chacun d'eux mérite une description particulière. Nous commencerons par les nerfs cérébelleux qui sont au nombre de deux : l'auditif et le trijumeau.

(Anat. syst. nerv., p. 502.)

FOVILLE. — Nerfs cérébelleux. — De plus, et cette circonstance mérite la plus grande attention, des expansions membraneuses distinctes, partent de la substance même des nerfs auditifs et trijumeaux, comme la membrane rétine part de l'extrémité périphérique du nerf optique, et vont s'étaler dans toute l'étendue de la couche corticale du cervelet, comme la membrane rétine s'étale à l'intérieur du globe de l'œil.

(Ibid., p. 328.)

VULPIAN. — Grosse racine du trijumeau. — Considérée par sa face antérieure et inférieure, cette grosse portion paraît recevoir et reçoit en effet, une expansion membraneuse de la surface de la protubérance. Nous avons voulu nous assurer, si cette expansion se continuait bien directement

avec quelques-uns des filets du trijumeau, ou bien si elle
ne venait point mourir au pied de ces nerfs, sans leur
fournir, à proprement parler, une origine distincte. Voici
ce que nous avons trouvé, et nous sommes d'ailleurs sur ce
point, complètement d'accord avec M. Foville qui a amplement décrit cette disposition. Il y a à la surface du pédoncule cérébelleux moyen, une membrane nerveuse nettement
fasciculée, dont les fibres peuvent être suivies jusque dans
le tronc du trijumeau, et aussi dans celui de l'auditif, comme
nous le verrons plus tard. Cette membrane nerveuse descend encore sur le corps restiforme, dont elle revêt la région
la plus élevée ; en dedans, du côté de la protubérance, elle
offre des limites peu marquées ; mais elle ne nous a jamais
paru dépasser le point, où cette protubérance devient pédoncule cérébelleux.

(Thèse de 1853, p. 23.)

EDINGER. — La partie importante du nerf trijumeau, la
portion sensitive, prend naissance partiellement toutefois
dans la protubérance annulaire. Dans la grosse portion du
trijumeau, arrivent en arrière des fibres issues du cervelet,
et d'un petit amas de substance grise, situé en dehors du
noyau moteur, et considéré comme un noyau sensitif du
trijumeau.

(Anat. centres nerveux, p. 215.)

HUGUENIN. — Trijumeau. — A ce niveau enfin, apparaît la
grosse racine sensible du trijumeau, qui pénètre obliquement dans la protubérance. Le tronc commun se compose
d'un assez grand nombre de faisceaux, qui viennent de
différentes directions, et dont l'origine et le trajet ultérieur
sont encore loin d'être complètement connus. Ce qu'il y a
de plus remarquable assurément, c'est qu'une partie de ces
racines vient du cervelet.

(Anat. centres nerveux, p. 188.)

HUGUENIN. — Dans le cervelet pénètrent, des portions très
importantes du nerf trijumeau et de l'acoustique.

(Ibid., p. 268.)

Huguenin. — *Racine cérébelleuse du trijumeau.* — On voit (fig. 104, cervelet) des fibres allant du trijumeau dans le pédoncule cérébelleux supérieur. Ces fibres sont même très nombreuses. Il existe encore fréquemment un autre faisceau, qui contourne le pédoncule cérébelleux en dehors; mais on ne connaît pas son trajet ultérieur. Les fibres qui pénètrent dans le pédoncule cérébelleux supérieur, se rendent sans aucun doute au cervelet.

(Anat. centres nerv., p. 194.)

Vulpian. — *Trijumeau. Grosse racine.* — Étudiée par sa face postérieure ou supérieure, l'extrémité centrale de la grosse portion de la cinquième paire n'offre pas la même simplicité. Après un trajet de un centimètre au travers de la protubérance elle change d'aspect. Jusque-là elle était parfaitement blanche ; elle devient grise et n'offre plus, du moins à la surface, la même consistance. Enfin, elle paraît s'être élargie; on reconnaît que les fibres supérieures ou postérieures de la grosse portion, se sont infiltrées de substance grise, qu'elles se sont écartées les unes des autres, et on a ainsi l'explication, et des changements de couleur et de l'élargissement de cette racine. Si on cherche à suivre ces fibres grises de la racine, on voit qu'elles suivent deux directions principales; les unes, en petit nombre, se rapprochent, forment un petit faisceau qui se dirige vers le cervelet, en se plaçant en dessous du pédoncule cérébelleux supérieur; ce faisceau finit par venir s'accoler au corps restiforme, au moment où celui-ci pénètre dans le cervelet, et il y entre avec lui. Les autres fibres nombreuses forment un faisceau très aplati ; élargies en éventail elles prennent la direction que suivent les fibres de la petite racine du trijumeau ; mais elles sont situées à un étage inférieur, et par conséquent, lorsqu'elles atteignent la paroi antérieure du quatrième ventricule, elles sont moins superficielles que la petite racine.

(Thèse de 1853, p. 25.)

Vulpian. — Nous avons cherché l'origine du trijumeau sur le cerveau du chien, sur celui du chat, sur ceux du porc, du lapin et du cochon d'Inde. La grosse portion, sur tous les mammifères où nous l'avons étudiée, offre trois racines. Une petite qui vient du cervelet ; une beaucoup plus grosse, molle et grise, qui vient des faisceaux intermédiaires ou moyens, et enfin une racine bulbaire ou descendante.

(Thèse de 1853, p. 28.)

Gratiolet. — *Racines du trijumeau. Grosse portion.* — A ces racines sont annexées sous les pédoncules cérébelleux moyens, deux racines accessoires. L'une de teinte grise, se place au-dessous du pédoncule cérébelleux supérieur et se porte avec lui dans le cervelet ; l'autre se dirige vers le plan médian de l'axe, au-dessous du pédoncule cérébelleux supérieur.

(*Anat. compar.*, II, p. 211.)

Nous sommes donc en présence d'un fait indéniable, car toutes ces citations que nous n'avons pas craint de multiplier, établissent clairement que le trijumeau, emprunte au cervelet une notable partie de ses origines. Et chose curieuse, il s'agit bien de la grosse racine ; tous nos auteurs sont d'accord sur ce point. Enfin comme pour éloigner toute cause d'erreur, Vulpian nous assure (page 21 de sa thèse) que rien n'est plus facile à suivre, que la racine du nerf masticateur, que la préparation en est des plus aisées, qu'il y a toujours réussi. Comment peut-il se faire qu'une particularité si remarquable, et capable à elle seule d'éclairer le sujet, ait été si peu signalée, ait été l'objet de si peu de commentaires? Le cervelet, nous dit-on, n'est qu'un organe moteur ; eh bien, voici un nerf qui possède deux racines, l'une est motrice, l'autre sensitive ; ces deux racines pénètrent

au même endroit dans le mésocéphale ; une grande
partie des fibres de l'une se rend à la protubérance et
dans le cervelet, et ce ne sont pas les fibres de la racine
motrice, ce sont les fibres sensitives.

La question que nous travaillons, est pleine de ces
obscurités qu'une plus saine théorie dissipe. Nous demandons ce que peuvent aller prendre ou donner, dans
un organe exclusivement moteur des fibres sensitives, et
nous en avons au contraire une explication très simple,
dans la théorie du cervelet sensitif.

En ce qui concerne la question présente, nous disons que la fonction lacrymale du trijumeau explique
bien la présence de ces fibres. Quant à prétendre que
les fibres cérébelleuses de ce nerf, sont les fibres ori-
ginelles du lacrymal lui-même, ce ne serait que défendre
une hypothèse, et nous nous sentons assez fort, pour ne
point chercher dans cette voie des arguments favorables
à l'idée que nous défendons.

Quoi qu'il en soit, nous osons dire, que si la petite racine du trijumeau se rend au plancher du quatrième
ventricule, tandis que la grosse portion sensitive de ce
même nerf, se rend au cervelet et se répand dans la protubérance, le fait prouve énergiquement en faveur des
fonctions de sensibilité de l'organe, sensibilité psychique et sensibilité tactile et algésique ; qu'il est dans tous
les cas une objection sérieuse aux théories motrices. Si
l'on rejette cette interprétation des faits anatomiques, on
se trouve nécessairement en présence d'un problème
très obscur.

Ici se présente à notre étude, une autre particularité
bien intéressante et bien curieuse ; un détail d'anatomie
dont il serait assurément difficile, de tirer des déductions

précises par des arguments en forme, mais qui, en dehors de toute logique rigoureuse, ne peut manquer de frapper, les esprits réfléchis qui suivent notre travail.

CRUVEILHIER. — Le lacrymal s'anastomose, mais non toujours avec le pathétique, par un filet qui le rejoint près de son origine.

Chez un grand nombre de sujets, il semble que ce nerf, et Swann décrit cette disposition comme normale, naisse par deux filets dont l'un vient de la cinquième paire et l'autre de la quatrième.

(Anat., III, p. 511.)

CRUVEILHIER. — L'union de la branche ophthalmique et du nerf pathétique est si intime, qu'on a pu croire que le nerf lacrymal, provenait tout entier et toujours du nerf pathétique, et non du nerf ophthalmique lui-même. Mais une dissection attentive, établit que cette assertion est complètement erronée.

(Ibid., III, p. 505.)

CRUVEILHIER. — Cependant j'ai vu chez plusieurs sujets le nerf pathétique fournir un rameau, qui s'unissait à un filet émané de la branche ophthalmique, pour constituer le nerf lacrymal. Cette anastomose avait lieu dans le fond de la cavité orbitaire. Une autre manière de voir, serait de considérer le nerf pathétique et la branche ophthalmique de Willis, comme un seul et même nerf. Chez certains sujets il y a en effet un entrelacement tel, qu'il est impossible de les séparer.

(Ibid., III, p. 506.)

Sans vouloir encore une fois chercher à tirer de ce fait des déductions rigoureuses, il y a dans cette anastomose, un fait vraiment digne d'attirer l'attention. N'est-il pas très remarquable de voir, deux nerfs issus

par des troncs séparés, de parties éloignées du mésocéphale, deux nerfs très différents par leurs fonctions
physiologiques, puisqu'elles sont motrices chez l'un et
secrétoires chez l'autre, confondre ainsi leurs fibres par
une anastomose, qui souligne d'une manière frappante,
la double communauté de leur origine cérébelleuse, et
de leur dépendance manifeste de la sensibilité psychique.
Ainsi donc, envisagée dans l'ensemble, comme nous
l'avons fait au chapitre ii et au chapitre vii, ou considérée comme nous le faisons ici, dans les plus minutieux détails, l'anatomie du cervelet nous est toujours
favorable. On va le voir encore dans l'examen du
facial.

VULPIAN. — Le facial naît par un assez grand nombre de
filets fasciculés. Quand on le renverse sur le bulbe de façon
à voir sa face postérieure, on aperçoit deux ou trois filets
qui se détachent de cette face, et s'enfoncent entre les deux
ou trois arceaux inférieurs de la protubérance...

M. Cruveilhier dit à propos de l'origine réelle de ce nerf :
« On peut la suivre à travers le corps restiforme, jusque
dans l épaisseur de la protubérance, où on voit ce nerf
s'épanouir en filaments, dont les uns se portent en dedans
du côté de la ligne médiane de la protubérance ; les autres
en dehors du côté du cervelet. J'ai pu suivre quelques-uns
de ces filaments, jusque dans l'épaisseur du faisceau inno-
miné, au voisinage du sillon médian du calamus.
(Thèse de 1853, p. 31.)

VULPIAN. — Toutes les radicules du nerf facial droit, ne
semblent pas s'entre-croiser avec celles du nerf facial gauche,
au niveau du plancher du quatrième ventricule. Quelques-
unes, les moins superficielles, paraissent pénétrer dans le
sillon médian du plancher du quatrième ventricule, et se
mêler aux fibres antéro-postérieures qui traversent l'étage

supérieur de la protubérance, entre les faiseaux intermédiaires, fibres que l'on retrouve aussi sur toute la hauteur du bulbe. Or, nous avons vu ces fibres, une fois arrivées au-dessous de l'étage supérieur de la protubérance, s'entre-croiser d'un côté à l'autre pour se continuer : les unes avec les fibres transverses de la protubérance, les autres avec les faisceaux ascendants des pédoncules cérébraux. Ces radicules n'échappent donc point à l'entre-croisement.

(Thèse de 1853, p. 32.)

EDINGER. — Le nerf facial a son origine dans ce lieu même. Vous voyez ses fibres se diriger vers le plancher du quatrième ventricule ; là, elles décrivent une courbe à direction antérieure, qu'on ne peut voir sur la figure, puis elles parcourent, en formant un arc de cercle peu prononcé, une région assez étendue sous le plancher du quatrième ventricule, et finalement traversent en formant un angle dirigé en avant et en dehors, la calotte et le pont qu'on voit déjà à ce niveau.

(*Anat. des centres nerv.*, p. 209.)

SAPPEY — *Facial.* — Après avoir contourné le noyau supérieur (noyau du moteur oculaire commun), le facial arrive sur les côtés de la tige du calamus : là il s'infléchit brusquement en soulevant la couche grise du plancher du quatrième ventricule, et en formant sur ce plancher, une légère saillie connue sous le nom d'*eminentia teres* et appelée aussi coude du facial. Ainsi coudé, il se dirige en haut, pénètre dans la partie inférieure de la protubérance, s'incline en dehors, passe de nouveau entre les pyramides et la cinquième paire, et arrive ainsi jusqu'à la fossette latérale du bulbe.

Dans le trajet que parcourt le facial de son noyau d'origine à cette fossette, il présente donc trois portions : 1° Une portion initiale ou bulbaire, qui se porte obliquement vers le plancher du quatrième ventricule ; 2° une portion moyenne ou bulbo-protubérantielle très courte et perpendiculaire à la précédente ; 3° une portion terminale ou protubérantielle, oblique comme la première, mais plus longue que celle-ci.

(Anat., III, p. 341.)

Nous pourrions encore citer avec avantage un passage de M. Luys, tendant à établir l'entre-croisement des fibres du facial dans la protubérance (Recherches de 1865, p. 103). Mais cette description, qui fait partie de l'exposition d'un système général, est rédigée d'une manière qui la rend obscure si on l'isole. Du reste, M. Sappey résume clairement en deux mots, la partie qui nous intéresse en disant :

Sappey. — En 1865, les études de M. Luys le conduisirent à la même conclusion. Pour cet auteur, de chacun des noyaux d'origine des nerfs faciaux, partent des fibres qui s'entre-croisent dans la protubérance, et qui longent ensuite le côté interne du pédoncule cérébral correspondant.

(Anat., III, p. 343.)

Ajoutons seulement que M. Sappey, pas plus quand il parle en son nom, que quand il traduit dans le passage qui précède la pensée de M. Luys, ne fait mention de la dispersion des fibres dans la protubérance. On pourrait croire, à ne lire que cet auteur, qu'elles ne font que la traverser en faisceaux bien unis, mais M. Luys est sur ce point formel.

Ces fibres, dit-il, en parlant de ce qu'il nomme les fibres efférentes secondaires, dont font partie dans son système les origines de la septième paire, constituent ainsi toute une série de fibrilles, traversant en diagonale, toute l'épaisseur de la protubérance sous l'aspect de fascicules très déliés, condensés à leur point d'émergence, étalés au moment de leur distribution centrale et régulièrement stratifiés les uns au-dessus des autres. Ces fibres secondaires ne peuvent être suivies d'une manière positive dans tout leur parcours; elles ne sont appréciables nettement qu'au niveau du point d'émergence.

(*Recherches sur le syst. nerv.*, p. 103.)

Nous savons maintenant ce que c'est que la protubérance; nous l'avons vu dans le chapitre VII et tout à l'heure encore à propos du trijumeau. Nous savons que la protubérance, corps calleux du cervelet, est très largement, très immédiatement influencée par les phénomènes qui se passent dans cet organe. Nous savons que ses irritations par des produits pathologiques, donnent des phénomènes tout semblables, à ceux produits par les irritations du cervelet lui-même. En d'autres termes, que si le cervelet agit sur elle, les lésions de la protubérance réagissent sur lui; qu'en somme, elle est vraiment une dépendance, on peut même dire, une partie de l'organe.

Quand donc nous constatons que le facial y répand, y disperse ses fibres, comme pour y puiser largement l'influx spécial qui vient du cervelet, nous sommes en présence d'un fait qui ne peut plus nous étonner, qui nous paraît tout naturel, parce qu'il fait bien comprendre, pourquoi l'état des muscles de la face, est si étroitement lié à l'expression des sentiments et des passions. Nous pouvons donc être bref sur le facial, et sans autre commentaire, juger résolu le problème, qui fait de ce nerf et de l'ensemble des muscles auxquels il commande, le moyen le plus puissant d'expression mis au service de la sensibilité psychique.

Mais si l'examen de l'histologie du facial, donne encore une fois raison à l'idée préconçue d'où est né ce travail, nous triomphons bien autrement dans l'examen de l'auditif. A part Vulpian, qui dans un travail déjà vieilli et dépassé, fait à ce sujet des réserves, tous les auteurs sont d'accord pour affirmer hautement, que l'auditif, a des connexions intimes et importantes avec le cervelet. D'autre part ces connexions sont pour eux une véritable énigme, et les efforts auxquels on s'est livré pour en trouver la clef, les théories singulières auxquelles ils ont abouti, ne font que montrer plus clairement, à quel point dans les théories motrices, les liens de l'acoustique et du cervelet sont inexplicables. Mais entrons d'abord dans l'examen des auteurs.

FOVILLE. — Il n'y a pas dans toute l'étendue du système cérebro-spinal, un seul nerf qui se détache plus directement du faisceau postérieur que le nerf auditif. C'est donc à juste titre que nous le décrivons comme tel. Ses communications avec le cervelet sont en même temps si considérables, qu'elles justifient la qualification de nerf cérébelleux que nous lui avons donnée.

(*Anat. syst. nerv.*, p. 503.)

FOVILLE. — Il y aurait certainement beaucoup de choses encore à dire, sur les connexions radiculaires du nerf auditif avec le corps restiforme, le cervelet, son ventricule et la protubérance. Je me bornerai à ces données, qui me semblent exprimer ce qu'il y a de plus essentiel, et justifier pleinement le double titre, de nerf du faisceau postérieur, et de nerf cérébelleux, sous lequel nous l'avons présenté.

(*Ibid.*, p. 506.)

FOVILLE. — De plus, et cette circonstance mérite la plus grande attention, des expansions membraneuses distinctes, partent de la substance même des nerfs auditifs et trijumeaux, comme la membrane rétine part de l'extrémité périphérique du nerf optique, et vont s'étaler dans toute l'étendue de la couche corticale du cervelet, comme la rétine s'étale à l'intérieur du globe de l'œil.

(*Ibid.*, p. 328.)

Nous avons vu, en étudiant le trijumeau, que les recherches personnelles de Vulpian avaient, elles aussi, abouti à constater, la réalité de cette dépendance de la cinquième paire ; mais les recherches ultérieures, les progrès de l'histologie, n'ont pas sanctionné les vues prématurées de Foville sur cette expansion membraneuse de l'acoustique, sur cette rétine auditive. En revanche, elles n'ont fait que confirmer hautement, ce que le premier peut-être il avait bien vu : les liens intimes qui unissent l'acoustique avec l'organe de la sensibilité psychique. Et ce n'est pas tout ; Meynert, dont personne croyons-nous, ne peut récuser l'autorité en un sujet semblable, Meynert suivi par Huguenin, ose aller plus loin encore, quand il émet l'opinion que le cerveau, ne reçoit pas directement l'impression des sensations sonores, et qu'elles ne lui arrivent qu'en traversant le cervelet. Il faut lire dans son texte, cette affirmation si singulière et en même temps si intéressante.

Huguenin. — Mais il est aujourd'hui reconnu, que le faisceau longitudinal postérieur, n'a pas de rapport avec le nerf auditif, et comme on ne connaît point dans la moelle allongée, de fibres allant de l'auditif aux centres psychiques, on est forcé de se ranger à l'opinion de Meynert, qui veut que la plus grande partie du nerf acoustique se rende au cervelet, et que la connexion avec le cerveau se fasse exclusivement par l'intermédiaire de ce dernier organe. En acceptant cette manière de voir, nous verrons que les connexions peuvent s'établir par deux voies.

(Anat. des centres, p. 214.)

Nous voudrions qu'il eût raison, mais la réflexion nous condamne à éloigner cette doctrine séduisante. Quelque intérêt que nous ayons à l'admettre, nous avons peiné à croire à une dissociation complète des sensations, qui attribuerait les unes au cerveau, les autre au cervelet. Nous pensons tout au contraire, que pour ce qui est des sensations supérieures, des noyaux d'origine doivent partir des racines, allant vers l'un et l'autre des grands organes psychiques; qu'en d'autres termes, cerveau et cervelet les reçoivent du ganglion même, l'un pour s'en émouvoir, l'autre pour les juger. L'expérience démontre, et le peu que nous savons d'anatomie tend à montrer, qu'aucune suppression ni du cerveau ni du cervelet n'éteint chez l'animal les grandes sensations. Développer ici ce point serait sortir de notre sujet; nous nous réservons d'y revenir, à la fin de notre travail. Pour le moment, nous n'avons qu'à chercher et à mettre en lumière, les connexions du cervelet avec les quatre nerfs : pathétique, lacrymal, facial, auditif.

Ferrier. — Le nerf acoustique est en rapport direct avec le cervelet par l'intermédiaire du corps restiforme, ainsi que l'ont démontré les recherches de Lockart Clarke et Meynert.
(*Fonctions du cerveau*, p. 186.)

Huguenin. — Nous avons établi que le nerf acoustique présente trois centres primaires dans la moelle allongée : le noyau antérieur, le noyau interne et le noyau externe. Nous avons ajouté que les fibres du noyau antérieur, se rendent sans aucun doute au cervelet, ce qui cependant n'est pas absolument démontré. Nous ne connaissons pas encore d'une façon certaine, les connexions du noyau interne avec les régions centrales, bien que la physiologie nous dise qu'il doit en exister. Par contre, les fibres du noyau externe se rendent au cervelet, et peuvent être suivies au moins jusque dans le noyau du toit du cervelet. Le noyau du toit doit donc être rangé parmi les noyaux d'origine du nerf acoustique.
(*Anat. des centres*, p. 325.)

Huguenin. — En exposant le trajet des racines du nerf acoustique, nous avons parlé du noyau dit externe. Ce noyau se trouve situé, entre les faisceaux de la partie interne du pédoncule cérébelleux inférieur, et renferme un grand nombre de belles et grosses cellules polygonales. Sur le schéma 114, le noyau est représenté en H. Il est facile de voir que des fibres, ou plutôt des faisceaux très apparents sont en connexion avec ce noyau. Ces faisceaux se dirigent en haut et en dehors, se réunissent aux fibres de la partie interne du pédoncule cérébelleux, et les accompagnent dans leur trajet ultérieur. L'union de ces faisceaux acoustiques externes avec le noyau de Stilling est incontestable, et ce dernier noyau joue certainement un rôle dans les fonctions centrales du nerf acoustique. Le noyau du toit se compose d'éléments gros et polygonaux, semblables à ceux du noyau acoustique externe de la moelle allongée.

(Anat. des centres, p. 274.)

Huguenin. — *Acoustique.* — Si nous envisageons l'ensemble de ces racines, nous pouvons les diviser en sept catégories :

1° Les fibres de la racine externe, stries médullaires ;

2° Les fibres du noyau antérieur, nerf intermédiaire de Wrisberg, nerfs vaso-moteurs ;

3° Les fibres du corps restiforme, fibres du cervelet ;

4° Les fibres du noyau externe, fibres du cervelet;

5° Les fibres du noyau interne dont les prolongements sont inconnus;

6° et 7° Les fibres du noyau externe du côté opposé qui, sans aucun doute, doivent être considérées comme des fibres du cervelet.

(Anat. des centres, p. 213.)

Gratiolet. — Le nerf acoustique naît du quatrième ventricule, glisse dans l'axe du corps restiforme et bientôt s'accole au nerf facial, mais ne se confond pas avec lui. Il a trois racines bien distinctes :

1° La première remonte avec le corps restiforme dans le noyau cérébelleux...

3° Ce faisceau est la troisième racine; il suit le prolongement du faisceau postérieur qui se dirige vers le centre des couches optiques, et concourt avec lui à la formation de la cupule. Nous n'avons pu suivre ces fibres au delà, mais elles se portent probablement vers le cerveau ; dans ce cas, le nerf acoustique dépendrait également du cerveau et du cervelet.

(Anat. comp. II, 215.)

LUSSANA. — Nerf auditif. — ... Mais je puis dès ce moment en exprimer mon opinion, que le nerf vestibulaire des canaux semi-circulaires, lequel dérive du cervelet, préside exclusivement à la fonction auditive.

(Journal de Brown-Séquard, 1863, p. 191.)

Laissons les divergences. Elles ne portent ici encore que sur le plus ou le moins, et s'expliquent aisément en ces matières difficiles, par l'inégal bonheur des préparations, l'inégale habileté de ceux qui les exécutent. Qu'on discute sur la quantité, peu importe; il n'en reste pas moins que de l'avis général, les connexions qui unissent l'auditif et le cervelet, sont importantes et étroites. Quel singulier mystère pour nos devanciers et quelle clarté pour nous !

Nous attachons à ce fait une importance extrême. S'il est vrai que les sons en eux-mêmes, ont une action toute particulière sur notre sensibilité, s'il est vrai qu'un grand bruit nous émeut, tout autrement qu'une vive lumière (voyez l'éclair et le tonnerre); s'il y a des bruits effrayants et s'il n'y a pas de lumière effrayante, nous sommes devant un fait considérable pour la thèse que nous défendons. Entrons dans le domaine des arts ; nous y voyons que celui qui assemble les sons et les combine, est plus que tous les autres l'art du sentiment; qu'aucun autre au même degré, n'a la puissance d'émouvoir les hommes; qu'aucun **autre** n'arrive à ce résultat, par des moyens d'une fantaisie aussi libre, par des moyens aussi exclusifs de l'intervention des instincts de raison. Nous y voyons qu'il n'y a dans la musique aucune partie de raison, comme il n'y a dans les mathématiques aucune partie de sentiment; nous y voyons en un mot, que musique et mathématiques, sont aux deux extrémités d'une chaîne, dont les anneaux répondent à l'infinie variété des phénomènes psychiques.

Il n'est pas une combinaison harmonique sonore, qui, pour un esprit bien doué n'ait une expression, une valeur de sentiment. Et d'autre part, interrogeons les peintres; ils nous diront que le plaisir résultant des harmonies de la couleur, n'a que le caractère d'une pure sensualité. Cette union de l'auditif et du cervelet est donc au plus haut point remarquable, et pour tous les esprits réfléchis, elle constitue un argument de probabilité des plus forts, en faveur de l'idée que nous défendons.

Ne craignons pas d'insister sur cette question de l'acoustique, car elle est sûrement d'un très grand intérêt. Maître de forger un argument, nous n'aurions pu mieux faire. A un point de vue immédiat et superficiel, les relations du pathétique et du lacrymal paraissent tout d'abord plus frappantes, mais, à la réflexion, les connexions intimes et étendues de l'auditif, ont à notre avis, une tout autre portée. Cette question de l'auditif est vraiment le gros argument de ce chapitre. Si désireux que nous soyons de nous appuyer sur elle, nous croyons, nous l'avons dit, que l'opinion de Foville manque d'exactitude; que celle de Meynert, suivi **par** son interprète Huguenin, est entachée d'exagération.

Nous les rejetons donc; mais même après ce sacrifice, il est impossible de n'être pas frappé du fait que l'auditif va si largement au cervelet.

Et qu'on veuille bien le remarquer encore, dans les théories anciennes les relations universellement reconnues du cervelet et de l'auditif n'ont pas de raison d'être. On peut arguer que le pathétiqueet le facial, qui sont des nerfs moteurs, ont besoin de l'influx du cervelet. Mais que peut aller chercher dans cet organe, que peut demander au cervelet moteur, un des deux grands nerfs psychiques, un nerf qui pas plus que l'optique, ne commande à aucune action musculaire. Au contraire, dans la théorie que nous défendons, ces relations sont naturelles, nécessaires, et viennent ajouter un argument vraiment fort à ceux que déjà nous possédons. Il y a dès lors deux grands nerfs psychiques, comme il y a deux organes psychiques, et à un point de vue très synthétique, l'acoustique est bien, comme le prétend Foville, le nerf du cervelet, au même titre que l'optique est le nerf du cerveau.

Nous n'avons pas fini d'éclairer, par une meilleure théorie, des faits qui, dans l'état présent de la science, paraissent obscurs et inexplicables. Voici un auteur, M. Boucheron, qui, dans une note présentée à l'Académie des sciences, déclare avoir guéri rapidement une folie mélancolique, en apportant remède à une lésion de l'oreille. Et avec sa compétence particulière, il nous dit que ces faits sont fréquents; il nous cite plus de vingt auteurs qui en ont observé de semblables. Voici les passages de cette note qui nous intéressent particulièrement; on va voir qu'il s'agit bien dans tous ces cas, de troubles de la sensibilité psychique.

Folie mélancolique et autres troubles mentaux *dépressifs* dans les affections otopiésiques de l'oreille (par compression). — Note de M. Boucheron présentée par M. Bouchard. — ... Nombre de malades atteints d'affections variées de l'oreille, sont sujets d'autre part, à des troubles intellectuels affectifs et sensitifs divers. Ces troubles peuvent disparaître avec l'amélioration de la maladie de l'oreille, comme nous l'avons remarqué surtout dans l'otopiésie. Ces documents personnels s'ajoutent, à ceux que de nombreux auteurs (longue liste en note) ont déjà recueillis sur les relations de l'oreille avec les troubles mentaux et sur la fréquence extrême des illusions et des hallucinations auditives, dans les maladies mentales avec ou sans substratum anatomique auriculaire. Mais dans les cas cités jusqu'ici, il s'agissait de lésions relativement grossières de l'oreille.

Dans les faits qui nous occupent, au contraire, il s'agit d'une affection d'oreille bien moins apparente. Tel est **par** exemple le cas suivant, où l'influence pathogénique de l'oreille sur l'affection mentale a été tout à fait manifeste.

Observation. — Une jeune fille de vingt-trois ans, sans anté- cédents connus d'hérédité nerveuse ou de prédisposition, est atteinte depuis dix jours d'une crise de mélancolie aiguë avec hallucinations de l'ouïe, déraison, **perte de** connaissance; de troubles affectifs, répulsion pour **ses** parents, insomnie, vertiges, incapacité de marcher **et de** se tenir debout. Physionomie inspirée, yeux hagards, écou- tant ses voix et n'entendant que fort mal la voix de ceux **q**ui lui parlent. Cette diminution importante de l'ouïe, était en rapport avec une affection otopiésique aiguë de l'oreille (obstruction de la trompe d'Eustache; vide ou absence d'air de la caisse tympanique; compression des nerfs acous- tiques par la pression atmosphérique sans contrepoids).

Une insufflation d'air dans la caisse tympanique, en fai- sant cesser le vide, et en mettant fin à l'excitation et à la compression des nerfs acoustiques, fit cesser instantanément la surdité, et aussi les troubles mentaux produits par l'exci- tation du nerf acoustique irradiée jusqu'au cerveau. La connaissance revint immédiatement. Plus de délire, plus d'hallucinations, retour à la raison; physionomie calme; parole nette; stabilité et équilibre revenus. Cette crise de folie mélancolique récente, produite par une affection récente de l'oreille, disparut donc avec les troubles de l'oreille.

En somme, il y a des affections de l'oreille où le nerf acoustique excité par pression (otopiésis), transmet son excitation aux diverses parties des centres nerveux, et produit selon le sujet, des effets irradiés divers.

Transmise : 1° au bulbe et à la moelle, cette excitation produit de l'épilepsie, de la pseudoméningite ou des convulsions variées sans caractère spécial; 2° du côté du cervelet elle produit des troubles de l'équilibration; vertiges, chute, rotation; 3° arrivée au cerveau et à l'écorce cérébrale, l'irradation produit des troubles mentaux légers ou graves, *ayant un caractère commun de dépression*. Les troubles légers sont la perte ou la diminution de la mémoire, d'esprit de suite, de la réflexion, de la vivacité des conceptions, diminution de l'affection pour les proches; idées de tristesse, de suspicion, de défiance, de persécution, ou de l'hypochondrie. Les troubles mentaux graves peuvent s'élever jusqu'à la folie mélancolique aiguë avec délire, hallucinations, perte de connaissance chez les sujets prédisposés. Le point sur lequel il y a lieu d'insister, c'est que tous ces troubles mentaux, peuvent être la conséquence d'affections relativement légères de l'oreille; entre autres de l'otopiésis par obstruction des trompes d'Eustache, et que, dans les cas récents, la cure de l'affection otopiésique de l'oreille, peut faire cesser les accidents mentaux symptomatiques.

(*Acad. des sc.*, 24 octobre 1887.)

Nous croyons qu'il y a lieu de négliger tout à fait les mots : déraison, retour à la raison, contenus dans l'observation. Ces deux expressions en effet ne s'harmonisent pas du tout avec le contexte; et de plus, elles sont souvent employées dans le langage courant, tout à fait en dehors du sens précis que nous leur attribuons. On dit très bien nous l'avons vu, d'une personne de sentiments exaltés qu'elle est déraisonnable, sans que cela implique aucunement un délire, une altération des instincts de raison, dans un sens rigoureux. Cette difficulté légère écartée, il est facile dé voir, sans que nous ayons besoin d'insister autrement, que cette note de M. Boucheron, fournit à notre thèse un nouvel argument et nous est précieuse.

Ainsi, des quatre nerfs dont les fonctions se présentent tout d'abord, comme plus intimement liées avec les manifestations de la sensibilité psychique, il n'en est pas un qui échappe à nos prévisions, et qui ne procède du cervelet ou de la protubérance. Si cette union peut être non pas niée, mais seulement mise en doute pour le second, cela tient à une difficulté histologique, à la difficulté d'isoler ses fibres de toutes celles auxquelles elles sont mêlées.

Il y aurait encore une question à étudier, relative au spinal et au pneumogastrique. Nous voulons parler de l'influence que la sensibilité psychique, exerce sur les mouvements du cœur et sur le rhythme respiratoire, par l'intermédiaire de ces deux nerfs. Nous pensons pouvoir résoudre ce problème, mais ce n'est pas le moment d'en aborder l'examen. Bornons-nous à remarquer ici, que cette partie de l'anatomo-physiologie est vraiment difficile et pleine d'obscurité.

Il paraît bien établi que spinal et pneumogastrique forment, dans l'ordre des nerfs craniens, une paire sensitivo-motrice ; que le vague est à l'origine un nerf mixte, et que le spinal est formé par une partie dissociée de ses racines motrices. On peut dire avec autant de vérité, que l'excitation expérimentale de ces nerfs, ne permet pas de douter de leur curieuse propriété d'arrêt. Mais, en dehors

de ces points, tout est dans leur étude difficulté et confusion.

Difficulté venant de la fonction nettement motrice du
spinal, et de son implantation partielle sur les cordons
postérieurs de la moelle, difficulté venant de ses anastomoses avec les nerfs de sensibilité, auxquels il va
mêler ses fibres motrices, en même temps qu'il leur emprunte des fibres sensitives. Difficulté et confusion
venant de ce que le pneumogastrique est un nerf mixte
dès l'origine ; de la multiplicité de ses rapports avec
les organes les plus divers, du nombre et de la variété
de ses anastomoses. Tout cela fait de cet appareil une
des parties les plus obscures de l'anatomie, la plus
obscure peut-être ; et l'on ne s'étonne plus d'y rencontrer des divergences d'opinion, de voir M. Luys, par
exemple, soutenir que le spinal, comme le vague, est
un nerf mixte dés l'origine.

Cette anatomie compliquée, a naturellement pour
corollaire une physiologie très difficile, très complexe,
pour nous servir de l'expression même de M. Mathias
Duval. Nous verrons pourtant à la fin de ce travail, une
grande partie de ces obscurités disparaître, par la théorie
du cervelet sensitif. Nous ne saurions aborder ici ce sujet,
sans nuire à l'ordre et à la clarté de notre démonstration. Disons seulement qu'elle nous expliquera, comment une émotion légère produit des palpitations, et
comment une émotion forte détermine la syncope.

En ce qui concerne la question présente, une chose
est certaine et nous suffit. C'est que, si les émotions
fortes influent sur le rhythme respiratoire, influent sur
les mouvements du cœur et sont même capables d'en
déterminer l'arrêt, spinal et pneumogastrique sont d'autre

part, unis au cervelet d'une façon très étroite. Le **spinal**, en effet, émerge des corps restiformes, et le pneumogastrique a des racines dans le cervelet lui-même.

Sachons-nous borner, pour le moment, à mettre ces faits en lumière. Quand nous aurons bien montré **que** ces deux nerfs, contractent avec le cervelet des rapports intimes, quoi qu'il en soit de la physiologie de tous ces organes, déjà légitimement nous pourrons dire : L'influence des émotions sur le cœur et les mouvements respiratoires, s'explique bien par l'anatomie.

VULPIAN. — Pour bien concevoir l'origine réelle du glossopharyngien ou du nerf pneumogastrique, il faut faire pour un moment abstraction de leurs nombreux filets d'origine, et n'en suivre qu'un seul. Nous avons dit que chaque **filet,** naissait par plusieurs filaments placés en série **transversale** ou antéro-postérieure. On peut encore pour simplifier **la** description, supposer que le filet étudié, présente quatre **fila**-ments dont nous allons indiquer l'origine profonde. L'un de ces filaments est antérieur, un autre est postérieur **et les** deux autres sont intermédiaires. Le filament **antérieur** marche de dehors en dedans, presque superficiellement; **il** n'est recouvert que par une très mince couche de **fibres.** Il se dirige donc de son point d'origine vers l'olive; **mais** après un court trajet et avant d'avoir atteint le **corps oli**-vaire, il se recourbe vers la moelle et confond ses fibres **avec** celles du corps restiforme. Le filament postérieur est **encore** très superficiel; il remonte avec le corps restiforme **vers le** cervelet. Des deux filaments intermédiaires, l'un est **anté**-rieur, l'autre est postérieur...

(Thèse de 1853, p. 39 et 40.)

VULPIAN. — Cette description peut s'appliquer à chacun des filets d'origine de ces nerfs, car ils offrent tous la **même** disposition.

(*Ibid.*, p. 40.)

VULPIAN. — Les nerfs glosso-pharyngiens et pneumogastriques offrent une origine tout à fait semblable. Parmi les radicules de ces nerfs, quelques-unes descendent dans le corps restiforme, d'autres montent avec ce même corps vers le cervelet. Le plus grand nombre traverse le faisceau restiforme, puis pénètre dans les faisceaux intermédiaires.

(Thèse de 1853, p. 49.)

VULPIAN. — *Commentaire à l'observation Pierre Bourgoin.* — Enfin, chez le sujet de l'observation, M. Hérard a noté avec soin l'apparition de vomissements et de toux plus ou moins opiniâtre, et il a invoqué avec beaucoup de raison ce nous semble, le rapport du cervelet avec le nerf vague, Seulement, je pense que l'on peut pour l'explication, ne pas s'en tenir à de simples rapports de proximité; il faut prendre en considération les filets originels du nerf vague, dont un certain nombre naissent du cervelet. C'est là sans doute la raison, pour laquelle les vomissements surviennent si ordinairement dans les cas de lésion du cervelet, fait sur lequel a insisté notre collègue, M. Hillairet.

(*Soc. méd. des hôp.*, 29 juin 1860.)

HUGUENIN. — Nous ferons seulement observer ici, qu'une partie de ses fibres (de l'acoustique) se rend au cervelet. Ceci est également vrai pour le trijumeau, le glosso-pharyngien et le pneumogastrique.

(*Anat. des centres*, p. 98.)

LETULLE. — Influence du pneumogastrique sur le rhythme respiratoire. — Cette proposition est démontrée par l'étude des effets de la section et de l'excitation du vague.

(Thèse d'agrégation, p. 32.)

LUYS. — Les points d'implantion des divers groupes de fibres radiculaires appartenant au nerf spinal, participant au caractère propre des fibres des racines postérieures et à ceux des racines antérieures, doivent être maintenant passés en revue, après l'étude isolée de chacune de ces deux catégories de fibres.

(*Recherches de* 1865, p. 110.)

FOVILLE. — *Nerf spinal.* — Les petits cordons nerveux dont la réunion constitue le nerf spinal, se séparent de la moelle dans l'intervalle du ligament dentelé, et de la ligne d'origine des nerfs du cordon postérieur. Cette portion de la moelle est précisément celle, que parcourt la portion du faisceau latéral qui procède du cervelet, et c'est d'elle que naissent tous les nerfs isolés, dont la réunion doit constituer le spinal.

(*Anat. syst. nerv.*, 531.)

FOVILLE. — Les nerfs dont le concours forme le cordon du spinal ou accessoire de Willis, sont les seuls connus qui naissent directement, de la fraction cérébelleuse du cordon latéral de la moelle.

(*Ibid.*, p. 531.)

HUGUENIN. — *Spinal.* — Ses racines supérieures (racines bulbaires) émergent sur une ligne qui forme à peu près la continuation, de la ligne d'émergence du glosso-pharyngien et du pneumogastrique. Mais ensuite cette ligne d'émergence, se courbe en spirale autour de la moelle, et se rapproche (racines cervicales) des cordons postérieurs.

(*Anat. des centres*, p. 99.

GRATIOLET. — La raison pour laquelle les racines du spinal, qui est bien certainement un nerf moteur, s'éloigne de la série des racines antérieures des nerfs spinaux et des racines de l'hypoglosse, est encore à peu près inconnue.

(*Anat. compar.*, II, 205.)

Voici donc encore une difficulté qui disparaît, devant la théorie du cervelet psychique. L'influence de la sensibilité intellectuelle sur la circulation et la respiration, donne une solution toute naturelle, du problème anatomique posé par Gratiolet.

SAPPEY. — *Spinal.* — Les filets bulbaires, au nombre de quatre ou cinq, sont échelonnées sur le court espace qui s'étend, de la première paire cervicale au pneumogastrique. Ils émergent, soit du sillon qui sépare le faisceau intermédiaire des corps restiformes, soit de la lèvre postérieure de ce sillon, c'est-à-dire du corps restiforme lui-même... Les racines bulbaires traversent pour la plupart le corps restiforme.

(Anat. III, 365.)

Nous n'avons pas à rentrer ici dans la discussion à laquelle nous avons dû nous livrer, pour prouver contre M. Luys que le corps restiforme procède du cervelet. Nous estimons ce point bien établi par notre chapitre III.

De ce chapitre nous pouvons conclure :

Les nerfs dont les fonctions sont particulièrement liées aux manifestations de la sensibilité psychique, sont tous intimement unis au cervelet ou à la protubérance.

CHAPITRE XI

LE CERVELET ET LA FOLIE

L'étude de la folie ne nous a pas donne tout ce que nous en espérions, et cela pour une raison bien simple, c'est qu'à part la paralysie générale, la folie n'a pas d'anatomie pathologique. Et il n'en pouvait être autrement. Un peu plus de réflexion, une plus grande connaissance du sujet, eussent pu permettre de le prévoir.

Si la folie avait une anatomie pathologique, si dans la mélancolie lucide, c'est-à-dire dans une de ses formes les plus fréquentes et les plus classiques, il y avait des lésions dans l'encéphale, ce travail n'aurait pas de raison d'être, car on saurait depuis longtemps ce que c'est que le cervelet.

La mélancolie n'est en effet qu'une maladie de la sensibilité psychique; au début et dans les formes légères, elle coïncide ordinairement avec l'intégrité parfaite de l'entendement et de la raison.

Si donc en pareil cas disons-nous, la nature avait pris soin de souligner par des lésions bien nettes, le siège de cette tristesse, la conclusion eût été trop facile, elle se fut imposée avec la force de l'évidence, à l'esprit le plus distrait, au premier des aliénistes poursuivant par l'autopsie l'étude des maladies mentales.

Mais comme les lésions de la mélancolie sont faibles, et comme une fois de plus on a cherché à côté, cette maladie qui semblait si bien faite, pour révéler aux aliénistes la vraie fonction du cervelet, s'est trouvée perdue pour la solution de ce problème.

Faiblesse de la lésion et mauvaise direction des recherches, telles sont sûrement les causes, de l'ignorance où nous sommes encore du siège des maladies mentales.

En l'absence de lésions capables de s'imposer à l'attention, on s'est obstiné, partant d'un préjugé, à chercher les traces de la folie dans le cerveau seul, c'est-à-dire là où dans bien des cas, elles ne pouvaient pas être. Cela est vrai à ce point que l'autopsie du cervelet est le plus souvent négligée. Qu'on se rappelle les quelques lignes de M. Ball citées au chapitre préalable. Ce passage, disions-nous alors, ne témoigne pas seulement d'un état d'esprit personnel; il est l'expression des idées, des tendances d'une école tout entière. Qu'on ouvre, en effet, au chapitre « Anatomie pathologique », les livres les plus récents relatifs aux maladies mentales, le *Manuel* de M. Regis, par exemple; il n'y est même pas question de l'anatomie pathologique du cervelet.

Et pourtant si les recherches que nous avons dû faire, dans les meilleurs traités de pathologie mentale, si les nombreuses descriptions que nous avons dû lire des symptômes psychiques de la folie, nous donnent quelque droit d'avoir une opinion en ces matières, nous osons dire que les deux tiers des folies procèdent de cet organe.

Ainsi, loin d'être étranger aux troubles de l'esprit, le cervelet est plus accessible à la folie que le cerveau luimême. Ce n'est pas notre sujet d'examiner cette question, mais si nous avons raison, si notre thèse est vraie, le problème anatomique de la folie, va se trouver posé d'une façon toute nouvelle. Par système, par préjugé, on négligeait volontairement cet organe, et c'est là maintenant que le plus souvent il faudra la chercher.

Une autre cause de notre ignorance, vient de la trop faible psychologie des aliénistes. La distinction des facultés fondamentales paraît leur être peu familière, aussi sont-ils fort éloignés, de se placer dans leurs recherches sur le terrain que nous étudions.

Ajoutons qu'ils sont aussi étrangers que les physiologistes, à l'idée de l'importance de la sensibilité psychique.

A coup sûr, rien de plus fréquent que de les entendre parler des émotions, des phénomènes émotifs, mais lequel d'entre eux a nettement vu et dit, le lien qui rattache ces phénomènes, à l'une des grandes fonctions de l'esprit? Nous en sommes à le chercher. Au contraire, la faiblesse de leur psychologie éclate à l'évidence, dans les localisations qu'ils ont attribuées aux émotions. Nous ne ferons que nous répéter quand nous dirons, qu'il fallait méconnaître absolument l'importance et le rôle fondamental de la sensibilité de l'esprit, pour placer, avec Vulpian et Ferrier, le siège des émotions dans la protubérance, avec Luys dans la quatrième temporale, avec Morel dans le grand sympathique, pour dissocier avec Mairet les sentiments dépressifs et les sentiments expansifs, et placer les premiers à la base, les seconds à la périphérie du cerveau.

A ces causes de la stérilité des recherches, il faut encore en ajouter une autre. C'est que, dans la seule forme de folie qui présente des lésions anatomiques, il est de règle qu'il y ait aussi des désordres du mouvement. Nous retrouvons encore ici le préjugé du cervelet moteur, exclusivement moteur.

Les fureurs, les frénésies de la paralysie générale, ne vont pas naturellement sans une violente exaltation de la motricité. Or cette exaltation motrice, a paru une explication suffisante des lésions cérébelleuses. Elle a masqué le lien qui unit ces lésions, aux troubles de la sensibilité psychique. On n'a pas eu l'idée qu'elles pussent correspondre encore à autre chose; il a suffi d'une apparence pour contenter tous les esprits.

Est-ce à dire cependant que l'étude de la folie n'ait rien fourni à notre thèse? Nous estimons au contraire, qu'elle nous a donné deux solides arguments.

Le premier est tiré de l'examen des symptômes psychiques, présentés par un très grand nombre de malades;

Le second de l'étude de la paralysie générale.

En ce qui concerne le premier, elle nous a montré clairement, par la différence des troubles fonctionnels, la division naturelle des facultés de l'âme; elle nous a montré clairement que, comme il y a deux facultés, il y a dans la folie deux délires fondamentaux, très séparés et très distincts, et l'argument qui en résulte en faveur de la division des organes, pour être rationnel, n'en est pas moins d'une sérieuse importance.

En ce qui concerne le second, elle nous a fait voir encore que, dans la seule forme de folie qui s'accompagne de lésions anatomiques, il y a une relation évidente entre les troubles de la sensibilité psychique et les lésions du cervelet.

Reprenons ces deux arguments. Nous disons que la division des organes, est affirmée par la différence des troubles fonctionnels des facultés mentales. Et en effet,

27

soit que l'on consulte les anciens, soit que l'on consulte les modernes, rien n'est plus fréquent que de rencontrer des observations, où les désordres du sentiment sont exclusifs de ceux de la raison.

Tous les aliénistes, on peut le dire, ont été frappés de ce fait, qu'il existe des folies qu'on peut définir purement sentimentales; qu'il y a des cas nombreux où, à une exaltation considérable de la sensibilité psychique, se présentant sous la forme de tristesse, d'inquiétude, de terreur, correspond une intégrité parfaite des instincts de raison. Cet état d'esprit se présente dans la folie puerpérale, et dans la mélancolie sous toutes ses formes; et un peu de réflexion nous y montre, un des faits les plus importants de toute la pathologie mentale.

Il y a des cas où l'homme délire, parce qu'il est devenu incapable, de percevoir exactement les réalités extérieures, de formuler un raisonnement juste, de concevoir et d'exprimer avec exactitude, une vérité de l'ordre mathématique ou rationnel.

Et il y en a d'autres bien plus nombreux croyons-nous, où des tristesses, des frayeurs sans motif, sont la seule manifestation des désordres de l'esprit, des cas où l'on dit que le malade délire, parce que la plus faible excitation des instincts de sentiment, provoque des réponses disproportionnées avec la cause qui les a fait naître. « Voulez-vous savoir si un homme est fou, nous disait un jour M. Ball, faites-le compter. « Rien de plus vrai, — mais à la condition qu'on ajoute « Voulez-savoir si une femme qui vient d'accoucher est folle, parlez-lui de son enfant. »

Or, s'il est vrai que la maladie, puisse atteindre profon-dément l'une des facultés, en respectant entièrement l'autre, si l'on peut être fou par le sentiment sans l'être par la raison, lypémaniaque lucide, c'est-à-dire conscient de l'inanité des obsessions dont on souffre ; il y a là une probabilité singulière, en faveur d'une théorie qui assigne aux deux grandes fonctions de l'esprit, des organes différents et séparés.

On a vu plus haut que cette simple considération, a été l'origine de tout notre travail. Nous nous sommes dit, en observant la femme Ducoudray, qu'une limitation aussi nette, que celle des troubles psychiques présentés par cette malade, ne pouvait manquer d'avoir pour base une division naturelle d'organes. Or, ce fait, on le sait déjà, n'est pas exceptionnel. Nous nous bornons ici à affirmer que cette espèce clinique est courante et classique ; nous nous réservons de le prouver plus loin par des textes nombreux et formels, de l'examen desquels l'argument que nous étudions, sortira certainement affermi dans l'esprit du lecteur.

Reprenons-le sous une autre forme. Les aliénistes contemporains, considèrent les troubles psychiques par exaltation et par dépression, comme liés le plus souvent les premiers à une hyperhémie, les seconds à une ischémie des parties de l'encéphale, correspondant aux facultés atteintes. En supposant bien prouvé ce que nous venons de dire de la mélancolie et de la folie puerpérale, il semble dès lors impossible d'échapper aux conclusions suivantes ;

1° Le système vasculaire de l'organe de la tristesse, n'est pas le même que celui de l'organe de la raison.

2° L'écorce cérébrale n'ayant qu'un système vasculaire, les deux organes sont séparés (1).

(1) Nous parlons du cerveau psychique, et nous croyons être

Ces conclusions s'imposent, car il n'y a vraiment qu'un moyen d'y échapper ; c'est de supposer dans le cerveau, l'existence de régions distinctes, servant d'organes à des fonctions psychiques différentes, en un mot, de retomber dans les doctrines phrénologiques, auxquelles personne aujourd'hui, ne saurait croire et ne croit plus.

On peut sans doute admettre, que dans l'hypothèse sur laquelle nous vivons, et d'après laquelle toutes les cellules psychiques sont confondues dans l'écorce du cerveau, des troubles humoraux puissent affecter les unes sans atteindre les autres ; mais cela est peu vraisemblable. On peut même concevoir à la rigueur, ces mêmes troubles humoraux supposés, affectant dans une même cellule psychique des modalités fonctionnelles différentes ; mais combien n'est-il pas plus naturel, de rejeter ces subtilités, et de croire avec tous les modernes que la mélancolie, dans ses formes légères, est simplement liée à des troubles circulatoires ; troubles qu'on ne saurait bien s'expliquer si l'on refuse d'admettre, qu'il existe un organe anatomique différent pour les deux grandes facultés.

Cela ne fût-il pas vrai pour la mélancolie, à laquelle on peut, dans bien des cas, attribuer des origines humorales, qu'il faudrait bien l'admettre encore pour la folie puerpérale qui, nous le savons déjà, dissocie elle aussi, et tout à fait sur le même plan que la lypémanie, les deux grandes fonctions de l'esprit. Car, de toute vraisemblance, la folie puerpérale obéit aux mêmes lois, correspond aux mêmes causes, qu'une autre modification

d'accord, avec la théorie d'ailleurs contestée de M. Duret. (Voir MATHIAS DUVAL, in *Dictionnaire Jaccoud*, t. XXIII, p. 482.)

vasculaire, qu'une autre fluxion naturelle; nous voulons parler de la montée du lait. De par cette vraisemblance, il ne s'agit point ici de lésions humorales, mais bien d'un trouble vaso-moteur, d'un trouble circulatoire, qui lui aussi nous montre l'exaltation de la sensibilité psychique, coexistant souvent avec l'intégrité parfaite des instincts de raison.

S'il y a deux délires, il y a deux organes; le raisonnement n'est sans doute pas rigoureux, mais nous invoquons à l'appui de cette manière de voir, les résultats acquis par l'ensemble de ce travail. En d'autres termes : considérée isolément, cette théorie n'est pas probante; elle ne sort pas en somme du domaine de l'hypothèse, mais, rapprochée des arguments que nous avons étudiés, elle leur donne une force qu'ils lui communiquent eux-mêmes; ils se corroborent mutuellement.

Notre second argument nous paraît être d'une valeur plus grande. Ce n'est plus ici sur des inductions théoriques que nous nous appuyons, mais sur des faits matériels. Nous disons que dans la seule folie qui présente une anatomie pathologique, les lésions du cervelet sont corrélatives aux désordres de la sensibilité psychique. Mais la valeur considérable de ce fait, se trouve atténuée par cette circonstance, que quand le paralytique général succombe, le cerveau et le cervelet sont d'ordinaire également frappés.

La paralysie générale est en effet naturellement envahissante, et qu'elle débute par l'un ou l'autre des organes encéphaliques, elle ne tue pas le plus souvent avant d'avoir atteint tous les centres, et avec eux toutes les grandes fonctions. Et cela est bien regrettable, car si

la maladie débute dans des cas très nombreux, par une
exaltation de la sensibilité psychique, se traduisant par
une gaieté ou une tristesse anormale, il existe précisément des cas non moins nombreux, qui paraissent commencer par le cervelet.

Luys. — *Paralysie générale.* — Nous sommes donc portés,
eu égard à l'ancienneté relative des désordres anatomiques,
constatés dans le cerveau et le cervelet, d'une façon parallèle, à dire que les lésions du cervelet paraissent en général
être les premières en date.

(Rech. syst. nerv., p. 638.)

S'il en était autrement, si la folie paralytique ne restait pas si rarement limitée, nous pourrions tirer des cas
plus spécialement cérébelleux, un argument de premier
ordre, un argument probant à l'égal de celui que nous
avons obtenu, ou des observations ou de l'anatomie comparée. Mais cette tendance de la maladie à s'étendre,
nous réduit à n'y plus trouver, qu'un argument qu'il
faut encore élucider et soumettre à la critique ; en somme,
un argument de probabilité.

De ce genre d'argument, il convient d'user avec prudence. Une certaine position de question les fait naître,
une meilleure les dissipe, en détruit la valeur. Et pourtant combien est fort encore, malgré tout ce qu'on peut
objecter, l'argument de la paralysie générale, le fait
que, dans cette maladie, les désordres profonds de la
sensibilité psychique, les accès prolongés de violence,
de fureur, de vociférations, correspondent régulièrement à des lésions du cervelet.

Disons-le tout d'abord ; ici tous les anciens auteurs
sont à peu près perdus, parce que, avant le milieu de

ce siècle, on n'était pas parvenu à concevoir et à décrire
la maladie, comme une espèce morbide bien distincte.
Mais il existe un livre qui a suivi de près la description
de la folie paralytique, et où elle est longuement étudiée;
c'est le livre de Calmeil.

Il faut admirer la patience avec laquelle il a été composé, et regretter qu'il n'y en ait pas de semblable sur
toutes les parties de la science. Voici un homme qui,
placé dans de bonnes conditions pour l'observation, et
probablement pénétré, de l'insuffisance des bases scientifiques de la spécialité à laquelle il s'était voué, s'est
obstiné pendant de longues années à suivre les malades
confiés à ses soins. Il observait d'abord leurs désordres
psychiques, et plus tard il décrivait les résultats de leur
autopsie. Quel meilleur témoin pourrions-nous invoquer? Il n'avait à l'égard du cervelet aucun système
préconçu; il ne cherchait à défendre aucune thèse; il
consignait seulement avec un soin scrupuleux les faits
qui passaient sous ses yeux. Or il se trouve que ces
observations si fidèlement, si sincèrement faites, viennent nous fournir encore un argument, en s'adaptant
très exactement à notre théorie.

On peut dire qu'il résulte clairement des observations
de Calmeil que, dans les cas d'exaltation prolongée de
la sensibilité psychique, les lésions du cervelet sont la
règle dans la paralysie générale.

Formulée dans ces termes cette proposition est inattaquable. On pourra élever des difficultés au sujet de
quelques cas négatifs, mais nous allons parler de ces cas
négatifs.

Bien plus, à considérer les choses d'une manière
simple et sans épiloguer, nous osons dire qu'on y trou-

vera une autre relation fort intéressante, entre la gravité des lésions et l'intensité des désordres psychiques.

Pour prouver la relation à établir, nous avions pris d'abord de différents côtés des observations de paralysie générale, mais il nous a semblé que les résultats ainsi obtenus étaient moins concluants. Rien de plus facile en effet, que de trouver des observations de ce genre très favorables à notre thèse, et après l'avoir constaté il nous a paru bien plus intéressant, de baser notre argument sur un seul et même groupe de faits, que nous ne pouvions être soupçonnés d'avoir réunis d'une façon arbitraire. C'est pourquoi, nous en tenant au livre de Calmeil, nous avons abandonné toutes les observations que nous avions d'abord recueillies.

Malgré son titre, qui semble indiquer une étude presque exclusive de la paralysie générale, on peut dire sans hésiter, que ce livre est simplement un recueil des faits, où l'auteur a rencontré chez des aliénés une lésion quelconque du cerveau. Nous aurons donc, en abordant Calmeil, une distinction très importante à faire, entre les observations de folie paralytique et l'ensemble de toutes les autres.

Poursuivant et avec raison des lésions visibles, l'auteur s'est trouvé tout naturellement entraîné, à donner à la maladie que nous étudions une place fort importante. Elle occupe certainement la plus grande partie de son livre. Le document est donc considérable, et en tous cas plus étendu qu'il ne faut, pour donner toute leur portée aux vérifications que nous voudrions provoquer.

Nous avons dit qu'on y verra une relation constante, entre l'exaltation de la sensibilité psychique et les lésions du cervelet. Et non seulement on pourra ouvrir le livre au hasard, pour chercher des lésions du cervelet, coïncidant avec des frayeurs sans cause, ou des accès de fureur maniaque, mais on pourra aussi faire la contre-épreuve, et remarquer que le cervelet est ordinairement sain, dans le cas où ces phénomènes ne se sont pas produits.

Pour n'y plus revenir, en voici quelques exemples :

Observations où, parallèlement à l'état de la sensibilité psychique, le cervelet est sain ou peu malade :
Obs. Antoinette, I, 447.
Obs. Amable, I, 453.
Obs. Mariette, I, 439.
Obs. Laurent, I, 434.
Obs. Julien, II, 8.
Obs. Edmond, II, 12.
Obs. Léopold, II, 510.

Il ne sera pas inutile sans doute, d'apporter dans cet examen un peu de critique; des accès de tristesse ou d'inquiétude, ne seront pas comptés comme des accès de terreur ou de fureur prolongés; un accès de manie même violent, mais court unique et de date ancienne, ne sera considéré comme une cause d'altération cerébelleuse, au même titre que des accès de manie ou prolongés ou répétés, et survenus au moment où la maladie, a commencé à marcher régulièrement vers la mort.

Les accès de fureur, prolongés, répétés, les emporte-ments, les vociférations, les injures, les violences, voilà les formes que nous invoquons, voilà celles qui blessent notre organe. Chaque fois qu'on les trouvera signalés dans une observation, on pourra prévoir avec sûreté les résultats de l'autopsie.

Mais, d'autre part, il est temps de le dire, le titre et

les divisions de ce livre reposent sur une erreur profonde. Encore tout pénétré des leçons de Broussais, Calmeil n'a vu partout que le résultat de l'inflammation.
Congestion, hémorrhagie, tout pour lui procède de ce
principe.

Malgré ce défaut très réel, nous aimons cette patiente
enquête, où l'auteur n'est pas pressé de courir à une conclusion. Au sortir de tant de livres tout remplis de préjugés, d'erreurs affirmées et de répétitions sans contrôle, nous éprouvons un sentiment de respect, devant
cette longue et consciencieuse étude, qui résume des
années de recherche, passées par notre auteur à interroger directement les faits. Peu importe, en ce qui nous
concerne, l'erreur de sa pathologie générale et ses préjugés d'école ; peu importe et la confusion de son plan
et l'arbitraire de ses divisions. Tout cela n'ôte rien au
prix de son travail, il n'en reste pas moins pour nous,
une sorte de résumé par les faits, de l'anatomie pathologique du cerveau.

C'est la force des observations bien faites de survivre
aux mauvaises théories. On n'en pourrait trouver une
d'une démonstration plus frappante. Il n'est plus question de Broussais, mais on consulte encore Calmeil ; il
nous reste et nous est précieux. Écrivant aujourd'hui, il
tiendrait, nous n'en doutons pas, à s'attacher plus étroitement, aux divisions naturelles d'une anatomie pathologique devenue plus parfaite ; et par suite, bien des faits
prendraient une autre place ; il saurait mieux ce qu'est
l'hémorrhagie, il connaîtrait la sclérose. Enfin plus
dégagé des préjugés de Broussais, il ne voudrait plus
commencer par la congestion, un traité des maladies
inflammatoires du cerveau.

Tels sont les résultats d'un examen d'ensemble qui du reste ne saurait nous satisfaire. Le lecteur qui nous suit est habitué à plus de rigueur. Aussi prendrons-nous tout à l'heure à Calmeil, une série de cas suffisants à prouver, l'exactitude des affirmations que nous avons formulées; mais, sans attendre la fin de ce chapitre, il nous semble à propos de faire une place à part à deux observations.

La première, parce qu'elle tend à établir notre démonstration sur une base plus large, en nous montrant que si les lésions du cervelet, se traduisent le plus souvent par des troubles psychiques de l'ordre mélancolique, la tristesse, la frayeur; elles peuvent tout aussi bien, dans des formes plus rares, avoir pour expression symptomatiques la gaieté et la joie, qui procèdent d'une même origine.

La seconde, parce qu'elle fait ressortir d'une manière saisissante, toute la quantité de démonstration qu'on pourra dans l'avenir, et grâce à une meilleure position de question tirer de la paralysie générale. Voici en résumé l'observation Etienne.

Obs. Étienne. — Trente-neuf ans. Au moment de son admission, le 5 juin, il est en proie à une certaine excitation, parle beaucoup et tient des propos déraisonnables. Il se laisse aller à des élans de gaieté extraordinaire, rit sans sujet, et s'abandonne malgré lui à l'exubérance de sa joie.

En août, l'excitation disparaît d'une manière à peu près complète. M. Étienne se comporte maintenant comme un homme raisonnable, mais la sphère de ses conceptions est des plus bornée, il touche déjà aux limites de la démence.

Novembre. — Accidents aigus, mort.

Autopsie. — *Cervelet* : La pie-mère cérebelleuse est difficile à enlever, elle entraîne avec elle sur une foule d'em-

placements, une couche épaisse de substance grise, humide
et peu consistante. Après cette opération, la surface du cervelet se montre humectée de gouttelettes de sang. La protubérance se distingue par des reflets violacés, qui varient
selon les couches de la substance grise.

(CALMEIL, *Mal. inflam.*, II, p. 79.)

Profitons de l'occasion pour le dire; nous pensons
bien que les lésions du cervelet qui se traduisent par
une gaieté maladive, ne sont pas après tout si rares;
mais, par suite d'une habitude d'esprit et d'un préjugé,
il semble que les formes gaies du délire, aient un caractère moins pathologique que la terreur ou la simple
tristesse. L'observateur en est moins frappé, de là la
rareté des observations.

Voici maintenant l'observation Sophie. Nous attirons
sur elle toute l'attention du lecteur. Dans un cas où la
raison est déclarée saine, et où la sensibilité psychique
est profondément atteinte dans ses modes les plus divers,
notre auteur nous fait remarquer, que les lésions du cervelet sont plus graves que celles du cerveau. Nous
osons dire que, dans une maladie complexe et extensive
comme la paralysie générale, il n'est pas possible de
demander à une observation tout empirique, un argument plus fort en faveur de notre thèse.

Obs. Sophie. — Trente-huit ans. Veuve. Sans avoir jamais
présenté depuis son mariage aucun signe d'aliénation mentale, elle passait pour avoir un caractère capricieux et
faible ; les contrariétés les plus insignifiantes, la portaient
quelquefois à pleurer pendant des heures entières. Lorsqu'on
consentait à satisfaire ses fantaisies, elle manifestait au contraire une joie puérile. A trente-sept ans, madame Sophie
perd un proche parent qu'elle aimait beaucoup. Cette perte
paraît d'abord l'affecter vivement. Un peu plus tard pour-

tant, elle se livre à des élans de joie qui étonnent son entourage. Ces élans sont presque aussitôt remplacés par des retours de tristesse. D'ailleurs la raison est saine.

Mars. — Accidents aigus, pleurésie droite, délire extravagant, mort rapide.

Autopsie. — Cerveau. Lésions diverses.

Cervelet : Les membranes qui enveloppent le cervelet sont très injectées ; cet organe est encore plus mou et plus fortement injecté, que la substance fibreuse du cerveau. La substance grise de la protubérance est rosée.

(CALMEIL, I, p. 202.)

Déjà ces seuls exemples suffisent à bien montrer, quels précieux éléments de démonstration fournissent à notre thèse, les parties de ce travail qui concernent la paralysie générale.

Du reste, pris d'ensemble, tout le livre est pour nous. On ne saurait nous demander d'examiner et de commenter, les cent quatre-vingt-huit observations si diverses de Calmeil. Nous ne pouvons pas même, à cause de leur grand nombre, soumettre à la critique toutes ses observations de folie paralytique. Mais à ceux qu'une pareille recherche intéresse, nous pouvons signaler comme particulièrement avantageux à notre thèse, l'ensemble de son premier volume. Là sont précisément les formes simples de la périencéphalite, et on y trouvera encore, sous le titre de congestion, des observations d'un très grand intérêt.

En plaçant au chapitre *Congestion encéphalique*, certains cas où le cervelet présente des lésions profondes, Calmeil justifie nos critiques ; il se met en contradiction avec les maîtres contemporains de la pathologie mentale, avec des vérités acquises et qu'il faut subir. Mais, comme nous le disions aussi tout à l'heure, erreur ou vérité,

cela est secondaire. Nous ne faisons pas de classification,
et une seule chose ici nous intéresse, c'est de bien montrer que ces lésions, quelle qu'en soit l'origine, s'accompagnent, elles aussi de troubles du sentiment.

Mais laissons les généralités et serrons de plus près
cette étude. Au lieu de négliger le cervelet comme les
autres aliénistes, et tout persuadé qu'il fût que ce soin
était inutile (voy. *Dictionn. Dechambre*, 2ᵉ série, t. III,
p. 567), notre auteur n'oubliait jamais de consigner dans
ses autopsies l'état de cet organe. Ce détail nous montre
bien toute la conscience de ses recherches. On trouve,
d'autre part dans ses livres, des parties où les faits sont
groupés d'une manière, qui s'adapte très particulièrement au sujet qui nous occupe.

Prenons le chapitre III. — Il a pour titre : « De la
paralysie générale incomplète, ou de la périencéphalite chronique diffuse à l'état simple ». Et Calmeil
nous présente en ces termes, les trois premières séries
de ce chapitre :

1º Dans une première catégorie de faits, les malades ont
été quelque temps en proie, à une violente excitation maniaque.

2º Dans une seconde série de faits, le délire avait encore
présenté les caractères de la manie, mais il avait été précédé
par une période de découragement mélancolique.

3º Dans une troisième série, le délire qui avait annoncé le
le développement de la phlegmasie chronique, avait constamment offert les caractères, de la mélancolie la plus
sombre.

(*Mal. inflam.*, I, p. 291.)

Nous voici bien dans notre sujet. Or, dans ces trois
séries d'observations, il n'y en a qu'une seule qui échappe

à nos prévisions, qu'une seule qui soit négative et gênante, qu'une seule qui ne présente pas des lésions profondes, de l'organe maintenant connu de la tristesse et de la fureur, de l'organe en un mot de la sensibilité psychique. Nous parlons de l'observation Baptiste (t. 1, p. 308).

Encore y a-t-il dans cette observation deux circonstances à relever. C'est d'une part, le défaut de précision de notre auteur. « Le cervelet et la moelle, nous dit-il, ne participent pas à l'état inflammatoire du cerveau. » Or, il se sert ici d'une formule plus vague, que d'habitude, et rien ne défend de croire qu'un examen plus attentif, l'emploi du microscope, par exemple, lui eût permis de constater des lésions du cervelet.

D'autre part il nous dit encore, que le malade était naturellement violent. Or, on conçoit très bien, que dans une maladie aussi complexe que la paralysie générale, des lésions inflammatoires de l'écorce cérébrale, puissent provoquer vers le cervelet de violentes réactions ; que des hallucinations d'origine cérébrale, puissent exciter des frayeurs d'origine cérébelleuse, en un mot déterminer des troubles fonctionnels dans le cervelet sain. Cela est vrai surtout, si le sujet présente un organe naturellement développé et facilement excitable, et tel était précisément le cas de M. Baptiste.

Du reste, qu'on veuille bien le remarquer, cette observation est aussi gênante, pour ceux qui voudraient nous l'opposer que pour nous-même, car, à moins de prétendre, que les lésions de la paralysie générale n'ont aucun sens, il est aussi étonnant de constater, que l'état de fureur prolongée où a vécu M. Baptiste, n'ait laissé aucune trace dans le cervelet considéré comme un

organe moteur, que dans le cervelet considéré **comme**
un organe psychique.

Et ce que nous disons de **M.** Baptiste, s'applique à **tous**
les cas négatifs qu'on pourrait tirer de la paralysie générale. Si l'on croit à un rapport forcément constant,
entre les lésions anatomiques et·les troubles fonctionnels,
on est tout aussi embarrassé, quelle que soit la théorie
qu'on adopte, pour expliquer dans d'autres cas le silence
de l'anatomie pathologique.

Il y a là en somme une inconnue, qui plaide **en**
faveur des origines humorales de la maladie, et **sur**
laquelle, à l'heure qu'il est, il faut savoir passer. — **On**
comprend en effet sans difficulté, que des troubles de ce
genre puissent provoquer l'exaltation, la mélancolie, **la**
fureur, sans donner lieu pour cela à une anatomie pathologique appréciable.

Jaccoud. — *Paralysie générale.* — Ces pauses inattendues
que quelques auteurs ont considérées comme des guérisons
inespérées, tant leur durée a été longue, se sont produites
parfois, sous l'influence de grandes suppurations.
(Appendice à la Pathol. interne, p. 32.)

Mais cela ne détruit point le résultat que nous venons
d'atteindre, et notre argument reste solide sous **cette**
forme : — Dans la paralysie générale avec exaltation du
sentiment, les lésions matérielles et visibles du cervelet
sont la règle.

Nous nous croyons donc en droit de négliger quelques cas négatifs, en considérant que nous ne connaissons nullement toutes les altérations morbides, toutes
les modalités pathologiques, qui sont capables de dé

terminer des troubles fonctionnels de l'organe que nous étudions.

Et s'il fallait insister encore sur les cas négatifs, nous dirions qu'il n'est pas un point de la physiologie des centres, qui n'en fournisse des exemples. Nous possédons sur ce sujet un dossier fort étendu. Il en résulte qu'il n'est peut-être pas un auteur qui, au cours d'une recherche longuement suivie, ne se soit heurté à une difficulté de ce genre. La quantité même des témoignages très autorisés que nous pourrions invoquer, nous empêche de les reproduire.

Qu'il nous suffise de dire que Ferrier, Nothnagel, Vulpian, Brown-Séquard, Wundt, Foster, Bramwell, Topinard, Mesnet, Bouchut, Laborde, Ladame, Ball, Blachez, Andral, peuvent être invoqués à l'appui de cette opinion.

Voici ce que disent trois de ces auteurs :

Foster. — Il y a à peine une seule thèse en physiologie cérébrale, dont on ne puisse confirmer la théorie par une suite de cas absolument probants, ou la combattre par une suite aussi longue d'autres cas, qui les contredisent formellement.

(Physiol., 2e édit., p. 498.)

Ferrier. — Nous savons, et chaque jour nous nous en apercevons, que les déviations les plus accentuées de l'activité fonctionnelle normale des centres nerveux, peuvent se manifester sans qu'il en reste de trace, que la dissection ordinaire, ni même nos méthodes d'investigation les plus avancées puissent découvrir.

(Localisations, p. 2.)

Nothnagel. —Les affections de la surface du cerveau, c'est-à-dire de la substance grise, et respectivement de la couche médullaire blanche immédiatement sous-jacentes, engen-

28

drent dans une série de cas des symptômes déterminés
Dans une autre catégorie de faits, elles existent sans engen-
drer de symptômes et demeurent latentes.

(Diagn. mal. encéph., p. 471.)

Il nous semble vraiment inutile de nous arrêter davantage. Nous parlons du reste à des personnes que
nous n'étonnerons point en disant : Il faut renoncer à
étudier le système nerveux par l'anatomie pathologique,
si l'on veut accorder aux difficultés que présentent les
cas négatifs, un caractère irréductible et absolu.

Sachons donc nous contenter. Nous ne savons pas
pourquoi la maladie qui nous occupe, provoque tantôt
du ramollissement, tantôt des adhérences, tantôt des
colorations anormales de la substance grise. Nous
sommes également impuissants à établir un rapport,
entre la variété de la lésion et la variété du symptôme. Et pourtant nous n'hésitons pas à croire, que
tous ces éléments si divers correspondent à une cause
commune, à une même espèce morbide dont la nature intime nous échappe. Dans ce même esprit sachons aussi admettre que, dans cette maladie, d'autres
lésions moins apparentes, peuvent influer aussi sur les
troubles fonctionnels des organes ; en somme que quelques cas négatifs, ne sauraient prévaloir contre les résultats positifs, fournis par l'ensemble des observations (1).

Cette difficulté écartée, passons à l'examen de celle,

(1) Observations négatives ou défavorables. — Voici celles que
nous connaissons :
Obs. Catherine, I, 550.
Obs. Constance, I, 576.
Obs. Dominique, I, 369.
Obs. Picard, I, 68.

qui résulte de la coexistence des troubles des fonctions psychiques et de ceux de la motricité.

On ne manquera pas de nous objecter, que l'exaltation motrice et l'exaltation de la sensibilité psychique sont corrélatives, et que par suite les observations de Calmeil, donnent tout autant à la théorie du cervelet moteur, qu'à celle du cervelet psychique. Nous répondons :

Cette objection serait fondée.

1° Si nous n'avions que cet argument, et si nous ne savions déjà par les observations que, dans des cas nombreux, la lésion du cervelet, tumeur ou sclérose, se traduit par la lypémanie, et ne s'accompagne pas de troubles marqués des fonctions motrices ;

2° Cela serait vrai encore si, dans la folie paralytique avec lésion du cervelet, il n'existait des cas où les troubles psychiques d'ordre mélancolique, n'étaient bien plus marqués que les désordres musculaires.

Nous n'en voulons citer qu'un seul, parce qu'il a frappé Calmeil lui-même. Il s'agit de l'observation Horace (I, 340).

Et cette prédominance est tellement claire chez Horace, que notre auteur nous dit :

« Ainsi, au moment du décès, l'affaiblissement du système musculaire n'était encore que peu avancé et les conceptions tristes tenaient, avec l'affaiblissement de l'intelligence, la principale place parmi les désordres intellectuels. »

Or chez ce même malade les lésions du cervelet sont profondes.

« Des adhérences nombreuses se sont établies, entre la pie-mère cérébelleuse et la périphérie du cervelet. La circonférence, la face supérieure et inférieure de cet organe,

sont surtout intimement unies à la membrane qui leur sert
d'enveloppe. La substance grise du cervelet est d'un rose
violacé. »

(Mal. imflamm., I, p. 340.)

3° Cela serait vrai encore et surtout, si Calmeil lui-
même, qui observait au hasard et sans direction, n'avait
remarqué, en l'absence de toute idée préconçue, l'existence d'une relation naturelle, entre les lésions du cervelet et la lypémanie.

CALMEIL. — Dans la lypémanie compliquée de symptômes
de paralysie générale, on doit s'attendre à trouver dans les
cavités craniennes, l'ensemble des altérations qui appartiennent à l'état inflammatoire chronique. Sur six cas de
lypémanie avec complication de paralysie générale, que
nous avons publiés en 1859 (*Malad. inflam.*, p. 329)... la
pie-mère adhère à la périphérie du cervelet dans quatre cas;
elle est hyperhémiée ainsi que la substance nerveuse quatre
fois...

(Dictionn. Dechambre, 2ᵉ série, III, p. 566.)

CALMEIL. — Nous avons consigné encore, dans le travail
que nous citions à l'instant, des résultats nécroscopiques
qui prouvent que le cerveau et le cervelet des lypémaniaques
sont susceptibles d'être affectés dans un certain nombre
de cas, de lésions intercurrentes de la dernière gravité. Les
foyers de ramollissement circonscrit à l'état aigu ou à l'état
chronique, les foyers de ramollissement avec production de
tissus tomenteux, les épanchements sanguins récents ou
anciens, siégeant dans les différentes régions des hémisphères cérébraux, soit dans le cervelet, figurent dans des
proportions notables parmi ces lésions incidentes, que personne ne sera tenté de confondre, avec celles qui correspondent aux symptômes purement intellectuels.

(Dictionn. Dechambre, 2ᵉ série, III, p. 567.)

En somme, et sans qu'il sût pourquoi, notre auteur a

été frappé de ce fait que, dans la paralysie générale de forme lypémaniaque, le cervelet est souvent pris.

Et cela ne suffit-il point? — Veut-on demander à Calmeil une constatation plus exacte, plus précise de ce rapport. Voici ce que nous trouvons dans le commentaire dont il fait suivre l'observation Renault. — Peu s'en faut qu'il ne déclare, que c'est bien dans le cervelet, qu'il faut chercher ici le siège de la mélancolie. Il s'agit dans ce cas d'une vaste hémorrhagie cérébelleuse. En ce qui concerne le cerveau, le texte n'est pas très clair, mais il nous semble bien que cet organe est sain.

Obs. Renault. — On doit se rappeler que M. Renault, inclinait à la mélancolie, en se plaignant de céphalalgie depuis environ quinze jours, lorsqu'il fut frappé d'apoplexie. Cette considération pourrait faire croire, conjointement avec la teinte jaunâtre et l'intensité du ramollissement de l'élément nerveux, que l'épanchement sanguin avait pris naissance dans ce cas, au sein d'un foyer de ramollissement déjà bien formé et de date ancienne. Mais on manque de preuves solides pour confirmer cette supposition.

(Mal. inflamm., II, p. 495.)

Qu'on lise enfin ce commentaire à l'observation Théodoric (kyste et petite tumeur du cervelet gauche), que nous avons résumée au chapitre VII avec les autres observations.

CALMEIL. — Le dérangement des facultés morales, a devancé chez M. Théodoric, la manifestation de la paralysie musculaire; mais il est à remarquer que la céphalalgie s'est aussi déclarée de bonne heure, et que son intensité et sa nature devaient contribuer surtout, à rendre ce malade impatient et colère. Or ces atteintes de céphalalgie tenaient probablement déjà, à la localisation d'une phleg-

masie dans un point du cervelet, car on nota bientôt **après**
sur ce malade, des douleurs épigastriques et des douleurs
dans les quatre membres, puis une sorte de délire hypochondriaque.

(Mal. inflamm., II, p. 400.)

Ainsi, après examen, cette difficulté est vraiment négligeable, et nous n'avons pas, après tout d'objection, à
l'opinion qui voudrait, dans la paralysie générale, rattacher à une seule et même cause, le tumulte des actes
musculaires et l'exaltation des instincts de sentiment.

En résumé, cet argument nous paraît fort, mais pour
en voir toute l'importance, il faut le dégager des faits
complexes qui l'entourent, il faut l'aborder avec critique et savoir ne lui demander que des probabilités.
A ceux de nos lecteurs, qui feraient peu de cas d'un
argument de cet ordre, nous demanderions simplement
d'oublier tout ce qui précède. Notre démonstration est
sans cela assez forte, et il nous suffit qu'on reconnaisse,
que ce qu'on sait de la folie ne nous offre pas de
difficulté.

Tel ne sera pas, croyons-nous, l'avis du plus **grand**
nombre ; il y a des esprits géométriques, et d'autres esprits plus critiques, qui savent la valeur des probabilités dans le domaine de l'observation. Parlant à ceux-ci
nous disons : il nous **a** plu de ne négliger aucun élément de la question, et nous allons tirer parti de faits
complexes.

Mais quand il s'agit d'une maladie aussi peu simple,
aussi irrégulière dans sa marche, aussi confuse, aussi
tumultueuse dans les manifestations symptomatiques de
ses états aigus ; quel bon esprit pourrait, dans l'état présent de ce problème, exiger de l'observation des résultats

précis comme pourraient être ceux de l'expérience ?

Quand on comprend si bien que la cause tout ignorée qu'elle soit, qui est à l'origine de ce mal, est de celles qui doivent primitivement affecter tout le système nerveux ou, pour mieux dire, tout l'encéphale ; quand on comprend si bien que dans ces organes tout pleins de sympathie, des hallucinations d'origine cérébrale peuvent et doivent provoquer dans le cervelet, une exaltation, des réactions maladives, quelle personne bien pénétrée des difficultés d'une pareille recherche, pourrait reprocher à nos déductions sur la folie, de manquer d'une rigueur parfaite ?

Encore une fois, si l'anatomie pathologique de la paralysie générale était plus claire, quelle que puisse être sa fonction, on saurait déjà ce que c'est que le cervelet. Si la psychologie des aliénistes était moins confuse, si Calmeil avait observé dans une bonne direction, ses observations nous eussent donné davantage. On va voir, malgré ces réserves, qu'elles sont encore d'un très grand intérêt.

Osons donc affirmer que la folie, elle aussi, nous apporte son contingent de preuves. Le temps n'est pas loin peut-être où, par elle seule, on pourra contrôler notre thèse, mais dès maintenant elle nous offre un très précieux appui.

Contrairement à ce que nous avons fait jusqu'ici, nous avons développé sans en faire la preuve, les diverses propositions qui servent de base à nos arguments. Il nous reste à établir sur de bonnes autorités, les trois points suivants, qui sont tout ce chapitre :

1° Si l'on excepte la paralysie générale, il n'y a point d'anatomie pathologique de la folie.

2° Dans la mélancolie simple, et même dans la mélancolie anxieuse, la raison est ordinairement intacte.

3° Dans la paralysie générale avec exaltation de la sensibilité psychique, les lésions du cervelet sont la règle.

Établissons que le premier point est une vérité généralement reconnue :

1° Nous disons que la folie n'a pas d'anatomie pathologique.

Ferrier. — Le cerveau est l'organe directement ou indirectement affecté dans la folie, voilà ce que nous savons. Au delà nous nous arrêtons, nous sommes dans une profonde ignorance, à l'égard de la pathologie intime de cet état morbide. L'autopsie révèle des états pathologiques des vaisseaux, des cellules nerveuses, de la névroglie; mais à l'exception près de la paralysie générale des aliénés, nous en sommes encore à chercher, s'il y a des lésions anatomiques caractérisant spécialement des formes spéciales de dérangement mental, et s'il y a une relation définie entre le siège de la lésion et les symptômes observés. Nous ne sommes même pas sûrs, si la plupart des changements découverts sont la cause ou le résultat de la maladie, ou si l'un et l'autre ne sont pas le double résnltat d'une même cause.

(Localisations, p. 9.)

Marcé. — Si donc la paralysie générale, est constituée au point de vue anatomique, avec autant de rigueur et de précision que la pneumonie ou la fièvre typhoïde, il n'en est pas de même des autres formes de maladies mentales. Nous aurons à étudier avec détail, les lésions anatomo-pathologiques afférentes à chacune d'elles. Disons seulement ici que ces lésions font quelquefois défaut, même dans les cas où les symptômes ont été fortement accentués; qu'elles

sont très variables, très inégales, en un mot que la division
de la folie que nous avons donnée, n'est nullement justifiée
par l'anatomie pathologique.

(Traité mal. ment., p. 168.)

Marcé. — *Paralysie générale.* — C'est ici que pour la
première fois, nous pouvons placer un chapitre d'anatomie
pathologique, chapitre exceptionnel dans l'étude des vésanies, mais devenu, grâce aux progrès de la science moderne, plus complet, plus satisfaisant pour l'esprit, que bien
d'autres branches de la pathologie médicale.

(Traité mal. ment., p. 456.)

Guislain. — Toutes les aliénations peuvent parcourir
leurs différentes périodes, sans présenter après la mort, aucun signe d'une altération anatomique du cerveau. Tous les
genres phrénopathiques peuvent offrir des lésions cadavériques, mais celles-ci se trouvent aussi dans d'autres
maladies, où elles ont une signification toute différente.

(Phrénopathies, édit. de 1880, I, p. 363.)

Calmeil. — Cette croyance, devenue comme traditionnelle, que toute la classe des phrénopathies, que beaucoup
de perturbations fonctionnelles qui se manifestent surtout
extérieurement par du délire, ne peuvent avoir aucune
représentation matérielle au sein des appareils organiques,
me paraît d'abord exercer une influence des plus préjudi-
ciables, sur l'étude des maladies cérébrales.

(Mal. inflamm., t. I, p. 1.)

Ball. — C'est, nous dit-on, dans les vésanies que compliquent des lésions du mouvement, qu'on trouve des lésions
anatomiques et non pas ailleurs. Telle était l'opinion de
Leuret à laquelle semblent se rallier plusieurs aliénistes modernes. Cette proposition serait profondément vraie, si l'on
ne voulait accepter que des lésions constamment en rapport
avec les symptômes, mais elle n'est point exacte, si l'on
admet, comme nous avons cherché à le démontrer, que dans

les centres nerveux, une seule et même lésion peut déterminer une multitude de symptômes divers, et même n'en
déterminer aucun.

(*Leçons mal. ment.*, p. 217.)

RÉGIS. — Il paraît certain que dans la grande majorité
des cas, les folies aiguës ne laissent pas de traces. Tout au
plus peut-on supposer, que les états maniaques ou d'excitation, correspondent à une hyperhémie, et les états mélancoliques ou de dépression, à une ischémie de certaines régions
du cerveau. Encore ces désordres purement fonctionnels,
disparaissent-ils habituellement à l'autopsie, ce qui ne
permet pas toujours de les constater. Il faut reconnaître
aussi que, dans un grand nombre de cas, l'hyperhémie et
l'ischémie cérébrales, c'est-à-dire la congestion et l'anémie,
sont impuissantes à provoquer la folie. Il faut donc avouer
que lésions échappent.

(*Manuel mal. ment.*, 1885, p. 54.

Ces passages démontrent clairement la proposition
qu'il s'agissait d'établir. Et ce que nous disons de la
folie en général, nous le disons plus particulièrement,
de celle de toutes ses formes qui nons intéresse davantage, nous voulons parler de la mélancolie.

MENDEL. — L'hypochondrie est une maladie fonctionnelle
du cerveau, dont les symptômes caractéristisques sont les
préoccupations et les craintes sur la santé. Avec nos moyens
actuels de recherche, il est impossible de trouver dans ces
cas une lésion anatomique, et la maladie doit être considérée
comme une psychose, à rapprocher des affections dégéné-
ratives.

(Société de médecine interne de Berlin, séance
du 4 février 1889, d'après le *Bulletin médical* du 13 février.)

GUISLAIN. — Les mélancoliques, lorsqu'ils meurent accidentellement dans le cours de l'état phrénalgique, ne portent

le plus souvent aucun indice d'une altération organique,
soit de la substance cérébrale, soit des méninges. La solidité de la substance cérébrale, une turgescence veineuse,
un peu de retrait, une légère collection séreuse, sont les
seuls phénomènes qu'on remarque à l'intérieur du crâne.

(*Phrénopathies*, édit. de 1880, I, p. 363.)

CALMEIL. — Du moment où il est prouvé, que l'existence
d'une lésion cérébrale quelconque appréciable, peut faire
quelquefois défaut au moment de l'autopsie des lypémaniaques, où il est prouvé que les altérations cérébrales notées
dans la mélancolie aiguë, se retrouvent sous les mêmes
formes et combinées de la même manière, soit sur les sujets
affectés de manie aiguë, soit sur des sujets autres que des
maniaques, qui n'avaient présenté aucun signe de lypémanie;
il doit être clair pour tout le monde, que l'altération cérébrale qui doit constituer comme l'individualité du délire
mélancolique reste à trouver. En cela, nous partageons
entièrement la manière de voir de M. Parchappe.

(*Dictionn. Dechambre*, art. LYPÉMANIE, p. 565.)

CALMEIL. — La connaissance des altérations cérébrales,
qui ont été observées dans la mélancolie simple et aiguë, ne
laisse pas d'avoir son degré d'importance. Elle tend à démontrer que ces altérations, par leur aspect et par leur ensemble, se rapprochent beaucoup de celles qui caractérisent
la subinflammation du tissu. On inclinerait peut-être, à contester ou à rejeter entièrement la légèreté d'un pareil jugement, si l'on faisait entrer en ligne de compte, dans les
relevés de l'anatomie pathologique qui concernent la lypémanie, le contingent des faits empruntés à la lypémanie
ancienne. Souvent en effet dans les cas de cette catégorie, on ne rencontre, soit dans le cerveau, soit dans ses
membranes, que des teintes pâles et plus ou moins ané-
miques. Mais ces résultats n'infirment point les conclusions
que l'on tire, de la fréquence des hyperhémies dans la mélancolie aiguë; ils indiquent seulement que ces hyperhémies ont
une tendance à s'éclipser, au fur et à mesure que le délire

passe à l'état chronique. Mais leur disparition n'empêche pas la persistance, de l'altération spéciale qui entretient les phénomènes de la lypémanie.

(*Dictionn. Dechambre*, 2ᵉ série, III, p. 566.)

Nous admettrons donc que la mélancolie sous toutes ses formes, n'a point, à l'heure qu'il est, d'anatomie pathologique. — Nous négligeons comme peu convaincante, une longue description des lésions histologiques que M. Luys rattache à cette maladie.

Est-ce à dire qu'il en soit comme d'une simple névrose, et qu'on puisse entrevoir clairement, que les recherches anatomiques ultérieures resteront forcément stériles ?

Si persuadé que nous soyons, qu'elle a pour origine un trouble des humeurs, nous nous refusons à croire que la mélancolie anxieuse, celle qui dure longtemps, celle qui force à séquestrer le malade dans les asiles, celle qui va jusqu'au suicide et à la mort, en ce sens qu'elle provoque souvent la maladie qui la détermine, nous nous refusons, disons-nous à croire, que cette folie n'a pas d'anatomie pathologique. Mais ses lésions qu'on connaîtra bientôt, à l'heure qu'il est on ne les connaît pas.

2ᵉ Passons à notre second point. Nous disons que l'étude des faits, montre clairement dans la folie, l'existence de deux délires fondamentaux très distincts. Nous disons que tous les aliénistes ont été frappés de ce fait, que dans nombre de cas, l'intégrité de la raison coexiste, aux troubles les plus graves de la sensibilité psychique.

Les hospices d'aliénés, dit PINEL, ne sont jamais sans

offrir quelque exemple, d'une manie marquée par des actes d'extravagance, avec une sorte de jugement, conservé dans toute son intégrité.

(Traité de l'alién. ment., p. 88.)

ESQUIROL. — Les lypémaniaques ne sont jamais déraisonnables, même dans la sphère des idées qui caractérisent leur délire. Ils partent d'une idée fausse, de principes faux ; mais tous leurs raisonnements, toutes leurs déductions, sont conformes à la plus sévère logique. Pour ce qui est étranger à leur délire, ils sont comme tout le monde, appréciant très bien les choses, jugeant très bien des personnes et des faits, raisonnant tout aussi juste qu'avant d'être malades.

(Mal. ment., I. p. 422.)

ESQUIROL. — Quelques lypémaniaques s'effrayent de tout, et leur vie se consume dans des angoisses perpétuellement renaissantes, tandis que d'autres sont terrifiés, par un sentiment qui n'a aucun motif. « J'ai peur, disent ces malades, j'ai peur ; mais de quoi ? Je n'en sais rien, mais j'ai peur. » Leur extérieur, leur physionomie, leurs actions, leurs discours, tout exprime en eux la frayeur la plus profonde, la plus poignante, de laquelle ils ne peuvent ni se distraire, ni triompher.

(Mal. ment., I, p. 417.)

ESQUIROL. — N'ayant la raison lésée que sur un point, il semble que les lypémaniaques mettent en action, toute leur puissance intellectuelle, pour se fortifier dans leur délire. Il est impossible d'imaginer toute la force, toute la subtilité de leurs raisonnements, pour justifier leurs préventions, leurs inquiétudes, leurs craintes. Rarement parvient-on à les convaincre ; jamais on ne les persuade. « J'entends bien ce que vous me dites, me disait un mélancolique, vous avez raison, mais je ne puis vous croire. »

(Mal. ment., I, p. 419.)

Esquirol. — Quelques lypémaniaques ont le sentiment de leur état, ils ont conscience de la fausseté, de l'absurdité des craintes dont ils sont tourmentés; ils s'aperçoivent bien qu'ils déraisonnent, ils en conviennent souvent avec chagrin et même avec désespoir. Ils sont sans cesse ramenés par la passion qui les domine, aux mêmes idées, aux mêmes craintes, aux mêmes inquiétudes, au même délire.

(Mal. ment., I, p. 420.)

Guislain. — Je rencontre tous les jours des mélancoliques, qui n'offrent pas de troubles dans les idées, dans les facultés d'appréciation.

(Phrénopathies, édit. de 1880, I, p. 95.)

Guislain. — De nos jours, la plupart des médecins admettent, des maladies mentales sans désordre notable des facultés de la raison. C'est là un fait d'une immense portée.

(Phrénopathies, édit. de 1880, I, p. 466.)

Guislain. — *Mélancolie sans délire.* — Cet état s'offre exclusivement, comme une lésion de la sensibilité morale, comme une phrénalgie dans toute l'acception du mot. Il existe donc sans trouble notable de l'intelligence, et quelquefois avec une intégrité complète du moi. Rien n'est étonnant comme ces hommes profondément attristés, qui analysent toutes leurs idées, tous les phénomènes de leur situation maladive, qui raisonnent avec une entière lucidité de conscience, sur l'impuissance de leur volonté, sur l'extrême désir qu'ils éprouvent, de sortir de cette situation de crainte et d'amertume.

(Phrénopathies, I, p. 92.)

Guislain. — Il y a quelques jours une dame vient me consulter et me dit : « Vous voyez devant vous une personne qui sait parfaitement bien ce qu'elle dit, ce qu'elle pense, ce qu'elle fait, mais je suis dominée par une insurmontable tristesse. En présence du monde je puis maîtriser cette mélancolie pendant quelques heures, mais seule, je

suis livrée aux transports les plus frénétiques. Et cependant
je suis une femme heureuse, j'aime mon mari et mes enfants,
mais j'ai dans le cœur une douleur, une agitation, qui ne
me laissent pas un instant de repos. »

(Phrénopathies, édit. de 1880, I, p. 94.)

MARCÉ. — Dans la mélancolie sans délire, on ne constate
aucune fausse conception ; la dépression existe seule, et elle
amène une telle impuissance, qu'elle détermine un véritable
état d'aliénation mentale. Les malades conservent une
appréciation assez nette de leur position. Ils la déplorent,
ils se lamentent sur leur impuissance, et néanmoins ils
opposent une force d'inertie invincible, à tous ceux qui
essayent de les faire sortir de leur immobilité.

(Traité des mal. ment., p. 324.)

LUYS. — Les processus lypémaniaques sont essentiellement caractérisés à l'état simple, par de la dépression des
forces somatiques et psycho-intellectuelles ; à l'état de complication, par les mêmes phénomènes morbides, accompagnés
d'hallucinations. Dans le premier cas, l'examen direct de
l'état du malade, la façon dont il répond aux interrogations,
permettent aisément d'établir le diagnostic, et de reconnaître qu'il présente essentiellement le type, d'un sujet
exténué ou fatigué et profondément abattu, n'ayant qu'à
peine la force de parler, avec toute sa lucidité d'esprit.

(Traité des malad. ment., p. 488.)

LUYS. — Les lypémanies anxieuses sont caractérisées, par
un état général de dépression des facultés mentales, par une
tristesse apparente plus ou moins profonde, accompagnée
de l'exaltation des régions émotives. Les malades ainsi
envahis, sont pris de terreurs vagues sans motifs, de scru-
pules incessants ; ils sont inquiets de tout ce qui se passe
autour d'eux, ils sont sans cesse en mouvement et, chose
étrange, au milieu de leur agitation, ils conservent une
appréciation très nette des choses ambiantes, ils continuent
à être lucides.

(Traité des malad. ment., p. 497.)

Luys. — Mais c'est surtout dans le domaine de la
pathologie mentale, que cette indépendance et cette pré-
pondérance des régions émotives, se manifestent avec
une intensité des plus significatives. Qui de vous n'a pré-
sents à l'esprit, ces cas si caractéristiques de lypémanie
anxieuse, dans lesquels on voit les malheureux patients,
arrivés à un état d'hyperexcitabilité extrême, se lamenter
sans cesse et exhaler sous mille formes leurs incessantes
anxiétés, alors que leur intelligence est demeurée intacte
et qu'ils assistent désespérés à cette dislocation de leur être,
sans pouvoir rétablir leur équilibre interrompu.

Sollicitation expérimentale des phénomènes émotifs.
(*Communication à l'Acad. de méd.*, 1887.)

Luys. — Les malades en effet, une fois sortis de leur préoccupation émotive, peuvent converser avec leur entourage
raisonnablement. — Ils sont lucides, leur mémoire est conservée, ils donnent sur les questions qu'on leur pose, des
appréciations précises et exactes. — Mais si l'on cherche à
les tranquilliser, et à discuter avec eux de l'inanité de leurs
frayeurs, on reconnaît bientôt le peu d'effet des efforts
tentés, et combien il est inutile de s'adresser au raisonnement intellectuel pour leur donner le calme. Ils disent
toujours qu'ils ont peur, qu'ils ne savent pourquoi. Et
malgré tout le désordre des facultés émotives, on est tout
étonné de rencontrer en eux, une lucidité très nette et une
conversation raisonnable.

(*Traité des mal. ment.*, p. 499.)

Luys. — Lorsque le degré de tension des forces psycho-
motrices, arrive à s'abaisser au-dessous des conditions physiologiques, les sujets ont la notion inconsciente, de l'état
d'épuisement et d'inertie motrice dans lequel ils sont plongés. Ils ont conservé toute leur intelligence. Leur cerveau,
en tant qu'appareil de l'intelligence et de la sensibilité, raisonne et sent normalement, mais il est incapable de dégager
des réactions motrices. Il est en quelque sorte frappé de
paralysie mentale; l'individu sent que c'est la force morale,

cette force morale nécessaire à l'action qui lui manque; il veut et ne peut exécuter sa volonté, ni l'exprimer au dehors.

Ces états d'interruption des puissances psychomotrices, ne sont souvent que des troubles passagers, et répondant assez bien à ces phases morbides, décrites sous le terme générique de mélancolie sans délire.

A un état plus avancé, cette parésie des activités psycho-motrices, devient de plus en plus complète. On voit alors les sujets, de plus en plus incapables de se manifester au de hors, devenir de plus en plus inertes, et tomber dans une passivité plus ou moins complète, qui n'est autre que la stupeur.

Dans ces cas, les sujets déprimés, abattus, inertes en apparence, plongés comme dans une sorte de léthargie, peuvent conserver encore leur présence d'esprit, et répondre avec précision aux questions qu'on leur adresse. (Lypémanie simple avec stupeur.)

(Traité des mal. ment., p. 289.)

3° Un troisième point nous reste à établir : le rapport des lésions du cervelet avec la paralysie générale de forme mélancolique, ou furieuse et maniaque. Il demeure entendu que nous nous en référons au livre de Calmeil; qu'il est à nos yeux le véritable dossier de cette question, et que, ne pouvant l'examiner en détail et tout entier, nous y renvoyons le lecteur. Il ne semble pourtant pas inutile d'y prendre quelques exemples; leur choix ne nous a pas coûté grand'peine, et il suffira d'ouvrir le livre au hasard, pour voir combien il est facile d'en trouver d'autres, aussi forts, aussi solides, au point de vue de nos conclusions.

Obs. Lucas. — Quarante-quatre ans, péri-encéphalite diffuse. Lieutenant dans l'armée, mais ses écarts de régime et l'exaltation de ses idées républicaines l'ont fait mettre de bonne heure à la réforme. Habitudes alcooliques. — Le 4 septembre, il commence à se barricader dans son bureau, et à se livrer aux actions les plus désordonnées. Il s'arme ensuite d'un bâton, s'élance hors de son bureau, et cherche à frapper les personnes, qui se trouvent à portée de son bras. On a beaucoup de peine à se rendre maître de sa personne et à le reconduire à son domicile. — Le 5 septembre, il est moins violent que la veille, mais il parle seul et paraît obsédé par des hallucinations. — Mort rapide.

Autopsie. — *Cerveau.* — Rien dans l'arachnoïde. Dans la pie-mère, à la surface des deux hémisphères, couche épaisse d'un liquide dont la couleur tire sur le jaune citrin. Injection de la pie-mère. La substance grise tire à peine sur le rose ; elle n'est pas injectée.

Cervelet. — La pie-mère du cervelet est bien plus vasculaire encore que celle du cerveau ; elle contient beaucoup de sang, et se sépare difficilement de l'élément cortical qui est un peu ramolli. La substance grise cérébelleuse, offre un reflet légèrement violacé ; elle est passablement injectée.

(CALMEIL, I, 216.)

Voici encore un cas où, comme dans l'observation Sophie, le cervelet est plus atteint que le cerveau. Mais elle a pour nous bien moins de prix, parce que Calmeil ne nous dit rien de formel, sur l'état de la raison de son malade.

Obs. Julien. — Quarante-cinq ans, doux, bon, facile. A quarante-trois ans, changement dans le caractère ; il est devenu inquiet, morose, susceptible, impatient, difficile à vivre. Il est en proie à une irritabilité de caractère, qui se traduit à tout bout de champ, par des boutades ou des accès d'emportement. A quarante-quatre ans il n'est plus capable de diriger ses intérêt. A quarante-cinq ans il est atteint presque subitement, d'un délire général des plus tumultueux ; il se débat contre les personnes qui veulent le contenir, interrompt son babil pour pousser des vociférations. Pétulance maniaque, élans de fureur, cris incessants. Du troisième au huitième jour du traitement, amélioration légère. Neuvième jour, propos incohérents. Dixième et onzième jours : insomnie, pétulance, cris.

Autopsie. — *Cerveau.* — Pie-mère épaissie infiltrée de sérosité. Vaisseaux nombreux dans son épaisseur. Sur leur parcours, traînées laiteuses sur toutes les circonvolutions des faces supérieures et externes de chaque hémisphère. Pie-mère soudée à l'élément cortical. Surface du cerveau déchirée, saignante, creusée, ulcérée. Les adhérences sont moins prononcées, sur la région qui correspond à la base et aux lobules postérieurs du cerveau. Substance blanche très injectée.

Cervelet. — La pie-mère du cervelet réfléchit une teinte framboisée ; elle se sépare très difficilement de la substance corticale sur laquelle elle est appliquée. Cette substance est violacée, humide, imbibée de sang. Les parties centrales du cervelet participent à l'injection de la substance blanche des hémisphères cérébraux.

(CALMEIL, I, 291.)

Obs. Michel. — Trente-trois ans. Vers trente-deux ans il s est montré ombrageux, craintif, mélancolique. Il se laissait aller certains jours à des emportements puérils. Quelques mois plus tard, M. Michel est placé à Charenton. Défaut de sommeil, anxiétés pendant la nuit, hallucinations de l'ouïe, visions d'objets fantastiques, accès de terreur, craintes incessantes. Conceptions erronées et sensations qui lui font dire qu'on le torture, qu'on le perce avec la pointe d'un couteau, qu'on lui fait endurer les tourments de l'enfer. Il se croit parfois mort et damné. Ce malade aime beaucoup à rester couché ; mais les inquiétudes de son esprit et de son imagination, s'exaspèrent à peu près constamment aussitôt que le jour cesse. Mort après dix-huit jours.

Autopsie. — La substance corticale du cervelet, est comme soudée à la face interne de la pie-mère, sur laquelle elle forme une couche humide. Après qu'on a enlevé les méninges, cette substance nerveuse est comparable pour la couleur, à de la lie de vin fraîche.

(CALMEIL, I, 345.)

Obs. Bertrand. — Quarante-cinq ans. Les progrès de sa maladie sont maintenant devenus très inquiétants. Il est en proie à une exaltation, qui le rend querelleur et très difficile à supporter ; il s'enflamme au moindre mot, et se livre aux actions les plus déraisonnables. Enfin la fureur fait explosion, et M. Bertrand est arrêté par la force armée, dans un moment où il s'abandonne à des voies de fait, et où sa violence a failli coûter la vie, à un homme et à une femme qui se trouvaient par hasard sur son passage. Ses vêtements pendent en lambeaux ; ses mains, sa figure et ses jambes sont couvertes d'ecchymoses ; à tout bout de champ il saisit des prétextes, pour engager des rixes avec les gens de service qu'il menace de sa vengeance, et que parfois il cherche à terrasser. Ses nuits se passent sans sommeil ; il jure et tempête lorsqu'on le tient fixé sur son lit ; il déchire son linge et ses couvertures dès qu'on lui accorde un peu de liberté. Mort après trente jours.

Autopsie. — Le cervelet participe à la coloration rouge ou violacée, et à l'injection qui ont été notées, dans les deux substances des lobes cérébraux.

(CALMEIL, I, p. 298.)

Commentaire. — Cette observation doit être citée comme un type caractéristique, de la forme maniaque de la périencéphalite chronique.

(*Idem*, p. 302.)

Obs. Sébastien. — Quarante ans. — A trente-neuf ans l'exaltation intellectuelle est devenue habituelle. A trente-neuf ans, huit mois, conceptions déraisonnables. A trente-neuf ans onze mois, explosion du délire maniaque. Il se fâche et devient menaçant, dès qu'on se permet de faire la moindre observation dans l'espoir de le calmer. Il déchire ses vêtements ; il cherche à tout bout de champ des prétextes pour quereller, pour tourmenter les domestiques et les infirmiers qui le servent. Après trois semaines de séquestration, la violence de ce délire est encore augmentée, dans certains moments de chaque journée. Sous le prétexte le plus frivole, ce maniaque se précipite sur les domestiques auxquels il a la prétention de commander, et il pousse des cris qui ressemblent à des rugissements, quand il juge qu'il va encore avoir le dessous. Pour prévenir de pareilles collisions, on prend le parti de l'enfermer dans une cellule pendant ses paroxysmes de fureur.

Autopsie. — La pie-mère du cervelet, entraîne avec elle, au fur et à mesure qu'on cherche à la détacher, une couche épaisse de substance nerveuse. Cette substance paraît rouge, injectée, notablement ramollie. La substance blanche ne participe nullement à cet état pathologique.

(CALMEIL, I, 302.)

Commentaire. — Les corps striés, les couches optiques, les cornes d'Ammon, la surface du cervelet, attiraient l'attention par un excès peu commun d'injection et de rougeur.

(*Idem*, p. 307.)

Obs. Hilaire. — Quarante ans. Habitudes alcooliques.

Septembre 1827. Apoplexie. Huit jours après, exaltation d'esprit, contentement, assurance.

Avril 1828. Aggravation subite. La pétulance des actions ne comporte pas une minute de repos. Il bouleverse les meubles, renverse les malades et les domestiques, refuse de se coucher, fait retentir l'air de ses menaces et de ses emportements. Au bout de quelques heures, il a mis en lambeaux la camisole destinée à contenir ses membres. Enfermé, il entreprend de briser la porte et de démolir les murs de la loge, réduit sa paille en une sorte de poussière, s'épuise à crier, à jurer, à ébranler les volets et les serrures. Mort en août 1828.

Autopsie. — Cerveau. — Partout la substance grise tire sur le violet, et les vaisseaux de la substance blanche contiennent beaucoup de sang. Le cervelet participe à la coloration, à l'injection, et au défaut de consistance des lobes cérébraux.

(CALMEIL, I, p. 643.)

2ᵉ Obs. Étienne. — Soixante-dix-neuf ans, péri-encéphalite. Caractère mélancolique et acariâtre. A soixante-dix-huit ans, à la suite d'une mauvaise digestion, perte de connaissance de courte durée. Pendant plusieurs jours, idées de craintes. Il ne dormait pas, croyait voir et entendre des physiciens, qu'il accusait de le tourmenter. A soixante-dix-neuf ans, violents chagrins et à la suite, accès de mélancolie avec hallucinations de l'ouïe et penchant au suicide. Il répète sans cesse qu'il est perdu, déshonoré, qu'on va lui couper le poignet et le conduire à l'échafaud. Rémittence. Raison presque parfaite, puis explosion de délire. Ce délire offre tous les traits de la panophobie. Air effaré, il pousse des cris perçants, cherche à s'échapper, parle avec volubilité, commet des actions extravagantes, refuse de boire et de manger dans la crainte d'être empoisonné.

Rémission, puis tristesse, inquiétudes pendant la nuit, crainte du poison. Il s'imagine qu'on va le tuer, entend les apprêts de son supplice, gesticulations, lamentations incessantes. Le caractère mélancolique de son délire a persisté jusqu'à l'agonie.

Autopsie. — *Cervelet.* — La pie-mère cérébelleuse est mince, très injectée, difficile à enlever. La couche extérieure de la substance du cervelet est humide, douée d'une faible consistance. La substance corticale de cet organe est d'un rose foncé, comme si elle eût été imprégnée d'un liquide colorant, de la décoction d'orcanette (couleur violette).

Examen microscopique. — La substance grise du cervelet n'offre ni granules, ni disques agminés ; elle est très vasculaire et contient de nombreux globules sanguins à l'état d'extravasation ; les fibres nerveuses ne paraissent pas désorganisées.

(CALMEIL, I, p. 153.)

Obs. Paul-Émile. — Cinquante-cinq ans, péri-encéphalite. A cinquante et un ans, apoplexie suivie de tristesse, d'un commencement de faiblesse dans l'intelligence, d'une disposition de plus en plus marquée à l'hypochondrie. Goût pour la retraite et la solitude. A cinquante-cinq ans, chute sur la tête suivie d'un violent délire. Parle avec volubilité, repousse ses proches et ses amis, se livre à des actes désordonnés, à des élans de fureur. L'agitation a persisté jusqu'à la période de l'agonie.

Autopsie. — Cervelet. — Les enveloppes du cervelet sont rouges, tout cet organe réfléchit une couleur, que l'on peut comparer à celle de la chair musculaire. Mais cette teinte ne pénètre pas au delà de la substance grise, la blanche est injectée, ainsi que la protubérance.

(CALMEIL, I, p. 229.)

Obs. Alexandrine. — Quarante ans, habitudes d'ivresse. Pendant quinze jours insommies, hallucinations qui lui font croire, que des voleurs assiègent sa maison. Cris, accès d'impatience, actes tumultueux, discours injurieux ou obcènes; emportements, besoin de détruire et de déchirer, fausses sensations qui lui font prendre ses parents pour des ennemis. Au bout de quinze jours, l'excitation cérébrale semble diminuer.

Autopsie. — La substance corticale du cervelet est presque diffluente; elle reste attachée à la pie-mère partout où on tente d'enlever cette membrane. La substance blanche du cervelet est passablement injectée.

(CALMEIL, I, 220.)

Obs. Aimé. — Quarante-trois ans. A quarante ans son caractère est devenu inquiet, inégal, irrascible. Sa physionomie est sombre et empreinte de tristesse.

Le 13 *mars* 1826, congestion.

3 *avril.* Congestion. Ses facultés baissent, mais il se conduit en tous points, comme un homme parfaitement sain d'esprit.

21 *juillet.* Accès de délire ambitieux. L'exaltation fait de tels progrès qu'on est obligé de le fixer sur son lit. Cris, vociférations, jurements, menaces incessantes. Actes voisins de la fureur, efforts pour déchirer, pour mordre, pour cra-

cher à la figure des assistants, pour briser les liens qui l'empêchent d'agir.

Le 6 *août*, il recommence à cracher sur les personnes qui cherchent à le calmer. Il lui arrive de rire et de pleurer dans la même seconde.

Décembre 1826. Accès fréquents d'exaltation, mouvements de violence non motivée, cris rauques, trépignements. Progrès de la maladie. Mort en octobre 1827.

Autopsie. — L'état de mollesse du cervelet est frappant ; ses membranes ne peuvent être enlevées, sans qu'on porte atteinte à la structure de la substance grise, qui est devenue humide, mollasse, et qui a pris une teinte violacée.

(CALMEIL, I, p. 387.)

Obs. Annette. — Vingt-cinq ans, péri-encéphalite diffuse aiguë.

Le 30 *octobre*, les accidents cérébraux acquièrent une très grande intensité. Le sommeil est nul ; la malade cherche à frapper sa garde ; elle a des hallucinations de la vue et de l'ouïe, parle seule et pousse des cris de terreur. Elle se figure que la vie de ses enfants est menacée, et elle reproche à son mari de les laisser assassiner. Dans ces paroxysmes de terreur, elle cherche à sortir de son lit.

Du 1er au 9 novembre, continuation de l'agitation, des hallucinations, des idées de crainte. Au 9 novembre, idées incohérentes.

Autopsie. — *Cervelet.* — A gauche surtout, la pie-mère cérébelleuse est très injectée ; le rapprochement des vaisseaux lui communique même un degré d'épaisseur anormal. Le cervelet est rouge à l'extérieur ; on voit dans ses replis beaucoup de débris de tubes vasculaires rompus et injectés. La substance corticale est rose, sa substance blanche est injectée. La surface et la substance grise du cervelet, participaient à l'excès d'injection et aux teintes maladives, sur lesquels nous appelons encore une fois l'attention de nos lecteurs.

(CALMEIL, I, p. 153.)

Obs. Audry. — Quarante-neuf ans, habitudes alcooliques.

Contrariétés, excitation entretenue par la boisson. Attaque de congestion cérébrale. A peine rendu à la connaissance, hallucination. Il croit voir et entendre des ouvriers démolir sa maison ; il se livre contre les personnes qui tentent de le calmer à des emportements furieux ; il se livre même à des actes de la dernière violence sur un de ses parents qui cherche à lui tenir tête.

Septembre. Pendant toute la journée du 14, loquacité, vociférations, propos injurieux, menaces, pétulance d'action, efforts pour briser ses liens. Le 15, même exaltation, vociférations.

Autopsie. — *Cervelet.* — Le cervelet n'est pas mou ; sa substance grise offre sur une foule de points des teintes de couleur lie de vin, de même pour la protubérance.

(CALMEIL, I, p. 224.)

Nous voulons joindre à ces observations, quelques faits placés par l'auteur, en dehors des chapitres relatifs à la paralysie générale. Nous savons les défauts du classement de Calmeil, et qu'il s'agisse ou non de péri-encéphalite, nous voulons seulement montrer que le livre tout entier peut être consulté avec fruit.

Obs. Gustave. — Quarante-quatre ans. Son caractère, naturellement mélancolique et défiant, est devenu plus sombre depuis un certain nombre d'années.

Premier accès de manie en 1838. A cette époque, il était en proie à des hallucinations de l'ouïe et à des idées sinistres, croyant entendre des bruits extraordinaires et des voix menaçantes. Il paraissait en proie à une terreur panique, et poussait nuit et jour des cris perçants, sans jamais répondre à aucune de nos questions. Il obéissait en même temps à de véritables mouvements de fureur, se débattant avec une violence inouïe contre ses liens. Guérison.

Le 27 août 1840, M. Gustave est ramené dans nos divisions. Il est attaché par des liens étroits et forts, qu'il cherche à briser par des secousses violentes. L'expression

de la crainte est répandue sur tous ses traits; c'est à peine
s'il paraît me reconnaître. On vient de le nommer empereur.
Il parle, crie, fait un vacarme continu. Mort le 1ᵉʳ septembre.

Autopsie. — La substance corticale du cerveau réfléchit
une teinte rose, animée, presque violette. Le cervelet, la
protubérance et le commencement de la moelle allongée,
participaient pour la couleur, à la teinte de la substance
grise des lobes cérébraux.

(Calmeil, I, p. 25.)

Obs. Benoît. — Quarante-sept ans. État de souffrance mal
caractérisé, suivi d'un commencement de trouble dans les
fonctions intellectuelles. Attaque de congestion. Bientôt après
il se livre aux actions les plus violentes, pousse des cris
furieux.

Arrivé à Charenton, il commence à briser les meubles,
à bousculer violemment les infirmiers et les malades, qui
cherchaient à se rendre maîtres de sa personne.

Le 24 *février*. Apoplexie, coma pendant plusieurs heures,
puis pétulance musculaire incoercible.

28 *février*. Mouvements tumultueux qu'on est forcé de
réprimer.

1ᵉʳ *mars*. Agitation violente, incessante. Cris inarticulés
continus. Vociférations.

Autopsie. — *Cervelet.* — La pie-mère est comme soudée
à toute la périphérie du cervelet. La couche corticale de
cet organe est molle, humide, violacée comme de la pulpe
de framboise; à l'intérieur les vaisseaux sont fortement
injectés et d'une rougeur uniforme.

(Calmeil, I, p. 73.)

Obs. Ignace. — M. Ignace, soixante-deux ans, fuyait ses
semblables, se défiait un un peu de tout le monde.

A cinquante ans, l'ennui pesa sur lui encore plus que
par le passé, et il se tint habituellement à l'écart.

A soixante ans et demi, il ne déraisonnait pas encore,
mais il s'attendait à être frappé par quelque grand malheur.
Tourments exagérés à propos d'une maison.

A soixante et un ans et neuf mois, apoplexie précédée de quelques propos déraisonnables. Puis il retombe dans sa mélancolie habituelle, et continue à être craintif et défiant.

A soixante-deux ans, accès d'exaltation des plus violents. Il parle avec volubilité, s'agite sans aucun but; puis perte de connaissance. Mort dix jours après.

Autopsie. — Cerveau droit. — La pie-mère commence à s'infiltrer d'un liquide sanguinolent. Injection de cette membrane; elle n'est pas adhérente. Circonvolutions saines extérieurement. Dans l'épaisseur, la substance grise a la teinte des fleurs de mauve.

Cerveau gauche. — La pie-mère commence à s'injecter, mais elle l'est moins qu'à droite. La substance grise est fortement rosée et sablée de points rouges.

Cervelet. — Les membranes sont à droite rouges et très injectées, elles ne sont pas adhérentes. A gauche la pie-mère commence à s'injecter sur toute la surface de l'hémisphère, mais l'injection est moins prononcée qu'à droite. La substance grise du cervelet est d'une couleur violacée, ainsi que celle de la protubérance. Toutes ces régions contiennent du sang en excès.

(CALMEIL, I, p. 68.)

Voici une nouvelle observation où le cervelet est plus atteint que le cerveau, et cette circonstance est particulièrement intéressante en ce qui concerne M. Ignace, parce qu'il résulte clairement du texte de Calmeil, que ce malade était bien plus lypémaniaque que déraisonnable, que les troubles du sentiment étaient chez lui, bien plus marqués que ceux de la raison.

Obs. Virginie. — Soixante-quatre ans. Bonne éducation. A quarante-sept ans, première atteinte de mélancolie. Elle était alors en proie à une tristesse maladive, répétait souvent qu'on avait mauvaise opinion d'elle, qu'on cherchait à l'humilier, à la vexer, se croyait entourée d'ennemis. Hallucinations de l'ouïe. Elle se montrait emportée et colère lorsqu'on cherchait à lui persuader par le raisonnement, que personne ne lui en voulait. L'accès dure une année. Elle entre à Charenton à cinquante ans. A cette époque elle se croit en butte à des persécutions incessantes. On la méprise, on la considère comme une imbécile, comme une personne dégradée. Elle se croit menacée de tortures cruelles, le moindre bruit le fait frissonner. Elle s'attend à être écorchée, coupée par morceaux et ensuite brûlée. Amélioration. A soixante-trois ans elle revient à Charenton ; elle a pourtant cessé depuis fort longtemps de tenir aucun propos déraisonnable, mais elle se défie de son caractère, de sa timidité naturelle ; ses facultés mentales ne sont point affaiblies ; elle est douce, polie, mais ombrageuse et peu communicative. A soixante-quatre ans, excitation qui dure quinze jours, puis apoplexie et mort.

Autopsie. — Cerveau droit. — Injection de la pie-mère. Substance blanche saine et exempte d'injection. Foyer d'un énorme épanchement sanguin.

Cerveau gauche. — Large suffusions sanguines de la pie-mère. Substance sous-jacente colorée ; traces d'une hémorrhagie ancienne en dehors du corps strié ; à part cela il est sain.

Cervelet. — La pie-mère est infiltrée de sang. Elle est en même temps sillonnée par de nombreuses veines turgescentes, qui s'enfoncent jusque dans les sillons des deux hémisphères. La substance grise est colorée en violet à sa superficie. Les suffusions sanguines qui correspondaient chez cette ancienne mélancolique, à la région convexe du lobule moyen gauche, ne contenaient aucun vestige d'éléments granuleux. Nous concluons de là que ces extravasions, avaient dû s'effectuer un certain nombre d'heures plus tard, que l'épanchement de l'hémisphère cérébral droit.

(CALMEIL, II, 480.)

L'anatomie de la lypémanie est-elle, comme nous le croyons et l'avons dit, une question à reprendre? On ne peut s'empêcher de remarquer que, malgré la lésion du cervelet, il n'y a pas chez Virginie de trouble du mouvement avant l'apoplexie finale.

Cette observation est désignée par Calmeil, encéphalite aiguë avec caillot sanguin.

Ici encore on ne manquera pas de remarquer, que l'écorce ou partie psychique du cervelet est bien autrement lésée que l'écorce du cerveau ; il semble même que celle-ci soit saine. Et en même temps, on n'oubliera pas cette déclaration de notre auteur, qu'à l'époque de la seconde entrée à Charenton, les facultés mentales de la malade n'étaient point affaiblies. La formule n'est pas très claire ; mais est-ce vraiment trop presser le texte, que d'y voir l'affirmation de l'intégrité des instincts de raison ? On peut juger maintenant de l'importance des résultats, fournis par l'examen, du livre de Calmeil ; il est vraiment le corollaire de notre chapitre d'observations.

De ce chapitre nous pouvons conclure :

1 Comme il y a deux facultés, il y a dans la folie deux délires : un délire de raison et un délire de sentiment ;

2° Les lésions du cervelet sont la règle, dans la paralysie générale avec exaltation marquée de la sensibilité psychique.

CONCLUSIONS

Et maintenant, si l'on veut bien jeter un coup d'œil,
sur l'ensemble du système nerveux éclairé par la théorie du cervelet psychique, on verra que par cette conception tout s'éclaire et se simplifie.

Plus d'organe important à fonction bizarre et obscure,
plus d'organe important auquel on ne puisse attribuer
autre chose, qu'une fonction inutile et comme surajoutée.
Plus de cervelet machine motrice, annexée au cerveau,
que l'évidence des faits et l'unanimité des auteurs, nous
montrent investi de fonctions semblables. Le plan du
système nerveux nous apparaît très simple, et dans
ce cadre, dans ce plan, le cervelet vient prendre tout
naturellement, une place marquée et restée vide. Et ce
n'est pas tout dire ; en même temps que le système
nerveux se trouve simplifié, partout dans l'ensemble
comme dans les détails, la dualité, loi fondamentale
de sa construction se révèle, et avec elle se montrent
l'ordre et la symétrie.

Deux grandes parties du système nerveux : la moelle
et l'encéphale. Dans la moelle deux parties ; dans l'encéphale deux parties. Au confluent de ces deux organes, deux organes sont chargés d'une élaboration spéciale, l'un des mouvements, l'autre des sensations.

Deux organes président aux fonctions du corps.

Deux organes président aux fonctions de l'esprit.

Cerveau et moelle antérieure, tout le système antérieur est moteur ; — moelle postérieure et cervelet, nous
nous allons le voir, tout le système postérieur est sensitif. A ces deux fonctions inférieures, se trouvent superposées les deux fonctions psychiques, et si le lien
métaphysique qui unit la raison à la motricité nous
échappe, l'analogie est évidente, entre la sensibilité du
corps et la sensibilité de l'esprit.

Enfin, considérés latéralement, tous ces organes sont
doubles encore. Il y a deux cerveaux, deux cervelets,
deux moelles motrices et deux moelles sensitives. Comme
la moelle a quatre parties, l'encéphale a quatre parties
qui s'élèvent sur ses prolongements. L'analogie est donc
parfaite entre la moelle et l'encéphale, et la dualité
peut être dite, la loi simple et fondamentale, qui domine
la construction du système nerveux tout entier.

Qui pourra nous refuser qu'une telle simplification
du problème, soit à elle seule une présomption en faveur
de la théorie que nous présentons. A Dieu ne plaise
que nous croyions avoir éclairci, tous les mystères qui
couvrent aujourd'hui et l'anatomie et la physiologie de
tant de parties des centres. Le champ est vaste encore
aux travailleurs de l'avenir.

Que savons-nous du système nerveux, tant que nous
ignorons la nature du fluide qui l'anime ; comment moteur ici, est-il là sensitif? N'y eût-il que le cervelet, que
de questions posées où seul un long travail permettrait
d'aboutir? Quelle est la vraie fonction de tous ces noyaux
gris qui compliquent l'encéphale, et sans entrer dans le
détail, si les fonctions des corps striés en tant que motrices, ne laissent plus guère de doute aux savants d'aujourd'hui, on ne saurait pourtant les définir. A côté d'eux

les couches optiques, nous offrent un bon exemple
d'une physiologie très obscure. Nombreuses sont donc
encore les questions à résoudre.

Mais si les solutions de ces problèmes, paraissent
pour une grande part réservées à l'avenir, quelques-unes
peuvent être dès maintenant entrevues. Appuyé sur ce
qui précède, nous nous figurons le cerveau comme un
organe simple, plus simple qu'on ne tend aujourd'hui
à le croire. On s'obstine à chercher des localisations psychiques qui n'y sont pas, et des localisations motrices qui
ne sont peut-être qu'apparentes.

Nous nous figurons chaque cellule cérébrale, comme
douée de propriétés multiples pour chacune, mais à
peu près semblables pour l'ensemble. Toutes sont utiles,
aucune n'est nécessaire ; et à ce point de vue particulier,
le cerveau ne saurait être mieux comparé qu'aux
glandes. Prenons le foie pour exemple ; qu'on enlève une
partie de sa surface et l'ensemble de ses fonctions n'en
sera pas troublé, mais qu'une tumeur ou un corps étranger vienne à irriter tout l'organe, qu'une tumeur ou un
corps étranger vienne à obstruer ou comprimer les voies
de l'excrétion biliaire, et la fonction hépatique s'altère
ou s'arrête. De même pour le cerveau. Qu'on supprime
une partie de l'écorce, et l'on ne troublera pas les
facultés intellectuelles d'une manière bien sensible.
Nous savons en effet que de graves blessures ont été
observées, sans aucune altération de l'intelligence (voy.
Longet, *Syst. nerv.*, qui en donne un bon nombre),
mais que l'on vienne à toucher aux fibres, qui commandent aux moyens d'expression de l'intelligence,
ou même seulement aux cellules, qui plus spécialement
commandent à ces fibres, et immédiatement appa-

raissent des troubles fonctionnels. Qu'on blesse enfin
les centres de réunion des fibres motrices, et la plus
petite lésion se traduit aussitôt par des désordres
étendus.

Nous croyons donc que certaines parties de la surface corticale, peuvent avoir des connexions plus
directes avec les organes d'expression de la pensée,
ou pour mieux dire, avec les deux moyens de communication de l'homme et du monde extérieur : la sensation et la motricité ; mais que toute la surface
du cerveau est douée de propriétés multiples (intelligence, motricité, sensation) à peu près semblables pour
tous les points de son étendue. Qu'on admette cette
manière de voir, et l'on a l'explication de tant de faits
négatifs, qui ont avec raison étonné tous les observateurs.

Rien du cerveau n'est négligeable, et il faut suivre
avec le plus vif intérêt, les hommes qui se sont voués
à la recherche des localisations motrices. Mais nous
croyons que cette étude est frappée de stérilité dans
son principe, si elle cherche à s'étendre, et à déterminer
des localisations psychiques. Sans vouloir devancer la
science, et procéder comme Flourens par des affirmations catégoriques, en des matières difficiles et complexes, et où tout n'est certainement pas dit, nous inclinons à croire qu'il n'y a que deux localisations
psychiques, comme il n'y a que deux organes psychiques : le cerveau et le cervelet.

S'il existe dans ces deux organes des localisations
particulières, ce ne sont sans doute que des localisations
motrices ou sensorielles, attribuables à la topographie
des fibres, aux connexions qui unissent ces fibres, avec les

diverses parties du tégument, des muscles et des organes des sens. Mais les cellules, en tant que psychiques, sont toutes douées de propriétés semblables. Il n'y en a point dans le cerveau, ici pour la négation et là pour l'affirmation, ici pour la comparaison et là pour l'abstraction mathématique; il n'y en a point dans le cervelet, ici pour la joie et là pour la douleur. On peut dire avec vraisemblance que le chevelu de l'écorce, qui crée entre elles des liens, des anastomoses innombrables, est destiné à unifier leurs fonctions psychiques. Elles ne semblent séparées que sur les deux fonctions fondamentales, les instincts de raison et ceux de sensibilité.

Ne compliquons pas le problème à plaisir; le jeu de ces deux facultés, leurs réactions réciproques et les modalités d'action de chacune d'elles, nous rendent suffisamment compte de l'infinie souplesse, de l'infinie variété des actes de l'intelligence; pour peu qu'on y réfléchisse, on y retrouve toute la psychologie.

C'est faute de bien comprendre cette simplicité primitive, d'un des problèmes fondamentaux de cette science, que tant d'auteurs divers se sont obstinés sans résultat, à chercher dans le cerveau des localisations trop précises. A défaut d'une théorie simple sur les fonctions des centres psychiques, nous avons longtemps subi l'influence de Gall; et ce que nous disons du cerveau et de l'intelligence, on peut le dire des autres grandes fonctions du système nerveux. Quand par des autopsies minutieusement faites, l'école de la Salpêtrière cherche à nous montrer les relations existantes, entre les désordres de la motricité et la rupture d'un système de fibres, on ne peut contester sa méthode, elle est sûrement dans la vérité; mais, pas plus que l'expérience, ces études à tant de point de vues si bien faites, ne sauraient croyons-nous, aboutir, s'il s'agit de déterminer par elles les origines premières de la motricité. Au reste, la rigueur seule de ses méthodes, appelle ici le nom de cette école, car nul autre mieux que M. Charcot, n'a su éviter cette erreur.

La dénomination de centres moteurs, dit-il, souvent employée dans ce travail, n'implique dans l'esprit des auteurs, aucune idée physiologique définitivement arrêtée. On entend seulement désigner par là, par opposition aux autres, celles des régions de l'écorce du cerveau, dont la lésion occasionne des troubles moteurs, dans certaines parties déterminées, du côté opposé du corps.

(CHARCOT et PITRES, *Nouvelle contribution aux localisations, Revue mensuelle*, février 1879.)

On ne pouvait mieux dire et on l'a trop oublié, car comment passer outre à ce fait, que tel système de mouvement influencé par la lésion d'un point, peut l'être aussi, nous allons le voir, par la lésion d'un autre. Dans l'expérience surtout, le phénomène est simple, mais l'interprétation ne saurait l'être, et la réserve de M. Charcot n'a été que peu imitée.

En présence de phénomènes constants, et soumis à un déterminisme très net, l'idée se présentait tout d'abord, qu'on avait dû atteindre le principe même de la motricité. On n'y a pas manqué, mais ce raisonnement est de surface. On ne saurait sans imprudence, conclure immédiatement du phénomène à la fonction, et pour le bien montrer il nous suffira de remarquer, que c'est précisément l'erreur où est tombé Flourens en étudiant le cervelet.

Nous n'avons ici qu'à effleurer cette question, qu'à

dire un mot de ses rapports avec celle qui nous occupe, mais il nous paraît évident que notre théorie l'éclaire, et quand nous voyons tant d'auteurs (Ferrier, Hitzig et autres), conclure des localisations expérimentales à des origines motrices très précises, il nous semble toujours être devant un homme qui, posant le doigt sur un clavier, dirait en entendant résonner l'instrument : « Vous le voyez, là est le son. »

Tous ces problèmes sont complexes et difficiles, et nous admirons Jessen, disant que la moelle qui nous conduit sans conscience, et quand le reste du système nerveux est occupé ailleurs, vers un but déterminé d'avance, a aussi sa volonté obscure mais réelle. La moelle est motrice et sensitive, mais elle est encore autre chose. Le cerveau et le cervelet sont psychiques et sensoriels, mais leurs propriétés sont plus complexes encore.

Il en est de la cellule nerveuse comme des autres éléments anatomiques ; l'identité de sa forme révèle l'identité de sa fonction. Elle est légèrement différente dans le cerveau et le cervelet, parce que chacun de ces deux organes, répond à des modalités différentes de l'activité nerveuse et psychique ; mais elle est en même temps semblable dans toutes les parties de leur étendue, parce que chacun aussi de ces organes, préside, dans son ensemble, à des fonctions identiques. Là où la nature divise les fonctions, elle divise aussi les organes. C'est pourquoi, considérant l'écorce du cerveau, nous avons peine à croire à des localisations, qui soient plus et autre chose, que l'expression d'un rapport entre certaines parties de cette écorce, et d'autres organes capables, de mettre mieux en lumière l'une ou l'autre de ses propriétés. Il semble donc encore une fois, que le cerveau est simple, et qu'on a trop peu poursuivi l'étude des propriétés de la cellule.

Cette idée de simplification est séduisante, et jusqu'au fond même de la fonction il nous semble qu'on peut l'entrevoir. Et en effet, si l'affirmation des analogies profondes, qui unissent le fluide nerveux et le fluide électrique, n'est que l'affirmation d'une vérité banale, en quoi répugne-t-il d'admettre, que tout en procédant d'une simplicité, d'une unité primitive, lui aussi puisse présenter dans ses effets, des transformations variées. Considérons le fluide électrique; en lui-même il est un et pour ainsi dire neutre, mais soumis à des élaborations spéciales, et dont les conditions nous sont connues, ici il devient lumière, et là, motricité. Circulant librement, il dissocie lentement la molécule chimique; contrarié dans son cours, il devient l'origine des plus intenses chaleurs.

En quoi répugne-t-il d'attribuer au fluide nerveux des transformations analogues? Quelle difficulté y a-t-il, à accorder à certains organes, dont la physiologie est encore obscure, la propriété de le recevoir, de le conserver, et de lui faire subir une élaboration semblable, par laquelle il devient apte à devenir l'agent des fonctions inférieures, de la motricité dans le cerveau, et de la sensibilité générale, tactile, algésique dans le cervelet.

C'est rester, à coup sûr, dans le plus pur esprit scientifique, que de penser qu'un fluide, qu'un agent très semblable, et en même temps de nature évidemment supérieure à l'électricité, possède toutes ses propriétés et en raison de sa supériorité, des propriétés plus délicates encore; et nous ne pouvons nous empêcher de croire que ces nécessités de transformations variées, sont la vraie raison d'être des noyaux du mésocéphale, de ces corps opto-striés dont la fonction est énigmatique.

Dans cette manière de voir, bien des complications apparentes disparaissent, et il n'y a plus que deux grands organes, ou pour mieux dire deux grands systèmes, doués avec des polarités différentes, de quelques fonctions analogues et fondamentales, dans tous les points de leur étendue.

EXAMEN DU CERVELET SENSITIVO-MOTEUR

Au reste, tout peut être dit du cerveau; s'il est plus simple, il est aussi plus compliqué qu'on ne le pense. S'il est plus simple à ce point de vue, qu'on y a trop cherché des localisations qui n'y sont pas, sans assez s'inquiéter des propriétés générales communes des cellules de l'écorce, il est aussi plus compliqué, en ce qu'il est tout rempli de sympathies, d'échos, de résonances disons bien mieux, et insistons sur ce mot, d'interférences, qu'on commence à peine à soupçonner.

E. Saigey. — On comprend, sans que nous ayons besoin d'insister sur ce point, l'importance que l'étude des interférences, prend dans la physique nouvelle. L'intérêt qui s'y attache, ne reste pas confiné dans les limites de l'optique. Il s'étend à toutes les branches de la science. Partout où il y a un mouvement vibratoire, on doit s'attendre à rencontrer des phénomènes d'interférence... Ainsi nous connaissons maintenant les intérférences sonores et les interférences lumineuses, mais surtout nous devons nous attendre, à voir ces phénomènes se généraliser en physique.

(La Physique moderne, p. 51.)

Le cervelet peut sur ce point nous donner des lumières. Voici de bons exemples des inhibitions de M. Brown-Séquard. A tous ceux qui cherchent dans le cerveau des origines motrices précises, disons plus, à tous ceux qui croient que les fonctions cérébrales, se prêtent à des délimitations topographiques exactes, nous ne saurions trop recommander l'étude de la pathologie du cervelet. Car si un fait est solidement établi, c'est bien en même temps que l'influence du cervelet sur la motricité, l'incertitude et la variabilité des effets moteurs produits par les lésions cérébelleuses; telle produit la paralysie et telle autre ne la produit pas, sans qu'il soit possible de soumettre ces différences, aux lois d'un déterminisme exact.

Nothnagel. — La paralysie, croisée en certain cas, est d'autrefois homonyme.

(*Diagn. mal. encéph.*, p. 52.)

Vulpian. — Lorsqu'on examine sans parti pris les animaux en expérience, le plus souvent il est impossible de constater une hémiplégie. Les troubles du mouvement paraissent généraux; s'il y a parfois un affaiblissement plus marqué d'un côté, il semblerait affecter tantôt les membres du côté correspondant, tantôt ceux du côté opposé.

(*Soc. de biol.*, 1861, p. 39.)

Vulpian. — *Commentaire à l'observation P. Bourgoin.* — Un autre point très digne d'intérêt dans la communication de M. Hérard, c'est l'absence d'une vraie paralysie dans une partie quelconque du corps. On sait que dans un grand nombre de cas, on a noté une paralysie croisée. Le fait de M. Hérard montre qu'une lésion considérable, limitée à une moitié du cervelet, peut n'entraîner aucune paralysie.

(*Soc. des hôpitaux*, 27 juin 1860.)

Vᴜʟᴘɪᴀɴ. — J'ai fait un bien grand nombre d'expériences sur le cervelet, et je puis affirmer qu'il est tout fait exceptionnel d'observer une véritable hémiplégie, quelque incomplète qu'on veuille la supposer. Et lorsque dans ces cas exceptionnels, l'animal présente un léger affaiblissement d'un des côtés du corps, c'est tantôt le côté du corps correspondant au côté lésé du cervelet qui est affaibli, et tantôt le côté opposé.

(Physiol. syst. nerv., p. 606.)

Bʀᴏᴡɴ-Sᴇ́ǫᴜᴀʀᴅ. — Il n'est pas douteux, que ce n'est pas à une perte de fonction d'une partie du cervelet, que sont dus les phénomènes si variés que nous venons d'exposer, car ces effets manquent absolument, dans nombre de cas de destruction complète, d'une partie plus ou moins considérable de ce centre nerveux.

(Journal de physiol., 1862, p. 488.)

Wᴜɴᴅᴛ. — Chez l'homme, les troubles moteurs se montrent spécialement quand le vermis est le siège de la maladie ; au contraire, les altérations survenues dans l'un des hémisphères, peuvent évoluer complètement sans un symptôme (1).

(Physiol. psych., I, p. 221.)

Ainsi donc, sans entrer dans l'examen particulier des faits, rien de plus clair, rien de mieux établi, que l'irrégularité et l'incertitude, des effets moteurs produits par les lésions cérébelleuses. On a imaginé pour se tirer d'embarras, la compression du bulbe par les tumeurs. Sans aller jusqu'à rejeter complètement cette explication, nous inclinons à croire qu'elle est spécieuse et superficielle. Il nous semble que la théorie de M. Brown-Séquard, sur les dynamogénies et les inhibitions, transportée sur ce terrain nouveau, s'adapte mieux

(1) Voyez aussi la thèse de Cubasch, p. 73.

et avec plus de profondeur à l'ensemble de ces faits.

Et en effet, ce n'est pas seulement en comparant des malades différents, que l'on arrive à constater ce caractère capricieux des symptômes; on le remarque encore dans l'évolution d'une même lésion. Tel malade, paralysé aujourd'hui, ne le sera plus demain; tel autre qui présente de l'hyperesthésie le matin, n'en aura plus le soir.

Obs. Palmyre Cordier. — Hyperesthésie cutanée et profonde des membres inférieurs. — La malade se plaint lorsqu'on passe le doigt sur la face interne des cuisses, et s'agite lorsqu'on presse sur la masse musculaire. Le lendemain matin, l'hyperesthésie des membres inférieurs ne se retrouvait plus.

Kyste.

(*Bull. général du Nord*, 1870, p. 65.)

Obs. Legrand. — Le 2 juin, toute la nuit, agitation extrême Plaintes, cris et douleurs vives dans toutes les parties du corps, principalement dans le dos. Le matin, la motricité et la sensibilité sont parfaites.

Tumeur.

(OLIVIER d'Angers, *Traité de la moelle épin.*, II, p. 752.)

Obs. d'HÉRARD. — Il y a cinq mois, douleur très vive d'abord sous la fausse côte droite, puis dans les genoux et les pieds de l'un et l'autre membre. — Quelques mois plus tard, douleur entre les deux épaules, élancements dans la paume des mains. — Il y a quatre semaines, sensibilité des membres inférieurs presque complètement abolie. — Tubercule gros comme une cerise dans le vermis, autre tubercule gros comme un pois dans la moelle, au niveau de la première dorsale.

(*Bull. Soc. anat.*, 1845, p. 108.)

Obs. Lugot. — Au bout de ce temps il s'est levé, il marchait difficilement, mais la marche est redevenue à peu près normale, comme auparavant. Elle est restée normale jusqu'au mois d'août.

Depuis le mois d'août, l'enfant a recommencé à marcher difficilement.

17 *novembre*. Entrée à l'hôpital. Sa démarche est celle d'un ataxique. Le lendemain on constate, que la plupart des phénomènes signalés la veille n'existent plus. La marche a totalement changé de caractère; l'enfant est mou comme un chiffon.

28 *novembre*. Sa tête retombe en arrière et ne peut être fléchie.

29 *novembre*. Raideur de la nuque.

3 *décembre*. Tête renversée en arrière, mais sans raideur de la nuque.

7 *décembre*. Raideur de la nuque et du tronc.

11 *décembre*. Parésie des membres supérieurs et inférieurs droits.

12 *décembre*. Raideur complète de la nuque et du tronc.

14 *décembre*. Légère contracture du bras droit et de jambe droite, contracture plus accusée à gauche.

Sarcome.

(Bull. Soc. anat., 1889, p. 299.)

Obs. Contricci. — D'après la mère, il y aurait eu contracture des quatre membres. Aujourd'hui coma presque complet et résolution absolue. Puis de nouveau, contracture des quatre membres.

Tubercule.

(Candellé, Thèse de 1871, p. 42.)

Obs. Jambon. — Du 1er au 5 janvier on observe que la station debout est possible, mais que la marche est chanlante, incertaine.

Le 6 janvier la céphalalgie et les vomissements ont disparu, la gaieté revient, l'enfant joue, parle et chante comme s'il se portait bien. Une attaque congestive plus prolongée que la précédente, se déclare au commencement de février et dure 18 jours. Vomissements plus répétés. A la suite la marche est de plus en plus difficile.

Avril. L'enfant remue ses membres dans son lit, mais ne peut tenir debout ni assis.

Mai. Les mains sont agitées de tremblements lorsqu'elles saisissent un objet. Mort en juillet.

Autopsie. — Tubercule gros comme un petit œuf. 300 grammes de sérosité dans les ventricules.

(Bull. Soc. anat., 1864, p. 311.)

Obs. Niven. — L'année dernière les symptômes devinrent très mobiles. Ce cas fut regardé par tous comme très difficile, les symptômes en étant presque purement subjectifs et très variables.

Tumeur.

(Edinburgh Med. Journal, 1861, VI, p. 788.)

Obs. Jacques Marie. — Au mois de décembre, un peu de faiblesse dans la jambe droite. Vers février, sensibilité générale très diminuée, le malade sent à peine la douleur quand on lui pince la peau.

Le 3 *mars*, raideur générale.

Tumeur.

(Annales méd.-physiol., 1844, p. 462.)

Obs. Julien Sellier. — Un peu de raideur dans la nuque.

20 *juin.* — Hyperesthésie générale.

21 *juin.* — Il n'existe pas d'hyperesthésie tactile.

24 *juin.* — Raideur dans les membres supérieurs.

Tubercule.

(Revue méd. de l'Est, 1887, p. 41.)

Obs. Joséphine Froment. — En avril, tous ces phénomènes se manifestent d'une manière variée. Tantôt les douleurs du bras sont les plus fortes, tantôt celles de la tête, tantôt les douleurs rachidiennes.

Tubercule de 3 centimètres de diamètre.

(Gaz. des hôp., 1854, p. 573.)

Même remarque pour les troubles de la vue, avec

cette seule réserve, que les variations sont ici moins brusques.

Obs. Mourgues. — Vue notablement affaiblie et par moment tout à fait perdue. Tubercule.

(Bull. Soc. anat., 1834, p. 25.)

Encore cette règle n'est-elle pas rigoureuse.

Obs. de RAYMOND. — Au mois de mai 1872, elle s'aperçut que sa vue devenait trouble, et même qu'elle était complètement perdue, pendant des crises qui duraient de deux à trois minutes.

Tumeur.

(Progrès médical, 1874, p. 439.)

Obs. Niven. — Il dit qu'il s'est souvent levé le matin en voyant très bien, et que sa vue faiblissait dans le jour. Tumeur.

(Edinburgh Med. Journal, 1861, VI, p. 788.)

Bien plus, si nous osons nous appuyer sur le simple souvenir de nos lectures, nous croyons qu'une lésion cérébrale, est capable de neutraliser, de supprimer les effets moteurs d'une lésion cérébelleuse. Aussi bien par l'étude des faits que par le témoignage des auteurs, nous pensons pouvoir établir, quand nous étudierons plus spécialement la pathologie de l'organe, que l'hémorrhagie, la sclérose, occupant à la fois un hémisphère cérébelleux et l'hémisphère cérébral opposé, ne produisent jamais la paralysie dans les deux côtés des corps. Andral pour l'hémorrhagie, Turner pour la sclérose, ont donné de faits semblables un nombre fort sérieux d'exemples. Nous croyons en posséder d'autres. Tous ont ce double caractère, que la paralysie est hémiplégique et que le cerveau la détermine. Dans les cas de ce genre le cerveau parle seul.

Nous attachons à tous ces faits une importance extrême ; ils ne peuvent rien sans doute contre des résultats expérimentaux bien acquis, mais ils témoignent en faveur d'une généralisation des influences motrices, ils tendent à prouver l'existence de quelque chose de plus large que les localisations.

Entrons plus avant dans cette étude :

Brown-Séquard. — Notre objet, en faisant cette comparaison, entre les cas de lésion du cervelet et les cas d'irritation intestinale par des vers, est de montrer qu'une simple irritation des ramifications nerveuses dans l'intestin, peut produire les principaux phénomènes que l'on observe dans les cas de lésions du cervelet, et de tirer de là cette conclusion, que si une irritation de fibres nerveuses dans une partie du corps, peut causer une aussi grande variété de phénomènes que ceux qui précèdent, il est possible aussi que l'irritation de fibres nerveuses dans le cervelet, agisse d'une façon analogue.

(*Journal de physiol.*, 1862, p. 488.)

Brown-Séquard. — Mais comme nous voyons d'une part, que dans les cas de lésion du cervelet, un individu présente un ou quelques-uns seulement des symptômes observés dans la masse des cas, tandis qu'un second individu, un troisième, un quatrième, etc., présentent chacun d'autres symptômes, et que ceux-ci diffèrent chez les différents individus ; et, d'une autre part, que chez un grand nombre de malades, aucun symptôme ne se montre malgré des lésions considérables du cervelet ; il est clair qu'il faut abandonner la notion, que c'est à une perte de fonction que sont dus des effets si variés et si inconstants. Il serait en effet plus qu'absurde, d'admettre que le cervelet sert chez un individu à dilater la pupille, chez un second à la rétrécir, et que chez un troisième, il n'a ni l'un ni l'autre de ces usages. Il serait absurde d'admettre, que la moitié droite du cervelet, sert aux mouvements volontaires des membres droits chez un individu, et des membres gauches chez un autre, tandis que chez beaucoup d'autres, ni l'une ni l'autre des moitiés du cervelet ne sert aux mouvements volontaires.

(Journal de physiol., 1862, p. 491.)

Brown-Séquard. — Nous démontrerons ailleurs que, le cervelet n'étant ni le siège de la volonté ni du sensorium ; ni un lieu de passage des conducteurs pour la sensibilité et le mouvement, ni l'organe d'une prétendue faculté d'équilibration, ne peut causer immédiatement de paralysies, et que, quand une altération siégeant dans ce centre nerveux en produit une, ou bien c'est par suite d'une pression exercée sur la protubérance, ou sur le bulbe, ou sur les pédoncules cérébraux ; ou bien c'est par suite de l'irritation de certains éléments du cervelet, agissant sur d'autres parties de l'encéphale, comme l'irritation de la plèvre, des reins, du foie, de la vessie quand elle produit une paralysie. Et alors la paralysie est tantôt directe, tantôt croisée. Il devient par là très probable, que la paralysie directe en apparence, dans les cas de lésions du cervelet ou des pédoncules cérébelleux moyens, est en réalité une paralysie croisée, dépendant d'un trouble dans la nutrition, de quelques points d'un des hémisphères cérébraux.

L'observation que nous rapporterons tout à l'heure, de même qu'un grand nombre d'autres analogues, ne laisse aucun doute sur la raison principale, qui nous a conduit à admettre, que ce n'est pas d'une manière immédiate et par cessation d'action de conducteurs pour le mouvement volontaire et pour la sensibilité, que la paralysie directe se produit dans les cas de lésions des pédoncules cérébelleux moyens. Cette observation montre en effet, que la destruction d'une moitié latérale du bulbe et de la protubérance, à l'endroit où s'attache à celle-ci le pédoncule cérébelleux moyen, ne cause aucune paralysie dans le tronc et les membres du côté correspondant. Or, il y aurait au moins un certain degré de paralysie, si le pédoncule cérébelleux contenait des conducteurs, soit pour le mouvement volontaire, soit pour la sensibilité dans le côté correspondant du corps, car leur lieu de passage est détruit dans ce cas. Il faut donc nécessairement admettre, que la paralysie due à une tumeur entre le rocher et le pédoncule cérébelleux dans le cas de M. Jobert (obs. Charlotte B.) comme dans treize autres à peu près semblables, ne dépend pas d'une cessation d'action de conducteurs, mais d'une autre cause ; et, nous le répétons, cette autre cause ne peut guère être que le résultat, de l'irritation de certaines fibres nerveuses.

(Journal de physiol., 1858, p. 536.)

Vulpian. — En résumé, si la clinique enseigne que les lésions du cervelet, déterminent presque toujours une hémiplégie croisée, si l'anatomie présume que dans ces cas, l'hémiplégie devrait être le plus souvent directe, la physiologie expérimentale nous apprend, que l'hémiplégie n'est pas la conséquence nécessaire de ces lésions, et qu'elle est, lorsqu'elle se produit, aussi fréquemment directe que croisée.

Rapprochons de ces propositions les faits cliniques que nous citions tout à l'heure, et dans lesquels une lésion unilatérale du cervelet a déterminé une hémiplégie directe ; rappelons d'autre part qu'il y a des cas, où il n'y a point de véritable paralysie, quoique la lésion cérébelleuse soit de même limitée à un lobe de l'organe ; et nous arriverons à conclure, que les lésions du cervelet ne produisent probablement pas de paralysie par elles-mêmes, et que l'hémiplégie plus ou moins prononcée qui les accompagne souvent, est due soit à une compression ou une altération de la moitié sous-jacente du bulbe et de la protubérance, soit à quelque autre cause plus ou moins médiate, que l'imperfection de nos connaissances, ne nous permet pas de reconnaître la plupart du temps.

(Soc. de biol., 1861, p. 39.)

Nothnagel. — Il nous semble logique de nous rallier à cette opinion, bien plus justifiée que la conclusion inverse : La paralysie motrice des extrémités, ne dépend pas immédiatement de la lésion du cervelet. Pour le petit nombre de cas de paralysie restants, il faut supposer une cause d'un autre ordre qui échappe à l'observation.

(Diagn. mal enceph. p. 53.)

Schiff. — Les hémiplégies bien et dûment cérébelleuses, quoique acceptées par un grand nombre de médecins, paraissent avoir contre elles les plus valables raisons.

(Pellegrino Lévi, *Exposé des leçons de Schiff. — Archives de méd.*, 1866, p. 691.)

Bourillon. — Si tant de fois, et à la suite de destructions de la substance cérébelleuse si diverses, et par leur siège et par leur étendue, le mouvement a persisté intact, c'est que cette fonction est indépendante de l'organe.

(Thèse, p. 31.)

Et tout comme Bourillon, Nothnagel, Brown-Séquard, Schiff et Vulpian, nous aussi nous arrivons à croire, que le cervelet, tout en influençant la motricité, n'est pourtant pas la cause immédiate de ces paralysies. A ce point de vue, il est déjà bien remarquable, que la modalité des troubles moteurs produits par ses lésions, est tout à fait différente de celle que déterminent les lésions du cerveau.

S'il y avait un lien anatomique entre l'organe supposé moteur, entre l'organe producteur de la paralysie et le muscle qu'il influence, ces variétés, et en ce qui concerne le dernier cas, ces suppressions d'effet ne sauraient se concevoir. Les troubles fonctionnels pourraient s'accumuler, mais, pour une même lésion, il y aurait toujours des effets semblables. Dans la doctrine des origines motrices exactes et précises, il est impossible de bien comprendre les absences, les variations momentanées des symptômes moteurs, qui dans tous ces cas se produisent.

Et d'autre part, puisqu'il existe à n'en pas douter,.

des paralysies directes, et que l'entre-croisement des pyramides est inférieur, il faut bien croire qu'il ne suffit pas d'invoquer la compression du bulbe par les tumeurs, et que le cervelet par lui-même est capable de produire la paralysie.

Mais, sous ces apparences il y a autre chose, et la science du système nerveux se trouve ici, croyons-nous, en présence d'un problème d'ordre bien plus général. Au risque d'étonner sans convaincre, il faut bien dire toute notre pensée : Nous croyons que l'une au moins des deux grandes formes de l'activité du fluide nerveux (sensibilité et motricité), est capable d'exercer sur l'autre une action suspensive et neutralisante.

Lisons attentivement, comparons ces passages; tous ont une excellente origine. Nous n'avons pas à faire ressortir l'autorité de Brown-Séquard, de Vulpian et de Nothnagel, et nous estimons très haut, nous l'avons dit, la valeur du travail de M. Bourillon.

Nous pourrions multiplier les citations, mais celles qui précédent suffisent amplement, croyons-nous, à fournir une base solide aux déductions, qu'il s'agit de mettre en lumière.

Or, une conclusion s'en dégage, clairement et sans effort.

Toutes ces paralysies sont des phénomènes à distance, de véritables paralysies réflexes. En quoi réflexes ? Nous allons le dire. Tout en influençant la motricité, le cervelet n'est pas moteur, pas plus que la moelle postérieure quand elle provoque la paralysie.

L'électricité est dans toutes ces questions un terme de comparaison naturel. Elle l'est d'autant mieux dans la question spéciale qui nous occupe, qu'il ne s'agit point des activites psychiques, mais de phénomènes sensitifs et moteurs. La comparaison sur ce terrain, peut donc être estimée rigoureuse, car tout aussi bien que le fluide nerveux, le fluide électrique est capable de les produire. Or, de même que le fluide nerveux, l'électricité présente à notre observation deux formes, deux activités ou ce qu'on a improprement appelé deux fluides. — De plus, la physique élémentaire, en nous donnant la théorie des accumulateurs de tension : condensateur, — bouteille de Leyde, — électromètre de Volta, nous a en même temps fourni, l'intéressante notion de l'électricité dissimulée. On nous a dit et montré que dans ces appareils, un des fluides est capable de suspendre, de neutraliser les effets de l'autre.

Est-il possible d'établir, qu'il existe dans le système nerveux des phénomènes semblables ?

La physiologie la plus classique, nous fournit à la fois la notion, des actions et des paralysies réflexes. Il existe des paralysies réflexes, ainsi nommées parce qu'elles procèdent d'une sensation, tout comme les phénomènes analogues, qui ont aidé à en découvrir la nature. Nous en connaissons un grand nombre, et s'il est inutile de les énumérer toutes, il est intéressant pour notre sujet, de montrer qu'on les observe dans toute l'étendue de la moelle.

A ce point de vue, remarquons d'abord que les paraplégies urinaires sont classiques, et qu'à l'autre extrémité de ce centre nerveux on peut aussi considérer comme telles, les paralysies faciales qui résultent de l'action du froid. Entre ces deux extrêmes, Brown-Séquard, qui a tant étudié ce sujet, nous montre dans son *Mémoire sur la paralysie des membres inférieurs.*

Des paraplégies survenues, sous l'influence d'une affection de la matrice, et cédant promptement après la guérison de la maladie de l'utérus (p. 9).

Des paraplégies produites par des maladies de la vessie et de l'urèthre (p. 11).

Des paraplégies produites par la néphrite, et par des maladies de la prostate (p. 12).

Des paraplégies produites par des maladies du poumon et de la plèvre (p. 14).

Des paraplégies consécutives à une irritation des nerfs de la peau (action de l'humidité et du froid) (p. 15).

Une observation de paraplégie provenant d'une maladie de l'articulation du genou (p. 16).

Et il conclut :

Brown-Séquard. — La paraplégie réflexe peut être causée, par les irritations les plus variées de la peau, des membranes muqueuses et séreuses, des viscères abdominaux ou thoraciques, des organes génitaux ou des troncs des nerfs spinaux.

(*Leçons sur les paral. des membres infér.*, p. 135).

Si des jambes, nous passons aux membres supérieurs, nous lisons dans le même travail :

Dans le journal l'*Expérience*, on trouve l'observation d'une femme, qui pendant trois mois fut paralysée des deux membres supérieurs, et qui fut guérie immédiatement après l'expulsion d'un tænia.

(*Ibid.*, p. 7.)

Et Brown-Séquard dit encore :

La paralysie d'un bras, d'une main, de quelques muscles de la face, de l'œil, du cou, du tronc, du pharynx, de l'œsophage, de la vessie, du rectum, a été observée comme une conséquence d'une excitation, d'un nerf sensitif de la vie organique ou animale. Les cas de paralysie intermittente du bras, de la face ou même de toute la moitié du corps,

comme par exemple un cas rapporté par Ollivier (d'Angers)
sont souvent des affections réflexes, apparaissant et disparaissant avec une excitation extérieure.

(*Leçons sur les paral. des membres infér.*, p. 6.)

Et ce qui est vrai des paralysies, est vrai aussi des actes
réflexes. Personne ne nous contestera qu'ils existent
dans toute la moelle, et qu'ils sont le fond même de sa
physiologie. Il est donc inutile d'entrer dans le détail.

Ainsi la motricité est influencée par la sensibilité de
deux manières très différentes. Il y a des actes réflexes,
c'est-à-dire des phénomènes moteurs, provoqués par une
action sensitive, légère, normale, physiologique ; et des
paralysies réflexes, provoquées par des actions sensitives
intenses ou prolongées, de l'ordre pathologique.

Ce qui précède est de la moelle, et si nous passons de
la moelle au bulbe, c'est-à-dire à cette partie où elle
devient plus délicate, plus complexe, on pourrait dire
aussi mieux étudiée, nous tombons dans le domaine de
l'innervation du cœur, et nous y trouvons encore des
phénomènes tout semblables. Prenons le pneunogas-
trique ; il est à peine nécessaire de rappeler, qu'une
excitation forte de ce nerf provoque l'arrêt du cœur.
Qu'arrive-t-il d'autre part dans ses excitations légères ?

Schiff. — Il en est tout autrement des nerfs vagues et
splanchniques. Il n'y a que les irritations médiocres et
fortes qui amènent l'arrêt des mouvements; mais nous
avons prouvé depuis longtemps, que les irritations très
affaiblies ont un effet contraire, car elles augmentent le
mouvement. Nos expériences ont été pleinement confirmées
par Moleschott.

(Acad. des sciences, *Comptes rendus*, LIII, p. 286.)

LETULLE. — On sait depuis les recherches de Moleschott, de Schiff et de Hufschmid, qu'une excitation légère du tronc du vague dans sa continuité, produit aussi une accélération des battements cardiaque. Arloing et Tripier ont confirmé ces recherches.

(Thèse de 1883, p. 62.)

HALLOPEAU. — Les palpitations réflexes sont au nombre des plus fréquentes. On les observe surtout dans différentes variétés de maladies de l'estomac et du foie. Chez les dyspeptiques, elles se produisent après chaque repas, pendant les premières heures de la digestion. Les excitations transmises par les filets stomacaux du pneumogastrique peuvent en rendre compte. L'action mécanique de l'estomac distendu par les aliments peut aussi contribuer à les provoquer.

(*Pathologie génér.*, p. 488.)

Cette influence paraît plus générale encore.

CHARLES ROUGET. — Une impression douloureuse sur un nerf sensitif de la vie animale, le pincement du nerf sciatique par exemple, accélère immédiatement les battements du cœur.

(Introduct. à Brown-Séquard, *Paralysie des membres inférieurs*, p. 31.)

Mais si nous restons dans le domaine spécial, de la physiologie et de la pathologie du nerf vague; nous prenons à dessein comme exemple, ce nerf si important et si complexe, les phénomènes du même ordre abondent.

LETULLE. — La syncope cardiaque douloureuse, constitue l'expression terminale de l'accès d'angine de poitrine. Elle s'explique pour M. Germain Sée, par l'irritation des filets cardiaques du pneumogastrique réfléchis sur le spinal, le véritable nerf modérateur du cœur. Il se produit alors un arrêt réflexe du cœur. L'irritation nerveuse dont la douleur n'est qu'un mode (G. Sée), naît des extrémités mêmes du pneumogastrique (cœur, poumons, estomac), gagne le centre bulbaire des nerfs cardiaques et produit l'arrêt du cœur.

(Thèse de 1883, p. 185.)

LETULLE. — Disons, sans entrer dans une discussion détaillée des faits, qu'aujourd'hui on admet généralement les données suivantes :

L'excitation faible du bout central du vague, produit une accélération des mouvements respiratoires, tandis qu'une excitation forte détermine un arrêt en inspiration (Rosenthal).

(Thèse de 1883, p. 53.)

BROWN-SÉQUARD. — Comparons maintenant ce qui se passe, dans l'expérience bien connue de l'arrêt des mouvements respiratoires, par l'irritation du bout central des nerfs vagues coupés, ou, comme je l'ai trouvé, lorsque le bulbe rachidien est piqué au voisinage du bec du calamus. Dans un autre travail, je rapporterai nombre de faits nouveaux ou anciennement connus, montrant qu'une irritation de nerfs à action centripète, peut causer la cessation de l'état d'activité des centres nerveux.

(*Arch. de physiol.*, 1868, p. 159.)

PAUL BERT. — Dès 1847, Traube vit, dit Rosenthal, auquel j'emprunte cette indication, que l'excitation par un courant d'induction, du bout central d'un nerf vague coupé arrête la respiration. En 1852, Claude Bernard, sans connaître les expériences de Traube, constata cet arrêt de la respiration, par l'irritation du bout central du nerf pneumogastrique, à l'aide d'une machine de Breton... Ces expériences, non plus que celles de Traube, ne paraissent pas avoir été connues des physiologistes, car en 1854, Eckart et Budge déclarèrent, que l'arrêt de la respiration par l'excitation du nerf vague, arrêt qu'ils crurent chacun avoir découvert, a lieu pendant la phase expiratoire.

(*Arch. de physiol.*, 1869, p. 179.)

PAUL BERT. — Une excitation faible excite la respiration

une excitation plus forte la ralentit; une excitation très
forte l'arrête. Les mots de faible et fort n'ayant, bien
entendu, qu'un sens relatif pour un animal donné; et dans
des conditions données ce qui est faible pour l'un sera fort
pour l'autre. Rapprochons maintenant ces conclusions, de ce
qu'on sait de l'action de la douleur sur la respiration.

Mantegazza vient de publier sur ce sujet un travail plein
d'intérêt. Or, son mémoire prouve, qu'une excitation légèrement douloureuse, augmente le nombre des mouvements
respiratoires, tandis qu'une excitation très douloureuse le
diminue. Nos expériences nous conduisent donc, en les joi-
gnant à celles de MM. Schiff et Mantegazza à établir la formule
suivante :

Toute excitation faible des nerfs centripètes, augmente le
nombre des mouvements respiratoires. Toute excitation
forte le diminue. Une excitation forte du pneumogastrique,
du laryngé supérieur, de la branche nasale du sous-orbitaire
peut l'arrêter complètement. Si l'excitation est suffisamment
énergique, l'arrêt a lieu au moment même où elle est appliquée. Enfin la mort soudaine de l'animal peut être la conséquence d'une impression trop forte, transmise ainsi au
centre inspiratoire, tout ceci étant vrai des mammifères,
des oiseaux et des reptiles.

(Arch. de physiol., 1869, p. 328.)

Mathias Duval. — Le pneumogastrique, que les anciens
nommaient moyen sympathique, peut être considéré comme
un nerf mixte trisplanchnique, c'est-à-dire qu'il donne la
sensibilité et le mouvement aux trois grands viscères; le
cœur, le poumon et l'estomac. Il s'étend de plus jusqu'au
foie et à l'intestin.

(Dictionn. Jaccoud, XXIII, p. 567.)

Hallopeau. — Palpitations réflexes. On a encore signalé
la présence de vers dans l'intestin, parmi les causes qui les
produisent.

(Pathologie générale, p. 488.)

Mathias Duval. — D'après Onimus et Legros, l'électrisation du pneumogastrique avec des courants interrompus, arrête les mouvements de l'intestin, et les arrête non en contraction mais dans un état de relâchement. Ce nerf serait donc modérateur pour les muscles du tube digestif, comme il l'est pour le muscle cardiaque.

(Dictionn. Jaccoud, XXIII, p. 568.)

LETULLE. — Nous avons vu, en étudiant les réflexes d'origine laryngée, que certaines excitations pouvaient être suivies d'un arrêt des mouvements respiratoires; nous avons vu aussi Rosenthal, gratifier le laryngé supérieur d'une action suspensive spéciale. Dès 1861, Schiff (Acad. des sc.,) démontrait que beaucoup d'autres nerfs sensitifs possèdent la même propriété (1).

(Thèse de 1883, p. 51.)

Il serait long et sans doute inutile, de prouver que chacun des nerfs qui émanent du bulbe, donne à l'observation des phénomènes semblables. Prenons seulement quelques exemples dans l'ordre des paralysies réflexes.

BROWN-SÉQUARD. — Marchal (de Calvi) rapporte quatre cas de névralgie de la cinquième paire, ayant produit une paralysie de la troisième paire. Notta a vu deux cas de paralysie de l'élévateur de la paupière dus à une névralgie. Neucourt et Gola ont vu chacun un cas de paralysie faciale, disparaître en même temps que la névralgie qui l'avait produit. Le docteur Badin (d'Hurtebise) a vu une névralgie du nerf susorbitaire, produire une paralysie de la troisième et de la

---

(1) LETULLE. — Christiani, il y a deux ans, a décrit un centre respiratoire dont l'excitation arrête le diaphragme en inspiration, ou accélère simplement la respiration dans le cas de moindre excitation. Ce centre serait situé à la partie antéro-interne des couches optiques, à une faible distance du plancher, au niveau de la paroi latérale du troisième ventricule, à proximité des tubercules quadrijumeaux.

(Thèse de 1883, p. 50).

sixième paire de nerfs, paralysie qui guérit promptement après la guérison de la névralgie.

(*Leçons sur les vaso-moteurs*, p. 49.)

Ainsi donc, il en est du bulbe comme de la moelle ; tantôt la sensation y excite la motricité, et d'autres fois aussi, comme dans l'ordre des actions réciproques des deux fluides électriques, elle la détruit et la paralyse.

Du domaine de la moelle, passons à celui de l'encéphale. Si l'on part de notre théorie comme d'un fait acquis, une chose importante en résulte, c'est que les phénomènes que nous venons de rencontrer dans la moelle, nous les retrouvons dans cette partie maîtresse du système nerveux. Ici encore, les influences des excitations faibles ou fortes du système postérieur sont analogues. Faisons appel à un fait de conscience, vulgaire, banal, admis de tous.

Une émotion légère excite l'entendement, c'est-à-dire le cerveau. Une émotion plus forte paralyse la raison.

En d'autres termes, l'homme qu'on peut qualifier de raison, c'est-à-dire l'homme chez lequel l'activité rationnelle et cérébrale est prédominante, recevra des émotions une simple excitation utile, c'est-à-dire capable d'augmenter, l'activité de son esprit ; l'homme au contraire chez lequel le cervelet prédomine, voit dans ce même cas sa raison se troubler ; il perd la tête, comme dit le vulgaire. Et il n'est même pas nécessaire, d'invoquer ici comme un argument, ce qui se passe dans ce qu'on appelle une tête faible. Chez tous, le même phénomène est observable. Quel est l'homme qui sous l'empire d'une grande émotion, conserve assez l'intégrité

de sa raison, pour pouvoir résoudre un problème de mathématiques difficiles. Tout le monde connaît l'exemple
de Newton qui, au moment où il entrevit la réalité de
sa découverte, fut obligé de prier un ami de terminer
ses calculs.

Il nous paraît fort inutile d'insister sur un fait, qui
ne sera sérieusement contesté par personne. Ajoutons
seulement que le parallélisme de ces phénomènes,
dans la moelle et dans l'encéphale est une chose très
frappante. L'avenir nous dira par quel mécanisme
ils se produisent, il nous suffit pour le moment d'en
établir la réalité.

Il semble même que le cervelet psychique, puisse
exercer sur le cerveau moteur des actions toutes semblables. Ici encore, nous allons invoquer des locutions
créées, sous l'influence de l'observation courante et vulgaire. On marche dit-on d'un pas léger, ou en d'autres
termes, le besoin de locomotion est augmenté, sous l'impression d'une heureuse nouvelle; tandis qu'une émotion forte, un grand coup, casse bras et jambes, ou pour
mieux dire paralyse. Enfin, personne n'ignore que les
influences du cervelet psychique sur l'innervation du
cœur, donnent à l'observation des phénomènes identiques. Énumérant les causes qui produisent la syncope :

Il en est de même, dit HALLOPEAU, des émotions violentes
que provoquent la peur, le dégoût et quelquefois aussi le
plaisir.

(Pathol. génér., p. 493.)

LONGET. — Une impression morale peut occasionner des
palpitations; une vive frayeur amène la suspension des
contractions cardiaques, la syncope.

(Physiol., II, p. 108.)

Et du reste, le préjugé vulgaire, qui fait du cœur l'organe de la sensibilité psychique, est-il autre chose que l'affirmation, des rapports fonctionnels délicats qui unissent cet organe au cervelet psychique?

Mêmes phénomènes encore, dans le jeu des influences du cervelet sur l'acte respiratoire.

PAUL BERT. — Si les animaux souffrent, dit M. Schiff, ou même s'ils ont peur, les respirations deviennent plus fréquentes.

(Arch. de physiol., 1869, p. 183.)

Et M. Letulle nous dit encore dans sa thèse (p. 52), que Brown-Séquard a pu constater l'arrêt des mouvements respiratoires, sous l'influence des émotions fortes. Nous n'avons pu retrouver ce texte.

Nous aurons enfin examiné sous toutes ses faces, cette influence de la sensibilité sur l'acte respiratoire, en ajoutant avec M. Richet.

Après la section du pneumogastrique, la respiration est immédiatement ralentie.

(Cours de 1890.)

Mettons en regard tous ces faits, résumons tout cet ensemble.

Nous savons que dans le domaine de la moelle, une impression sensitive légère provoque une action motrice, c'est-à-dire l'acte réflexe, et qu'une impression sensitive forte, prolongée, pathologique, provoque la paralysie, — paralysie réflexe.

Dans le domaine du bulbe et de la physiologie de laboratoire, une excitation légère du pneumogastrique

détermine une accélération du cœur et de la respiration ;
et nous savons encore qu'une excitation sensitive forte,
provoque l'arrêt du cœur et de la respiration.

Si laissant là le laboratoire, nous demandons à l'expérience de tout le monde, l'influence des faits psychiques sur les activités du bulbe, la réponse est encore la
même. Une émotion faible excite le cœur, une émotion
forte le paralyse. Une émotion légère active aussi le
rhythme respiratoire ; et si nous ne connaissons pas mieux
l'arrêt de cette fonction par les grandes émotions, c'est
que probablement elle est connexe à la syncope.

Enfin, dans le domaine de l'encéphale, les mêmes phénomènes se présentent, et on peut dire que l'analogie
est complète. Une émotion légère excite le cerveau, une
émotion forte le paralyse.

Après avoir rapproché tous ces faits, on arrive forcément à conclure, qu'il y a là une propriété générale du
système nerveux ; que dans toute la hauteur de l'axe cérébro-spinal, le système postérieur est en antagonisme,
avec la partie correspondante du système antérieur.
En un mot, que la sensibilité sous toutes ses formes, est
capable de neutraliser, de détruire, ou pour prendre
l'expression des physiciens, de dissimuler les effets de
la motricité.

BROWN-SÉQUARD. — Je trouve depuis sept ou huit ans, qu'il
n'est guère possible d'irriter une partie sensible de l'organisme animal, sans modifier plus ou moins profondément,
l'équilibre dynamique de la presque totalité du système
nerveux, ainsi que l'irritabilité des tissus contractiles.
(Acad. des sc., 1886, p. 790.)

Ainsi, l'action d'arrêt du pneumogastrique n'est plus
une bizarrerie. Au lieu d'être un fait isolé, l'action para-

lysante de ce nerf, n'est plus que l'expression particulière
d'une propriété très générale, et qui domine tout le système nerveux. Et de même que les diverses sensibilités
du pneumogastrique, sont régulatrices de ses actions
motrices, ainsi que de celles du spinal, de même dans
toute la hauteur du système nerveux, la sensibilité est
régulatrice des mouvements, de l'organe qui lui correspond.

L'état normal, l'équilibre, est le résultat d'une action,
ou pour mieux dire, d'une réaction continuelle de
toutes les formes de la sensibilité sur la motricité et la
raison. A côté de l'acte réflexe, qui nous montre cette
action sous la forme d'une modification instantanée et
plus saisissante, il y a l'état réflexe de la motricité qui
est variable d'intensité, mais permanent.

Dans ce balancement, dans cet équilibre, le développement et l'activité relative de la moelle antérieure et du
cerveau est un facteur; le développement et l'activité relative de la moelle postérieure et du cervelet en est un
autre. Il y a un certain ton, où pour parler comme les
électriciens, une certaine tension de la motricité et de la
sensibilité, et cette dernière est proportionnelle au développement du système postérieur. S'il prédomine, ses
réactions sont plus vives; de là la notion vraie de l'hystérie. Qu'elle soit génésique, médullaire ou psychique, ses
bizarreries motrices s'expliquent, et l'on n'a plus à chercher la raison, de son existence si fréquente chez la
femme. Nous y reviendrons tout à l'heure. Mais, quoi
qu'il en soit de cette maladie, la généralisation de ces
phénomènes ne paraît pas contestable. Et par suite, il
n'est plus permis de parler, comme le fait encore
M. Letulle (Thèse de 83, p. 58), et avec lui la généralité

des auteurs, de nerfs accélérateurs et de nerfs modérateurs (1).

La notion des inhibitions, en même temps qu'elle se simplifie, s'étend et se généralise (2).

En un mot, mieux éclairé par une bonne théorie, et appuyé sur ce qui précède, nous pouvons formuler en loi la proposition suivante :

Toute irritation d'une partie du système postérieur, provoque dans une partie correspondante du système antérieur, si elle est faible et normale, une excitation fonctionnelle; si elle est forte, prolongée et pathologique, une paralysie.

(1) ONIMUS et LEGROS. — Parmi toutes les théories, la plus répandue et la plus acceptée, est celle qui admet que le pneumogastrique est un nerf d'arrêt.

(Électricité médicale, édit. de 1888, p. 1032.)

(2) Et dans les faits que nous étudions, nous sommes bien dans le domaine de ce que Brown-Séquard appelle inhibition, car il écrit à la date du 1er janvier 1889.

« L'inhibition est donc un acte causé par une irritation ».

(Arch. de physiol., p. 3.)

Et plus loin, dans le même journal, page 337 :

« Tout le monde sait que l'arrêt passif du cœur, est le premier fait d'inhibition qui ait été découvert.

Si cela ne suffisait pas, nous pourrions le citer encore.

« L'écrasement de la moelle épinière au niveau des six premières paires dorsales, inhibe l'excitabilité réflexe ou directe de la partie de la moelle, qui donne origine aux nerfs des membres abdominaux. La section soudaine de la colonne vertébrale et de son contenu au cou, peut aussi donner lieu à l'inhibition d'une partie plus ou moins considérable de la moelle épinière, en avant et en arrière de son siège. J'ai même vu deux fois chez des cobayes, une inhibition de toutes les espèces d'excitabilité, dans la longueur entière de l'axe cérébro-spinal. »

(Champ de l'inhibition, Arch. de physiol., 1889, p. 7.)

On ne saurait concevoir cette section, et surtout cet écrasement des cordons postérieurs sans une violente action sensitive. Ces expériences appartiennent donc au sujet qui nous occupe.

Il y a en d'autres termes deux réflexes : le réflexe faible qui excite, le réflexe fort ou prolongé qui paralyse. Et sans qu'il soit nécessaire de pénétrer davantage l'intimité de ces phénomènes, la médecine pratique, la clinique, peut dès maintenant en tirer des lumières.

Enfin, si toutes les notions qui précèdent sont claires et bien établies, s'il existe une analogie indiscutable, entre les fonctions de la moelle antérieure et celles du cerveau moteur, que manque-t-il au cervelet pour prendre place dans ce concert? Il lui manque simplement des fonctions sensitives.

Pour prouver la légitimité de l'assimilation que nous voulons établir, entre les réactions de l'encéphale et celles de la moelle, il suffit de montrer que le cervelet, joue un rôle important dans la sensibilité générale et tactile, dans cette même sensibilité qui est fonction de la moelle postérieure.

Or, nous pouvons facilement démontrer, que le préjugé seul refuse de l'admettre.

Déjà nous avons vu au chapitre x, que le trijumeau sensitif naît du milieu de la protubérance, et que de ce point d'émergence, une notable partie de ses fibres va se répandre dans le cervelet. Vulpian, nous le savons, est forcé de reconnaître l'exactitude de l'affirmation de Foville, et de constater, lui aussi, l'existence d'une sorte de membrane, qui n'est que l'expansion dans le pédoncule cérébelleux moyen, du tronc de la cinquième paire.

Bien plus, l'anatomie nous montre que le trijumeau a deux racines, l'une motrice, l'autre sensitive, et que toutes deux pénètrent exactement dans le même point de la protubérance. Si le cervelet est moteur, il ne peut manquer d'exercer une sorte de sélection, sur les fibres de ces deux troncs physiologiquement si distincts. Or quelle est de ces deux racines, celle qui pénètre dans le cervelet. Ce n'est pas la racine motrice, dont les fibres, dit Vulpian, sont fort faciles à suivre; c'est une partie de la grosse racine, de celle qui devrait en être exclue. Remarquons enfin que le trijumeau, n'a pas de racine cérébrale.

Les origines des troncs nerveux, sont l'indice évident de la fonction des centres dont ils émanent, et nous répéterons utilement ici, ce que nous disions au chapitre x, en examinant à un autre point de vue, cette origine de la cinquième paire. Que peut aller prendre dans le cervelet un nerf exclusivement sensitif? Que peut emprunter la grosse racine, à un organe exclusivement moteur?

Il importe de remarquer encore, que ce ne sont pas seulement les nerfs, mais la moelle sensitive elle-même qui va se répandre dans le cervelet.

Il est clair, nous dit HUGUENIN, que le premier de ces pédoncules (pédoncule cérébelleux inférieur), forme aussi loin qu'on peut le poursuivre comme faisceau compact, la seconde couche sur laquelle on arrive, lorsqu'on pénètre par le côté dans le cervelet. La direction du corps restiforme dans la substance du cervelet, devient ensuite assez confuse. Il est certain que ses fibres se dirigent vers le haut, dans le voisinage du noyau dentelé, et puis qu'elles gagnent l'écorce du cervelet en rayonnant.

(Anat. des centres, p. 271.)

Venant de Huguenin, de l'interprète de Meynert, l'importance de cette affirmation ne saurait échapper à personne; cet argument est considérable contre toutes les théories motrices. Et pour le renforcer encore, il suffit de rappeler qu'avant l'intervention de Flourens, tout un groupe de physiologistes, étaient arrivés, par l'anatomie, à proclamer le cervelet sensitif. Ce point de science semblait bien établi, et aujourd'hui encore il existe des auteurs, dans l'esprit desquels les affirmations de Flourens, n'ont pas pu prévaloir contre l'évidence des faits anatomiques. Il faut relire ici notre chapitre III. On y verra que Foville et Pinel-Grandchamps, Dugès, Longet, Lussana, Raymond, d'autres encores, nous fournissent sur ce point des témoignages abondants et formels.

KOLLIKER. — Les dispositions anatomiques du cervelet, ne s'accordent pas avec les expériences et les théories de la physiologie moderne, relativement aux fonctions motrices du cervelet.
(Cité par Lussana, in *Journ. de Brown-Séquard*, 1862, p. 428.)

FOVILLE. — Il me semble qu'en même temps qu'il est hors de doute, que le cerveau proprement dit est le centre des mouvements, volontaires, il y a les plus fortes raisons de croire, que le cervelet est le foyer central, où convergent toutes les sensations.
(*Dictionn.* en 30 vol., p. 205.)

On ne peut nier, en tous cas, qu'il soit l'aboutissant commun de presque toutes les parties sensitives, car ce ne sont pas seulement les faisceaux de la moelle qui y pénètrent, ce sont aussi les pédoncules cérébelleux supérieurs, c'est-à-dire les fibres qui en sortent pour transmettre ses impressions au cerveau, qui sont doués de sensibilité.

Longet. — Comme les précédents, les pédoncules cérébelleux supérieurs, ont occasionné de la douleur, toutes les fois que je les ai irrités chez les chiens et même chez les lapins, où ils sont plus faciles à découvrir. Leur sensibilité rappelant celle des faisceaux postérieurs de la moelle, il ne répugne pas d'admettre qu'ils en soient les prolongements. D'ailleurs, on sait qu'une portion directe de ces faisceaux, après avoir parcouru la face postérieure de la protubérance, vient s'adjoindre aux pédoncules cérébelleux supérieurs, au moment où ceux-ci s'engagent au-dessous des tubercules quadrijumeaux.

(Physiol., III, 398.)

L'expérience est malheureusement moins claire en ce qui concerne les pédoncules moyens, mais cette obscurité semble résulter uniquement, des difficultés inhérentes au manuel opératoire.

Longet. — Comme je n'ai pu irriter le pont de Varole (fibres transverses superficielles), sans l'écarter un peu de la gouttière basilaire, et sans exercer un certain tiraillement sur les nerfs trijumeaux, je ne saurais dire si l'animal a poussé des plaintes à cause de ce tiraillement, ou de l'irritation des fibres transverses du pont.

(Physiol., III, p. 395.)

Nous réserverons donc cette question, mais en même temps nous constaterons avec soin, à quel point Vulpian et Longet sont formels, quand il s'agit d'attribuer à la protubérance des fonctions sensitives. Ici encore comme au chapitre VI, nous allons voir ces deux auteurs, aux prises avec la difficulté de concilier leurs préjugés, avec les données de l'anatomie et les résultats évidents de l'expérience. Une fois de plus, mis en présence de phénomènes très clairs, ils vont aboutir à cette impossibilité, de tout donner à la protubérance, pour ne rien accorder au cervelet.

Longet. — Mes propres expériences m'ont conduit à
admettre... que, relativement à la sensibilité, la protubérance est un centre de perceptivité qui, selon les cas, agit
seul ou avec le concours des hémisphères cérébraux.

(*Physiol.*, III, p. 396.)

Longet. — La perte des hémisphères cérébraux peut
entraîner la stupeur, sans abolir l'existence de l'exercice de
la sensibilité générale, qui est subordonnée immédiatement
à la protubérance... En résumé, il me paraît possible d'isoler
par la voie expérimentale, le centre perceptif des impressions
sensitives (protubérance), du centre de l'intelligence et de
la volonté... Ayant voulu nous appliquer à rechercher le
siège de la sensibilité générale dans l'encéphale, nous avons
cru devoir parler surtout, de la persistance des sensations
de douleur et de contact, après l'ablation des lobes cérébraux.

(*Physiol.*, III, p. 159.)

Vulpian. — Je dirai même plus, il me semble que ce
lapin opéré (privé de ses hémisphères cérébraux), est devenu
plus sensible que ne sont les animaux de cette espèce dans
l'état normal. Concluons donc, à l'exemple de M. Longet,
que la protubérance annulaire est le véritable centre perceptif des impressions sensitives.

(*Physiol. syst. nerv.*, p. 542.)

Or nous estimons bien démontré, par notre chapitre vii, qu'en dépit du préjugé de ce maître, la protubérance n'est pas autonome, qu'elle n'est rien sans le
cervelet.

L'heure est venue de nous dégager des résultats apparents de l'expérience. Nous osons dire que l'origine cérébelleuse évidente, des parties sensitives de la moelle,
et du nerf le plus sensible, le plus douloureux de tous,
la sensibilité non moins évidente des pédoncules supé-

rieurs qui en émergent, la persistance, l'intégrité parfaite
de la sensibilité générale après l'ablation du cerveau,
dénoncent à tout esprit attentif, la fonction sensitive de
l'organe qui nous occupe. Et ce que nous disons du
trijumeau, on peut tout aussi bien le dire, du glossopharyngien et du pneumogastrique.

Enfin un troisième argument est aussi puissant que
les deux autres. Si le cervelet est sensitif, ses lésions
ne sauraient manquer, de produire des phénomènes pathologiques de cet ordre. Or, nous avons vus dans le
chapitre VII (p. 280), que les troubles de la sensibilité générale, tactile, — de ce qu'on peut appeler la sensitivité,
— sont contrairement aux affirmations des auteurs, dans
les lésions du cervelet, très fréquentes. Nous en avons
cité un grand nombre; et sans en épuiser la liste que
nous réservons pour un autre travail, nous savons
qu'ils abondent à ce point dans les observations, que
nous en pouvons faire un des trois signes importants
et méconnus, des maladies de cet organe.

Hyperesthésie générale ou partielle, anesthésie, douleurs profondes en différentes parties du corps, douleurs
constantes ou fugitives, nous avons tout trouvé dans les
observations. Qu'on relise les extraits que nous avons
donnés alors, qu'on se souvienne encore que la céphalalgie, qui se produit dans les tumeurs du cervelet, est,
plus que dans toute autre maladie, atroce et intolé-
rable (1), et l'on n'échappera point à cette conclusion, que

(1) Obs. Philippe. — Douleurs de tête des plus aiguës. Souffrances des plus cruelles. L'état de la malade alla de mal en
pire. La douleur n'avait plus de terme. Je ne puis en exprimer
l'atrocité. Le long cours de ma pratique, heureusement pour
l'humanité, ne m'en a point offert d'analogue.

si des réactions sensitives si variées, si diverses, sont le résultat de lésions simplement cérébelleuses, il est clair qu'elles sont liées à une fonction propre de l'organe ; et que, contrairement au préjugé introduit par Flourens, le cervelet joue un rôle important, dans ce que nous nommons la sensitivité (1).

Faut-il rendre ce dernier argument plus décisif, plus concluant encore ? il suffit pour cela de mettre en regard, ce qui se passe dans les lésions du cerveau.

Qu'il y ait dans les tumeurs du cerveau, et surtout à certains moments bien déterminés de l'évolution de ces tumeurs, des troubles de la sensibilité physique, cela est, et cela doit être, puisque nous savons que le cerveau, reçoit par les pédoncules, des fibres sensitives. Mais, tant au point de vue de la fréquence qu'au point de vue de l'intensité, il existe une opposition manifeste, entre les réactions sensitives, produites par les tumeurs de l'un et l'autre organe.

Les cris les plus perçants se faisaient entendre de tous ses voisins, qui étaient profondément pénétrés de sa douloureuse situation.

Autopsie. — Induration cartilagineuse du cervelet.

(GASTELLIER, *Journal de Corvisart*, 1815, p. 17.)

(1) Nous disons sensitivité et non sensibilité générale ou tactile ; la première expression nous paraissant trop vague et la seconde trop étroite ; car, outre qu'elle exclut la sensibilité des parties profondes, l'anatomie nous montre que ce sont bien les mêmes filets nerveux, qui perçoivent les sensations de dur et de mou, de rugueux et de poli, de sec et d'humide, de chaud et de froid, de bien-être et de douleur. Nous appelons sensitivité, l'ensemble des sensations qui relèvent de la moelle, soit qu'elles viennent de la périphérie cutanée, soit qu'elles viennent de la profondeur.

Le cervelet est le foyer de la sensitivité.

Les quarante cas que nous avons cités n'ont pu être réunis par hasard. Les matériaux que nous avons rassemblés, nous en fourniraient sûrement d'autres encore, et c'est sans aucune idée préconçue, que nous sommes arrivé par l'examen des faits, à cette conviction qu'il s'agit bien là d'un symptôme.

Foville du reste l'avait vu.

Foville. — Je pourrais citer un bon nombre de cas observés par moi-même, dans lesquels des altérations variées de la sensibilité, coïncidaient avec une altération du cervelet. Il m'est arrivé même d'avoir diagnostiqué une altération du cervelet, pour avoir constaté une exaltation excessive de la sensibilité de la peau, et de rencontrer à l'autopsie, un tubercule gros comme un œuf au centre de l'organe. Le cervelet était enflammé autour du tubercule.

(*Dictionn. en* 30 vol., p. 202.)

Or, contrairement à ce qui existe pour le cervelet, les troubles de la sensibilité cutanée et profonde, ne sont point dans les lésions du cerveau, un symptôme primitif et fondamental. Par la conscience et l'étendue de ses recherches, Nothnagel est ici un juge sans appel.

Nothnagel. — Quand on parcourt la longue succession des affections du centre ovale, consignées dans la bibliographie, on ne peut s'empêcher d'être surpris, frappé, de la rareté avec laquelle sont mentionnés dans ces altérations, des troubles de la sensibilité revêtant la forme de symptômes d'une lésion en foyer. Nous ferons d'abord abstraction totale, de toutes les conditions qu'on exige rigoureusement pour ce genre de localisation, pour laisser parler quelques séries de chiffres bruts.

C'est ainsi que Gintrac, sur cent dix-sept hémorrhagies, occupant les lobes antérieur, moyen et postérieur, n'en note que seize qui se soient accompagnées, de diminution ou de suppression hémilatérale de la sensibilité.

R. Meyer compte sept fois des parésies de la sensibilité, et encore moins souvent des douleurs.

Sur quatre-vingt-dix cas d'abcès du cerveau siégeant dans les endroits les plus différents, Ladame réunit une proportion un peu plus forte pour les tumeurs des divers lobes.

Mais quel chaos de faits se cache sous ces nombres !

(Diagn. mal. encéph., p. 389.)

Nothnagel. — Si éminemment défectueux que puissent être les matériaux d'observation utilisables, on peut cependant en dégager une conclusion, savoir :

Les troubles accentués hémilatéraux de la sensibilité, sont pour les foyers du centre ovale, tout aussi rares que pour les foyers du cerveau en général.

(Diagn. mal. encéph., p. 390.)

Nothnagel. — Les maladies de la motilité constituent encore le symptôme, dont on connaît le mieux la relation, avec les lésions du centre ovale.

(Diagn. mal. encéph., p. 394.)

Nothnagel. — La plus grande partie de ce qui a été dit, sur les altérations de la sensibilité dans les affections du centre ovale, pourrait être répété sans grandes modifications à propos des foyers de l'écorce. Ce qui frappe avant tout ici, c'est combien on songe rarement à l'hémianesthésie.

(Diagn. mal. encéph., p. 439.)

Nothnagel. — Écorce du cerveau. — On voit que, en ce qui concerne la sensibilité, nous nous trouvons dans un monde tout autre, qu'à propos des troubles de la motilité.

(Diagn. mal. encéph., p. 441.)

Nothnacel. — Écorce du cerveau. — En conséquence, les troubles de la sensibilité cutanée, n'ont encore aucune signification, pour le diagnostic des lésions de la surface.

(Diagn. mal. encéph., p. 441.)

S'agit-il même des lobes occipitaux ?

Nothnagel. — L'inspection des matériaux existants, n'est dans le fait, pas propre à démontrer, qu'il y ait un rapport entre l'anesthésie et les circonvolutions occipitales. Dans tous les cas cités à la page précédente, qui témoignaient d'une anesthésie véritable, d'autres départements se trouvaient lésés. Inversement, dans les lésions des circonvolutions occipitales, qu'elles soient récentes ou stationnaires, l'anesthésie fait absolument défaut, autant que tout autre trouble de la sensibilité.

(Diagn. mal. encéph., p. 340.)

Racle et Fernet. — Dans les maladies du cerveau, à proprement parler, l'hyperesthésie est fort rare et d'ailleurs passagère. Elle ne se montre que comme phénomène du début, ou de la première période de ces affections; c'est-à-dire comme phénomène indiquant un état d'excitation des organes encéphaliques, sans altération encore prononcée de leur substance.

(Diagn., 6ᵉ édit., p. 113.)

De tout ce qui précède, une importante vérité se dégage : les symptômes du cerveau sont de motricité et de raison ; ceux du cervelet, de sensibilité physique et de sentiment.

Et la fonction sensitive du cervelet, se trouve déjà solidement établie.

Une objection pourrait naître, superficielle d'ailleurs, de l'insensibilité du cervelet aux irritations mécaniques. Mais sur ce point, le laboratoire nous vient encore en aide. L'expérience nous montre que, malgré les affirmations de Flourens, ce qui est vrai du cerveau moteur ne l'est pas du cervelet sensitif.

Longet. — Nos propres expériences ont été faites sur des des chiens, des chats, des chevreaux et enfin sur des pigeons. Nous les avons reproduites dans nos cours un grand nombre de fois, et constamment chez tous ces animaux, nous avons trouvé la substance corticale et la substance médullaire des lobes cérébraux, complètement insensible à toute espèce d'irritation mécanique ou chimique. A nos yeux c'est là une vérité expérimentale des mieux établies.

(Physiol., III, p. 150.)

Et d'autre part :

VULPIAN. — Les lésions expérimentales profondes du cervelet, sont constamment accompagnées de manifestations de douleur. Ces manifestations de douleur, se produisent ainsi que des mouvements convulsifs, lorsque la lésion atteint l'épanouissement des pédoncules cérébelleux.

(Soc. de biol., 1861, p. 36.)

RAYMOND. — L'irritation de l'écorce et de la masse centrale du cervelet, détermine de la douleur, et des mouvements coordonnés mais irrésistibles.

(Anat. pathol. du syst. nerv., p. 249.)

DUPUY. — J'ai vu dernièrement, que le cervelet est sensible aux irritations capables de produire la douleur, que celles-ci soient mécaniques ou électriques, à un degré extrême, chez le singe, le chien, le cobaye, le lapin, seuls animaux que j'ai eus en expérience dans le laboratoire de M. Brown-Séquard. On peut obtenir des réactions parfaitement localisées, dans les yeux et la plupart des groupes musculaires des membres, en excitant différents points du cervelet. Toujours l'irritation, même légère, comme le simple attouchement avec le bec d'une pince, ou un courant parolique à peine sensible au bout de la langue, fait pousser des cris de douleur à l'animal en expérience, et est suivi par des contractions musculaires, pareilles à celles que M. Teissier a obtenues, qu'il a décrites et que j'ai vues moi-même.

(Soc. de biol., 28 nov. 1885.)

SERRES. — Si un animal étant libre, on transperce le cervelet avec un poinçon très acéré, au niveau de son tiers supérieur, l'animal fait un bond qui peut s'élever à plusieurs pieds de hauteur. Cet effet est si prompt, si instantané chez

le lapin, que l'on croirait que le saut est produit par la détente d'un ressort.

(Anat. comp., II, p., 628.)

Vothnagel (d'Iéna). — A la suite d'expériences entreprise
sur le lapin, cet auteur conclut : 1° Que le cervelet est sensible à des excitations mécaniques, consistant en de légères
piqûres d'épingle... Il n'est point nécessaire que ces excitations portent sur la partie profonde, avoisinant les pédoncules cérébelleux...

(Gazette médicale, 1876, p. 376.)

Nous n'ignorons pas, que de nombreux auteurs, au
nombre desquels se trouvent Schiff, Longet, Luys, Lussana, ont affirmé l'insensibilité du cervelet aux blessures ; mais il nous semble qu'en pareille matière, les
résultats négatifs obtenus par les uns, ne sauraient
prévaloir contre les résultats positifs obtenus par les
autres. Il y a une présomption naturelle en faveur de
ces derniers ; ils paraissent avoir été ou plus heureux ou
plus habiles.

En présence de ces contradictions formelles, nous
concédons volontiers qu'il y a là une question à reprendre, mais l'objection qu'on pourrait tirer, de l'insensibilité supposée du cervelet aux blessures, ne saurait être,
comme nous l'avons dit, qu'une objection superficielle (1).

(1) Schiff. — La substance du cervelet est profondément insensible, il en est de même des pédoncules moyens.

(Arhc. de méd., 1866, I., p. 490.)

Luys. — Tous les physiologistes sont unanimement d'accord
sur ce point, que la substance propre des lobes cérébelleux, est
complètement insensible aux irritations mécaniques, et aux mutilations dont elle peut être le siège.

(Syst. nerv., 417.)

Lussana. — Les lésions traumatiques du cervelet, les désor-

Et en effet, la mise en activité des fonctions des centres, n'est pas nécessairement subordonnée aux irritations mécaniques. On peut couper, lacérer le cerveau, sans provoquer une idée quelconque, sans même exciter ses fonctions motrices. Enfin, il n'y a pas de relation connue, entre les traumatismes de telle ou telle région de ce centre nerveux, et les troubles psychiques.

On peut donc dire avec sûreté, que le scalpel est un mauvais réactif des propriétés de la substance grise. Mauvais pour le cerveau, il l'est aussi pour le cervelet, et nous ne pourrions éviter et rester sur ce point dans une extrême réserve, si nous n'avions que le traumatisme pour expérimenter le système nerveux. Mais cette difficulté ne peut être que secondaire, pour tous ceux

ganisations produites par l'instrument et par le feu, ne donnent lieu à aucun phènomène de douleur, à aucun cri, à aucune agitation musculaire.

(Journal de Brown-Séquard, 1853, p. 171.)

Voici de ces contradictions l'explication la plus vraisemblable. Tout en percevant les phénomènes sensitifs, la substance grise du cervelet est insensible aux traumatismes. Cellules et fibres, tout ce qui est en dehors du corps rhomboïdal est normalement insensible. Mais cet organe, véritable ganglion sensitif, est doué d'une de ces propriétés de transformation, dont nous avons parlé au commencement de ce chapitre. Ses cellules propres et les fibres qui en sortent, possèdent la sensibilité physique, algésique.

Ainsi s'explique que les blessures profondes, soient douloureuses à l'exclusion des autres ; ainsi s'explique la sensibilité des pédoncules supérieurs, et l'insensibilité des pédoncules moyens dont les fibres aboutissent surtout, aux régions périphériques des lobes.

Ainsi s'explique encore que l'excitation électrique, qui n'est pas localisée comme le traumatisme, produise par l'expérience des résultats plus clairs.

qui sont convaincus, que nous possédons aujourd'hui un bien meilleur instrument de recherche, car cette propriété, cette puissance d'exciter la cellule nerveuse, qui manque à l'instrument tranchant, au scalpel, l'agent électrique la possède. A ce point de vue particulier, les expériences de M. Dupuy conservent toute leur valeur. S'il est bien établi que l'électricité, est capable de déterminer dans le cervelet des phénomènes sensitifs, comme elle provoque dans le cerveau des réactions motrices, le fait est considérable pour notre démonstration. Ajoutons que M. Dupuy n'est ici contredit par personne.

Enfin, l'anatomie comparée, peut être encore ici interrogée avec profit. Sans nous donner sur les fonctions sensitives du cervelet, des arguments aussi décisifs, que ceux qu'elle nous a fournis dans la question du cervelet psychique, elle plaide encore, et avec force, en faveur du cervelet sensitif.

Laissons les dauphins et les phoques, dont l'état de sensitivité ne nous est pas connu. Personne ne saurait contester que les réactions sensitives de l'oiseau (nous ne connaissons objectivement cette fonction que par ses réactions), sont bien plus développées que celles des reptiles; que le singe et les mammifères, sont tout autrement sensitifs que la classe entière des poissons.

Mettons en parallèle l'homme, le singe, l'oiseau, et d'un autre côté, la grenouille, le serpent, les poissons; un rapide examen, une vue d'ensemble de la question, permet déjà d'affirmer qu'il existe une relation frappante, entre le développement du cervelet et celui de la sensibilité algésique ou tactile.

Dans le domaine plus restreint de notre observation journalière, n'est-il pas évident encore, que l'homme de sentiment, l'artiste par exemple, a des sensations plus vives et plus délicates, que l'homme dit de raison.

Ainsi donc, à quelque point de vue que l'on se place, on aboutit à cette conclusion, que les fonctions du cervelet sont de sensibilité. Et de même que dans le cerveau, la fonction motrice n'est qu'accessoire, nous savons assez maintenant, que la fonction sensitive du cervelet ne peut pas être principale. Elle coexiste à sa fonction psychique, elle en émane, elle la complète, et tout ce qu'on peut dire du cerveau en tant que moteur, doit pouvoir être dit du cervelet en tant que sensible. L'analogie fonctionnelle est parfaite, entre les deux organes encéphaliques.

Et si cela est vrai, les désordres moteurs qui dépendent des lésions du cervelet ne sont plus un mystère.

S'il est bien établi qu'il joue dans la sensibilité générale algésique, tactile, le même rôle important que le cerveau dans la motricité, on arrive forcément à conclure, qu'il agit sur l'encéphale antérieur, comme la moelle postérieure sur la moelle antérieure, et que ses réactions sensitives sont, en ce qui concerne le cerveau, exactement parallèles à ses réactions psychiques.

Le cervelet faisant fonction de sensibilité générale ou physique, excite et paralyse le cerveau faisant fonction de motricité, comme les parties sensitives de la moelle, agissent sur ses parties motrices, comme les fibres sensibles du pneumogastrique, agissent sur ses fibres motrices en même temps que sur celles du spinal. Il rentre dans la loi générale, et fournit mieux étudié, un précieux argument, à cette simplification du système nerveux que nous cherchons à établir.

Ainsi s'explique et se débrouille, la confusion singulière que nous avons constatée, dans la physiologie du cervelet moteur. Nous savons maintenant pourquoi, les troubles moteurs de ses lésions sont variables et fugitifs, et ne peuvent être soumis à des règles exactes ; pourquoi il y a dans ses maladies, tantôt des convulsions et des contractures, et tantôt des paralysies.

C'est bien le caractère des phénomènes réflexes.

Brown-Séquard. — Les irritations de la peau ou des nerfs sensitifs, peuvent causer de l'anesthésie, de la paralysie, de la contracture, des convulsions, de la catalepsie, de la chorée, du tremblement et nombre d'autres phénomènes.

(Acad. des sciences, 1886, p. 70.)

Exemples :

Gueneau de Mussy. — Une dent cariée ou le travail de la seconde dentition, peuvent provoquer des mouvements spasmodiques de la face. L'évolution des dents de **sagesse**, détermine quelquefois un trismus qui dure plusieurs semaine ; la présence d'entozoaires dans l'intestin, peut causer des attaques d'éclampsie.

(Clinique, I, p. 165.)

Nous comprenons pourquoi, quand l'excitant cérébelleux fait défaut, quand le cervelet est rudimentaire, on peut, comme Vulpian, Philippeaux et Ferrier, l'ont constaté avec étonnement chez les poissons et les grenouilles, enlever cet organe sans déterminer de troubles moteurs.

Vulpian. — Poissons. — Les blessures du cervelet, ne produisent ainsi que vous le voyez, aucun effet appréciable. Quelquefois on observe des mouvements déréglés, ils sont dus à des lésions des parties sous jacentes.

(Phys. syst. nerv., p. 835.)

Ferrier. — D'après mes propres expériences sur les poissons, je trouve que la destruction du cervelet, ne trouble en rien les mouvements natatoires, ou leur coordination régulière ; mais j'ai invariablement vu qu'après cette lésion, ils nageaient sur un côté ou sur un autre, ou sur leur dos, mais jamais en gardant leur attitude normale, leur équilibre.

(Fonctions du cerveau, p. 146.)

Milne-Edwards. — Dans une expérience faite par Rolando sur un squale roussette (scyllium catulus), poisson chez lequel le cervelet est plus développé, l'ablation de cet organe parait avoir rendu la natation impossible.

(Anat. compar., XIII, p. 295.)

Et nous savons encore, comment on a pu le croire coordinateur.

Chez les poissons et les reptiles, le ton normal de la motricité, est indépendant des réactions sensitives ; mais chez les vertébrés supérieurs, l'état normal ne peut exister sans la participation de ce facteur. Vient-il à manquer, la motricité est languissante. Le cervelet est donc à l'état normal, un élément de coordination et d'équilibre ; et c'est ainsi que ses blessures, en troublant les réactions sensitivo-motrices propres à l'encéphale, produisent l'incoordination, comme la sclérose de la moelle postérieure engendre l'ataxie. Qu'est-ce en effet que l'ataxie, sinon la manière dont la moelle motrice, réagit sous l'influence des lésions, des parties correspondantes sensitives. Si vraiment le cervelet est sensitif, il paraît dès maintenant évident, que nous sommes en présence de simples modalités différentes d'un phénomène identique; en un mot que l'ataxie peut-être dite l'incoordination de la moelle, et l'incoordination, l'ataxie du cerveau.

Nous comprenons encore pourquoi cette incoordination, quand elle résulte des blessures du cervelet, n'est que temporaire.

Et nous comprenons enfin comment, en troublant d'un seul côté l'équilibre de ces réactions constantes et réciproques, qui unissent à l'état normal les deux cerveaux et les deux cervelets, les blessures expérimentales du cervelet, et surtout de ses pédoncules, déterminent immédiatement, quand elles ne produisent pas l'incoordination, des mouvements de rotation aussi connus qu'inexpliqués. Qu'on veuille bien le remarquer, la théorie de Flourens est devant eux tout à fait en échec. Et d'autre part, quoi de plus clair que ces rotations, pour bien mettre en lumière ce fait important, que nous sommes à l'état normal en présence d'un équilibre de forces, troublé ici par une blessure d'une façon continue, permanente, comme il l'est dans l'acte réflexe par une véritable secousse.

Ne quittons pas cette physiologie sans lui donner un complément de preuve. Il existe un agent qui influence surtout la sensitivité, et qui met singulièrement en lumière, en même temps que les actions sensitivo-motrices du cervelet sur le cerveau, les modifications de cet équilibre. Nous voulons parler de l'alcool.

L'alcool agit bien plus sur le cervelet que sur le cerveau. Nous le savons avec une presque certitude; et voulût-on rejeter tout ce que nous avons dit, voulût-on mettre en doute les résultats expérimentaux, affirmés par Flourens, Lussana et Wundt, on ne saurait encore échapper aux conséquences de ce fait, que la titubation qui résulte de l'ivresse, est exactement celle que produisent les blesssures du cervelet. Or, ce n'est pas pendant la première période de l'ivresse, alors que la sensitivité est exaltée et le bien-être accru, que la titubation se montre. A ce moment, la puissance motrice est augmentée et elle ne présente aucun trouble. C'est au commencement de la seconde, un peu avant l'apparition de cette anesthésie protectrice, qui va permettre à l'homme ivre, de braver impunément, même pendant le sommeil, l'action du froid et de la pluie.

Appuyée sur tous ces faits, notre démonstration est déjà solide, et ce n'est pas tout.

Si de la physiologie, nous passons à la pathologie de l'organe, nous voyons qu'elle aussi s'éclaire ; à la lumière de la théorie, mille faits obscurs cessent de l'être et nous deviennent des arguments.

Obs. Ramazille. — La sensibilité de la peau, dit Worms, sans réserve d'une région particulière, est légèrement diminuée. Les mouvements des bras et des jambes se font avec toute leur régularité, mais avec une énergie moindre. Tubercules.   (*Bull. Soc. anat.*, 1862.)

Obs. Nauche. — A la moindre contrariété, dit Pierret, Nauche était prise de véritables attaques de convulsion. Sclérose.

(*Arch. de physiol.*, 1872, p. 767.)

Obs. de Bailly. — Le bras droit qui était paralysé, devient par moments le siège de mouvements convulsifs, qui augmentaient quand la petite malade éprouvait quelque émotion. Tubercule.

(*Bull. Soc. anat.*, 1855, p. 192.)

Obs. F***, peintre. — Indifférence et apathie profondes. La sensibilité générale et spéciale du malade est partout conservée, mais comme engourdie. Paresse d'agir, mais non impuissance. Tubercules.

(*Bull. Soc. anat.*, 1860, p. 182.)

Obs. Lugot. — Le 18, l'enfant est mou comme un chiffon, il ne marche plus, impossible de le faire tenir debout, même en le soutenant; il s'abandonne à son propre poids et se laisse tomber en avant. Impossible de le faire tenir sur une chaise; il est indifférent à tout ce qui se passe autour de lui.

Le 23, indifférence absolue. Sarcome.

(*Bull. Soc. anat.*, 1889.)

Obs. Marie Brouet. — Il était rare que la douleur de tête, qui quelquefois la surprenait au milieu de ses jeux, ne s'accompagnât pas de quelques troubles du mouvement. Souvent la malade chancelait sur ses jambes comme une personne ivre, et ne pouvait faire quelques pas sans s'exposer à une chute. Tubercule du volume d'un marron.

(*Gazette médic.*, 1835, p. 808.)

Obs. G. Mertens. — Le 3 mai, au moment de l'augmentation du mal de tête, Kniesling est appelé subitement. Il trouve la malade couchée droite et raide sur la nuque, comme clouée sur une planche. Léger tremblement des muscles du visage et en particulier de la bouche, et par moment aussi tremblement des avant-bras et des jambes. La crise dure une heure. Plusieurs crises semblables. Tubercules.

(*Casper's Wochenschrift*, 1841, n° 9.)

Obs. de Bernheim. — Sensibilité obtuse partout. Inertie générale. Sensibilité partout obtuse. L'enfant est inerte, ne parle pas. Vaste sarcome ayant à peu près détruit le cervelet.

(*Revue méd. de l'Est*, 1887.)

Obs. Niven. — Il y avait un certain degré de diminution dans la sensibité générale, et aussi une certaine imperfection dans les mouvements volontaires difficile à décrire. Tumeur.

(Edinburgh Medical Journal, 1861.)

Obs. N..., marchand de fer. — A la suite de ses emportements, il éprouvait un tremblement dans les jambes qui l'obligeait à s'asseoir. Abcès.

(Journal de Magendie, 1823, p. 130.)

Obs. de Meschede. — Pour M. Meschede, il y aurait une analogie évidente, entre les troubles moteurs et les manifestations psychiques; les unes et les autres se répétant sur le même modèle et avec la même uniformité, à des périodes relativement de longue durée. Ainsi le malade tournoiera des heures durant, autour d'un même point dans l'espace, en même temps que jour et nuit il sera obsédé incessamment, d'un groupe fixe de conceptions délirantes. Sclérose.

(Arch. de neurologie, I, p. 471.)

Obs. de Borell. — Dans ses emportements, dit Borell, le malade récupère toute l'habileté de ses mouvements. Atrophie.

(Arch. de neurologie, 1884, p. 370.)

Nous attirons sur ces quelques lignes toute l'attention du lecteur. Nous pourrions multiplier les exemples, mais ceux qui précèdent suffisent à établir, qu'il existe une relation certaine, entre les influences motrices du cervelet et ses activités sensitives et psychiques (1).

(1) Veut-on le terme de tous ces réflexes, c'est la mort; la mort subite qui est si fréquente dans les lésions du cervelet et surtout dans les tumeurs. En voici trois exemples; nous croyons posséder dix à quinze cas semblables.

Obs. de GODEFROY. — Un accès de céphalalgie, qui eut lieu

Enfin, bien persuadé que le cervelet n'est pas moteur mais sensitif, nous touchons à l'explication d'un phénomène demeuré fort obscur ; nous parlons du vertige produit par les lésions de l'acoustique.

Qn'est-ce en effet que le vertige, sinon un trouble de la motricité, disons mieux, une forme d'incoordination, associée ou consécutive à un trouble de la vue. Or, nous avons vu au chapitre x, les relations intimes et importantes, de l'acoustique avec le cervelet. Nous savons d'autre part, que dans les tumeurs capables d'irriter cet organe, les troubles de la vision sont absolument la règle ; et quant aux troubles du mouvement produits par ces mêmes lésions, il suffit de les rappeler, nous n'avons plus rien à en dire.

Que les troubles du mouvement soient dans le vertige, consécutifs à ceux de la vision, ou comme nous le

le 14 août, accompagné de convulsions très fortes, détermina la mort de l'individu. Tumeur.

(Mémoires de médecine militaire, 1827, t. XXII.)

Obs. de Thomas Ollivier. — Le 27 octobre se produit soudain un accès de céphalalgie très intense. Le patient tombe et meurt. Ramollissement et sarcome.

(Journal of Anat. and Physiol., juillet 1883.)

Obs. Geneviève G... — Le 32 janvier, la malade est prise de ses crises habituelles (céphalalgie), elle jette de hauts cris de douleur, s'agite devient bleue d'asphyxie et meurt subitement. Tubercule.

(Bull. Soc. anat., 1865, p. 107.)

Il est plus facile d'entrevoir ce qui se passe ici, que de le définir avec exactitude ; mais il nous semble que nous ne forçons point les textes, et que nous restons bien dans l'esprit des données qui précèdent, en disant, qu'un état d'éréthisme extrême du cervelet sensitif, est capable d'agir sur le cœur et la respiration, et de provoquer la syncope cardio-respiratoire.

croyons parallèles et simultanés, peu importe. Le vertige de Ménière nous met en présence d'une chaîne de réflexes ; il nous montre la lésion de l'acoustique irritant le cervelet sensitif, et lui-même agissant comme d'habitude, sur le centre de la vision et sur ceux de la motricité ; le vertige est du reste fréquent dans ses tumeurs.

Il est bien difficile de croire, que nous ayons pu systématiser tant de faits sans toucher à la vérité. Ici, comme en ce qui concerne le cervelet psychique, si nous étions dans l'artificiel, les faits ne viendraient pas avec tant d'abondance et de souplesse, s'adapter à la théorie ; ils seraient plus ou moins réfractaires. Bien loin de là, leur témoignage est concordant, il est homogène ; et par eux se trouve justifié ce que nous avons dit en commençant, des paralysies produites par les lésions du cervelet. Elles sont absolument de même ordre, que celles que détermine l'irritation de la moelle postérieure ; ce sont des paralysies réflexes. Le jour n'est pas loin, croyons-nous, où des recherches bien conduites, montreront dans le cervelet des localisations de sensibilité ; où par des ablations partielles de l'écorce de cet organe, on arrivera à déterminer chez l'animal des zones d'anesthésie. Mais sachons renoncer pour le moment, à épuiser ce sujet difficile.

On ne manquera pas de s'étonner, après nous avoir vu conduire avec prudence et lenteur, la démonstration de la fonction psychique, de nous voir arriver aussi vite à des conclusions, dans la question du cervelet sensitif, qui est aussi d'une très grande importance. A cette difficulté, voici notre réponse.

La théorie du cervelet psychique domine tout le sujet; elle est le point fondamental qu'il importait de mettre en lumière. Si nous sommes parvenu à démontrer avec rigueur, que le cervelet est l'organe de la sensibilité psychique, le cervelet sensitif en découle; une puissante analogie l'impose.

Au reste, nous demandons qu'on nous montre, en quoi cette théorie des paralysies réflexes d'origine sensitive et cérébelleuse, est dès maintenant moins solide et moins bien établie, que celle des paralysies réflexes médullaires, dont l'origine et le mécanisme, ne sont, à l'heure qu'il est, contestés par personne (1).

Enfin, ne quittons pas ce sujet, sans rappeler expressément que dans l'encéphale, le phénomène que nous venons d'étudier est double. Aussi bien au point de vue psychique, qu'au point de vue sensitif et moteur, le cervelet trouble et paralyse le cerveau par ses actions fortes et l'excite par ses actions faibles. Et voici ce qui en résulte : reprenant l'idée formulée tout à

(1) Une objection spécieuse doit être ici prévue. Elle vient du faisceau sensitif. On sait que le faisceau sensitif paraît être la voie conductrice, par laquelle le cerveau prend part, aux impressions de la périphérie, et tous nos lecteurs savent encore, qu'un expérimentateur habile, est parvenu à l'atteindre chez l'animal vivant, et en brisant ses fibres, à déterminer l'anesthésie dans le côté opposé du corps.

Une première apparence conduit à admettre comme un fait acquis par cette expérience, que la sensitivité est d'abord et avant tout une fonction du cerveau. Mais ce n'est là qu'une apparence. Il ne peut être ici question que d'une action à distance, et ce qui le prouve, c'est que l'ablation des deux hémisphères cérébraux ne produit pas l'anesthésie totale. (Voy. Longet, *Physiol.*, III, 159. Voy. tout notre chap. VI.)

Or, cette anesthésie ne pourrait manquer de se produire, si la fonction sensitive du cerveau était unique et fondamentale.

l'heure, mieux éclairé sur la nature de ses actions motrices, nous disons que si le cervelet, en tant que psychique, est l'excitant naturel du cerveau psychique qui lui correspond ; il est vraisemblable de croire, qu'il agit de même dans le domaine purement physiologique, sur le cerveau en tant que moteur. L'activité de la raison, dépend sans doute du développement de son organe, de la richesse de ses éléments cellulaires et de l'activité de la circulation cérébrale ; mais elle dépend évidemment aussi, de l'intensité de la sensibilité de l'esprit. L'homme dit de pure raison est souvent apathique ; l'homme de sentiment est curieux, inquiet.

De même, en l'absence de toute lésion du cervelet, il y a un certain ton de la sensibilité générale, un certain état qui constitue le bien-être de la santé (ce bien-être que l'alcool augmente), et que nous ne sentons pas plus par habitude, que nous ne sentons l'odeur de l'air, le goût de l'eau, l'excitation constante de l'oxygène à la surface du poumon et de la peau, le poids de notre corps, la résistance du sol. Tout comme encore, nous n'avons aucune conscience à l'état normal, d'un état tout semblable du système antérieur, bien mieux connu des physiologistes, parce qu'il se prête plus facilement à l'étude objective ; nous parlons de la puissance tonique, qui détermine la contraction des sphincters, et qui maintient l'ensemble des muscles de la vie de relation, dans un certain degré d'activité, qui, même dans le repos est différent de la résolution. Voyez la langue et les yeux.

Cet état du système postérieur et de la sensitivité, n'est perçu par l'animal, que sous forme de bien-être augmenté ou diminué, c'est-à-dire de malaise. Au premier genre appartiennent, le bien-être qui suit un repas succulent, l'effet produit sur le citadin, par l'air des forêts et des plages ; au second genre on peut rapporter, le malaise de l'inanition et des veilles prolongées, et bien plus clairement encore, celui qui résulte pour le morphinomane et l'alcoolique, de l'habitude non satisfaite.

Aucun de ces états n'est localisable. Ils correspondent à des extrêmes, qui vont pour le système antérieur, de la résolution générale au tétanos ; pour le système postérieur, de l'anesthésie complète à l'hyperesthésie générale ou à la volupté.

Mais nous ne parlons de ces extrêmes que pour mieux définir l'état moyen, et nous disons : quiconque prendra la peine de réfléchir à ce problème, verra qu'il est impossible de concevoir l'animal, sans un état inconscient sans doute et variable, mais en même temps positif et permanent de la sensitivité (1).

Pour être difficile à définir, sa réalité n'en est pas moins certaine. En matière de sensibilité physique, une mauvaise habitude d'esprit, nous porte à ne prêter attention, qu'aux phénomènes particuliers, qui sont aussi les plus apparents. Un pincement, une piqûre, un bruit, sont des choses qu'un enfant distingue et qui sont à cet état qui nous occupe, ce que le son d'une cloche est au bruit de la rue.

(1) Cette part d'inconscience des phénomènes sensitifs a été bien vue par certains auteurs. Voici ce que dit Poincarré :
« Quand ces organes (les organes génitaux de la femme) sont malades, l'impression pénible et inconsciente qui en résulte pour le plexus utéro-ovarien, y entretient une vive irritation, qui va réfléchir ses effets sur différents points de l'organisme. »
(Physiol. syst. nerv., II, p. 392.)

Continuons à le chercher, dans ses manifestations obscures.

Le besoin si impérieux de respirer, procède assurément d'un état sensitif. Or qu'on veuille bien le remarquer, normale, cette sensation nous échappe, nous ne la connaissons que dans ses troubles ; et le malaise inexprimable qui suit immédiatement l'obstruction de la trachée, montre assez qu'il ne peut être ici question, d'une sensation vraiment faible.

Voici encore un autre exemple.

L'excitation du glosso-pharyngien par le chatouillement de la luette, est à coup sûr une sensation forte. Les réflexes si puissants qu'elle provoque, ne permettent pas de le mettre en doute. Elle est pourtant des plus obscures, ou pour mieux dire indéterminable.

Étrangère au plaisir et à la douleur, au goût, à l'odorat, à tout ce qu'on peut définir, elle nous donné un fort bon exemple, de ce que sont dans leur forme générale les modifications de la sensitivité.

Il y a donc bien autre chose, que le chaud et le froid, les bruits et les odeurs. — A côté des sensations spéciales et facilement reconnaissables, il existe un état normal et indéfinissable, qui est la forme fondamentale de la sensibilité physique.

Et cet état, disons-nous, est l'excitant naturel des énergies motrices.

Qu'on se rappelle F... peintre et Alexandrine Labrosse, Lugot, Perrie Édouard, Lambin Alfred, les malades de Bernheim, de Davidson et de Foot ; tous ceux enfin dont le cervelet est fonctionnellement anéanti, par des lésions multiples ou considérables, en même temps qu'ils sont indifférents, tous ces malades sont inertes. Et

pourtant ils ne sont pas paralysés et ils comprennent ;
les auteurs sont sur ce point formels.

Obs. F***, peintre. — Intégrité des facultés intellectuelles.
Apathie et indifférence profondes. Il exécute tous les mouvements qu'on lui demande, surtout lorsqu'on insiste. Ses
mouvements sont très lents et très réguliers. Tubercules
nombreux.

(*Bull. Soc. anat.*, 1860, p. 182.)

Obs. Niven. — *Période d'apathie.* — Il saisit fortement
les objets des deux mains ; il n'a pas conscience de la diminution de ses forces. Le patient repose dans un état très
apathique ; il semble ne rien désirer, ni éprouver aucune
souffrance bien caractérisée, mais il est parfaitement conscient et intelligent lorsqu'on lui parle. Tumeur.

(*Edinburgh Med. Journal*, 1861, p. 788.)

Le cervelet devient ainsi un facteur important de la
motricité normale ; et à ce point de vue, il est bien
remarquable de constater, l'activité considérable des
oiseaux et la torpeur habituelle des reptiles.

Pour peu qu'on laisse l'esprit s'engager dans cette
voie, et si d'autre part on admet que l'hystérie a pour
grand caractère, la prédominance dans les activités du
système nerveux, de la sensibilité sous toutes ses formes ;
— (et souvent aussi une mobilité extrême et des variations
très étendues, de l'élément sensitif et sentimental, mais
cette seconde notion ne nous est pas utile) ; on arrive
facilement à entrevoir, l'origine et le mécanisme des
paralysies et des contractures hystériques, et comment
aussi une perturbation de l'ordre psychique, est capable
de les guérir.

Représentons-nous bien en effet, que tout comme les

états de la sensibilité psychique, les états de la sensitivité doivent être éminemment variables, et qu'à leurs variations correspondent sans doute, ces malaises indéfinissables, dont est si riche le vocabulaire des hystériques. Nous les connaissons tous; tous nous avons éprouvé au réveil, des malaises généraux qui ne sont pas de la fatigue, puisque le jeu régulier des fonctions les dissipe rapidement. Supposons-les plus forts ou seulement plus prolongés, et nous arrivons à comprendre qu'ils puissent agir sur la motricité, comme les excitations constantes mais légères, qui résultent des maladies chroniques de l'utérus et de la vessie. Car il faut souligner ce point, qu'en dehors de l'angine de poitrine, nous n'observons pas au lit du malade, ces paralysies brusques, rapides, mais passagères, qui résultent d'une action forte et d'une douleur violente, et que nous montre le laboratoire. Dans la pathologie de l'homme, les actions productrices sont légères; elles agissent lentement mais produisent des effets durables.

Mathias Duval. — Dans l'hystérie, les recherches de M. Charcot l'ont conduit à reconnaître, que l'exagération des réflexes tendineux existe, alors que les membres semblent être dans un état de flaccidité, et précède de plusieurs jours, même de plusieurs semaines, dé plusieurs mois, le développement de la contracture hystérique, dont elle n'est en quelque sorte que le prodrome.

(*Leçons sur la physiol. du syst. nerv.* [*Sensibilité*], p. 118.)

Voici donc, en y comprenant ce qu'on appelle plus proprement l'acte réflexe, trois modalités différentes, des réactions du pouvoir réflexe. Il y en a bien d'autres. Il y a la chorée et les tremblements, les convulsions et les contractures. Les tremblements nous font penser surtout à la maladie de Parkinson, qui sûrement, ses troubles psychiques le montrent, procède du cervelet. Les convulsions et les contractures nous rappellent l'épilepsie et le tétanos.

Assurément ces deux maladies sont encore autre chose, que l'expression pathologique, d'un état du pouvoir réflexe. Il y a dans tous ces problèmes, des facteurs de quantité et de qualité, inhérents aux deux forces nerveuses, et qui modifient les effets visibles. Mais dans toutes deux la sensibilité a son rôle ; toutes deux sont largement influencées par elle ; dans toutes deux, l'acte sensitif est capable de ramener les accès. Nous connaissons en effet des épilepsies sensitives, des convulsions générales provoquées par des sensations ; et au point de vue particulier qui nous occupe, le tétanos est plus intéressant encore, en ce qu'il est précisément le contre-pied de l'état hystérique. Dans l'hystérie les altérations de la sensibilité sont primitives; ce sont les troubles de cette fonction qui déterminent les effets moteurs. Dans le tétanos au contraire, la sensibilité restée normale est hors de cause; la motricité seule est atteinte ; et l'expérience de laboratoire (Claude Bernard), aussi bien que l'observation clinique, nous montrent que dans cet état d'éréthisme, de toutes les parties motrices, une impression sensitive localisée et très faible, est capable de ramener les crises de contracture générale.

Ainsi, les réactions motrices générales, peuvent dépendre de l'exaltation de la sensibilité, et elles peuvent dépendre aussi de l'exaltation de la puissance motrice.

Ainsi encore, soit que nous poursuivions la synthèse des faits particuliers, soit que nous étudiions dans l'état de maladie la diffusion d'une impression limitée, tout nous éloigne de l'idée des actions localisées et particulières; tout nous pousse à cette conclusion, qu'aux grandes divisions naturelles du système nerveux, répondent des fonctions simples, et que ses énergies fondamentales, existent normalement dans un état constant de réaction, de balancement et d'équilibre.

Dans cette conception de l'encéphale, la fonction psychique est superposée; mais, dans son instrument nerveux, elle n'est ni séparée ni distincte. Superposée aux deux grandes fonctions, elle est leur forme la plus éminente, tout comme la liberté, la volonté, peuvent être dites superposées, à la fonction psychique elle-même. Telle est l'union de l'âme et du corps.

Il y a dans les activités fonctionnelles, une échelle insensible, qui commence aux dernières activités de la matière, et qui finit aux plus hautes parties de l'esprit; et tout dans le système nerveux, est simple, homogène et double (1).

L'idée serait séduisante de pousser plus loin cette étude, mais ici bien des questions interviennent, qui ne sont pas de notre sujet. Contentons-nous de résumer, des notions qui nous semblent acquises en disant :

Ce que nous possédons maintenant du cervelet, confirme, et permet de généraliser et d'étendre à tout le système cérébro-spinal, les lois connues des actions réflexes.

Dans le domaine de l'encéphale, aussi bien que dans celui de la moelle, une impression sensitive faible est

(1) Il y a deux forces pour le corps, comme il y a deux activités de l'esprit; comme il y a deux forces aussi qui gouvernent la matière.

simplement perçue, une impression sensitive plus forte provoque une réaction motrice, une sensation très forte détermine une paralysie momentanée et immédiate, et tel est le mécanisme de la mort subite, si fréquente dans les tumeurs du cervelet.

Mais tandis que nous possédons quelques données certaines, sur le mode des réactions de la moelle motrice et du cerveau, en présence des excitations, ou très fortes ou très faibles des parties sensitives, tout le déterminisme, des actions sensitivo-motrices médiocres ou prolongées, est un vaste inconnu qui reste à conquérir. Dans l'encéphale comme dans la moelle, ce sont tantôt des paralysies durables, et tantôt des contractures ou des convulsions qu'elles produisent. A ces constatations empiriques se borne tout ce que nous pouvons dire (1).

Cette réserve étant faite, les notions qui précèdent, s'appuient toutes sur des faits, et elles se confirment

(1) Arrivé au terme de notre travail, il nous semble intéressant de jeter un coup d'œil en arrière, et d'établir de nouveau, par un texte emprunté au plus récent traité français de physiologie, l'état de la science courante. Voici ce qu'écrivent Viault et Jolyet, à la date de 1889 :

« De nombreuses hypothèses ont été émises sur les fonctions du cervelet, et il n'est guère de fonctions nerveuses dont on ne l'ait fait le siège. Mais ce qui semble se dégager des recherches expérimentales et des observations cliniques contemporaines, c'est que cet organe n'est en rapport ni avec la sensibilité, ni avec la pensée, mais seulement avec le mouvement, dont il contribue à ordonner et à équilibrer les manifestations, comme l'ont montré les expériences de Flourens. »

(Physiol. de 1889, p. 753.)

réciproquement par l'harmonie de leur ensemble. On n'en peut dire autant de ce qui va suivre. Mais arrivé à la fin d'un travail, où nous croyons avoir montré, que nous savons apprécier les exigences d'une démonstration rigoureuse, qu'on nous permette une hypothèse, en faveur des lumières qu'elle donne, sur bien des points obscurs de la physiologie des centres.

S'il est vrai que le fluide électrique n'est pas le fluide nerveux, on peut dire cependant qu'il y a entre ces deux agents, des analogies, des ressemblances profondes. Est-il trop hardi dès lors, de nous emparer d'une notion récemment acquise à la physique de l'électricité ; récemment, disons-nous, s'il s'agit de la quantité, vieille déjà s'il s'agit de la tension; et de croire que les centres nerveux sont en même temps que producteurs, de véritables réservoirs de force, de véritables accumulateurs, comme ceux que nous voyons tous les jours, fonctionner sous nos yeux. L'école de Montpellier l'avait entrevu, lorsqu'on enseignait dans ses chaires, la différence et l'opposition des forces radicales et des forces actives. — Qu'on admette au fluide nerveux, la propriété de s'accumuler pendant le sommeil, dans la substance grise de l'écorce et de la moelle, ainsi que dans les noyaux du mésocéphale, et aussitôt nous avons, en ce qui concerne ces derniers, une raison de leur existence; et en ce qui concerne l'ensemble, une meilleure explication de son fonctionnement. Qu'on admette que l'épilepsie, n'est qu'une décharge violente, des réserves accumulées de ce fluide, et nous savons ce qu'elle est, et pourquoi tant de causes diverses sont capables de la provoquer.

Supposer que le fluide nerveux, est capable de s'accumuler, amène naturellement à penser, qu'il peut exister ou dans toutes, ou dans certaines parties du système nerveux, à des états de tension variables. Or la notion de tension n'a jamais été, croyons-nous, sérieusement appliquée par la physiologie, à l'étude des fonctions des centres. Nous croyons pourtant, on l'a vu, qu'il n'y a pas, en l'absence de cette notion, de bonne explication des troubles du mouvement, observés dans les maladies du cervelet. Luys est à notre connaissance, le seul auteur qui ait abordé ce problème ; mais ce qu'il dit nous semble vague, et incapable de satisfaire, aux exigences d'une critique sévère.

Pour notre part, nous estimons que l'idée de tension, est le complément nécessaire de tout ce qui vient d'être dit, au sujet du cervelet sensitivo-moteur. Elle s'impose à l'esprit, lorsqu'on considère cette incoordination si bizarre, rendue plus singulière encore par son caractère temporaire, et surtout ces mouvements violents de rotation, qui sont la conséquence des lésions de l'organe. Lorsqu'on y réfléchit, ils rappellent d'une manière frappante, certains appareils de physique, destinés à nous montrer l'effet, des différences de tension des fluides. Chez l'animal dont le cervelet est blessé, il semble aussi qu'un équilibre de tension est détruit. Nous croyons donc que dans cette question, des réactions du système postérieur sur l'antérieur, il faut ajouter la notion de tension à la notion de quantité ; simplifié d'un côté par la théorie du cervelet, à ce nouveau point de vue, le système nerveux se complique.

Nous nous étonnerions que l'idée de considérer les centres nerveux comme accumulateurs, n'ait pas encore passé dans la science courante, si nous ne savions que la conception théorique, et la réalisation pratique des accumulateurs électriques, est encore une chose fort récente. Assurément, cette idée n'est qu'une hypothèse, mais la science ne se fait-elle pas, d'hypothèses qui se prouvent plus tard. S'il est mauvais d'en abuser, il est peut-être bon d'en faire avec mesure, et sans invoquer d'illustres exemples, on peut dire que toute hypothèse capable, de donner une direction aux recherches, peut et doit être formulée.

Cela est vrai surtout de celle que nous proposons; elle a ce mérite, qui est en même temps un argument en sa faveur, que les faits acquis s'expliquent bien par elle, s'harmonisent bien avec elle; que des phénomènes importants restés inexplicables, y trouvent sans effort, une théorie simple et rationnelle. Il faudrait sortir de notre sujet pour examiner en détail, tout ce que donne à cette manière de voir, et combien se débrouille, si on la considère à ce point de vue, la physiologie du sommeil, de l'épilepsie et de l'acte sexuel; mais quelle idée plus simple et plus naturelle, que de voir dans le premier une lente accumulation de provisions, dans les deux autres, une brusque décharge. Le problème est posé, et le jour n'est pas loin peut-être, où nous pourrons par l'expérience, mesurer des tensions, que nous sentons si différentes en degré, dans le calme et dans la colère, et bien mieux encore, dans l'enfance et dans la vieillesse.

Quoi qu'il en soit de ces phénomènes, pour nous il est bien évident, que rien n'a plus contribué que les fausses théories admises sur le cervelet, à obscurcir le le plan d'ensemble du système nerveux, et à retarder sur ce point la marche de la science.

Je pense, dit Ferrier, que les conclusions de Flourens,

sont en grande partie responsables, de plusieurs notions erronées, qui ont longtemps dominé la physiologie et la pathologie cérébrales. Une grande erreur a été de croire, que les résultats d'expériences faites sur des grenouilles, des pigeons, et autres animaux inférieurs, étaient de suite applicables à l'homme et sans modifications. Cette erreur infirme les conclusions de bien des physiologistes contemporains.

(Localisations, p. 12.)

Nous croyons donc que le cerveau et la moelle, doivent être accumulateurs du fluide nerveux moteur, et nous croyons aussi, qu'en dehors des fonctions motrices régulières, il y a trois décharges violentes de ces accumulateurs, l'attaque d'épilepsie, d'hystérie et l'acte sexuel. Mais si l'épilepsie a des origines multiples, si elle n'est à vrai dire qu'un syndrome, l'hystérie psychique n'en a qu'une, et c'est le cervelet. Laissons à d'autres le soin d'établir les différences, qui séparent l'hystérie sensitive de l'hystérie psychique; pour ce qui est de cette dernière, il ne nous est plus permis de conserver sur ce point aucun doute, car son caractère fondamental, c'est l'exaltation des instincts de sentiment.

Et nous disons la même chose de la paralysie agitante. Ici comme dans l'hystérie, il y a des troubles du mouvement, et point de lésion apparente; et dans cette maladie, comme dans la précédente, des troubles par excès de la sensibilité psychique, ont été déjà maintes fois signalés. C'est là sûrement une autre forme, des modifications produites sur le mouvement par le cervelet sensitif; on le démontrera bientôt.

La théorie des centres accumulateurs de motricité, nous conduit par analogie, à attribuer aux parties sensitives une fonction toute semblable. Et en effet si la douleur physique, n'est le plus souvent que le résultat d'une sensation trop forte, on peut dire avec autant de vérité, que la douleur résulte aussi, de la répétition d'une sensation normale. Un frottement, une pression de la peau capables d'être supportés un instant, deviennent vite une souffrance ; et nous savons tous que le froid ou le chaud appliqués localement, aboutissent à des sensations qui, par leur seule durée deviennent intolérables. Nous sommes habitués quand nous parlons de la douleur, à ne penser qu'à celle de la sensibilité générale, à la douleur sensitive ; mais il y a là un abus de langage. Il existe autant de formes de la douleur, qu'il y a de formes de la sensibilité. L'ouïe souffre à sa manière de la répétition d'un son aigu ; et la satiété et le dégoût qui naissent des sensations de l'odorat et du goût, ne sont pas moins une souffrance, que la douleur de la névralgie ou celle qui résulte de la brûlure. Or, l'expérience la plus vulgaire établit, que toute sensation olfactive ou gustative répétée, a pour conséquence cette satiété et ce dégoût. Ainsi par la sensation répétée, nous arrivons à la douleur, comme par la sensation trop vive. Il semble donc, que comme la provision de nos mouvements, nos sensations s'additionnent, s'accumulent, dans les centres qui les perçoivent.

Mais revenons au cervelet.

Une des conséquences de notre théorie, est d'éclaircir une difficulté, qui a été jusqu'en ces derniers temps, un embarras sérieux pour la physiologie. Si le cervelet est un organe exclusivement moteur, comment peut-il se faire que les nerfs supérieurs, aient avec lui des connexions intimes ?

Si l'on peut s'expliquer que le cervelet coordinateur, régulateur de la motricité, ait à connaître les sensations tactiles ; en ce qui concerne l'acoustique, et les racines cérébelleuses de l'acoustique sont évidentes, cette relation s'explique mal.

Nous avons vu au chapitre VI, les efforts de Vulpian et de Ferrier, pour échapper aux démentis donnés par l'expérience à leur fausse théorie. Longet a rencontré les mêmes difficultés. Pour lui aussi, c'était une vérité indiscutable, que tous les phénomènes psychiques procèdent du cerveau, qu'il est l'organe unique de toute l'intelligence. Et pourtant, l'animal privé de ses lobes cérébraux, nous donne encore des signes de perception sensorielle.

LONGET. — Chez les animaux, la sensibilité générale persiste, malgré la soustraction des deux lobes cérébraux. C'est là dans notre opinion, une vérité expérimentale facile à démontrer.

(Physiol., III, p. 156.)

Force était bien de conclure.

LONGET. — Aussi je n'admets point que l'animal dépourvu de ses lobes cérébraux, soit privé de la perception de toutes ses sensations.

(Ibid.)

Il est bien évident que la perception d'une sensation est un acte intellectuel. Il n'y a pas à revenir, sur la discussion des opinions de Vulpian et de Ferrier, relatives à la survie des émotions ; mais il est fort intéressant encore, de constater dans le livre de Longet, l'embarras des physiologistes, en présence de ce fait que l'animal privé de ses lobes cérébraux, présente encore des signes de sensation perçue. Or, cette grosse difficulté de la physiologie actuelle, se résout tout naturellement, dans la théorie du cervelet psychique.

Dans notre conception de l'encéphale, les deux organes ont à connaître des sensations, à y puiser des éléments, l'un pour s'en émouvoir, l'autre pour les juger. Il est donc nécessaire que les nerfs supérieurs, aient avec tous les deux des connexions intimes. Et c'est bien en effet ce qui arrive. L'examen des faits nous donne confirmation, de ce que la théorie permettait d'entrevoir.

Il y a naturellement trois nerfs supérieurs, trois nerfs qu'on peut appeler intellectuels ou psychiques, parce qu'ils président aux plus éminentes fonctions de l'animalité. En d'autres termes, il y a trois ordres de sensations supérieures, trois ordres de sensations qui, plus que toutes les autres, influent sur l'intelligence et nous mettent en relation avec le monde extérieur. Nous parlons du toucher, de la vue, de l'ouïe.

En ce qui concerne le toucher, nous avons longuement établi, l'expansion dans le cervelet des cordons postérieurs de la moelle; et nous savons d'ailleurs, que cette partie du nerf médullaire, du nerf fondamental, apporte à l'encéphale toutes les sensations de la périphérie.

En ce qui concerne l'acoustique, l'examen de l'anatomie ne nous a laissé aucun doute. Par ses racines, ce nerf est certainement plus cérébelleux que cérébral. Le cervelet coordinateur, n'avait nul besoin des sensations auditives, le cervelet organe de la sensibilité psychique, les réclame plus que le cerveau lui-même. Dans le préjugé du cervelet moteur, il y avait là pour la science une véritable énigme; et nous avons vu en commençant, quelle théorie étrange avait inspiré à un illustre philosophe, le désir de la résoudre.

En ce qui concerne le nerf optique, nous sommes forcé de nous étendre un peu, pour demander à la pathologie et à l'expérience, la démonstration que l'anatomie nous refuse. Si en effet l'anatomie est sur ce point muette, l'observation pathologique nous montre, que les maladies du cervelet, n'ont pas de signe plus constant que les troubles de la vue.

Pour ce qui est de l'expérience, il résulte clairement de celles de Vulpian et de Ferrier :

1° Que les sensations visuelles persistent par le cervelet seul ;

2° Qu'elles persistent de même après l'ablation de cet organe ;

3° Qu'en somme, cette sensation relève des deux organes.

Voici quelles sont nos preuves.

VULPIAN. — Je vous rappelle que nous venons de voir, que les sensations auditives ont encore lieu chez un rat, dont les hémisphères cérébraux sont enlevés. Je vais vous montrer que l'ablation du cerveau proprement dit, n'abolit pas la vision chez les animaux. Voici un pigeon qui n'a plus de cerveau proprement dit ; vous voyez qu'il est assoupi, et que ses paupières sont fermées. Je l'éveille en lui pinçant les doigts, il a maintenant les paupières ouvertes ; j'approche brusquement le poing d'un de ses yeux, et vous voyez qu'aussitôt il se produit un clignement ; et même parfois l'animal recule, comme s'il fuyait la menace. Rien de plus net et de plus constant que ces résultats, lorsqu'on soumet à cette épreuve un animal que l'opération n'a pas trop affaibli.

(Physiol. syst. nerv., p. 669.)

FERRIER. — Les conséquences de l'ablation des hémisphères cérébraux chez les pigeons, ont été rapportées avec un grand détail par Flourens, Longet, Vulpian, etc. Un pigeon ainsi mutilé, est encore capable de garder son équilibre, et de le reprendre quand il est dérangé. Si l'on approche vivement le doigt d'un de ses yeux, il clignera des paupières et reculera; une lumière que l'on fait briller devant ses yeux, fera contracter sa pupille ; et si l'on décrit avec la lumière un cercle, l'animal tournera même sa tête et ses yeux, pour la suivre. Il tressaillera vivement et ouvrira des yeux tout grands, si l'on fait partir un pistolet auprès de sa tête. Tels sont les phénomènes principaux que l'on observe dans le cas de ces animaux, d'après les recherches faites par Flourens, Longet, Vulpian, Goltz, Rosenthal et moi-même.

(*Fonct. du cerveau*, p. 55.)

VULPIAN. — Mais je reviens aux sensations visuelles. Il ne peut vous rester aucun doute, sur la survie de ces sensations, chez un pigeon privé de ses lobes cérébraux. Des observations du même genre peuvent se faire chez les poissons, et elles présentent même un intérêt encore plus grand. En effet, lorsqu'on a enlevé les lobes cérébraux sur un poisson, offrant de la résistance à ces sortes d'opérations, sur un gardon par exemple, non seulement on peut, lorsque l'animal est tranquille dans le bassin où on l'a remis, provoquer des mouvements de locomotion en approchant un corps de ses yeux, mais encore j'ai constaté qu'il évite les obstacles ; et en plaçant un bâton à sa droite ou à sa gauche, à quelques centimètres de son œil correspondant, j'ai pu faire tourner le poisson en sens inverse à bien des reprises.

Comment s'expliquer par conséquent , que M. Flourens ait admis, que l'ablation des hémisphères cérébraux abolit toute perception, alors que, au moins pour la sensibilité générale, il avait observé des résultats qui semblaient parler dans un autre sens.

(*Physiol. syst. nerv.*, p. 669.)

Ainsi donc les sensations visuelles persistent en l'absence des lobes cérébraux; et leur persistance n'est pas moins claire et moins remarquable, après l'ablation du cervelet lui-même.

Vᴜʟᴘɪᴀɴ. — M. Flourens a déjà signalé la conservation de
la vue et de l'ouïe, chez les animaux dont on a lésé le cervelet ;
et la plupart des expérimentateurs, sont arrivés au même
résultat. Rien n'est plus facile à constater, au moins pour
la vue. Voici un pigeon dont le cervelet a subi une lésion
considérable ; j'approche rapidement ma main de l'un des
yeux, et vous pouvez constater au milieu de l'agitation et des
mouvements irréguliers de l'animal, les efforts par lesquels
il cherche, à éviter le coup qui le menace.

Je fais une expérience semblable du côté opposé ; vous
voyez que le résultat est encore le même. L'expérience est
un peu plus difficile à faire pour l'ouïe, mais je l'ai faite
bien des fois, et la conservation de l'ouïe dans ces conditions
ne saurait être mise en doute.

(Physiol. syst. nerv., p. 617.)

Il faut donc nécessairement admettre, ou que, contrairement aux données de la pathologie et à toute vraisemblance, le cervelet et le cerveau ne reçoivent pas la
sensation visuelle, ou bien au contraire, que ces organes
sont capables de se suppléer mutuellement, parce que
ces sensations appartiennent également à l'un et à l'autre.

Encore une fois le cervelet moteur, simplement
moteur, n'avait pas à connaître les sensations ; mais le
cervelet psychique les réclame. Sans doute toutes les
sensations aboutissent à l'intelligence, et ont sur elle
leur part d'influence ; mais quelle différence entre celles
qui, comme le goût et l'odorat, semblent surtout des
moyens de défense préposés à la conservation de l'individu, et celles qui, comme le toucher, la vue et l'ouïe,
ont évidemment pour but principal, de nous mettre en
communication avec le monde extérieur.

Peu nous importe en ce moment, que le cervelet re-
çoive la sensation visuelle, ou immédiatement par une

racine optique cérébelleuse, ou médiatement par des impressions reçues par d'autres organes; mais s'il fallait établir un lien anatomique, entre le nerf optique et le cervelet, nous pourrions encore invoquer de bonnes autorités.

M. Stilling rappelle que dans son livre, sur les organes centraux de la vue, il a décrit une racine optique cérébelleux.

(Compte rendu du 8ᵉ congrès de neurologie de l'Allemagne de l'Ouest, *Archives de neurologie*, 1884, VIII, p. 367.)

LUSSANA. — En disséquant avec soin l'encéphale des poissons, de manière que les deux hémisphères, se trouvent divisés sur la ligne médiane, il est facile d'observer que la lame optique, va se perdant en arrière, jusqu'à ce qu'elle se fonde avec la substance du cervelet... On remarque la même disposition chez plusieurs mammifères, où la continuation s'effectue au moyen de cette lame nerveuse blanche, si bien décrite par Foville, et qui s'étend depuis la couche corticale du cervelet jusqu'aux tubercules quadrijumeaux, ainsi que l'on peut s'en convaincre pour le cerveau de l'homme, en jetant un coup d'œil sur les planches de cet auteur; sur celle de Longet pour le cerveau du renard; sur les planches de Leuret pour le cerveau du renard et du chat. J'ai vérifié moi-même ces dispositions anatomiques, par un grand nombre de dissections faites sur les poissons, ainsi que sur les cerveaux de l'homme, du chien, du chat, du cochon et du cheval.

(*Journal de Brown-Séquard*, 1863, p. 172.)

LUSSANA. — Mais c'est surtout chez les mammifères supérieurs et chez l'homme, que se révèlent d'une manière incontestable, cette intimité et cette fusion pour ainsi dire, de l'organe central de la vision avec le cervelet. Et c'est précisément chez l'homme, que l'amblyopie, le strabisme, la

mydriase, apparaissent dès le début des affections du cervelet. Or, dans la plupart des cas, rien ne justifie l'existence
d'une irritation, ou d'une compression des parties contiguës,
telles par exemple, que les *processus cerebelli ad testes*, les
tubercules quadrijumeaux.

(*Journal de Brown-Séquard*, 1863, p. 173.)

Ainsi, dans cette façon d'envisager le cervelet, tous
les faits positifs recueillis par les divers auteurs, s'expliquent mieux et se coordonnent. Or, qu'on veuille bien
le remarquer, c'est précisément la faiblesse des théories
antérieures, qu'aucune d'elles n'est capable de résister,
à l'examen de l'ensemble des faits acquis.

Nous avons dit que le cervelet coordinateur est inutile, parce que la coordination s'explique bien sans lui,
et dès aujourd'hui nous apparaît clairement, comme le
résultat de l'harmonie fonctionnelle des différentes parties du système nerveux. C'est l'avis d'un des maîtres de
la physiologie contemporaine.

Rappelons enfin, dit MATHIAS DUVAL, que la physiologie de
la moelle et du bulbe, nous a fourni presque tous les éléments suffisants, pour nous rendre compte du mécanisme
réflexe de la locomotion; et nous comprendrons alors, combien est encore problématique la physiologie du cervelet.

(*Dictionn. Jaccoud*, XXIII, p. 591.)

LUYS. — C'est évidemment par suite, d'une mauvaise interprétation de faits, judicieusement observés d'ailleurs par
Flourens, que ce physiologiste a été conduit à considérer le
cervelet, comme le siège exclusif du principe, qui coordonne
les mouvements de locomotion.

(*Recherches syst. nerv.*, p. 423.)

Ajoutons que cette théorie est vraiment insoutenable. La nature n'est pas si subtile.

Si Flourens avait raison, l'ablation et les blessures graves du cervelet la produiraient toujours, et nous savons qu'elles n'ont souvent pour résultat, que des mouvements de rotation sur l'axe ou de manège. Si Flourens avait raison, Alexandrine Labrosse et Guérin vicaire, n'auraient jamais marché. Si Flourens avait raison, l'incoordination résultant des blessures, et surtout des ablations expérimentales serait irrémédiable, et c'est un fait bien connu aujourd'hui (et que Ferrier lui-même a constaté), qu'elle n'est souvent que temporaire. — Et c'est aussi l'avis des physiologistes contemporains. Les témoignages abondent sur ce point. Si Flourens avait raison, là décapitation brusque des animaux, expérience courante dans les cours de physiologie, produirait l'incoordination motrice. Or, il n'en est rien ; chacun peut répéter cette expérience, et l'on verra que les convulsions de l'agonie chez un animal ainsi mutilé, n'ont aucunement le caractère d'incoordination, qui résulte immédiatement des blessures du cervelet. Il y a plus : Bourillon combattant Flourens, affirme avoir vu marcher quelques instants, des canards ainsi décapités. Écoutons du reste Vulpian :

VULPIAN. — Ainsi voilà un malade (Guérin, vicaire), chez lequel le cervelet est détruit et qui marche encore. Seulement il chancelle et manque souvent de tomber. Mais, si l'hypothèse en question (coordination) était fondée, cet homme n'aurait pas dû pouvoir faire un pas, n'aurait pas dû pouvoir se tenir debout, car les combinaisons des contractions musculaires, nécessaires pour la station et la locomotion, auraient dû être complètement impossibles. N'aurait-on pas dû également constater, l'ataxie la plus désordonnée, chez la jeune fille qui était dépourvue de cervelet? Qui ne voit qu'un pareil cas, au lieu d'être un argument favorable à l'hypothèse que nous discutons, en est au contraire, la réfutation la plus nette et la plus décisive.

(Physiol. syst. nerv., p. 633.)

VULPIAN. — En résumé, l'analyse raisonnée des faits pathologiques et des données expérimentales, conduit à mettre en doute la légitimité de l'opinion, qui veut faire du cervelet l'organe d'une faculté nouvelle, de la faculté de coordonner les mouvements. N'est-il pas prouvé que c'est dans la moelle allongée, la protubérance, que les mouvements partiels qui concourent à diverses fonctions, à la locomotion entre autres, s'enchaînent, se combinent, se coordonnent; se lient en mouvements d'ensemble, selon l'heureuse expression de M. Flourens. Et enfin, dans l'état présent de la science, est-il même permis d'admettre, l'existence d'une faculté, d'un mode spécial d'activité organique, dont le but serait de coordonner, les mouvements nécessaires pour l'attitude normale et la locomotion.

(Physiol. syst. nerv., p. 639.)

FERRIER. — Weir Mitchel rapporte, que quelques pigeons auxquels il avait enlevé la majeure partie du cervelet, et annulé de fait l'activité fonctionnelle de l'organe entier, guérirent plus tard (quelques mois après), au point de ne plus offrir que de la faiblesse et de l'incapacité pour un effort musculaire prolongé, sans vraie incoordination ni incertitude dans l'équilibre.

(Fonct. du cerveau, p. 143.)

WUNDT. — Si les animaux survivent un certain temps à l'opération, le coordination des mouvements peut se rétablir peu à peu.

(Traité de physiol., p. 588.)

BÉCLARD. — Les conclusions de Dalton sont analogues à

celles de Wagner. Il a vu l'extirpation de grandes portions
du cervelet, être immédiatement suivie chez les pigeons, d'incertitude dans la marche, dans la station, dans la position
de la tête, dans les mouvements des ailes. Lorsque les animaux survivaient, tout cela disparaissait peu à peu. Nous
l'avons nous-même observé sur une poule, conservée vivante
pendant près d'une année, sans que pourtant la substance
nerveuse se soit reconstituée. L'animal supplée sans doute
par le sens de la vue et le sens du toucher, à ce qui lui manque dans son système régulateur.

(Physiol., 7° édit., p. 568.)

Milne-Edwards. — J'ài reçu en manuscrit un travail très
étendu de M. de Cyon, et j'y lis le passage suivant : « Après
avoir longuement discuté, les différentes manières par lesquelles on peut produire chez les animaux, des troubles dans
la coordination des mouvements, j'insiste de nouveau sur
l'inadmissibilité, de localiser dans une partie quelconque de
notre système nerveux, la faculté de coordonner nos mouvements. »

(Anat. compar., XIII, 296.)

Frédériq et Nuel. — Un manque de coordination plus ou
moins marqué, plus ou moins analogue à celui qui résulte
des blessures du cervelet, a été observé à la suite des lésions
de beaucoup d'autres parties du mésocéphale, notamment
des couches optiques, des tubercules quadrijumeaux, de la
protubérance, des olives, etc... Brown-Séquard a encore
récemment insisté sur le fait, que ces troubles peuvent être
la conséquence, de lésions d'à peu près toutes les parties du
mésocéphale et de la moelle allongée. On continue cependant à parler, d'un centre de coordination des mouvements
volontaires, et même d'un tel centre unique. L'existence
d'un centre de coordination des mouvements volontaires, ne
nous semble pas être un desideratum physiologique. En
effet, la coordination résulte probablement du concours sy-
nergique d'une foule de centres, les uns conscients, la plupart purement réflexes.

(Élém. de physiol., p. 169.)

Nous avons vu, au chapitre IV, quelle est la théorie de Pinel-Grandchamps et de Foville. Elle peut se résumer d'un mot : le cervelet est le sensorium. Picho Renzi a repris cette thèse, qui a séduit, et nous savons pourquoi, nombre de ceux qui ont cherché la vraie fonction du cervelet.

PICHO RÉNZI. — Le cervelet est l'organe ou l'instrument, par lequel les sens ont toute leur activité. Il est destiné à l'exercice, de la sensation active ou distincte. Par son intermédiaire, nous dirigeons et fixons attentivement nos sens, sur les objets qui les environnent. C'est le centre nerveux par lequel, nous percevons la réalité du monde extérieur.

(Cité par VULPIAN, *Physiol. syst. nerv.*, 619.)

Mais il est combattu par Lussana et par Wundt.

LUSSANA. — Enlevez le cervelet, et les animaux ne perdront ni le sens cutané, ni la sensibilité à la douleur, ni les sens spécifiques, mais seulement l'équilibre des mouvements volontaires, c'est-à-dire le sens des muscles.

(*Journal de Brown-Séquard*, 1862, p. 426.)

WUNDT. — Toutes les sensations conscientes persistent encore, après des lésions profondes du cervelet.

(*Physiol. psychol.*, I, 226.)

En ce qui concerne le sens cutané et la douleur, Lussana paraît oublier que, dans cette expérience, la moelle sensitive subsiste et l'explique. D'autre part, il y a lieu d'ajouter que, dans tout notre chapitre VI, nous n'avons cessé de voir que les animaux privés de cerveau, ressentent encore la douleur et le montrent, par des réactions toutes différentes des réactions médullaires ou réflexes.

Constatons encore une fois les complexités de ce problème, et disons seulement :

Le cervelet n'est pas le *sensorium commune*, parce qu'il n'y a, nous le comprenons maintenant, d'autre *sensorium commune*, que le cerveau et le cervelet, agissant dans la plénitude de leurs réactions réciproques. Les sensations vont aux deux organes, parce que tous deux ont besoin de les connaître, et c'est pourquoi il y a dans tous deux, des expansions terminales des nerfs supérieurs. L'expérience et l'observation, s'unissent pour réfuter la théorie de Foville : l'expérience, car ce fait n'est ni contesté ni contestable, que l'animal privé de cervelet est encore capable de sensation, et plus ou moins sensible à la douleur ; l'observation, car Combette nous dit expressément, qu'Alexandrine Labrosse était douée de tous ses sens (1).

Pour ce qui est de Lussana, que dire de sa théorie elle-même ?

Lussana. — La véritable fonction du cervelet, c'est le sens musculaire.

(*Journal de physiol. de Brown-Séquard*, 1862, p. 427.)

On peut admettre le sens musculaire, et même croire qu'il se rattache au cervelet. Nous avons en effet rencontré dans les observations, des cas assez nombreux de troubles de la sensibilité profonde des membres. Mais il semble bien difficile, de le séparer de la sensitivité. La théorie de Lussana aboutit donc, en somme, à

(1) D'une manière imparfaite sans doute, et comme les animaux privés de cerveau sont encore doués de motricité.

faire du cervelet le siège de la plus importante des
fonctions sensorielles. Tout comme la théorie de Foville,
c'est une partie de la vérité.

Nous sommes très convaincu, que l'incoordination
qui résulte des blessures, est la conséquence immédiate
du trouble apporté par ces blessures, dans les réactions
sensitivo-motrices de l'encéphale. Mais tout en estimant
fort ingénieuse, la déduction que Lussana a tirée du fait
incoordination, nous croyons devoir rejeter comme
arbitraire et artificielle, une théorie qui prétend isoler et
abstraire, une partie définie de la sensitivité. Nous estimons, qu'elle manque absolument de base anatomique,
et nous ajoutons : voulût-on passer outre à la difficulté,
de concevoir le sens musculaire, autrement que comme
une partie de la sensibilité générale, on trouverait encore que c'est là une fonction bien limitée, bien étroite,
pour un organe aussi important que le cervelet.

Cette conception nous paraît faible; et l'on ne peut
s'empêcher de remarquer curieusement que, dès 1863,
dans son second mémoire, notre auteur semble déjà
moins sûr.

LUSSANA. — Jusqu'à ce que la question soit mieux
éclairée, je continuerai donc à croire que le cervelet, est l'organe du sens musculaire et du sens érotique.
(*Journal de Brown-Séquard*, 1863, p. 192.)

Lussana du reste n'a établi sa thèse, ni sur des expériences nouvelles, ni sur des interprétations plus ingénieuses, des faits acquis à l'observation pathologique; il
a seulement tiré cette conclusion nouvelle, d'expériences
antérieures qu'il a pris soin de répéter.

Il a fait, croyons-nous, peu d'adeptes.

A ces trois théories, il faut ajouter celle de M. Luys.
Le cervelet, nous dit-il, est l'appareil générateur de la
force motrice; telle est sa fonction fondamentale, et si
nous avons bien compris l'auteur, telle est sa fonction
unique. Voici du reste son texte :

Luys. — Le cervelet est l'appareil générateur d'une force
nerveuse *sui generis*, incessament produite par les éléments
morphologiques de la substance corticale, et incessamment
déversée à l'aide de ses fibres efférentes, vers les régions
exclusivement motrices de l'axe spinal. L'influx qu'il dispense physiologiquement de chaque côté du corps, d'une
manière égale le long de la continuité des fibres spinales
antérieures, est un élément indispensable à la production
des manifestations motrices. Il peut donc être considéré,
comme une source d'innervation constante, et provisoire-
ment comme l'appareil dispensateur de cette force nerveuse
spéciale (sthénique), qui se dispense en quelque point que
ce soit de l'économie, chaque fois qu'un effet moteur volontaire ou involontaire est produit.

(Arch. de méd., 1864, p. 402.)

Il faut choisir entre cette théorie et tout notre travail.
Il n'y a pas à contester les influences motrices du cervelet. Nous savons quel rôle important, il joue dans la
motricité générale et nous savons comment; mais nous
savons aussi que cette action, n'est point le résultat d'une
fonction propre et fondamentale.

Si Luys, avait raison, si sa théorie était vraie, Alexandrine Labrosse et Guérin vicaire, n'auraient pu faire un
pas; les reptiles seraient inertes, et les animaux qui
ont subi l'ablation de l'organe, seraient condamnés à
l'immobilité complète. Or, ils se déplacent spontanément, s'agitent parfois beaucoup, et se débattent avec
vigueur. Enfin la découverte des localisations motrices

35

corticales, est venue créer à cette théorie une difficulté nouvelle. En somme, elle est aujourd'hui, singulièrement difficile à soutenir.

Il semble donc que chacun de ces auteurs, soit tombé dans une faute commune, celle de conclure d'un élément particulier du problème, nettement perçu et dégagé, à une fonction primitive, essentielle et fondamentale. Mais les différentes parties du système nerveux, forment entre elles un tout si serré, un écheveau si embrouillé, un appareil où les réactions réciproques des parties sur le tout et sur chacune d'elles sont si complexes, que quiconque ne veut pas chercher à interpréter des phénomènes, et à dégager des résultantes, est condamné à n'y rien voir. Cela est vrai de toutes ses parties. Déjà, nous l'avons dit, on ne refera pas en physiologie, et surtout en physiologie psychologique, l'expérience si simple, si belle, si féconde, qui a servi de base à la découverte de l'oxygène. Il en est des problèmes du système nerveux, comme des problèmes des sciences morales, dont on ne peut isoler un élément, sans tomber dans l'artificiel. De même, il est bien peu probable, qu'on puisse jamais isoler tel ou tel ganglion du mésocéphale, et continuer à le faire vivre assez, pour pouvoir observer ses fonctions. Quant aux lésions pathologiques ou expérimentales de l'écorce, elles laissent l'organe au milieu, de tout ou partie de ses réactions.

Ce sont là des notions indiscutables ; et devant un pareil état de la question, il semble bien que la meilleure façon, d'étudier les problèmes qui s'y rattachent, soit de les aborder d'abord par leurs grands éléments, et de serrer ensuite la question de plus en plus, en passant des grandes lignes au détail. C'est ce que nous

avons fait pour le cervelet, sa fonction principale étant,
une de ces grandes inconnues qu'il importait de dégager d'abord. — Et nous pensons l'avoir fait avec rigueur
et conscience.

Reprenons en effet les conclusions de nos chapitres.

1. Les fonctions du cervelet sont inconnues.

2. Les uns lui refusent toute fonction psychique,
d'autres les soupçonnent et, sans les connaître exactement, inclinent à les admettre.

3. Il n'y a entre le cervelet et le cerveau, aucune
différence essentielle ; il n'y a aucune raison tirée de
l'anatomie, qui s'oppose à la théorie qui fait du cervelet
un organe de l'intelligence. Au contraire, l'examen anatomique, fait ressortir des analogies évidentes, entre le
cerveau et le cervelet, et tend à établir une similitude
de fonctions entre les deux organes.

4. Appuyé sur une raison anatomique et accessoirement sur la tradition, nous avons le droit de croire que
le cervelet, est plus probablement un organe de sensibilité.

5. Il y a des présomptions tirées des faits, en faveur de
la théorie, qui attribue au cervelet des fonctions psychiques.

6. Les émotions, c'est-à-dire les phénomènes de sensibilité psychique, persistent chez les animaux qui ont
subi l'ablation des hémisphères cérébraux, en conservant la protubérance, le bulbe et le cervelet.

7. De l'aveu des meilleures autorités, la solution du
problème posé, doit être surtout cherchée dans la comparaison des lésions anatomiques, et des troubles psychiques, observés pendant la vie.

Il y a des troubles parfois considérables de la sensi-

bilité psychique, liés aux lésions du cervelet. Et en
même temps que la sensibilité psychique est troublée,
l'intelligence reste intacte ; — l'intelligence, ou plus
exactement la raison, n'est pas atteinte dans les maladies du cervelet.

8. L'ablation du cervelet chez le rat, a pour conséquence l'apathie ; on la reconnaît clairement, malgré les
troubles de la motricité, déterminés chez l'animal par
la lésion de cet organe.

9. Il existe un rapport évident et étroit, entre le développement en volume du cervelet des animaux, et celui
de leurs facultés affectives.

10. Les nerfs dont les fonctions sont particulièrement
liées, aux manifestations de la sensibilité psychique, sont
tous intimement unis au cervelet ou à la protubérance.

11. Comme il y a deux facultés, il y a dans la folie
deux délires : un délire de raison et un délire de sentiment.

Les lésions du cervelet sont la règle, dans la paralysie générale avec exaltation marquée de la sensibilité
psychique.

Telles sont les conclusions de ce travail. Et si après
avoir suivi ce long enchaînement de preuves, il ne
semblait pas à certains esprits, que nos déductions fussent suffisamment rigoureuses, nous demanderions sur
quels plus forts arguments, on peut établir cette vérité
que personne ne conteste, que le cerveau lui-même, le
cerveau proprement dit, sert à la pensée, est organe de la
pensée. Avons-nous un instrument qui nous le montre,
comme la balance le poids, le thermomètre la chaleur,
et ne savons-nous pas sur ce point capital de nos connaissances, nous contenter d'arguments du même ordre.

On ne peut demander en pareille matière, des preuves plus rigoureuses, des preuves mathématiques.

On pouvait croire autrefois, que l'ablation du cerveau avait pour conséquence, la suppression totale des actes intellectuels ; mais après les expériences de Vulpian, Ferrier, Goltz, Onimus, qui nous montrent après cette destruction, l'animal donnant encore, des signes d'activité psychique, cette affirmation n'est plus possible. Qu'on rejette, si l'on veut, tous les arguments de probabilité ; même après ce sacrifice, les observations restent. N'y eût-il qu'un seul changement bien observé de caractère ; et sans parler de ce que dit Cubasch, nous en avons plusieurs ; n'y eût-il que l'observation Jean Robert, Gabrielle B..., Alexandrine Labrosse, Degler ; n'y eût-il que nos dix premières, nous disons qu'on pourrait conclure.

Nous osons dire, sans crainte de nous tromper, que si notre idée n'avait pas été juste, nous n'aurions pas trouvé un tel ensemble de faits concordants, dans la suite de nos recherches ; et surtout que nous aurions rencontré des difficultés et des obstacles. Or, nous avons pu bien souvent, battre les buissons sans résultat ; mais si l'on nous accorde, qu'il y a lieu d'éliminer les faits simplement négatifs, la plus grosse difficulté que nous ayons jamais rencontrée, ce sont les quelques mots que l'on sait, de l'observation Alexandrine Labrosse.

Dans ces organes mystérieux et délicats, où tout est harmonie et résonance, où, comme dans une harpe, chaque fibre touchée, éveille et fait vibrer des milliers d'autres fibres, il faut presque tout prévoir, comme phénomène de sympathie, comme phénomène à distance ;

et pourtant on ne nous montrera pas de faits contradictoires à notre théorie ; on ne nous montrera pas de lésions du cerveau, donnant lieu à des troubles du sentiment, sans produire en même temps des troubles de
la raison, la lypémanie sans la démence. Bien moins
encore pourra-t-on nous montrer, des lésions du cervelet et particulièrement des tumeurs, provoquant des
troubles de la raison, sans donner lieu à des troubles du
sentiment.

On pourra, si l'on se refuse à entrer dans une vue
simple des faits, combattre par des arguments de polé-
mique, plus d'une des observations que nous avons citées ; mais il y en a vingt au moins qui sont inattaqua-
bles, et dont les recherches ultérieures, pourraient seules
diminuer la portée.

Nous sommes sans crainte à ce sujet.

Il en sera de ceci comme de l'urémie. Cette idée juste,
une fois bien posée, que l'homme s'empoisonne rapidement, par le défaut d'excrétion des matériaux solides de
l'urine ; nous en avons vu en quelques années, surgir de
nombreuses applications, tirer les conséquences les plus
imprévues. — Les faits les plus dissemblables en apparence, et aussi les plus obscurs, sont venus se fondre
dans la théorie primitive ; et une fois bien expliqués,
ajouter à sa force.

Nous attendons avec confiance cette épreuve du
temps, pour ce qui concerne notre travail. L'ensemble
des faits que nous avons laborieusement rassemblés,
les quelques aveux arrachés par l'évidence, à des rédacteurs d'observations, distraits ou préoccupés ailleurs, ne
sont rien, auprès de ce que pourra donner un très prochain avenir, si l'on veut bien prendre la peine, de con-

trôler la théorie par les bons hasards de l'observation clinique. Alors on verra si l'hystérie, la paralysie agitante, la folie puerpérale, la lypémanie, la paralysie générale quand elle présente d'abord la forme affective, sont, comme nous le prétendons, des maladies du cervelet. On observera mieux les cas soupçonnés de tubercules, et l'on saura bien vite, par ces observations de contrôle, si, oui ou non, nous avons vu juste (1).

Les autopsies viendront nous étayer encore. Nous nous souvenons avoir été frappé, par le volume du cervelet d'une femme, morte dans les services chroniques de Laënnec. Renseignements pris il se trouva, qu'il appartenait à une personne remarquable par sa bonté; particulièrement bonne, nous dit la surveillante.

Nous eûmes à ce sujet l'idée d'une enquête, qui fut entreprise, puis abandonnée. Elle nous eût entraîné trop loin. Il eut fallu dépenser à courir la ville, le temps que nous voulions consacrer à nos recherches bibliographiques. Cette enquête peut être reprise; mais ce n'est pas dans un hôpital qu'il faut la faire, c'est dans un hospice où les malades sont suivis, leur caractère connu.

En même temps que les hospices, les prisons nous fourniront des renseignements précieux. Sans tomber dans les travers de l'école phrénologique, qui s'acharnait à rechercher, sur des têtes de brutes criminelles, des arguments pour ses théories; nous attendons avec une cu-

______

(1) GUERSENT. — Les tubercules des centres nerveux, sont beaucoup plus communs chez les enfants que chez les adultes; il se passe peu de mois, sans qu'il s'en présente quelques cas à l'hôpital des Enfants; tantôt on les observe dans la protubérance, dans la moelle ou dans le cervelet. Cette dernière portion de l'axe cérébro-spinal, est celle où on les observe le plus fréquemment.
(*Gaz. des hôp.*, 1835, p. 85.)

riosité vive, l'examen de l'encéphale de femmes, nous ne dirons pas infanticides (l'infanticide peut naître du désespoir et d'un grand fonds de sensibilité), mais de femmes cruelles et marâtres, de femmes qui se sont fait remarquer, par l'absence et l'aberration du sentiment maternel.

Ce n'est pas tout encore; les asiles d'aliénés nous fourniront leur contingent de preuves. Il existe en effet, nous l'avons déjà dit à propos de l'observation Ancelin, des idiots très affectueux. L'avenir nous dira ce qu'est le cervelet de ces malades. Et dans ce même ordre d'idées, mais à l'autre extrémité de l'échelle, nous aurons aussi à interroger l'encéphale des hommes remarquables. Quel prix n'aurait pas eu pour nous, si elle avait été faite, l'autopsie de Victor Hugo. On conserve précieusement à l'école d'anthropologie l'encéphale de Gambetta. Nous n'avons pas manqué de le voir, et nous nous sommes dit en l'examinant que, si le mot de Quintilien est vrai, le volume de ce cervelet donne encore une fois raison à notre thèse. Mais ce n'est ni un orateur, ni un homme d'État qu'il nous faut, c'est un poète, un vrai poète ou un vrai musicien (1).

Tels sont les divers éléments, qui dans un avenir pro-

(1) De cette étude qui commence à peine, il ne nous a pas paru possible, de tirer dès maintenant un élément sérieux de démonstration. Nous ne saurions pourtant négliger de remarquer que, grâce au bon esprit d'observation des savants qui s'y livrent, elle donne déjà des résultats. Si la fausse théorie qui les guide, les a mis en présence de faits qui les étonnent et nous éclairent, on peut sans crainte de se tromper, prévoir un avenir prochain, où cette étude mieux dirigée, viendra donner à notre thèse une éclatante démonstration :

A côté de l'encéphale de Gambetta, se trouve placé celui de Bertillon. MM. Chudzinski et Manouvrier (*Bulletin de la Société d'anthrop.*, 21 juillet 1887), et plus tard M. Manouvrier seul

chain, mettront l'observation de la réalité aux prises avec notre thèse. On remarquera que nous ne parlons pas de l'expérience ; et en effet, nous en attendons peu, car elle n'est pas ici sur son terrain.

L'heure présente est aux expériences. En médecine, en physiologie surtout, l'habitude se perd des longues recherches bibliographiques, et il semble aujourd'hui qu'il n'y ait, qu'un seul procédé de démonstration. Là est le secret du succès des théories de Flourens. Cepen-

(*Revue philosophique de Ribot*, août 1888), se sont livrés à un examen minutieux de ces deux pièces si intéressantes.

Il ressort de ce double examen, que le cerveau de Gambetta est notablement inférieur à celui de Bertillon ; mais que, d'autre part, le cervelet de l'orateur, est très supérieur en volume, à celui de l'éminent statisticien. Sans entrer dans le détail de l'examen des cerveaux, il nous semble impossible de ne pas remarquer, que l'encéphale de Gambetta, incontestablement petit, est notablement inférieur, d'après M. Manouvrier, à celui de la moyenne des Parisiens. Ce sont ses propres termes, et la révélation de ce fait, provoqua à l'époque bien des étonnements. Mais la cérébrologie est un problème à facteurs multiples, et il en est un dont on ne tiendra jamais assez compte, c'est le degré de l'activité de la circulation cérébrale, qui tient sous sa dépendance, non pas sans doute, la quantité, l'étendue, mais l'activité de l'intelligence elle-même. Voyez les paralytiques généraux au début.

Or, n'est-il pas permis de penser, que Gambetta, orateur passionné et plein de feu, semble avoir mis surtout au service d'une situation qui le portait, un grand charme personnel qui fut le secret de son influence, et une activité d'esprit merveilleuse, bien plus qu'une intelligence très vaste ou très profonde. Son obstination à vouloir poursuivre la guerre en février 1871, n'est vraiment pas d'un homme d'État. D'autre part, on nous assure, qu'il a plus d'une fois sacrifié des intérêts évidents à la solidité de ses amitiés. Tout cela répond bien aux données de notre thèse.

« Il faut croire qu'il avait du cœur, écrit un publiciste hostile, puisqu'il a laissé des amis, dont l'intérêt personnel ne suffit pas à expliquer le fanatisme. »

Mais bien plus que l'encéphale de Gambetta, celui de Bertillon

dant l'expérience n'est pas tout; elle a ses déceptions, ses confusions, ses causes d'erreur, et la physiologie du cervelet nous en fournit un bel exemple, en nous montrant les physiologistes anciens, en contradiction, avec des recherches plus récentes, sur cette question si simple en apparence, de savoir si le cervelet est sensible ou non aux excitations mécaniques.

L'étude des localisations cérébrales, et surtout des localisations psychiques, doit-elle être poursuivie par par l'expérimentation directe? nous ne le pensons pas,

nous intéresse. Celui-ci avait un plus vaste cerveau, mais un petit cervelet; petit surtout, si on le compare, au cerveau dont il dépend, ou au cervelet de l'orateur. Et que nous disent nos auteurs?

« Il était réfléchi, réservé, silencieux. »

« Tous ceux qu'il a aimés, dit son ami M. Letourneau dans le discours prononcé sur sa tombe, savent quel fonds de bonté, de tendresse même, il cachait sous une apparence de froideur. »

Enfin, et c'est là surtout que nous voulons en venir.

« Il était enfin rebelle à la musique, au point de ne pouvoir distinguer, l'air *Au clair de la lune* de l'air de *Malbrouck.* »

Partant des théories motrices, M. Manouvrier cherche vainement un rapport, entre le développement de l'activité physique de Bertillon, et le faible volume de son cervelet, et il se heurte naturellement à une difficulté insoluble.

Voici donc deux encéphales.

Dans l'un, le cervelet est gros et lié à un petit cerveau, et il appartient à un orateur passionné, à un homme doué d'un charme personnel, qui lui permit de conquérir une énorme influence. Dans l'autre, le cervelet est petit et le cerveau volumineux, et il appartient à un homme remarquable par des facultés de raison, singulièrement dépourvu au point de vue de la musique, froid, au moins d'apparence, réservé, silencieux; nous ne parlons que d'après nos auteurs.

En vérité, si la cérébrologie doit se faire, elle ne se fera pas tant par les prisons, que par l'étude de l'encéphale des grands hommes.

ou du moins nous croyons, qu'elle ne saurait avoir ici qu'une valeur secondaire.

Les divers ordres de nos connaissances, ne comportent pas les mêmes procédés de démonstration ; on ne prouve pas une thèse de mathématiques, une thèse de physique ou de chimie, comme une vérité de l'ordre moral ; une thèse de médecine clinique comme un point de physiologie. Telle catégorie de nos connaissances, n'a pour base que l'expérience pure, l'expérience voulue, provoquée ; telle autre, et toute la médecine humaine en est là, l'interprétation de faits accidentellement observés. Il y aurait puérilité à plaider, contre la valeur fondamentale, absolue, de l'expérimentation quand elle est possible ; mais il y aurait puérilité non moins grande à ne vouloir admettre qu'elle. Si nous devons à l'expérience la physique et la chimie, nous devons à l'observation, l'astronomie physique, la géologie, les parties sûres de la médecine, qui ne sont pas moins établies qu'elles.

S'il est juste et légitime, de demander à l'expérience physiologique, c'est-à-dire aux organes de l'animal, la révélation ou la confirmation des lois de la vie organique, ce procédé de recherche ne perd-il pas la plus grande partie de sa valeur, quand il s'agit d'interroger le système nerveux, dans ses fonctions les plus élevées et les plus complexes. Au point de vue psychique surtout, il y a entre l'animal et l'homme des différences profondes, et des mutilations portant sur des organes importants et délicats, sont de toute façon un procédé grossier d'investigation.

On a vu que malgré cette objection, nous n'avons pas voulu négliger, d'interroger directement l'expérience; et après avoir demandé à deux physiologistes éminents, les résultats de l'ablation du cerveau, de voir ce que devient l'animal, qui a subi l'ablation du cervelet. Mais nous réclamons hautement le droit, de faire passer ici l'expérience en seconde ligne, et de préférer aux expériences, même dirigées par des opérateurs habiles, les données recueillies par des observateurs attentifs, dans les cas où la nature a lentement élaboré au sein des organes, des produits pathologiques capables d'en exalter les fonctions.

Nous estimons que les expériences cérébrologiques, sont entachées d'une faiblesse essentielle, d'un défaut naturel venant d'une part, de ce qu'elles demandent à l'animal des révélations, sur des fonctions qui ne lui appartiennent qu'à un faible degré; d'autre part, de ce qu'elles s'accompagnent toujours, d'un traumatisme grave, qui les complique et les rend obscures.

On ne crève pas l'œil pour étudier ses fonctions, et il n'est venu à l'idée de personne, de se servir des traumatismes du cerveau pour étudier la folie.

Nous effacerons ce que nous venons d'écrire, si l'avenir nous démontre la possibilité, d'étudier le cerveau psychique, par des procédés plus délicats que ceux qui sont actuellement à notre usage. Mais, dans l'état présent de la science, nous préférons hautement l'étude, des troubles produits par les tumeurs, à ceux que provoque le scalpel.

Nous disons que, même pour les hommes les plus familiers avec les recherches de laboratoire, les expériences sont souvent obscures. Voici ce que disent à ce sujet Longet et Ferrier.

Longet. — Chez les chiens et les lapins, nous avons également produit des désorganisations partielles, sur bien des régions différentes des deux lobes cérébraux, et spécialement sur leurs régions antérieures; mais, ou bien nous n'observions rien de particulier, parce que la lésion était trop légère, ou bien celle-ci étant plus profonde, il survenait des phénomènes complexes, dus à l'épanchement de sang dans les parties voisines, et alors les animaux succombaient trop tôt, pour que nous eussions pu tirer de ces expériences, des inductions rigoureuses. Survivaient-ils de quelques jours, il nous devenait impossible, de déterminer par une série d'épreuves suffisantes, le genre et le degré de lésion intellectuelle. Confessons-le, il nous aurait fallu plus de perspicacité, pour démêler à travers les expressions de la souffrance, celle des différentes facultés, des divers instincts ou penchants.

(Physiol., III, p. 446.)

FERRIER. — Les faits de physiologie expérimentale euxmêmes, ne sont pas déjà si concordants, lorsqu'on les compare entre eux, ou qu'on les rapproche des faits cliniques authentiques, pour qu'ils puissent nous inspirer, une confiance absolue dans leur exactitude, ou dans leur application à la pathologie humaine.

(Localisations, p. 3.)

ÉDINGER. — Les expériences physiologiques sur l'animal, sont beaucoup moins profitables, que l'observation des phénomènes pathologiques.

(Anat. centres nerveux, p. 172.)

Nous disons, qu'en ce qui concerne le cervelet, les maîtres de la science tendent à préférer l'observation, à la voie expérimentale. Voici le témoignage du même auteur, et avec le sien celui de Nothnagel et de Cruveilhier. Sans vouloir abuser de ce fait, qu'ils n'ont pas connu les expériences, faites dans une bonne position du problème, il est pourtant intéressant de constater l'opinion, de ceux qui avec une compétence reconnue, ont abordé le cervelet. Leur tendance générale n'est-elle pas frappante?

Longet. — Suivant Flourens et Bouillaud, les facultés intellectuelles, n'éprouvent chez les animaux, aucune action directe par suite des lésions du cervelet ; mais comme ces animaux ne survivent qu'un laps de temps très court, et le plus souvent au milieu d'une agitation extrême, nous pensons qu'il est bien difficile, d'apprécier par la voie expérimentale, l'état de l'intelligence après de semblables lésions.

(Syst. nerv., I, 755.)

Nothnagel. — Nous tendons à tenir pour vraisemblable, que seules les observations recueillies sur l'homme, qui possède les hémisphères cérébelleux les plus développés de tous les animaux, sont aptes à fournir la solution décisive, du problème concernant la réelle fonction de cet organe.

(Diagn. mal. encéph., p. 34.)

Cruveilhier. — On ne comprend pas comment la vie peut subsister, avec la destruction d'une aussi grande quantité de substance cérébelleuse. Certes, si le mystère qui couvre les fonctions du cervelet, doit être un jour levé, ce sera en grande partie par l'étude comparative, des lésions de fonctions observées pendant la vie, avec les lésions matérielles observées dans le cervelet après la mort.

(Anat. pathol., IV, 785.)

Bourillon. — Les expériences semblent peu propres à éclaircir la question. MM. Flourens et Bouillaud ont dit, que les facultés intellectuelles restent intactes, après l'enlèvement complet de l'organe; mais cela me semble bien difficile à apprécier sur des animaux, au milieu des troubles des mouvements qui en résultent, et des angoisses de l'agonie. Ils survivent très peu.

(Thèse, p. 16.)

Sachons donc remonter le courant, qui pousse les modernes à exagérer la valeur de l'expérience. Osons dire qu'elle est médiocre en physiologie psychologique, là où il s'agit d'interroger des organes à fonctions multiples, là où il est impossible de faire vivre et d'observer ces organes, en les dégageant de leurs réactions réciproques.

Revenons donc à l'observation. Introduisons franchement dans l'étude du système nerveux, l'idée de retentissement ou d'action à distance, de tension à des degrés différents dans ses diverses parties, enfin d'interférence. Nous pensons, en écrivant ce mot, à ces paralysies mystérieuses, et plus encore à ces cécités subites ou intermittentes, que si souvent nous avons rencontrées, comme conséquence des lésions du cervelet.

Interrogeons surtout l'anatomie pathologique; c'est une méthode lente, difficile, mais sûre. Par elle, nous épargnerons aux animaux, bien des expériences cruelles et inutiles. Elle seule nous montrera à l'évidence, qu'une fonction peut être troublée par une lésion, mais qu'elle peut l'être aussi par une autre. Ne perdons pas de vue cette précieuse notion, que la matière tuberculeuse, a la propriété d'exalter les fonctions de la substance grise. Si cela est vrai, quelle ablation, quelle cautérisation, quelle injection interstitielle, vaudra jamais le dépôt accidentel, de cette substance dans un point précis. Armons-nous de patience, ne reculons pas devant les longs travaux et les minutieuses enquêtes, et un jour viendra où, par la comparaison de quelques grands points bien acquis, la lumière se fera complète. Objet du dédain des modernes, Gall fut pourtant bien étonnant, par son esprit d'observation, et cet instinct de divination qui sans raison ni preuve (il n'y en a pas dans son livre), le fit dans la question du cervelet, passer si près de la vraie solution, toucher presque au fond du problème. Mais pour avoir manqué de patience, rien n'a subsisté de ses affirmations précises, dogmatiques ; et il n'est resté de son œuvre, qu'un simple mouvement scientifique qui, établi sur de mauvais fondements, s'est trouvé empêché d'aboutir. Sachons donc nous borner, sachons limiter nos conclusions et nos recherches, et les appuyer en même temps sur des enquêtes plus étendues ; sachons voir que si tout ce qui touche à l'ordre moral est complexe, l'encéphale, organe matériel des phénomènes de cet ordre, doit être complexe comme eux. Y porter une pleine lumière n'est pas l'œuvre d'un homme, et l'on peut s'estimer heureux d'en avoir débrouillé un point.

Nos anciens auteurs avaient le défaut, de s'épancher longuement dans des ouvrages remplis de généralités banales. Nous sommes en voie de tomber dans le défaut contraire ; nous voulons dire l'habitude d'éparpiller la science, dans des monographies courtes qui n'apprennent rien, dont il est impossible de rien conclure. Il nous semble qu'en général on travaille, on publie trop vite. Ce n'est pas avec cette masse de monographies faites rapidement, et qui, ou bien se répètent, ou bien bâtissent une théorie sur une base trop étroite, qu'on fera progresser beaucoup la science cérébrologique. Le sujet est trop complexe, et ces travaux par leur nombre, en encombrant les bibliothèques, ne font guère qu'entraver la marche des chercheurs. N'avons-nous que deux ou trois faits, donnons-les sans commentaire ; et ne nous croyons pas en droit de renouveler un point de science, d'édifier une théorie, comme cela se fait tous les jours. Rappelons-nous Otto et son observation Degler.

Puisse-t-on nous accorder que nous avons prêché d'exemple. Pour prouver un seul point, nous n'avons épargné ni le temps ni la peine, et nous osons dire, qu'en ce qui concerne le cervelet psychique, il ne reste plus qu'à nous contrôler.

Mais le travail que nous terminons, s'il n'est pas basé sur des rêveries et des hypothèses, ne peut manquer d'avoir une influence, sur les recherches ultérieures relatives au système nerveux. Ou nous n'avons rien fait, parce que notre thèse n'est ni démontrée ni soutenable, ou le problème est maintenant mieux posé. Un premier déblaiement a été fait, et une voie large et assurée, se trouve désormais ouverte aux chercheurs.

Si nous avons raison, si nous avons vu juste, la théorie du cervelet psychique, doit retentir pour ainsi dire sur toutes les parties du système nerveux. Obstruée jusqu'ici par de fausses théories, et reléguée, non sans raison, au rang de pseudo-science, la cérébrologie va pouvoir s'affirmer, et substituer des études fécondes, à des études forcément confuses et stériles. Quelles que puissent être les objections du préjugé et de la routine, le divorce de la physiologie et de la psychologie va finir, et nous allons enfin pouvoir dire quelque chose, de cette partie capitale de la philosophie naturelle, des rapports mystérieux du corps et de l'esprit.

APPENDICE

OBSERVATIONS FAIBLES

Sous ce titre d'observations faibles, nous réunissons ici toute une série de faits qui, considérés isolément, n'ont que peu de valeur; mais qui groupés, et surtout rapprochés d'autres faits semblables et bien mieux observés, paraissent devoir fournir à notre thèse un très sérieux complément de démonstration.

Rien qu'en les parcourant, et sans prendre la peine de les analyser dans le détail, on verra que les observations ne sont pas très rares, et que si beaucoup ne sont pas plus probantes, cela tient uniquement aux auteurs, qui n'ont pas su voir l'importance des phénomènes qu'ils décrivaient.

A ce double point de vue, ces faits nous intéressent, et nous pouvons ajouter que, dans une pareille question, aucun élément de démonstration n'est négligeable. C'est pourquoi, après avoir cherché à établir la preuve, par l'analyse exacte de quelques faits bien choisis, il nous semble indiqué de la confirmer, par le nombre et surtout par la variété des témoignages.

Enfin, on n'oubliera pas de remarquer combien souvent, dans ces observations, l'intelligence, la raison, est déclarée conservée et même dans un état d'intégrité complète.

Voici d'abord une série de cas où la tristesse est mentionnée. Encore une fois, on n'en verra bien la valeur, qu'en les rapprochant de ceux qui précèdent. Nous voulons parler de Tabour, Gaulard, Pasquier, Renard, Godefroy, et de toutes les autres observations de ce groupe.

70. Obs. Baron Louise. — BECQUEREL, Thèse de 1840, p. 32.
Treize ans et demi. Céphalalgie. Convulsions, puis perte brusque de la vue.

Son caractère paraît triste et sombre; elle ne parle pas avec les autres malades.

Elle se plaint presque continuellement de céphalalgie frontale. Nombreux accès de convulsions. Phthisie et mort.

Autopsie. — La substance cérébrale est partout décolorée. Toute la partie supérieure du lobe médian et du lobe gauche du cervelet, est convertie en matière tuberculeuse. Cette vaste masse, qui pénètre un peu dans le lobe droit, est formée par l'agglomération et la juxtaposition, de plusieurs gros tubercules du volume d'une noisette. La substance cérébelleuse en contact avec elle, n'a subi aucune altération. L'énucléation est facile.

71. Obs. de Daga. *Bull. méd. du Nord*, 1864, p. 510.
Treize ans. Du 21 au 27 juin, le malade passe une partie de son temps au lit; il est triste, silencieux. Céphalalgie.

28, inquiétude, agitation, céphalalgie plus intense.

29, agitation et délire pendant toute la nuit. Le malade ne répond pas à nos questions, ou le fait de mauvaise humeur et d'une manière brève.

30, nuit plus calme. Le malade, blotti dans son lit, pousse de temps à autre quelques plaintes et quelques soupirs.

1er juillet. — Il paraît calme mais triste, et répond avec lenteur qu'il souffre toujours de la tête. Les jours suivants indifférence.

5 *juillet*. — Hémiplégie. Intelligence nette.

Du 5 au 13, somnolence plus profonde. Hémiplégie plus prononcée. Il répond d'une manière lucide, mais à la suite de sollicitations pressantes.

14 *juillet*. — Persistance de la céphalalgie et de l'hémiplégie avec conservation de l'intelligence. Quand on place le malade sur son séant, sa tête se renverse en arrière et il pousse des cris de souffrance. Signes de méningite. Mort.

Autopsie. — Granulations méningées, plus nombreuses à mesure qu'on approche de la base du cerveau, où elles sont en certains points confluentes, et formant des plaques de un et deux millimètres d'épaisseur. Nerf optique et pédoncules baignés de pus. Granulatious le long des vaisseaux aux deux scissures de Sylvius. A la partie interne de la scissure de Sylvius gauche, plusieurs dépôts de matière jaunâtre.

Cervelet. — Tubercule du volume d'une noix dans le lobe droit du cervelet. Hydropisie ventriculaire.

La tristesse a été notée chez ce malade, avant qu'il existât aucun signe de méningite tuberculeuse. A cette époque, nous dit l'auteur, « le sommeil est tranquille, la peau est fraîche, le pouls oscille entre 68 et 72, le ventre est souple, indolent, un seul vomissement ». Il faut noter seulement, une tendance marquée à la constipation.

72. Obs. Amable. — Cruveilhier, *Atlas d'anatomie pathologique*, 26ᵉ livraison.

Femme, vingt-six ans. Amaurose. Surdité incomplète. Céphalalgie atroce.

Intelligence parfaite jusqu'au dernier moment. Désir ardent de la mort.

Pendant les derniers mois de sa vie, elle éprouva de temps à autre des crises d'éclampsie, qui débutaient par des visions extraordinaires. Sa langue s'embarrassait, elle perdait momentanément la raison. Nausées et vomissements. Ses crises laissent de rares intervalles, pendant lesquels on admire la lucidité des idées, la netteté de l'articulation des sons.

Autopsie. — Dans la fosse occipitale gauche, tumeur fibreuse, dure, mamelonnée, comprimant fortement la moitié latérale gauche de la protubérance, le bulbe, le pédoncule cérébelleux correspondant et le cervelet. Le pédoncule cérébelleux était ramolli à sa surface, et les lamelles cérébelleuses étaient écartées, atrophiées. Les filets de la cinquième paire étaient écartés à la manière d'un ruban très large.

73. Obs. de Gairdner. — *Edinburgh Med. Journal*, 1861, VI, p. 788.

Maux de tête. Vomissements. Vue et ouïe affaiblies.

Tendance au suicide et apathie.

Autopsie. — Tumeur ovale de la grosseur d'un œuf de poule, comprimant le lobe droit du cervelet et la protubérance.

On rapprochera cette observation, des observations Niven, Georges S., et de la précédente.

74. Obs. Thiébaut. — Léveillé, Thèse de 1824, p. 29.

Thiébaut (Jean-Baptiste), âgé de six ans, devint triste, rêveur. Divers signes de tumeur du cervelet. Au moment de son entrée, il avait peu d'intelligence. Mort subite.

Autopsie. — Hydropisie ventriculaire. Dans le lobe droit du cervelet, tubercule ovoïde de deux pouces de long sur un pouce et demi de hauteur.

Voici encore un changement de caractère, moins nettement défini et moins concluant que P. Bourgoin et N., marchand de fer, mais intéressant encore. Si sommairement que soient indiqués de pareils faits, ils ne sont pas, croyons-nous sans valeur.

75. Obs. Wilhem E. — Romberg, *Casper's Wochenschrift*, 1834, p. 36.

Cinq ans. L'attention de ses parents avait été attirée depuis longtemps, par le changement de son caractère et par sa manière d'être rêveuse. Titubation; il se plaignait beaucoup de mal de tête du côté de l'oreille droite. Vomissements, surdité, yeux hagards. La mort arrive à la suite d'une très forte convulsion.

Autopsie. — Adhérences. L'arachnoïde n'est pas nette, Elle est dans le pourtour du crâne, attachée à la pie-mère, et recouverte d'une exsudation ayant l'apparence du muguet. Substance cérébrale injectée mais très ferme, hydropisie des ventricules. Leurs parois et la voûte à trois piliers étaient ramollies. Au voisinage du chiasma, extravasation de sérosité lymphatique très épaisse.

Tubercule non ramolli du volume d'une petite cerise dans l'hémisphère droit du cervelet.

Cette observation aurait une singulière importance sans la méningite tuberculeuse qui la termine. Il nous paraît évident que la formation de la tumeur est antérieure, et qu'elle a coïncidé avec le changement de caractère, mais cette particularité essentielle ne saurait être rigoureusement démontrée.

76. Obs. G. Mertens. — Kriesling, *Casper's Wochenschrift*, 1841, n° 9.

Treize ans. Dans l'hiver de 1836, elle se plaignit souvent de maux de tête, qui augmentèrent encore particulièrement au printemps de 1837. Elle perdit en même temps son ancienne gaieté, et montra une forte tendance à la solitude, ce qui frappa ses parents.

En *avril*, les maux de tête deviennent plus forts. Vomissements. La douleur de tête augmentait le soir et dans la nuit.

En *mai*, crises se manifestant par une exacerbation de la céphalalgie avec perte de connaissance, de la raideur des muscles postérieurs, et des tremblements de la face et des membres. Entre ces crises, la connaissance est complète. Mort après plusieurs heures de convulsions.

Autopsie.— Granulations récentes sur la lame criblée de l'ethmoïde. État piqueté du cerveau. Tubercules nombreux variant de la grosseur d'un pois à celle d'un haricot, et placés dans la substance corticale, des deux hémisphères du cervelet. La substance environnante est saine.

77. Obs. Sénélar. — Rostan, *Recherches sur le ramollissement*, p. 377.

Soixante-deux ans, femme d'une vivacité remarquable. Il y a deux ans, congestion avec perte de connaissance.

Le 25 *décembre* 1822, apoplexie et hémiplégie. Bientôt après, la parole est prompte, et l'intelligence ne semble nullement altérée.

2 *janvier*. Marche rapide vers la guérison. Retour des mouvements.

3 *janvier*. Elle tombe de son lit en dormant. Depuis lors, parole plus embarrassée, pouls plus fréquent, les mouvements conservent leur liberté.

Le 12, somnolence assez profonde, la raison paraît s'altérer ; la malade, naturellement gaie, pleure souvent. Depuis quelques jours Sénélar est tombée plusieurs fois de son lit pendant la nuit.

Le 23, délire et somnolence.

Le 8 *février*, mouvements convulsifs.

Le 16, mouvements convulsifs généraux. Mort. Les convulsions survenues dans les derniers jours de la maladie, et la rétraction continuelle de la tête en arrière, pourraient faire croire à une lésion du cervelet.

Autopsie. — Cerveau. — Petite adhérence vers la partie supérieure et moyenne du lobe gauche. Marbrures rougeâtres en plusieurs points de la substance grise et du lobe postérieur gauche. Traces de divers petits épanchements dont aucun n'a d'importance. Un seul est notable, et siège entre le corps strié et la couche optique droite, il est enkysté.

Cervelet. — Épanchement sanguin récent du volume d'une petite noix, dans le milieu de la substance blanche du lobe gauche.

L'épanchement dans le cervelet est bien évidemment la cause, des derniers accidents graves éprouvés par la malade.

Nous plaçons ici hardiment et sans tenir compte des lésions du cerveau, l'observation Sénélar. Quelles que fussent en effet ces lésions, la malade était gaie avant le dernier accident. C'est à partir de ce moment qu'elle devient triste et pleure, et qu'elle est prise de convulsions. Rostan prend soin de l'affirmer, mais n'eussions-nous pas son témoignage, il est bien clair que ces phénomènes dépendent de l'hémorrhagie du cervelet.

Il est encore intéressant de remarquer qu'après l'apoplexie la parole reste prompte, et que l'intelligence ne semble nullement altérée. Cette observation est fort bonne.

78. Obs. Gardeu. — DURAND-FARDEL, *Bull. Soc. anat.*, 1839, p. 329.

Soixante-quatorze ans. Chute dans les fossés qui entourent la Salpêtrière. Depuis lors, elle fut toujours triste, souffrante, abattue ; elle se plaignait beaucoup de la tête. Quelques jours après elle parlait bien, et paraissait avoir conservé toute sa connaissance.

Autopsie. — Le lobe droit du cervelet est creusé par une large poche, contenant du sang fluide et coagulé.

79. Obs. de Beronius. — LADAME, p. 80, d'après HYGEIA (XXII, p. 39, 1861.)

Marche incertaine. Bourdonnements d'oreille. Amblyopie et même amaurose à droite.

Légère mélancolie. Parole inarticulée.

Autopsie. — Sous la tente droite, une tumeur fibreuse de la grosseur d'un œuf de poule presse sur le cervelet.

80. Obs. Divé Françoise. — Guersent, *Gazette des hôp.*, 1835, p. 85.

Dès le commencement de mars, elle commença à éprouver des accès de céphalalgie, dont les retours étaient assez fréquents et quelquefois accompagnés de vomissements.

L'enfant perdit sa gaieté. Elle cessa de se livrer aux jeux de son âge. Pas de mouvements convulsifs. Pas de délire. La malade a toujours répondu aux questions qui lui sont adressées. Quelques grincements de dents dans la nuit du 18 au 19. Examinée au moment de son entrée, la malade répond par oui ou par non aux questions qu'on lui adresse. Elle indique la tête comme siège de son mal.

Le 22, la tête se renverse en arrière. Mêmes réponses par oui ou par non. Pas de contracture ni de paralysie des membres.

Autopsie. — Deux tubercules de la grosseur d'une aveline dans le lobe droit du cervelet. Aucune altération de la pulpe nerveuse et des méninges.

81. Obs. Claude P. — Prunac, *Lyon médical*, 1869, III, p. 310. Trois ans. Vomissements. Céphalalgie. Convulsions.

Expression d'hébétude et de tristesse. Par intervalle cris hydrencéphaliques violents et répétés. Convulsions. Mort.

Autopsie. — Injection des méninges. Arachnoïde séparée en plusieurs points de la pie-mère, par un liquide gélatineux assez épais. Adhérences très marquées.

Cervelet : Gros tubercule du volume d'une aveline à la face inférieure du lobe droit. Autre tubercule gros comme une noisette, au niveau de la pyramide antérieure du bulbe. La méningite n'a donc été dans le cas actuel qu'une complication.

82. Obs. Legrand. — Ollivier (d'Angers), *Traité des maladies de la moelle*, II, p. 752, édition de 1827. — Garçon de onze ans ; forte émotion il y a un an. Six mois après céphalalgie très intense, qui revenait par accès tellement violents, que le malade se renversait en arrière en poussant des cris aigus. En outre, il avait quelquefois des vomissements. Ses facultés intellectuelles s'affaiblissaient ; il n'avait plus de mémoire.

Il était triste, n'avait de goût à rien. La vue s'affaiblissait aussi. Cet état dure six mois.

Accidents ultimes : 31 mai, céphalalgie très intense. Vomissements. Parfois l'enfant poussait des cris. Agitation générale. Il ne distinguait plus les objets.

1er *juin*. — Vingt-deux accès convulsifs. Vomissements. Agitation extrême. Céphalalgie. Entrée à l'hôpital.

2 *juin*. — Toute la nuit agitation extrême. Plaintes, cris, douleurs dans toutes les parties du corps et principalement dans le dos. Céphalalgie. Rémission le matin. Le malade répond parfois aux questions qu'on lui adresse. A la visite, il n'a pas conscience des objets, parle à chaque instant sans raison; parfois il est assoupi, dans d'autres moments agité. Mort le soir.

Autopsie. — La substance cérébrale est ferme et non injectée. Hydropisie ventriculaire. A la partie supérieure du cervelet, en arrière de la protubérance, tumeur ayant le volume d'un œuf de pigeon, inégale à sa surface, molle, d'une couleur rosée, et manifestement formée de tissu encéphaloïde. Elle a dans certains points la consistance du squirrhe. Le cervelet n'est pas ramolli autour. En dessous de l'arachnoïde et dans toute la longueur de la moelle, il existe une couche de tissu encéphaloïde épaisse d'un millimètre, enveloppant la partie postérieure de la moelle, d'une sorte de gouttière. Je ne connais, dit l'auteur, aucun fait analogue.

83. Obs. Geneviève G. — GUÉNIOT, *Bull. Soc. anat.*, 1865, p. 107.

Trente-quatre ans, elle présente un teint sombre et mat, un air triste et un aspect vieillot assez prononcé.

Céphalalgie très vive, présentant des exacerbations le plus souvent nocturnes, et d'une telle intensité qu'elle arrache des cris aigus. La vue est profondément troublée ainsi que l'ouïe. Bruits particuliers comme des gouttes d'eau tombant en cascade, etc.

L'intelligence et la parole, conservent toute leur intégrité.

Diagnostic. — Tumeur encéphalique ou intracranienne,

avec vomissements incoercibles, probablement liés à cette dernière plutôt qu'à la grossesse.

Le 31 *janvier*, la malade est prise de ses crises habituelles, elle jette de hauts cris de douleur, s'agite, devient bleue d'asphyxie et meurt subitement.

Autopsie. — Le cerveau et ses méninges sont entièrement sains.

Cervelet. — Le lobe gauche présente le long de son bord postéro-supérieur, cinq ou six tubercules de la grosseur d'un noyau de cerise, et inclus dans les couches superficielles de l'organe. Adhérence faible au niveau de la lésion, entre le feuillet viscéral et pariétal de l'arachnoïde.

84. Obs. Paillou. — Barudel, *Mémoires de méd. milit.*, 1868, XXI, p. 159.

Vingt-cinq ans. Militaire. Céphalalgie.

Regard vague, hébété. Intelligence intacte. Répond avec précision aux questions. Cris plaintifs. Pupille fine et contractée. Air de profonde stupidité. Affaiblissement des membres et surtout des membres inférieurs. Le facies avait une expression de résignation calme. Les traits de la face expriment la souffrance. Crise de céphalalgie et cris plaintifs. Mort très rapide.

Autopsie. — Tumeur à myélocytes d'un volume égal à celui d'un lobe cérébelleux, située sur le cervelet et le comprimant, ainsi que les pédoncules cérébelleux supérieurs et moyens, la protubérance, le bulbe et les lobes postérieurs du cerveau.

85. Obs. Boutbien. — Legueu, *Bull. Soc. anat.*, 1888, p. 22.

Cet homme nous présente à première vue un facies spécial, qui attire de prime abord notre attention, d'une manière toute particulière. Il est dans le décubitus dorsal, la tête reposant sur l'oreiller, dont il ne peut la lever qu'avec difficulté. Les yeux, un peu saillants, sont hagards, et témoignent d'une profonde anxiété.

L'intelligence du malade est enfin restée toujours intacte.

ll répond avec netteté et précision à toutes les questions qu'on lui pose. — Mort subite.

Autopsie. — Méninges saines, mais distendues par un contenu plus volumineux que d'ordinaire. Cerveau très congestionné.

Cervelet. — Tumeur tuberculeuse lobulée, au centre et à la partie inférieure du lobe gauche. Cette partie de l'organe adhère à la fosse cérébelleuse.

86. Obs. James Austin. — Moriarty, *Medical Times*, 1851, I, page 607.

Cinq ans. La physionomie exprimait l'apathie et la souffrance.

Autopsie. — On trouve un grand tubercule pénétrant dans le lobe droit du cervelet, et fortement adhérent à la dure-mère. Ce tubercule avait le volume d'un œuf ordinaire. Ramollissement périphérique.

Voici maintenant des cas d'irrascibilité.

87. Obs. de Martiny. — *Archives de méd.*, 1838, II, p. 99.

Cinq ans, petite fille. L'enfant se développait bien, était gaie, vive, paraissait en un mot jouir de la meilleure santé. Cependant son sommeil était quelquefois troublé, son caractère irascible, et son intelligence un peu obtuse. Divers signes de lésions du cervelet. Un peu plus tard, son sommeil devient de plus en plus agité. Nouveaux symptômes de lésion cérébelleuse.

En *février* 1837, l'enfant devint complètement aveugle. Les facultés intellectuelles et les autres sens restèrent intacts. Cependant la parole s'embarrassa ; les mots n'étaient prononcés qu'à de très longs intervalles. Quelquefois l'enfant commençait sa réponse, et ne l'achevait qu'une demi-heure ou même une heure après. D'autres fois elle répétait sa réponse pendant plusieurs heures de suite.

Autopsie. — Dans les ventricules latéraux on recueillit près d'une livre de sérosité. Cervelet gauche ramolli et décoloré, de telle sorte qu'on ne distinguait que difficilement l'arbre de vie. Dans le cervelet droit, tumeur stéatomateuse, dure, compacte, résistante, du volume d'un œuf de poule. Elle est logée dans la substance cérébelleuse.

88. Obs. de CANDELLÉ. — Thèse de 1871, p. 43.

Depuis trois semaines, l'enfant mange peu, est maussade et irritable au dire de la mère. Depuis huit jours, vomissements. Au moment de son entrée, l'intelligence est conservée. Elle est couchée sur le côté, la main portée à la tête, et dès qu'on veut l'examiner, crie et se débat. Hémiplégie incomplète du côté gauche.

14 juin. — L'irritabilité est toujours aussi grande. La paralysie s'accentue. Mort subite.

Autopsie. — On trouve un foyer récent d'hémorrhagie dans la couche optique, et un foyer ancien dans la protubérance.

89. Obs. Joséphine R.-LANOIX, Thèse de 1863, p. 19.

Née en 1793, elle entre à la Salpêtrière en 1842. Tout le monde est d'accord sur un point : la propension de cette fille à la débauche. Elle a peu d'intelligence, mais ce qu'elle dit est sensé. Elle a bien conservé la mémoire des événements antérieurs.

Prompte à se mettre en colère, si elle est un peu excitée, elle profère des injures, prononce des mots orduriers. Santé générale bonne, mais démarche chancelante. Il lui est surtout difficile de descendre les escaliers. Point de paralysie.

En octobre 1862, elle entre à l'infirmerie. Affaissement, diminution des forces, surtout à droite. Vomissements. Troubles de la vue. Paralysie. Affaiblissement de l'intelligence. La malade prononce des paroles inintelligibles ; et bien que son intelligence soit presque tout à fait absente, elle paraît entendre et comprendre ce qu'on lui dit. Phénomènes ultimes. Mort le 11 novembre.

Autopsie. — Pneumonie double. Cerveau : thrombose de l'artère cérébrale moyenne gauche, à peu de distance de son entrée dans la scissure de Sylvius. Les circonvolutions qui

bordent de chaque côté la scissure de Rolando sont ramollies.

Mais voici le fait le plus remarquable : le cervelet est
atrophié ; il est réduit au tiers de son volume, mais il a
conservé sa forme. Sa couleur est bien différente de la teinte
grise normale. La consistance du tissu est ferme dans toute
l'étendue de l'organe. D'après les coupes, on voit qu'une
grande partie de l'épaisseur de la substance grise a disparu.
Sur une demi-douzaine de préparations, M. Vulpian n'a pu
retrouver au microscope une seule cellule nerveuse. Il ne
trouve que des petits corps, qui lui paraissent pouvoir être
des cellules nerveuses, à la dernière période d'atrophie. Les
fibres nerveuses sont aussi fort altérées. Les corps rhomboïdaux sont sains.

90. Obs. Nauche. — Pierret, *Arch. de physiol.*, 1871,
p. 765.

Soixante et un ans. Entrée à la Salpêtrière en 1864, elle
vient mourir à l'infirmerie en décembre 1871, foudroyée par
une hémorrhagie intra-encéphalique. A l'âge de quatre ans,
à la suite d'une peur, Nauche fit une chute à la renverse,
avec perte de connaissance, accident qui fut suivi d'une
maladie qui dura un an, et dont la guérison ne fut jamais
complète. En effet, à partir de ce moment, Nauche ne put
ni marcher ni grimper comme les autres enfants. Elle avait
souvent mal à la tête, se tenait debout difficilement, tombait
pour la moindre cause et parlait avec embarras. En même
temps, tout le corps était par instants, le siège de tremblements manifestes. Entrée à la Salpêtrière, la malade présentait à un haut degré, le phénomène de la titubation
cérébelleuse.

L'intelligence était saine, bien que la mémoire fût affaiblie.

A la moindre contrariété, Nauche était prise de véritables
attaques de convulsions. D'autres fois, elle éprouvait seulement des raideurs tétaniques, dans les membres inférieurs
et dans les muscles de la mâchoire. Le plus souvent, elle
vomissait avant ou après ces attaques.

Nauche entra à l'infirmerie dans un état de coma complet

dont elle ne sortit pas. La mort eut lieu le lendemain.

Autopsie. — Sclérose du cervelet. — Il est très petit, très dur. La diminution de volume porte surtout sur le diamètre vertical. Le cervelet avec le bulbe et la protubérance pèse 85 grammes.

Examen histologique. — L'atrophie intéresse surtout la substance grise corticale. Cellules et tubes atrophiés. Le tissu nerveux est transformé en une trame fibroïde peu riche en noyaux. Les cellules de Purkinge ont disparu. La substance blanche est elle-même, le siège d'une sclérose assez complète.

Pour bien voir tout le prix dés deux observations qui précèdent, il faut les rapprocher de l'observation Gabrielle B. qui les commente, et que Pierret d'après un passage de son préambule, paraît n'avoir pas connue.

91. Obs. Jeannette Pinot. — *Observation de* RÉCAMIER et DESLANDES, in *Parent-Duchâtelet* et *Martinet*. — *Traité de l'arachnitis*, p. 456.

Seize ans. — En novembre 1816, chute sur le front d'un premier étage. Bientôt après, douleurs lancinantes très fortes dans toute la circonférence de la tête. Un mois plus tard, douleur très vive à la partie postérieure du cou. Violents mouvements convulsifs généraux ; ils survenaient d'abord une fois par jour, mais ils augmentèrent progressivement de fréquence. Le 12 janvier, entrée à l'Hôtel-Dieu. Plusieurs accès avec renversement de la tête en arrière.

Facultés intellectuelles libres. Face pâle et triste. Dans la journée, cris continuels. Plaintes. Mouvements convulsifs violents et fréquents. Tantôt ses réponses sont justes, tantôt elle se fâche et répond avec aigreur. Vomissements.

Le 13 *janvier*, les accès reparaissent à plusieurs reprises. Les cris continuent, ainsi que la mauvaise humeur de la malade. Elle meurt le soir à dix heures, sans avoir présenté d'assoupissement, sans qu'aucun autre symptôme ait fait présumer une fin aussi prompte ; et après avoir dit qu'elle se trouvait bien.

Autopsie. — Cerveau parfaitement sain. Hydropisie ventriculaire.

Cervelet. — Dans le lobe gauche et vers sa face supérieure, kyste rempli de pus et facilement énucléable, de la forme et du volume d'un œuf de poule. La surface interne du kyste, avait l'aspect muqueux qu'offrent les tissus accidentels, qui se trouvent autour des anciens foyers de pus. Injection, plaques rouges et adhérences, de l'arachnoïde qui recouvre la partie postérieure des hémisphères cérébraux. Injection et adhérence de l'arachnoïde qui recouvre le cervelet. Simple injection des membranes, à la surface inférieure du cerveau et de la protubérance.

92. Obs. d'ABERCROMBIE. — *Mal. de l'encéphale*, traduction GENDRIN, p. 246.

Enfant de trois ans. État de santé satisfaisant jusqu'en avril 1827. On remarqua à cette époque une faiblesse très grande des membres inférieurs et de l'incertitude dans les mouvements des bras. Aucun autre symptôme jusqu'en mai. Il commença alors à se plaindre de douleurs à la partie postérieure de la tête.

De ce moment, il devint de mauvaise humeur et il resta au lit avec de la fièvre. Strabisme. Attaques convulsives épileptiformes. Il ne tomba dans le coma que le dernier jour de sa vie ; il conserva jusque-là l'intégrité de toutes ses fonctions de relations.

Autopsie. — Cerveau sain. — Hydropisie ventriculaire. A la partie postérieure du cervelet, deux tubercules du volume d'une grosse noix ramollis au centre. Un dans chaque lobe. La substance du cervelet était ramollie dans une grande étendue.

93. Obs. Cliquet. — BAYLE, *Revue médic.*, 1824, II, p. 77.

Trente-trois ans. Depuis plusieurs années, douleur sourde à la partie supérieure de la tête.

Juin 1823. — Éblouissements, vertiges, vomissements.

Ces vertiges n'étaient pas accompagnés de perte de connaissance ; quelquefois seulement, le malade repoussait les personnes qui s'empressaient pour lui donner des soins, les battait même, et n'en conservait ensuite aucun souvenir, quoiqu'il reconnût fort bien tous ceux qui l'avaient entouré.

Pendant les moments de tranquillité, il souffrait plus ou moins de la tête, toujours dans le même point. Cette souffrance habituelle donnait même à sa démarche un air chancelant.

Voici les symptômes qu'il offrit lors de son entrée : face pâle, sourcils légèrement froncés. Traits constamment dilatés par un sourire stupide, surtout quand on interrogeait le malade sur son état. Démarche d'un homme entre deux vins. Oubli presque complet des mots, excepté de ceux qui ont rapport au métier de cuisinier.

Le 25 au soir, réponses monosyllabiques. Mort subite le le lendemain.

Autopsie. — Cerveau ferme. — *Cervelet :* Au centre du lobe droit, corps dur de forme irrégulière du volume d'une noix, plus dur et criant sous le scalpel à son centre.

L'auteur ajoute : Au bout d'un certain temps, il s'est manifesté des phénomènes, qui indiquaient une compression considérable du cerveau, tels que l'affaiblissement des facultés intellectuelles, une sorte de démence, une paralysie incomplète et générale.

94. Obs. Peviche. — GIRAUD, Thèse de 1818, n° 4, p. 34.

Quatre ans. Entrée à l'hôpital le 13 juillet 1817.

Les parents racontent que du 25 au 29 juin, il avait une tendance très forte à l'assoupissement, et manifestait beaucoup de tristesse et de mauvaise humeur lorsqu'on l'éveillait.

Le 29, fièvre intense, grande anxiété, céphalalgie, délire, convulsions. Pendant la nuit, cris continuels.

4 juillet. — Sommeil apparent. Cris plaintifs de temps à autre.

6 juillet. — Cris causés par la douleur de tête. Yeux fixes et ouverts; réponses négatives ou affirmatives faites avec assez de facilité. — Convulsions prolongées et répétées et autres signes de tumeur cérébelleuse. Phénomènes ultimes et mort.

Autopsie. — Méninges injectées. Hydropisie ventriculaire. Tubercule du volume d'une noix dans la fosse occipitale gauche. Autre tubercule très petit à la partie inférieure du lobe droit.

95. Obs. Plaulecost. — Parent-Duchatelet et Martinet, *Traité de l'Arachnitis*, p. 463.

Garçon, neuf ans. Commença il y a six mois, à être pris d'un tremblement général, accompagné d'une forte céphalalgie.

En *octobre*, troubles de la vue. Il entre à l'hôpital en janvier. Langue agitée de mouvements convulsifs, parole très difficile et accompagnée de convulsions de la face. Tremblement général augmentant quand on le touche. Facultés intellectuelles libres.

18 janvier. — Agitation.

21 janvier. — Dans la journée, agitation. La nuit, anxiété, cris, délire.

22 janvier. — Dans la journée, agitation, cris. Dans la nuit, délire.

23 janvier. — Assoupissement, voix plaintive, intellect libre, tremblement moindre. De temps en temps, cris plaintifs par la douleur de tête. Le soir stupeur de la face ; assoupissement dont on a beaucoup de peine à tirer le malade ; et alors, il s'agite, il devient furieux. Nulle réponse. La nuit, délire.

Le 24, le malade entend les questions, mais n'y répond que difficilement. Mort.

Autopsie. — Hydropisie ventriculaire. Injection de l'arachnoïde. La portion qui recouvre la protubérance et le carré des nerfs optiques, était infiltrée d'une sérosité semi-albumineuse, demi-concrète, d'un blanc laiteux, avec épaississement marqué. Cerveau injecté. A la partie moyenne de l'hémisphère droit, une plaque de la largeur d'une pièce de deux francs, dense, blanche et épaisse de deux lignes.

Cervelet : Il adhère par sa face postérieure à la petite faux de la dure-mère, et il présente en cet endroit un tuber-

cule oblong composé de plusieurs lobules, et placé transversalement. Pas d'indication de volume.

Pour bien voir la valeur des deux observations suivantes, il est nécessaire de les rapprocher des observations d'Eliottson, de Martiny, de Gros, de Bouchut, de
Bailly, et de l'observation Anne G.

96. Obs. Émile B. — LÉVEILLÉ, Thèse de 1824, p. 36.
Signes de tumeur du cervelet. L'enfant avait des grincements de dents; son sommeil était troublé par des rêves
affreux. Amélioration, puis retour offensif du mal. Il mourut après avoir dit adieu à ses parents, sans agonie, sans
assoupissement.
 Autopsie. — Cerveau sain. — *Cervelet* : Sur le côté droit
du trou occipital, la dure-mère était soulevée par une masse
tuberculeuse, dure, friable, dont la partie correspondant
au cervelet avait usé cette membrane, et comprimé fortement l'organe. D'autre part, cette masse se prolongeait le
long de la gouttière basilaire dans le canal rachidien, jusqu'à la quatrième cervicale, et comprimait la queue de la
moelle allongée.

97. Obs. Jean Philippon. — *Revue médicale*, 1828, II,
p. 370.
Sept ans. Bientôt il survint de l'assoupissement, interrompu par intervalles par des réveils en sursaut, des cris,
qui étaient eux-mêmes suivis de perte de connaissance.
Autopsie. — Deux tubercules du cervelet. Un de la
grosseur d'une noisette dans l'hémisphère droit, un second
plus volumineux dans l'hémisphère gauche.

On rapprochera les trois observations qui vont suivre
de Desessards, Le Roy, et Georges S.

98. Obs. Cordonnier d'Andral. — *Clinique*, V, p. 8.
Quarante-sept ans. Chute sur l'occipital, quatre ans en-

viron avant son entrée à l'hôpital. Il n'éprouva d'abord
aucun accident, puis survint à cet endroit une douleur
sourde et persistante. Étourdissements quelquefois suivis
de perte de connaissance; plus tard encore, secousses dans
le bras droit, puis paralysie du bras et de la jambe; étourdissements plus fréquents et plus incommodes.

Entrée à la Charité. Vive injection de la face et des yeux.
Léger embarras dans l'articulation des mots. Réponses
lentes, mais justes. Souvenir très net des choses passées.

Gaieté. Insouciance de son sort.

Strabisme. Diminution de l'ouïe. Apoplexie et mort.

Autopsie. — Dans la tente du cervelet, à gauche, il s'est
développé une tumeur fibreuse, de la grosseur d'un petit
œuf de poule. Cette tumeur repoussait le lobe postérieur
du cerveau, mais c'était surtout du côté du cervelet qu'elle
avait pris son développement. L'hémisphère cérébral
n'avait subi aucune altération de structure, mais tout le
lobe gauche du cervelet avait subi une altération des plus
remarquables. Il avait singulièrement diminué de volume,
et en même temps sa substance avait acquis une dureté
insolite.

Vaste épanchement dans l'hémisphère droit du cerveau.

99. Obs. Garçon épicier. — *Dublin med. Journal*, 1872,
p. 163.

Physionomie stupide. Quant à son état psychique, on
peut observer qu'il était taciturne et apathique, ne se plaignant pas, et content de rester au lit toute la journée, silencieux et ne faisant rien. Il était très soupçonneux, et
quoique de temps en temps, il témoignât des indices d'une
humeur plaisante, il offrait en général l'impression, d'un
individu triste, stupide, imbécile.

Autopsie. — Large tubercule dans le lobe droit du cervelet.

100. Obs. de Barthez. — Leven et Ollivier, *Archives de
méd.* de 1863, p. 79.

Cette observation est sans autopsie; mais le diagnostic
affection cérébelleuse a été fait par Barthez. De plus, on y

trouve une véritable abondance, de signes propres aux lésions du cervelet.

M***, huit ans. Vomissements persistants. Maux de tête. Bourdonnements d'oreilles. Strabisme. Cécité subite et temporaire. Faiblesse des jambes. Démarche chancelante et mal équilibrée. Mort à la suite d'une crise.

L'observation présente ce détail intéressant : l'enfant est sujette à des crises qui reviennent environ tous les quinze jours, qu'elle prévoit et annonce assez bien la veille, consistant en un mal de tête avec vomissements bilieux et muqueux, et conservation de l'intelligence. Il lui est arrivé deux fois de balbutier, et de ne pouvoir plus parler qu'en bégayant ; puis elle se mettait à chanter et cet accident se dissipait.

101. Obs. Nau. — *Bull. Soc. anat.*, 1876, p. 506.

Cette femme de quatre-vingt-quatre ans n'était pas malade à proprement parler ; on remarquait seulement chez elle des bizareries de caractère.

Autopsie. — Ramollissement du cervelet.

102. Obs. Montagnon. — Serres, *Journal de Magendie*, 1822, p. 258.

Cinquante ans. Mélancolique depuis sa première jeunesse. Vertiges il y a dix ans.

Le 12 *août* 1821, marche forcée. Il se couche au soleil. En se réveillant, il se sent engourdi, sa jambe droite lui semble de plomb.

Il fut triste toute la soirée, et se mit au lit assiégé par les idées les plus sinistres.

Pendant la nuit, il se lève, étourdissement et chute. On le relève sans connaissance. Vomissement après lequel il se trouva plus accablé, dit qu'il était perdu, et retomba dans la stupeur, dont le vomissement l'avait fait sortir. Hémiplégie droite. Mort la nuit suivante.

Autopsie. — Cerveau sain. — Foyer hémorrhagique contenant une demi-once de sang, à la base de l'hémisphère gauche du cervelet. Injection de la pie-mère cérébelleuse.

103. Obs. de Rochoux. — *Recherches sur l'apoplexie*, p. **58.**

M. D. étant à travailler en plein air, se plaint tout à coup d'un bourdonnement d'oreille. Quelques instants après, une douleur vive lui arrache des cris.

Il se lève et se met à courir, comme pour échapper au danger qui le menace. Après avoir parcouru une petite distance, chute, apoplexie. Mort en cinq heures.

Autopsie. — On trouva la protubérance cérébrale, changée en une poche remplie de sang, mêlé à des débris de substance nerveuse.

104. Obs. de Serres. — *Anat. compar. du cerveau*, II, p. **634.**

Sur deux autres hommes observés, l'un en 1822, l'autre en 1825, un phénomène assez remarquable s'était manifesté. Au moment de l'attaque, ils ressentirent une douleur des plus vive, jetèrent des cris et coururent devant eux, comme pour éviter un grand danger. Ils tombèrent après environ cent pas. Chez tous deux, la tendance à se porter en avant avait été spontanée.

La protubérance annulaire avait été détruite dans toute sa profondeur, et la paralysie complète.

On ne saurait laisser passer ces trois faits, sans remarquer que la douleur produite par l'hémorrhagie de la protubérance, vient à l'appui de la démonstration du cervelet sensitif. Ce phénomène ne se rencontre pas dans l'hémorrhagie du cerveau

105. Obs. Garaud Jacques. — Marcé, *Gazette médicale*, 1862, p. **256.**

Vingt ans. Depuis un an, divers signes de tumeur du cervelet. Depuis trois mois, titubation et mouvements de recul involontaires. Céphalalgie. Cécité absolue. Dilatation énorme des pupilles. Parole nettement articulée, mais lente et monotone. Aucun trouble intellectuel. — Le malade répond parfaitement à toutes les questions qu'on lui adresse, et la mémoire elle-même n'est pas atteinte. Douleur à la nuque. Paralysie du bras droit.

28 novembre, rire sardonique. Coma incomplet. Le malade répond encore aux questions. Mort.

Autopsie. — Hydropisie ventriculaire. Cerveau normal. Kyste lobulé de la grosseur d'une grosse noix dans le lobe droit du cervelet.

106. Obs. François. — FAISAN et CHARRIN, *Bull. Soc. anat.*, 1882, p. 489.

Trente-sept ans. Douleurs occipitales depuis un an et demi, devenues intenses depuis deux mois, et s'irradiant dans la nuque et le dos. L'intelligence n'est pas intéressée. Il chancelle sur ses jambes et titube comme un homme ivre. Il tombe le 25 novembre dans un accablement, une sorte d'obtusion qui va croissant jusqu'à la mort.

Cet état de dépression n'est nullement du coma. Il comprend ce qu'on lui dit, répond, mais sa réponse lente dénote une grande souffrance.

Autopsie. — On trouve en arrière de la protubérance, entre les pédoncules cérébelleux supérieurs et adhérant à des débris de la valvule de Vieussens, une tumeur de la grosseur d'une noix. Elle refoule en arrière les lobes latéraux du cervelet et surtout le lobe moyen. Elle comprend deux parties : une partie solide et un kyste. C'est peut-être un sarcome kystique.

107. Obs. de Foucaut et Maloizel. — *Bull. Soc. anat.*, 1879, p. 569.

M. Houel, présente de la part de MM. Foucaut et Maloizel, un cervelet qui présente une asymétrie des plus remarquables. Cette pièce provient d'un individu de trente-deux ans, qui depuis son extrême jeunesse n'a jamais paru jouir de sa pleine raison. Il ne fut jamais propre sur lui, ni dans son lit.

Il n'a jamais présenté d'affection pour personne, même pour son père et sa mère, qu'il ne reconnaissait pas. On l'occupa pourtant à différents travaux. Il semble résulter des renseignements, que l'on a affaire à un idiot gâteux de

vieille date, sinon de naissance. Accès de manie aiguë.
Mort.

Autopsie. — Le cerveau présente une notable adhérence
le long du sinus longitudinal. Hydropisie de l'arachnoïde et
des ventricules. La substance cérébrale paraissait saine;
elle était même ferme, sans trace de lésions récentes hémor-
rhagiques ou de ramollissement. Le cervelet présente une
asymétrie des plus complètes. Le lobe droit, notablement
plus petit que le gauche, est atrophié et induré. La lésion
porte sur la partie qui est en arrière du grand sillon supérieur de Vicq d'Azyr. A ce niveau, les méninges étaient
épaisses, gélatineuses, inégales, à surface mamelonnée,
chagrinée. A la coupe, le cervelet était si consistant qu'il
criait sous le couteau.

Observation confuse et mal faite, mais dont on peut
tirer encore une relation probable, entre la sclérose qui
est de date ancienne, et le trouble bien observé des facultés affectives.

Nous avons dit, au chapitre vii, que nous donnerions
aux observations faibles, toute une série de cas qui ne
valent que par les cris; ils trouvent ici leur place.

On ne manquera pas de les rapprocher de Jambon,
Marie Bradley et les autres du même genre, et on remarquera encore, combien les auteurs les plus divers,
ont été frappés de l'expression émue et douloureuse de
ces cris. Cris déchirants, plaintifs, lugubres, ce ne sont
pas des cris quelconques.

108. Obs. de Lebert. — *Anat. pathol.*, II, p. 126.
Jeune homme, dix-neuf ans. Depuis deux ans, troubles de
la vue. Céphalalgie, éblouissements, vertiges, titubation.
Intelligence nette. Accès épileptiformes. Après deux ans de
durée environ, les accès épileptiformes deviennent plus
fréquents; il pousse alors de grands cris.

Amélioration de la vue. Mais la céphalalgie devient plus intense. Nausées, vomissements. Mort subite.

Autopsie. — Hydropisie ventriculaire. A la surface antérieure du cervelet, kyste du volume d'un gros œuf de poule.

109. Obs. P. C. de Raymond. — *Progrès médical*, 1881, p. 749.

Vingt-deux ans. Abattement, prostration, le malade est sans forces.

Cris déchirants à des périodes très rapprochées. Torpeur, état semi-comateux dont on le tirait difficilement. Les cris redoublaient quand on l'excitait pour l'en faire sortir. Réponses parfaitement intelligibles. Cris déchirants. Mort subite.

Autopsie. — Abcès du lobe gauche qui est détruit complètement. Cet abcès est consécutif à un abcès de l'oreille moyenne.

110. Obs. de Smester. — *Arch. de med.*, 1873, I, 747.

Femme, vingt et un ans. Divers signes de lésions du cervelet. Titubation. Cris déchirants et plaintifs. Réponses nettes, parole très lente.

Autopsie. — Tubercules multiples du cervelet et de la protubérance. Il y en a quatorze.

111. Obs. René Bigot. — Gall, *Anat. syst. nerv.*, III, p. 87.

Grave lésion de l'occipital, par suite d'un coup de sabre reçu au combat de Benevente. Le coup avait enlevé la portion convexe de l'occipital jusqu'à la dure-mère, dont une partie avait été entamée. On voyait le lobe droit du cervelet à travers l'ouverture de la dure-mère.

Pansement approprié par M. Larrey (l'observation est de ce maître). Au bout de quelques jours des symptômes d'inflammation se déclarent, et augmentent progressivement. Les douleurs de la tête et de l'épine, faisaient jeter au malade des cris lugubres.

Autopsie. — L'ouverture de la dure-mère dont nous avons parlé, correspondait bien au lobe droit du cervelet, qui était

affaissé, de couleur jaunâtre, sans suppuration, ni épanchement.

112. Obs. Pelletier. — Boulland, *Bull. Soc. anat.*, 1846,
p. 539.

Quinze ans. — Attaques épileptiformes depuis trois ans.
Céphalalgie. Cris. Affaiblissement intellectuel...

A partir de ce moment, il ne demanda plus à manger et ne
parlait même pas. De temps en temps, il poussait des gémissements et des cris très aigus. Réponses lentes, mais assez
justes. Signes classiques des tumeurs du cervelet. Pendant
toute la nuit du 19 au 20, le malade n'a pas discontinué de
pousser des cris et des gémissements, tout en étant dans
un état comateux. Le matin, amélioration. Il répond assez
bien aux questions.

Autopsie. — Tumeur tuberculeuse de la grosseur d'un
œuf de poule dans le lobe gauche du cervelet. Adhérence de
la tumeur au crâne. Le lobe gauche du cervelet a presque
complètement disparu.

113. Obs. Gargane. — Malherbe, *Journal de la Société
de la Loire-Inférieure*, 1859, p. 82.

Fille, six ans. — Octobre 1851. L'enfant a l'air un peu
triste. Vomissements presque quotidiens. Faiblesse des
jambes.

Février : Céphalalgie. Augmentation du volume de la tête.
Strabisme. Inflammation de la conjonctive de l'œil droit,
vision abolie de ce côté. Plus tard la cornée s'ulcère et se
perfore. En mars, paralysie des muscles du côté droit de la
face. Faiblesse musculaire avec incertitude des mouvements.

L'intelligence est intacte. Assoupissement.

Avril. — Tous les symptômes ont augmenté progressivement. Céphalalgie constante ainsi que les vomissements.

L'enfant pousse fréquemment des cris aigus ; cependant
l'intelligence et l'appétit sont conservés.

Mai : assoupissement, coma et mort.

Autopsie. — Plus d'un demi-litre de sérosité dans la pie-mère et les ventricules. Toute la masse encéphalique est sensiblement ramollie, surtout les parties centrales, qui sont macérées par la sérosité. Pas d'autres lésions.

Cervelet : Il y a dans le lobe gauche du cervelet, un tubercule gros comme un petit marron. Un autre tubercule plus gros d'un tiers, occupe la moitié gauche de la protubérance. Cette tumeur envoie à la face supérieure de la protubérance, un prolongement gros comme une petite aveline, et qui a complètement envahi les tubercules quadrijumeaux des deux côtés.

114. Obs. Cuirassier allemand. — *Gazette médicale*, 1876, p. 8.

Céphalalgie à intervalles irréguliers et sans cause appréciable. Pendant les six semaines qui ont précédé la mort, on observe des vomissements, avec agitation nocturne se traduisant par des cris. Absence complète de tout autre symptôme. Mort subite.

Autopsie. — Deux kystes en contact avec la substance corticale dans l'hémisphère droit.

115. Obs. Mourgue Jean. — Bell, *Arch.* de 1834, p. 468.

Onze ans. En février, vive frayeur; à la fin de l'année, divers signes de maladie du cervelet. Rémission, puis reprise. Entrée à l'hôpital, signes de tumeur du cervelet.

Réponses justes. Les jours suivants, l'intelligence est nette.

30 *décembre.* — Délire violent, cris aigus auxquels succède un collapsus profond.

1er *janvier.* — Le malade prononce quelques mots d'une voix très affaiblie. Mort sans agonie.

Autopsie. — Épanchement gélatiniforme dans le tissu cellulaire sous-arachnoïdien. Cerveau sain.

Cervelet : Tubercule de la grosseur d'une fève, à la partie latérale externe de chaque lobe. Tubercule de la grosseur d'une noix dans le vermis. Autre tubercule de même grosseur dans la protubérance. Tubercule de la grosseur d'une noisette dans le pédoncule cérébelleux droit, et dans la paroi antérieure et supérieure du ventricule du cervelet.

116. Obs. Frey. — *Revue médicale de l'Est*, 1887, XVIII, p. 661.

Environ dix-neuf jours avant son arrivée à l'hôpital, l'enfant fut pris de fièvre, de frisson, de céphalalgie accompagnée de cris perçants continuels, sans constipation ni vomissements. Tubercule.

117. Obs. 2° de Toulmouche. — *Gaz. méd.*, 1845, p. 452.

Fille, huit ans. Douleur dans la région occipitale depuis cinq mois. Divers troubles du mouvement; plus tard agitation, délire avec cris et divers signes de tumeurs du cervelet.

Autopsie. — Tubercule gros comme un marron dans la partie moyenne du cervelet. La substance qui l'entourait était très injectée.

118. Obs. Joint Thérèse. — Tonnellé, *Journal hebdomadaire*, 1829, n° 52.

Trois ans. Le 24, elle eut de la fièvre et de l'agitation, et cria beaucoup contre son habitude. Cris aigus. Coma. Rigidité tétanique du tronc et des extrémités inférieures. Quelques mouvements convulsifs. Pupilles dilatées et insensibles.

Autopsie. — Tubercule du volume d'une noix dans le lobe gauche du cervelet; le reste de l'encéphale est parfaitement sain.

119. Obs. Chartier Louise. — Tonnellé, *Journal hebdomadaire*, 1829, n° 52.

Enfant. Convulsions, paralysie, contractures. Perte de la parole.

Six semaines plus tard, retour partiel de la parole et dés mouvements.

8 *septembre.* — Vive exacerbation, fièvre. Pupilles dilatées et insensibles. L'enfant poussa des cris aigus et tomba dans le coma.

Autopsie. — Tubercule du volume d'une noix dans la couche optique gauche. Autre tubercule plus gros encore, au centre du lobe gauche du cervelet.

120. Obs. de Turnbull. — *Gazette hebdom.*, 1859, p. 126.

Femme, trente-quatre ans. Céphalalgie. Vomissements. Cris perçants dans les paroxysmes. Mouvements musculaires intacts. Mort subite.

Autopsie. — Kyste de la grosseur d'un œuf de poule, dans l'hémisphère droit du cervelet.

121. Obs. Albert Frédéric. — *Progrès médical*, 1874, p. 535.

Sept ans. Dilatation des deux pupilles. Vomissements persistants. La céphalalgie est assez forte pour lui faire pousser des cris.

Autopsie. — Sept à huit noyaux tuberculeux dans les hémisphères du cervelet.

OBSERVATIONS AVEC LÉSIONS DU CERVEAU

Au point où nous en sommes arrivé, nous croyons pouvoir nous emparer sans crainte, d'un certain nombre d'observations, où se trouvent indiquées des lésions du cerveau. On peut les invoquer facilement pour expliquer les troubles psychiques; mais si l'on veut bien remarquer, que ces lésions cérébrales sont diverses, et que ces observations ont toutes deux points communs : la lésion du cervelet et les troubles de la sensibilité psychique; les désordres de l'esprit signalés dans ces cas complexes, ne peuvent plus qu'affermir notre thèse. Personne en effet ne saurait contester, que la réunion d'un grand nombre d'observations de ce genre, suffirait seule à établir, la localisation dans le cervelet des instincts de sentiment.

122. Obs. Charlotte B. — Jobert, *Journal de physiologie de Brown-Séquard*, 1850, p. 532.

Quarante et un ans. Vive frayeur en 1815 à la vue des troupes étrangères. Peu de temps après, elle éprouva dans le côté gauche de la face de légères douleurs. Bientôt ses règles disparurent, et les douleurs de la face prirent une violence telle, que cette femme devint incapable, de s'occuper de la moindre chose qui exigeât quelque attention.

Les douleurs ne cessaient jamais complètement ; mais il y avait des exacerbations, surtout à la moindre impression morale.

Quelquefois il lui arrivait de se lever subitement, il lui semblait qu'elle devait fuir un danger ; elle saisissait les corps qui se trouvaient autour d'elle. Elle était comme ivre. Pneumonie et mort.

Autopsie. — Cerveau intact. Moelle saine. Tumeur kystique multiloculaire d'un volume supérieur à celui d'un œuf, paraissant émaner de la protubérance, et comprimant en même temps que sa partie gauche, le lobe gauche du cervelet. Ce lobe était porté en arrière, tellement que les fibres superficielles placées transversalement qui vont concourir à sa formation, représentaient une sorte de courbe, dont la concavité était dirigée en arrière. Elle paraissait enveloppée par l'arachnoïde et la pie-mère ; elle envoyait un prolongement considérable dans la fosse cérébrale moyenne, entre le sommet du rocher et l'apophyse clinoïde antérieure. Elle était recouverte par la partie postérieure et inférieure du lobe moyen, et une partie de l'extrémité du lobe postérieur, ainsi que par le pédoncule du cerveau et le pédoncule du cervelet du même côté. Toutes ces parties avaient considérablement diminué de volume ; elles étaient atrophiées, et présentaient une dépression profonde au niveau de la tumeur.

On remarquera dans cette observation, l'exacerbation des douleurs de la face, survenant régulièrement sous l'influence de ce que l'auteur appelle les impressions morales. Cette intéressante particularité, qui s'explique si naturellement par les origines cérébelleuses du trijumeau, reste sans explication si l'on n'admet pas la fonction psychique du cervelet.

123. Obs. Annette Charrière. — NYSTEN, in *Traité de l'apoplexie* de Rochoux, p. 250.

Trois ans. Elle avait un caractère morose et pleurait facilement.

En *janvier* 1816, altération de la santé générale.

En *juin*, paralysie et convulsions, regard hébété. La petite malade pouvait articuler des sons, mais elle ne prononçait que quelques mots; poussait souvent des cris aigus, gémissait et pleurait.

Autopsie. — *Cerveau* : Tubercule du volume d'une noix, dans la partie postérieure du lobe droit du cerveau.

Cervelet : Au milieu de la surface supérieure du cervelet, était une autre tumeur, en apparence de même nature, mais du volume d'uu œuf de poule, enchatonnée dans la substance du cervelet à laquelle elle adhérait légèrement. Cette tumeur a été regardée par Laënnec, comme formée par un mélange de matière tuberculeuse, et de celle qu'il appelle cérébriforme ou encéphaloïde.

124. Obs. Marie M. — JUHEL-RÉNOY, *Bull. Soc. anat.*, 1879, page 174.

Quatre ans. Convulsions depuis l'âge de six mois. L'intelligence parait très obtuse. Elle parle très mal et fort peu ; crie sans raison, pleure pendant des heures entières. Un peu plus tard, elle tombe dans un état d'apathie et de somnolence.

Mais brusquement pendant la journée, l'enfant se prenait à crier, pleurait sans motif apparent, devenait rouge et se remuait vivement dans son lit. Nous assistâmes fréquemment à ces crises, pendant lesquelles Marie M. semblait en proie à des hallucinations effrayantes. Elle meurt le 26 février, dans un état mental tel, que l'infirmière chargée de lui donner des soins l'appelait la folle.

Autopsie. — Sclérose atrophique croisée du cerveau et du cervelet. Le lobe droit du cerveau est dur, résistant et d'un quart plus petit que son congénère. Atrophie très évidente du lobe gauche du cervelet. Ici la consistance ne paraît pas augmentée.

Toutes ces observations s'éclairent les unes les autres. Nous n'aurions pu rien conclure au début de ce travail, des troubles si bien décrits chez Marie M. ; mais mieux instruit de leur origine, nous passons maintenant hardiment sur la lésion du cerveau, pour attribuer ces troubles à celle du cervelet.

125. Obs. Lenormand. — CRUVEILHIER, *Atlas d'Anat. pathol.*, 26ᶜ livraison.

Vingt-six ans. Aveugle incurable depuis quatre ans, à la suite d'une violente céphalalgie.

L'intelligence est pleine et entière. Le malade est irritable, ses plaintes sont continuelles, et présentent ce caractère d'exagération, particulier aux personnes nerveuses. Hémiplégie gauche. Le malade qui conserve toute son intelligence et répond parfaitement bien à toutes les questions, se plaint d'une céphalalgie frontale atroce. Mort subite.

Autopsie. — Tumeur fibreuse de la grosseur d'un œuf de poule, née de la dure-mère au niveau de la partie supérieure et postérieure du rocher droit. Cette tumeur s'était creusé une cavité, aux dépens du cerveau et du cervelet. Autour de la tumeur, le cerveau droit avait subi un ramollissement, qui s'étendait jusqu'au voisinage du corps strié, lequel était presque entièrement énucléé. Le cervelet n'était pas ramolli.

126. Obs. Chevalier Claude. — LALLEMAND, *Lettres sur l'encéphale*, III, 191.

Soixante-huit ans. Il fut apporté à l'hôpital le 1ᵉʳ mars **1823**, sans qu'on pût obtenir aucun renseignement sur ce qui avait précédé, et sans qu'il fût possible de rien apprendre du malade, qui était plongé dans l'enfance la plus complète.

Il pleurait chaque fois qu'on lui adressait la parole, ou

qu'on le regardait, ou même quand on lui donnait à manger. Mort en juillet.

Autopsie. — Le lobe droit du cervelet était atrophié. A la partie interne de sa face inférieure, existait une dépression profonde, capable de loger un œuf de poule. Le corps strié gauche était percé d'un grand nombre de petits trous. Il existait au centre du corps strié droit, un foyer qui aurait logé une fève de haricot.

127. Obs. Beauvallet. — CHAMBEYRON, Thèse de 1826, p. 30.

Fille, dix ans. Vomissements. Obscurcissement progressif de la vue. Amaurose. Céphalalgie intense, grande faiblesse das jambes. Le 20 août, elle devient chagrine, criarde. Convulsions générales. En octobre, la tête se renverse en arrière, la sensibilité paraît très exaltée. Contracture des bras et des jambes. Les traits portent l'empreinte de la douleur. Mort.

Autopsie. — Hydrocéphalie. Masse tuberculeuse du volume et de la forme d'un œuf de cane, dans le lobe moyen du cerveau. Substance du cervelet altérée. Tubercule gros comme un haricot appliqué sur le bulbe. Autres tubercules à la base du cerveau dans l'épaisseur de l'arachnoïde; le plus considérable est gros comme une lentille. Ramollissement de la substance grise et blanche dans le tiers supérieur de la moelle.

En raison des tubercules de la base, nous laisserions cette observation comme sans importance, si elle n'offrait un résumé vraiment classique de tous les signes des tumeurs du cervelet.

128. Obs. Marchand forain. — ANDRAL, *Clinique*, V, p. 102.

Cinquante ans. Perte d'argent et misère. Depuis quatre mois malaise général. Il entre à la Charité le 11 novembre. Pendant les deux ou trois premiers jours, il parut à peine malade, mais il était plongé dans une mélancolie profonde; il pleurait dès qu'on lui parlait de sa situation.

Le 17, fièvre. Phénomènes généraux. Le malade se rendait

parfaitement compte de son état; il était encore plus triste et plus taciturne que de coutume.

Le 18, la face présente une expression de stupeur remarquable, cependant les facultés intellectuelles et sensorielles sont intactes.

Le 20, le malade restait couché sur le dos, dans une sorte d'immobilité extatique. Il paraissait indifférent à tout ce qui se passait autour de lui. Interrogé, il répondait juste, mais lentement. Fièvre.

Le 21, il répondait bien lorsqu'on l'interrogeait, mais ses idées se troublaient par intervalles; puis il prononçait à haute voix, des paroles sans suite et mal articulées. Fièvre et délire.

Le 22, nous trouvâmes l'air de stupeur plus prononcé que jamais. Les yeux fixés vers le ciel-de-lit se fermaient de temps en temps à moitié. On n'obtenait plus aucune réponse. Mort le 23.

Autopsie. — Injection des méninges sur toute la convexité du cerveau. Vers l'extrémité antérieure de la face interne des hémisphères, l'arachnoïde était soulevée des deux côtés par une couche purulente. Du pus infiltrait encore la pie-mère, dans toute l'étendue de la scissure de Sylvius du côté droit. On retrouvait une couche de ce même liquide, à la surface supérieure des deux lobes du cervelet. Hydropisie ventriculaire; liquide grisâtre au milieu duquel nagent de nombreux flocons. Enfin à la face inférieure des hémisphères cérébraux, existent au-dessous de l'arachnoïde, quelques plaques blanchâtres constituées par un demi-couvert (*sic*) qui infiltre la pie-mère. Ainsi entourée de toute part par une couche de pus, la substance cérébrale n'a subi aucune altération appréciable; elle n'est pas même injectée.

129. Obs. Barthélemy. — HILLAIRET, *Arch. de méd.*, 1858, I, p. 561.

Soixante-treize ans. Il y a cinq ans, attaque d'hémiplégie gauche. Retour imparfait des mouvements de ce côté; plus tard, il cessa de marcher. État actuel: il est amené à l'infirmerie avec les signes d'une hémorrhagie cérébrale. Le malade a conscience de ce qu'il veut dire, mais il ne l'exprime qu'en bégayant et annonant beaucoup. A chacune de ses paroles, il s'attendrit et pleure. Quand on pince le malade, on le fait pleurer. Broncho-pneumonie et mort.

Autopsie. — Sérosité dans les mailles de la pie-mère qui a l'aspect gélatiniforme; çà et là quelques plaques laitcuses à la surface de l'arachnoïde; la pie-mère est un peu adhérente aux circonvolutions, surtout au niveau des plaques laiteuses. Dans le centre du lobe moyen et gauche, ramollissement pulpeux, blanc, de la dimension d'une grosse noisette; il pénètre entre le corps strié et la couche optique, et même dans l'épaisseur de cette dernière. Injection piquetée de la substance cérébrale plus vive à gauche.

Cervelet : A la base et à la circonférence du lobe gauche du cervelet, dépression anfractueuse (ancien foyer apoplectique), capable de loger une très grosse fève. Elle est tapissée par une membrane lisse, légèrement tomenteuse, de nouvelle formation. Injection piquetée de la substance cérébelleuse; pas de ramollissement.

130. Obs. Jean Leirmann. — Tonnellé, *Journal hebdomadaire*, 1829, p. 588.

Quatre ans, signes incertains encore de phthisie pulmonaire; le 27 avril, il survient des vomissements.

L'enfant est triste, morose; il tient constamment les yeux fermés et pousse de temps en temps des cris perçants.

Autopsie. — Tissu sous-arachnoïdien infiltré de sérosité trouble. Sur les parties latérales des deux hémisphères, mais surtout à droite, plaques minces de matière tuberculeuse. Entre les circonvolutions, plusieurs tubercules isolés, variant du volume d'une lentille à celui d'un haricot. Adhérences des méninges. Un tubercule gros comme une amande, occupait le centre de la protubérance; le lobe gauche du cervelet en contenait un autre, d'un volume un peu plus considérable.

131. Obs. Couturière. — Andral, *Clinique*, V, 4ᵉ édit., p. 126.

Cette observation n'est que la description d'une méningite cérébro-spinale, mais qui présente une particularité fort intéressante. Cette méningite, en effet, a été le résultat immédiat d'une violente émotion. Nous trouvons ce début dans d'autres cas encore ; et d'autre part, à en juger par les résultats de l'autopsie, le cervelet a été plus atteint que la moelle, et beaucoup plus surtout que le cerveau lui-même.

Voici que dit Andral :

Une couturière, âgée de vingt-huit ans, est vivement affectée de quelques propos outrageants qui lui sont adressés. Immédiatement suppression des règles au milieu de leur cours, frisson violent et prolongé. Le lendemain, fièvre, vomissements, douleur tout le long de la colonne vertébrale ; le moindre mouvement l'exaspère au point d'arracher des cris. Le septième jour, sommeil agité, face pâle exprimant la douleur.

Autopsie. — Toute la moelle est enveloppée d'une couche de pus concret. Sur le cerveau, il n'y a que deux concrétions purulentes, pareilles à celle qui remplit le canal vertébral, et seulement sur l'hémisphère droit. Des concrétions sembla-bles aux précédentes, existent au-dessous de la tente du cervelet, surtout au voisinage de l'éminence vermiculaire supérieure. Enfin, on en trouve une plus grande quantité que partout ailleurs, entre la face inférieure du cervelet et la base du crâne.

132. Obs. John Youdins. — HAWKINS, *London Medical and Physical Journal*, 1826, LVI, p. 7.

Ses crises ressemblent énormément, à celles de l'hystérie chez les femmes.

Autopsie. — Substance du cerveau plus ferme que de coutume. Petits tubercules jaunes, dans le cerveau et dans le cervelet. Dans le cerveau, ils sont pour la majeure partie situés à la base. Il y en avait cinq ou six près de la surface cendrée (*cinereous convoluted surface*), mais ils étaient beau-

coup plus étendus dans le cervelet, et profondément logés
dans sa substance.

133. Obs. Marie-Antoinette. — Parent-Duchatelet et Martinet, *Arachnitis*, p. 30.

Seize ans. Fut prise, le 22 mars 1817, d'une douleur de tête
violente. Envies de vomir, fièvre. Elle reste dans cet état environ douze jours. Le treizième et le quatorzième jour, délire. Alternatives de cris, de ris, de plaintes, de chants et de
gémissements, agitation continuelle. Le quinzième jour,
assoupissement presque constant, dont on retire facilement
la malade en l'excitant. Alors le délire reprend le caractère
qu'il avait les jours précédents. Symptômes de méningite
cérébelleuse. Dix-septième jour, assoupissement plus profond; on en retire difficilement la malade qui pousse alors
des cris. Phénomènes ultimes. Mort.

Autopsie. — Sur la face supérieure du cerveau, l'arachnoïde est légèrement rouge et injectée; mais à la base elle
est opaque et très épaisse. Cette épaisseur est de plus d'une
ligne sur les tubercules quadrijumeaux, les pédoncules et
l'éminence vermiculaire supérieure du cervelet. Elle crie en
cet endroit sous le tranchant du scalpel, et elle est infiltrée
de pus dans toutes les parties environnantes. Léger ramollissement et teinte rosée de la couche optique droite. Très
peu de sérosité dans les ventricules.

134. Obs. Borna. — Pinel Fils, *Journal de Magendie*,
1822, p. 195.

Plusieurs attaques de paralysie, et à la suite, démence
tranquille et paisible. Le 21 janvier 1821, nouvelle attaque, .
à la suite de laquelle, la malade ne répond plus que par des
larmes et par des cris.

Autopsie. — *Cerveau* : Diverses lésions anciennes. Sept
kystes apoplectiques, et induration de la substance cérébrale.

Cervelet : Induration du bord inférieur et postérieur de
l'organe. Dans le lobe gauche, épanchement sanguin de la
grosseur d'une noisette, se rapportant à l'attaque du 21 janvier, d'après l'auteur.

135. Obs. Emma Elsass. — STIEBEL, *Journal für der Kinderkrankheiten*, 1855, p. 343.

Deux ans. — Fut reçue à l'hôpital le 11 février. Les mouvements de l'enfant sont singuliers et incomplets. Sa manière d'être a quelque chose de hagard et de désordonné. Elle ne rit jamais; quelquefois seulement sa physionomie est un peu aimable. Elle ne joue jamais avec les autres enfants. Elle est toujours concentrée en elle-même. Son activité sentimentale (*Gefühlsinn*) paraît être très faible.

25 *avril.* — Le caractère de l'enfant est très changeant. Pendant des jours entiers, elle crie et pleure; d'autres fois elle a des ricanements gais, et ces états différents sont sans cause apparente.

14 *août.* — Convulsions et mort.

Autopsie : Cerveau. — Nombreux tubercules à la surface, et dans l'épaisseur des deux hémisphères.

Cervelet : Deux tubercules dans le lobe gauche. Dans le lobe droit, deux autres tubercules de la grosseur d'un haricot, et un gros à la base.

Tout comme l'observation Borna, cette dernière n'a aucune valeur démonstrative, mais la fonction psychique du cervelet étant admise, elle nous présente une importante particularité : la variabilité de l'humeur, les alternatives de tristesse et de gaieté, que nous avons déjà rencontrées chez Desessards et chez Le Roy. C'est à ce titre seul que nous la conservons.

NOTE SUR LE CERVELET D'UN IDIOT

Il existe, avons-nous dit, des idiots très affectueux, et nous attendons de grands résultats de l'autopsie de ces malades. Plus que jamais nous osons croire, que là est le point important et la contre-épreuve décisive qui, dans un avenir très prochain, viendra ruiner notre théorie, ou imposer silence à tous les doutes.

Au moment même où nous paraissons, nous trouvons dans le dernier numéro des *Annales médico-psychologiques* un article sur ce sujet. Dans ce travail, M. Doursout, médecin de l'asile de Limoges, examinant chez les idiots, le développement relatif des deux organes encéphaliques, a consigné, d'après une pratique déjà longue, les résultats de cette étude. Faites comme tant d'autres sans direction, ces observations sont confuses, et pourtant il nous est fort clair, que l'auteur a dû se trouver devant des faits très concluants.

Dans un domaine aussi complexe que celui des activités psychiques, l'observation est souvent perdue faute d'une théorie conductrice. Les faits décrits par cet auteur nous en fournissent un bon exemple; manquant d'un instrument nécessaire, il n'a pas pu les définir.

En attendant les observations que nous espérons provoquer, et qui ne pourront manquer d'être faites dans une direction plus exacte, il n'est pas indifférent de montrer, qu'une forme d'exaltation fonctionnelle, que nous savons déjà produite par les tumeurs (Obs. Desessards, obs. de Gros, obs. de Bailly), peut aussi bien être liée, au développement exagéré de l'organe.

Obs. Alain Marie. — Doursout, *Annales méd.-psych.*, 1891, p. 359.

Alain Marie, célibataire, domestique, a été réformé du service militaire pour idiotie. N'ayant jamais pu apprendre à lire il perdait une partie de ses gages au jeu... Cet imbécile gâtait de temps en temps.

Sans le moindre motif, il riait aux éclats.

Il fut emporté à trente-deux ans, par une attaque de **cho-**
léra sporadique.

Autopsie partielle. — Poids de l'encéphale 1300 **grammes.**
Poids du cervelet 230. Chez cet imbécile le cervelet **offrait**
un développement considérable, tandis que le **cerveau**
n'atteignait pas le poids moyen.

Le rire, aussi bien que les larmes, n'est de toute évidence, qu'une manifestation de la sensibilité psychique.
En éclatant de rire souvent et sans motif, le sujet **de**
l'observation nous montre, sous cette forme particulière,
une exaltation véritable de la sensibilité de l'esprit.

L'observation n'est pas des meilleures ; mais si **chez**
un malade idiot, c'est-à-dire dont la raison est **rudi-**
mentaire, nous trouvons à la fois un cerveau **très petit,**
et en même temps que des sentiments exaltés, un **cervelet**
qu'on peut dire énorme, car il dépasse de plus de **moitié**
le poids moyen de cet organe, il est bien clair qu'**Alain**
Marie, commence cette série de preuves que vont **nous**
fournir les asiles.

FIN

TABLE DES MATIÈRES

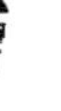

8355-91. — Corbeil. Imprimerie Crété